中华医学百科全书

中医药学

中药制剂学

国家出版基金项目
NATIONAL PUBLICATION FOUNDATION

中国协和医科大学出版社

图书在版编目(CIP)数据

中药制剂学 / 乔延江主编 . —北京:中国协和医科大学出版社,2017.4
(中华医学百科全书)
ISBN 978-7-5679-0649-5

Ⅰ.①中… Ⅱ.①乔… Ⅲ.①中药制剂学 Ⅳ.① R283

中国版本图书馆 CIP 数据核字 (2017) 第 052255 号

中华医学百科全书·中药制剂学

主　　编:乔延江

编　　审:郝胜利　袁　钟

责任编辑:李亚楠　戴小欢

出版发行:中国协和医科大学出版社
　　　　　(北京东单三条九号　邮编 100730　电话 010-6526 0431)

网　　址:www.pumcp.com

经　　销:新华书店总店北京发行所

印　　刷:北京雅昌艺术印刷有限公司

开　　本:889×1230　1/16 开

印　　张:21.75

字　　数:630 千字

版　　次:2017 年 4 月第 1 版

印　　次:2017 年 4 月第 1 次印刷

定　　价:258.00 元

ISBN 978-7-5679-0649-5

《中华医学百科全书》编纂委员会

总顾问　吴阶平　韩启德　桑国卫

总指导　陈　竺

总主编　刘德培

副总主编　曹雪涛　李立明　曾益新

编纂委员（以姓氏笔画为序）

B·吉格木德	丁　洁	丁　樱	丁安伟	于中麟	于布为
于学忠	万经海	马　军	马　骁	马　静	马　融	马中立
马安宁	马建辉	马烈光	马绪臣	王　伟	王　辰	王　政
王　恒	王　硕	王　舒	王　键	王一飞	王一镗	王士贞
王卫平	王长振	王文全	王心如	王生田	王立祥	王兰兰
王汉明	王永安	王永炎	王华兰	王成锋	王延光	王旭东
王军志	王声湧	王坚成	王良录	王拥军	王茂斌	王松灵
王明荣	王明贵	王宝玺	王诗忠	王建中	王建业	王建军
王建祥	王临虹	王贵强	王美青	王晓民	王晓良	王鸿利
王维林	王琳芳	王喜军	王道全	王德文	王德群	
木塔力甫·艾力阿吉	尤启冬	戈　烽	牛　侨	毛秉智	毛常学
乌　兰	文卫平	文历阳	文爱东	方以群	尹　佳	孔北华
孔令义	邓文龙	邓家刚	书　亭	毋福海	艾措千	艾儒棣
石　岩	石远凯	石学敏	石建功	布仁达来	占　堆	卢志平
卢祖洵	叶冬青	叶常青	叶章群	申昆玲	申春悌	田景振
田嘉禾	史录文	代　涛	代华平	白春学	白慧良	丛　斌
丛亚丽	包怀恩	包金山	冯卫生	冯学山	冯希平	边旭明
边振甲	匡海学	邢小平	达万明	达庆东	成　军	成翼娟
师英强	吐尔洪·艾买尔	吕时铭	吕爱平	朱　珠	朱万孚
朱立国	朱宗涵	朱建平	朱晓东	朱祥成	乔延江	伍瑞昌
任　华	华　伟	伊河山·伊明		向　阳	多　杰	邬堂春
庄　辉	庄志雄	刘　平	刘　进	刘　玮	刘　蓬	刘大为
刘小林	刘中民	刘玉清	刘尔翔	刘训红	刘永锋	刘吉开
刘伏友	刘芝华	刘华平	刘华生	刘志刚	刘克良	刘更生
刘迎龙	刘建勋	刘胡波	刘树民	刘昭纯	刘俊涛	刘洪涛
刘献祥	刘嘉瀛	刘德培	闫永平	米　玛	许　媛	许腊英

那彦群	阮长耿	阮时宝	孙 宁	孙 光	孙 皎	孙 锟
孙长颢	孙少宣	孙立忠	孙则禹	孙秀梅	孙建中	孙建方
孙贵范	孙海晨	孙景工	孙颖浩	孙慕义	严世芸	苏 川
苏 旭	苏荣扎布	杜元灏	杜文东	杜治政	杜惠兰	李 龙
李 飞	李 东	李 宁	李 刚	李 丽	李 波	李 勇
李 桦	李 鲁	李 磊	李 燕	李 冀	李大魁	李云庆
李太生	李曰庆	李玉珍	李世荣	李立明	李永哲	李志平
李连达	李灿东	李君文	李劲松	李其忠	李若瑜	李松林
李泽坚	李宝馨	李建勇	李映兰	李莹辉	李继承	李森恺
李曙光	杨 凯	杨 恬	杨 健	杨化新	杨文英	杨世民
杨世林	杨伟文	杨克敌	杨国山	杨宝峰	杨炳友	杨晓明
杨跃进	杨腊虎	杨瑞馥	杨慧霞	励建安	连建伟	肖 波
肖 南	肖永庆	肖海峰	肖培根	肖鲁伟	吴 东	吴 江
吴 明	吴 信	吴令英	吴立玲	吴欣娟	吴勉华	吴爱勤
吴群红	吴德沛	邱建华	邱贵兴	邱海波	邱蔚六	何 维
何 勤	何方方	何绍衡	何春涤	何裕民	余争平	余新忠
狄 文	冷希圣	汪 海	汪受传	沈 岩	沈 岳	沈 敏
沈 铿	沈卫峰	沈华浩	沈俊良	宋国维	张 泓	张 学
张 亮	张 强	张 霆	张 澍	张大庆	张为远	张世民
张志愿	张丽霞	张伯礼	张宏誉	张劲松	张奉春	张宝仁
张建中	张建宁	张承芬	张琴明	张富强	张新庆	张潍平
张德芹	张燕生	陆 华	陆付耳	陆伟跃	陆静波	
阿不都热依木·卡地尔		陈 文	陈 杰	陈 实	陈 洪	陈 琪
陈 锋	陈 楠	陈士林	陈大为	陈文祥	陈代杰	陈红风
陈尧忠	陈志南	陈志强	陈规化	陈国良	陈佩仪	陈家旭
陈智轩	陈锦秀	陈誉华	邵 蓉	邵荣光	武志昂	
其仁旺其格	范 明	范炳华	林三仁	林久祥	林子强	林江涛
林曙光	杭太俊	欧阳靖宇	尚 红	果德安	明根巴雅尔	易定华
易著文	罗 力	罗 毅	罗小平	罗长坤	罗永昌	罗颂平
帕尔哈提·克力木		帕塔尔·买合木提·吐尔根		图门巴雅尔	岳建民	
金 玉	金 奇	金少鸿	金伯泉	金季玲	金征宇	金银龙
金惠铭	郁 琦	周 兵	周 林	周永学	周光炎	周灿全
周良辅	周纯武	周学东	周宗灿	周定标	周宜开	周建平
周建新	周荣斌	周福成	郑一宁	郑家伟	郑志忠	郑金福
郑法雷	郑建全	郑洪新	郎景和	房 敏	孟 群	孟庆跃
孟静岩	赵 平	赵 群	赵子琴	赵中振	赵文海	赵玉沛

赵正言	赵永强	赵志河	赵彤言	赵明杰	赵明辉	赵耐青
赵继宗	赵铱民	郝 模	郝小江	郝传明	郝晓柯	胡 志
胡大一	胡文东	胡向军	胡国华	胡昌勤	胡晓峰	胡盛寿
胡德瑜	柯 杨	查 干	柏树令	柳长华	钟翠平	钟赣生
香多·李先加		段 涛	段金廒	段俊国	侯一平	侯金林
侯春林	俞光岩	俞梦孙	俞景茂	饶克勤	姜小鹰	姜玉新
姜廷良	姜国华	姜柏生	姜德友	洪 两	洪 震	洪秀华
祝庆余	祝蕅晨	姚永杰	姚祝军	秦 川	袁文俊	袁永贵
都晓伟	粟占国	贾 波	贾建平	贾继东	夏照帆	夏慧敏
柴光军	柴家科	钱传云	钱忠直	钱家鸣	钱焕文	倪 鑫
倪 健	徐 军	徐 晨	徐永健	徐志云	徐志凯	徐克前
徐金华	徐建国	徐勇勇	徐桂华	凌文华	高 妍	高 晞
高志贤	高志强	高学敏	高健生	高树中	高思华	高润霖
郭 岩	郭小朝	郭长江	郭巧生	郭宝林	郭海英	唐 强
唐朝枢	唐德才	诸欣平	谈 勇	谈献和	陶·苏和	陶广正
陶永华	陶芳标	陶建生	黄 峻	黄 烽	黄人健	黄叶莉
黄宇光	黄国宁	黄国英	黄跃生	黄璐琦	萧树东	梅长林
曹 佳	曹广文	曹务春	曹建平	曹洪欣	曹济民	曹雪涛
曹德英	龚千锋	龚守良	龚非力	袭著革	常耀明	崔 蒙
崔丽英	庾石山	康 健	康廷国	康宏向	章友康	章锦才
章静波	梁铭会	梁繁荣	谌贻璞	屠鹏飞	隆 云	绳 宇
巢永烈	彭 成	彭 勇	彭明婷	彭晓忠	彭瑞云	彭毅志
斯拉甫·艾白		葛 坚	葛立宏	董方田	蒋力生	蒋建东
蒋澄宇	韩晶岩	韩德民	惠延年	粟晓黎	程 伟	程天民
程训佳	童培建	曾 苏	曾小峰	曾正陪	曾学思	曾益新
谢 宁	谢立信	蒲传强	赖西南	赖新生	詹启敏	詹思延
鲍春德	窦科峰	窦德强	赫 捷	蔡 威	裴国献	裴晓方
裴晓华	管柏林	廖品正	谭仁祥	翟所迪	熊大经	熊鸿燕
樊飞跃	樊巧玲	樊代明	樊立华	樊明文	黎源倩	颜 虹
潘国宗	潘柏申	潘桂娟	薛社普	薛博瑜	魏光辉	魏丽惠
藤光生						

《中华医学百科全书》学术委员会

章魁华　　梁文权　　梁德荣　　彭名炜　　董　怡　　温　海　　程元荣
程书钧　　程伯基　　傅民魁　　曾长青　　曾宪英　　裘雪友　　甄永苏
褚新奇　　蔡年生　　廖万清　　樊明文　　黎介寿　　薛　淼　　戴行锷
戴宝珍　　戴尅戎

狄留庆　　南京中医药大学

张永萍　　贵阳中医学院

张保献　　中国中医科学院中药研究所

郑国华　　湖北中医药大学

胡容峰　　安徽中医学院

倪　健　　北京中医药大学

唐　星　　沈阳药科大学

陶建生　　上海中医药大学

萧　伟　　江苏康缘药业股份有限公司

程　岚　　辽宁中医药大学

傅超美　　成都中医药大学

解素花　　北京同仁堂研究院

前　言

《中华医学百科全书》终于和读者朋友们见面了！

古往今来，凡政通人和、国泰民安之时代，国之重器皆为科技、文化领域的鸿篇巨制。唐代《艺文类聚》、宋代《太平御览》、明代《永乐大典》、清代《古今图书集成》等，无不彰显盛世之辉煌。新中国成立后，国家先后组织编纂了《中国大百科全书》第一版、第二版，成为我国科学文化事业繁荣发达的重要标志。医学的发展，从大医学、大卫生、大健康角度，集自然科学、人文社会科学和艺术之大成，是人类社会文明与进步的集中体现。随着经济社会快速发展，医药卫生领域科技日新月异，知识大幅更新。广大读者对医药卫生领域的知识文化需求日益增长，因此，编纂一部医药卫生领域的专业性百科全书，进一步规范医学基本概念，整理医学核心体系，传播精准医学知识，促进医学发展和人类健康的任务迫在眉睫。在党中央、国务院的亲切关怀以及国家各有关部门的大力支持下，《中华医学百科全书》应运而生。

作为当代中华民族"盛世修典"的重要工程之一，《中华医学百科全书》肩负着全面总结国内外医药卫生领域经典理论、先进知识，回顾展现我国卫生事业取得的辉煌成就，弘扬中华文明传统医药璀璨历史文化的使命。《中华医学百科全书》将成为我国科技文化发展水平的重要标志、医药卫生领域知识技术的最高"检阅"、服务千家万户的国家健康数据库和医药卫生各学科领域走向整合的平台。

肩此重任，《中华医学百科全书》的编纂力求做到两个符合：一是符合社会发展趋势。全面贯彻以人为本的科学发展观指导思想，通过普及医学知识，增强人民群众健康意识，提高人民群众健康水平，促进社会主义和谐社会构建；二是符合医学发展趋势。遵循先进的国际医学理念，以"战略前移、重心下移、模式转变、系统整合"的人口与健康科技发展战略为指导。同时，《中华医学百科全书》的编纂力求做到两个体现：一是体现科学思维模式的深刻变革，即学科交叉渗透/知识系统整合；二是体现继承发展与时俱进的精神，准确把握学科现有基础理论、基本知识、基本技能以及经典理论知识与科学思维精髓，深刻领悟学科当前面临的交叉渗透与整合转化，敏锐洞察学科未来的发展趋势与突破方向。

作为未来权威著作的"基准点"和"金标准"，《中华医学百科全书》编纂过程中，制定了严格的主编、编者遴选原则，聘请了一批在学界有相当威望、具有较高学术造诣和较强组织协调能力的专家教授（包括多位两院院士）担任大类主编和学科卷主编，确保全书的科学性与权威性。另外，还借鉴了已有百科全书的编写经验。鉴于《中华医学百科全书》的编纂过程本身带有科学研究性质，还聘请了若干科研院所的科研管理专家作为特约编审，站在科研管理的高度为全书的顺利编纂保驾护航。除了编者、编审队伍外，还制订了详尽的质量保证计划。编纂委员会和工作委员会秉持质量源于设计的理念，共同制订了一系列配套的质量控制规范性文件，建立了一套切实可行、行之有效、效率最优的编纂质量管理方案和各种情况下的处理原则及预案。

《中华医学百科全书》的编纂实行主编负责制，在统一思想下进行系统规划，保证良好的全程质量策划、质量控制、质量保证。在编写过程中，统筹协调学科内各编委、卷内条目以及学科间编委、卷间条目，努力做到科学布局、合理分工、层次分明、逻辑严谨、详略有方。在内容编排上，务求做到"全准精新"。形式"全"：学科"全"，册内条目"全"，全面展现学科面貌；内涵"全"：知识结构"全"，多方位进行条目阐释；联系整合"全"：多角度编制知识网。数据"准"：基于权威文献，引用准确数据，表述权威观点；把握"准"：审慎洞察知识内涵，准确把握取舍详略。内容"精"："一语天然万古新，豪华落尽见真淳。"内容丰富而精炼，文字简洁而规范；逻辑"精"："片言可以明百意，坐驰可以役万里。"严密说理，科学分析。知识"新"：以最新的知识积累体现时代气息；见解"新"：体现出学术水平，具有科学性、启发性和先进性。

《中华医学百科全书》之"中华"二字，意在中华之文明、中华之血脉、中华之视角，而不仅限于中华之地域。在文明交织的国际化浪潮下，中华医学汲取人类文明成果，正不断开拓视野，敞开胸怀，海纳百川般融入，润物无声状拓展。《中华医学百科全书》秉承了这样的胸襟怀抱，广泛吸收国内外华裔专家加入，力求以中华文明为纽带，牵系起所有华人专家的力量，展现出现今时代下中华医学文明之全貌。《中华医学百科全书》作为由中国政府主导，参与编纂学者多、分卷学科设置全、未来受益人口广的国家重点出版工程，得到了联合国教科文等组织的高度关注，对于中华医学的全球共享和人类的健康保健，都具有深远意义。

《中华医学百科全书》分基础医学、临床医学、中医药学、公共卫生学、军事与特种医学和药学六大类，共计144卷。由中国医学科学院/北京协和医学院牵头，联合军事医学科学院、中国中医科学院和中国疾病预防控制中心，带动全国知名院校、科研单位和医院，有多位院士和海内外数千位优秀专家参加。国内知名的医学和百科编审汇集中国协和医科大学出版社，并培养了一批热爱百科事业的中青年编辑。

回览编纂历程，犹然历历在目。几年来，《中华医学百科全书》编纂团队呕心沥血，孜孜矻矻。组织协调坚定有力，条目撰写字斟句酌，学术审查一丝不苟，手书长卷撼人心魂……在此，谨向全国医学各学科、各领域、各部门的专家、学者的积极参与以及国家各有关部门、医药卫生领域相关单位的大力支持致以崇高的敬意和衷心的感谢！

《中华医学百科全书》的编纂是一项泽被后世的创举，其牵涉医学科学众多学科及学科间交叉，有着一定的复杂性；需要体现在当前医学整合转型的新形式，有着相当的创新性；作为一项国家出版工程，有着毋庸置疑的严肃性。《中华医学百科全书》开创性和挑战性都非常强。由于编纂工作浩繁，难免存在差错与疏漏，敬请广大读者给予批评指正，以便在今后的编纂工作中不断改进和完善。

刘德培

凡　例

一、《中华医学百科全书》（以下简称《全书》）按基础医学类、临床医学类、中医药学类、公共卫生类、军事与特种医学类、药学类的不同学科分卷出版。一学科辑成一卷或数卷。

二、《全书》基本结构单元为条目，主要供读者查检，亦可系统阅读。条目标题有些是一个词，例如"纯化"；有些是词组，例如"大孔树脂吸附法"。

三、由于学科内容有交叉，会在不同卷设有少量同名条目。例如《中药学》《中药炮制学》都设有"大黄"条目。其释文会根据不同学科的视角不同各有侧重。

四、条目标题上方加注汉语拼音，条目标题后附相应的外文。例如：

zhùshèjì
注射剂（injections）

五、本卷条目按学科知识体系顺序排列。为便于读者了解学科概貌，卷首条目分类目录中条目标题按阶梯式排列，例如：

中药制剂技术 ……………………………………………………………………

　浸提 ………………………………………………………………………………

　　煎煮法 …………………………………………………………………………

　　　常压煎煮法 …………………………………………………………………

　　　加压煎煮法 …………………………………………………………………

　　　减压煎煮法 …………………………………………………………………

六、各学科都有一篇介绍本学科的概观性条目，一般作为本学科卷的首条。介绍学科大类的概观性条目，列在本大类中基础性学科卷的学科概观性条目之前。

七、条目之中设立参见系统，体现相关条目内容的联系。一个条目的内容涉及其他条目，需要其他条目的释文作为补充的，设为"参见"。所参见的本卷条目的标题在本条目释文中出现的，用蓝色楷体字印刷；所参见的本卷条目的标题未在本条目释文中出现的，在括号内用蓝色楷体字印刷该标题，另加"见"字；参见其他卷条目的，注明参见条所属学科卷名，如"参见□□□卷"或"参见□□□卷□□□□"。

八、《全书》医学名词以全国科学技术名词审定委员会审定公布的为标准。同一概念或疾病在不同学科有不同命名的，以主科所定名词为准。字数较多，释文中拟用简称的名词，每个条目中第一次出现时使用全称，并括注简称，例如：甲型病毒性肝炎（简称甲肝）。个别众所周知的名词直接使用简称、缩写，例如：B超。药物名称参照《中华人民共和国药典》2015年版和《国家基本药物目录》2012年版。

九、《全书》量和单位的使用以国家标准 GB 3100~3102—1993《量和单位》为准。援引古籍或外文时维持原有单位不变。必要时括注与法定计量单位的换算。

十、《全书》数字用法以国家标准 GB/T 15835—2011《出版物上数字用法》为准。

十一、正文之后设有内容索引和条目标题索引。内容索引供读者按照汉语拼音字母顺序查检条目和条目之中隐含的知识主题。条目标题索引分为条目标题汉字笔画索引和条目外文标题索引，条目标题汉字笔画索引供读者按照汉字笔画顺序查检条目，条目外文标题索引供读者按照外文字母顺序查检条目。

十二、部分学科卷根据需要设有附录，列载本学科有关的重要文献资料。

目　录

zhōngyào zhìjìxué

中药制剂学（pharmaceutics of Chinese medicine）

以中医药理论为指导，运用现代科学技术，研究中药制剂的配制理论、生产技术、质量控制与合理应用等内容的综合性应用技术学科。又称中药药剂学。不仅与中药学各分支学科紧密联系，而且与中成药的生产和中医临床紧密相关，是连接中医和中药的纽带，是中药学的主干分支学科。融合了中药学各分支学科的知识和技能，主要探讨将中药原材料加工制造成适宜剂型的基础理论和工艺技术。不仅具有工艺学性质，即研究药物制剂的剂型、辅料、生产工艺及质量控制等，而且具有生物学性质，即研究制剂的体内过程及其与临床疗效、安全的相关性，为中药制剂的制备提供指导，不断改进和提高制剂质量。

简史　在源远流长的中医药发展进程中，中药制剂学伴随古今成方及剂型的演变而形成，并不断发展。中药制剂学起源于夏禹时期，这一时期已有酿酒工艺并有多种药物浸制而成的药酒；一种早期应用的复合酶制剂即酵母被发现，并沿用至今。商汤时期，伊尹首创了中医用药的常用剂型即汤剂，并总结出中国最早的方剂与制药技术专著《汤液经》。战国时期，出现了中国现存的第一部医药经典著作《黄帝内经》，提出了"君、臣、佐、使"的组方原则，记载了汤、丸、散、膏、药酒等不同的剂型及其制法，在《素问·汤液醪醴论》中论述了汤液醪醴的制法和应用。秦汉时期是中国药剂学理论和技术显著发展的时期，这一时期的代表性成就有《五十二病方》该书记载了最常用的固体剂型即丸剂，并记载了不同的给药途径如内服、外敷、药浴、烟熏和药物熨法等。东汉时期的《神农本草经》是现存最早的本草专著，该书论及了制药理论和制备法则，强调根据药物的性质选择需要的剂型。东汉末年张仲景的《伤寒论》和《金匮要略》在汤、丸、散、膏、酒的基础上，又创制了坐剂、导剂、洗剂、滴耳剂、糖浆剂及脏器制剂等十余种剂型，而且制备方法较完备，用法用量、适用病症明确。晋·葛洪著《肘后备急方》八卷，首次提出了"成药剂"的概念，主张批量生产成药，储备以供急需之用，记载了蜡丸、铅硬膏、锭剂、条剂、药膏剂、灸剂、熨剂、饼剂和尿道栓剂等剂型。梁·陶弘景《本草经集注》提出根据疾病的需要来确定剂型，指出"疾有宜服丸者，宜服散者，宜服汤者，宜服膏者，亦兼参用所病之源以为其制耳"；提出合药分剂料理法则：药物的产地和采制方法对其疗效具有一定的影响；制订了最早的制剂工艺规程，规定了汤、丸、散、膏、药酒的制作常规。唐代医药发展显著，政府组织编纂并颁布了中国乃至世界的第一部官方药典《新修本草》；孙思邈的《备急千金要方》设有制药总论专章，叙述了制药理论、工艺和质量问题，促进了中药制剂学的发展。宋代中药成方制剂初具规模，由太医院颁布了中国历史上的第一部官颁制剂规范《太平惠民和剂局方》，该书收载制剂788种，对"处方""合药""服饵""服药禁忌"和"药石炮制"等均进行了专章讨论，很多方剂和制法沿用至今，该书可视为中国中药制剂发展史上的第一个里程碑。明代李时珍的《本草纲目》附方13000余首，剂型近40种，其论述广泛，内容丰富，是中国近代本草学之大成，对方剂学和制剂学均有重大贡献。随着西方科学技术和医学的引入，出现了中西药并存的局面，也开创了利用现代科学技术研究中药的先河，一些现代剂型开始出现在中药制剂中，如片剂、注射剂等。1949年以后，中国政府高度重视中医药事业，并采取了一系列的有力措施发展中医药事业，中药制剂学作为学科概念正式被提出并得到了认可。在这一时期中药制剂学取得了长足的进步。对传统剂型进行了改进，例如丸剂，主要从赋形剂、制药设备和质量控制方面进行了改进；大量的现代制剂技术被引入到中药制剂领域，促进了中药剂型的发展，颗粒剂、片剂（分散片、口腔崩解片、泡腾片）、胶囊剂、滴丸剂、注射剂、气雾剂均在中药中得以应用；20世纪末以来，随着制剂技术的发展，肠溶制剂、经皮给药系统、口服缓释控释制剂、靶向给药系统以及中药复方多元释药系统等新制剂技术和给药系统在中药制剂学中得到应用，促进了学科发展。

研究任务　中药制剂学的基本任务是研究将中药采用合理的制备工艺制成适宜的剂型，以达到安全有效、稳定可控的质量要求，满足临床医疗的需要。①学习、继承和整理中医药学中有关制剂学的理论、技术与经验。将散在的历史医药典籍中的传统剂型和品种，制备中成药的理论、技术和经验等有关制剂的内容进行发掘整理，使其系统化、科学化，为中药制剂的发展奠定理论基础。②充分吸收和应用现代各学科的理论知识和研究成果，加速实现中药制剂现代化。采用制药新技术、新工艺、新设备和新辅料，研究和开发中药新制剂，新剂型，促进中药制药行业的发展。③加强中药制剂学基本理论研究。研究中药或方剂药效物质的提取、精制、浓缩、干燥，以及制剂成型、质量控制、合理应用等理论和技术，揭示中药药剂的内在规律，逐步完善本学科理论体系，使中药制剂学成为一门既具有传统中医药特色又有先进理论和技术的学科。

研究内容 在中医药理论指导下，中国医药学工作者进行了大量的实践活动，赋予了中药制剂学特殊的学科背景，其基本理论、原辅料、剂型、制备工艺和质量控制均自成体系，具有自身的特点。

传统中药制剂学理论 是中药制剂学科的基石，也是其区别于其他学科的标志。中国古代医药学家在不断实践过程中积累了大量的宝贵经验，在此基础上总结、提炼出了指导中药制剂学实践的规律性认识，并形成了完整的理论体系，主要涉及3个方面。

剂型理论 涉及古人对传统剂型的规律特点和选用规律的认识。①剂型特点，古人对汤剂、散剂、丸剂等传统经典剂型的特点有精辟论述，对传统剂型的适用病症、释药速度、剂型原理进行了总结，形成了对传统剂型特点的理论认识。②剂型选择，古人关于剂型选择的理论认识总体归结为"方-证-剂"对应思想，核心就是根据病症治疗需要和方药性质选择相应剂型；剂-证对应是根据病证特点选择相应的剂型，主要指病位（表里上下）、病势（缓急）、病情（轻重）等和剂型作用的定位、缓急、强弱等特点相对应。一般而言，大病宜汤，急病宜散，缓补宜丸，疮疡宜贴；丸、散剂偏走里，多用于里证；汤剂通达机体内外，表里病症皆可；方-剂对应是根据方中药物的性质选择合适的剂型，以保护或增强药物性能，制约药物毒烈之性，矫正药物不良气味。

制药理论 制药指将药物原料加工成适宜剂型的全过程，中药制药理论则是指在该过程中所总结的规律性认识，主要涉及制药技术和辅料两个方面。①制药技术：古人对制药技术进行了详细的论述，干燥方面，古人认为熏干可以制约药物的寒性，而阴干可以使药物禀受阴凉之气而有助于醒酒解酒；粉碎方面，古人对粉碎的器具、工序进行了明确规定；散剂和丸剂的制备方面，对药材的粉碎、筛析和混合进行了详细的规定；汤剂煎剂方面，《本草纲目》阐述了煎药用水和火候的重要性，此外传统理论也包括对煎药器具、加水量、浸泡时间、煎煮次数等技术细节的详尽论述，针对药物性质的特殊性拟定了先煎、后下、包煎、另煎、烊化等技术细节。②制剂辅料：与现代制剂要求辅料为化学、药理惰性材料不同，古代则尽可能选用与药起协同作用的物料为辅料，因此传统制剂辅料往往起赋形和药效双重作用，即药辅合一。在具体实践中，中药制剂辅料的选用包括两个方面，一是根据制剂工艺要求，直接从处方药味中选择适宜性能的药料为辅料；二是处方外添加的辅料一般均具有辅助该方起效的特殊功能。

施药理论 施药是根据临床需要，将药物施于人体的过程，施药理论则是指在该过程中所总结出的规律性认识，主要包括3个方面。①给药途径：传统给药途径有口服、经皮给药、五官给药、前后阴给药、穴位给药等。根据疾病的治疗需求，中医临床通过选择适宜给药途径，以达到高效发挥治疗作用，快速治愈疾病的目的。②服药时间：主要根据疾病特征和药物性质选择相应的服药时间。③服药方法：主要包括服药剂量、频率、冷热和药引等。关于服药剂量和频率，古人提倡根据病位上下、病情轻重、药物特点选择相应的服药剂量和频率。

剂型研究 剂型影响中药制剂的释药速度及作用强度，并和给药途径以及稳定性紧密联系，是决定制剂安全性和有效性的关键因素之一，是中药制剂学研究的重要内容。剂型主要通过以下4个方面影响着中药制剂的治疗效果。①影响中药制剂的作用性质：同一药物的不同剂型给药后产生的药理作用性质可能存在差异，甚至完全不同。②影响中药制剂的起效速度：同一药物的不同剂型其体内的施药速度也必然的不同，并终将影响中药制剂的起效速度。就不同给药途径的剂型而言，起效速度的快慢一般按照以下顺序排列：静脉、吸入、肌内、皮下、直肠或舌下、口服、皮肤；但从剂型来说，同一处方不同剂型的起效快慢顺序为注射液、口服液、散剂、片剂、包衣片剂。③影响中药制剂的作用强度：同一药物的不同剂型的生物利用度存在较大的差异，制剂的作用强度明显不同。如口服制剂中的有效成分经过肝脏的首过效应，将有一部分损失生物利用度较低；栓剂直肠给药，有一部分药效成分可以直接吸收而绕过肝脏的首过效应，生物利用度明显提高；

静脉注射药物直接进入血液，药物的生物利用度也最高。④影响中药制剂的稳定性：中药制剂的剂型不同，其稳定性也存在显著的差异，剂型与药物的物理性状、成分间作用、成分含量以及抗微生物侵蚀的能力密切相关，这些都是决定制剂稳定性的关键因素，因此剂型是决定中药制剂稳定性的重要因素。

中药剂型的研究开始于对传统剂型的改进，以提高制剂的安全性、有效性、稳定性和可控性。例如对于丸剂的研究，主要从赋形剂的应用、制丸设备、质量控制、制剂卫生、促进溶散及提高生物利用度等方面进行。随着新技术和新材料的出现，越来越多的现代制剂技术被引用到中药制剂领域，促进了中药剂型的发展，极大地丰富了中药剂型的数量，颗粒剂、片剂（分散片、口腔崩解片、泡腾片）、胶囊剂、滴丸剂、注射剂、气雾剂均在中药中得以应用；20世纪末以来，随着制剂技术的发展，肠溶制剂、经皮给药系统、口服缓释控释制剂、靶向给药系统以及中药复方多元释药系统等新制药技术和给药系统在中药制剂学中得到应用，促进了学科发展。

制备工艺　中药制剂的制备工艺是将以中药饮片为原料的方剂采用各种工艺技术制成某一具体剂型的过程，主要包括前处理和成型两大环节。由于中药化学成分的复杂性，制备工艺将直接影响中药药效成分的组成、含量以及理化性质，是决定制剂安全性和有效性的关键因素之一。①制剂前处理工艺：将方中各药料制成可供制剂使用的半成品的过程。前处理过程可以富集方中的有效成分，减少药物剂量，去除或降低毒性成分，最终为制剂工艺提供高效、安全和稳定的半成品。②制剂成型工艺：制剂成型是将前处理过程所得到的半成品，制成可供临床直接使用的某一剂型的过程，该过程主要包括制剂技术和制药辅料的选择。与化学药品不同，中药制剂原料一般为多种成分的混合体系，具有剂量大、引湿性强和黏性大等特点，其成型工艺具有自己的特点。

中药制剂的质量控制和评价　质量控制和评价是确保中药制剂安全和有效的重要手段，主要包括3个方面。①化学成分控制：对中药制剂中所含的药剂成分杂质的定性定量控制均属化学成分控制范畴，是从物质基础方面确保制剂有效性和安全性。现有制剂质量标准中鉴别、含量测定、指纹图谱、杂质检查等项目均属于制剂中化学成分控制。②理化性质的控制：对制剂外观形状、粒度、吸湿度、流动性、稳定性及特殊性质等检测属理化性质控制的范畴。③生物制剂学与药物动力学性能评价：制剂的生物学与药物动力学性能是决定其安全性、有效性的关键因素，通过体外溶出、释放行为、体内过程等相关研究，系统评价制剂的生物药物学与药物动力学性能，为优选试剂、制剂处方设计、工艺改进、质量评价、合理用药等提供科学依据。

与邻近学科的关系　中药制剂学是专门研究如何依据中医临床用药需要和中药物料的性质及生产、贮运、服用等方面的需要，将中药制成适宜剂型的基本理论、制备方法及质量控制技术，并指导制剂合理使用的一门学科。中药制剂学是多学科交融的综合性学科，涉及数学、化学、物理学、生物化学、微生物学、药理学、物理化学、化工原理以及机械设备等。同时，中药制剂的质量水平与药材种植、饮片生产、制剂生产、质量标准检测、疗效和安全性评价等各个环节紧密相关，各环节技术水平的提高，也直接影响和推动中药制剂学的发展。因此，中药制剂学在一定程度上集中体现了现代科学技术和整个中医药行业的技术水平和发展概况，在医药工业和中医临床中占有重要地位，是推进中医药事业向前发展的主干学科。

应用　中药制剂学将中药基础研究与产业化紧密结合，是联结中药研究、生产、医疗实践的关键环节。一方面，通过合理的设计剂型、给药途径、制备工艺，实现从实验室向工厂的产业转化；另一方面，不断依据生产实践情况，解决工艺、技术和质量中存在的问题。同时，密切联系临床医疗实践，根据临床需要，不断改进和提高制剂质量。中药剂型与制剂现代化既是中药现代化的主要内容之一，更是实现中药现代化的重要途径。选择"中药科技产业"为切入点，开展"中药现代化科技产业行动计划"，这对振兴中医药事业具有重要的现实意义。只有充分运用现代科学技术，加强中药制剂学的基础研究，加强中药前处理、中药制剂和中药包装等方面的研究，才能逐步实现中药药剂的剂型、制剂现代化，质量控制标准化，生产技术工程产业化，从而提升中国制药工业的技术水平，加速具有自主知识产权、高技术含量、高附加值的现代中药产品现代化，增强中药在新的国际经济环境中的竞争力，扩大中药在国际药物市场中的份额，使中国传统医药产业成为国民经济新的增长点。

（乔延江　田景振）

zhōngyào zhìjì jìshù

中药制剂技术（pharmaceutical preparation technology of traditional Chinese medicine）

将中药原料与辅料制备成某种特定剂型所采用的方法。中药制剂技术表现在多个方面。①干燥：古人认为熏干可以制约药物的寒性，而阴干可以使药物禀受阴凉之气而有助于醒酒解酒。②粉碎：古人对粉碎的器具、工序进行了明确规定。③散剂和丸剂的制备：对药材的粉碎、筛析和混合进行了详细的规定。④汤剂煎剂：《本草纲目》阐述了煎药用水和火候的重要性，此外传统理论对煎药器具、加水量、浸泡时间、煎煮次数等技术细节也有详尽的论述，针对药物性质的特殊性拟定了先煎、后下、包煎、另煎、烊化等技术细节。中药制剂原料一般为多种成分的混合体系，具有剂量大、引湿性强和黏性大等特点，其制剂技术具有自己的特点并将直接影响中药药效成分的组成、含量以及理化性质，是决定制剂安全性和有效性的关键因素之一。中药制剂技术主要包括前处理技术和成型技术两大部分。前处理技术是将方中各药料制成可供制剂使用的半成品的技术，通过前处理技术可以富集方中的有效成分，减少药物剂量，去除或降低毒性成分，最终为制剂工艺提供高效、安全和稳定的半成品。前处理技术主要包括炮制、粉碎、筛析、混合、浸提、分离、纯化、浓缩、干燥等。制剂成型技术是将前处理过程所得到的半成品，制成可供临床直接使用的某一剂型的技术，具体分为制粒、灭菌、增溶技术、乳化技术、混悬技术、包衣、包合技术、固体分散技术、微型包囊技术、缓释制剂技术、控释制剂技术、迟释制剂技术、靶向制剂技术等。

（田景振）

jìntí

浸提（extraction）

采用适宜的溶剂和方法使中药所含的有效成分或有效部位浸出的操作。药材经过浸提，可最大限度地将其中有效成分或有效部位转移出来，达到降低药物服用量，利于药物吸收，缓解或消除原药材副作用等目的。

浸提过程一般可分为浸润和渗透、解吸和溶解、扩散等几个相互联系的阶段。影响中药浸提的因素较多，主要包括中药粒度、中药成分、浸提温度、浸提时间、浓度梯度、溶剂 pH 值、浸提压力等。在浸润和渗透阶段，溶剂能否浸润药材以及渗入药材的速度与溶剂和药材的性质有关，决定于药材表面和溶剂的亲和性；溶剂渗入药材的速度还受药材的质地、粒度以及浸提压力的影响；解吸和溶解阶段，药材中的有效成分之间或与细胞壁之间存在一定的亲和性而有吸附作用，浸提溶剂进入药材以后首先要解除这种吸附作用（即解吸阶段），才可以使一些有效成分分散到浸提溶剂中（即溶解阶段），解吸和溶解是两个紧密相连的阶段，其速度主要取决于溶剂对有效成分的亲和力；扩散阶段，当浸提溶剂溶解大量的药效成分后，细胞内液的浓度显著提高，在渗透压的作用下，细胞内的高浓度溶液不断向外扩散直至内外浓度相等的阶段即扩散阶段。浓度差是扩散阶段的推动力，创造最大的浓度差是浸出方法和设计的关键。

浸提溶剂的选择与应用关系到有效成分的充分浸出以及制剂的有效性、安全性、稳定性及经济效益的合理性。优良的溶剂应能最大限度地溶解和浸出有效成分，最低限度地浸出无效成分和有害物质；不与有效成分发生化学变化，也不影响其稳定性和药效；比热小，安全无毒，价廉易得。常用的溶剂是水和乙醇。其他溶剂，如乙醚、氯仿、石油醚等在中药生产中很少用于提取，一般仅用于某些有效成分的纯化，使用此类溶剂，最终产品必须进行溶剂残留量的限度检查。

浸出辅助剂能够提高浸提效能，增加浸提成分的溶解度，增加制剂稳定性及去除或减少某些杂质一类物质。常用浸出辅助剂有酸、碱、表面活性剂等。在生产中主要用于单味中药浸提，而较少用于复方制剂提取。浸提溶剂中加酸的目的主要是促进生物碱的浸出；提高部分生物碱的稳定性；使有机酸游离，便于用有机溶剂浸提；除去酸不溶性杂质等。为发挥所加酸的最好效能，往往将酸一次加于最初的少量浸提溶剂中，可较好地控制其用量；酸的用量不宜过多，以能维持一定的 pH 值即可，酸过量时可能引起不必要的水解或其他不良反应。加碱的目的是增加有效成分的溶解度和稳定性。此外，碱性水溶液可以溶解内酯、蒽醌及其苷、香豆素、有机酸、某些酸性成分，碱性水溶液亦能溶解树脂酸、某些蛋白质，从而使杂质增加。常用的碱为氨水，是挥发性弱碱，对有效成分的破坏作用小，并易于控制其用量。对特殊浸提，常用碳酸钙、氢氧化钙、碳酸钠等。浸提溶剂中加入少量表面活性剂，能降低中药与溶剂间的表面张力，促进中药表面的润湿性，利于某些中药成分的提取。

（田景振）

jiānzhǔfǎ

煎煮法（decoction）　水作溶剂，加热煮沸以浸提饮片成分的方法。又称煮提法或煎浸法。该法浸提成分范围广，提出杂质较多，不利于精制，且煎出液易霉败变质，但其符合中医传统用药习惯，溶剂易得价廉，所以仍被广泛使用。有以下特点：①可常压煎煮提取，也可加压高温提取或减压低温提取，如有必要还可进行双提取，即煎煮提取时同时收集挥发油。②提取时间短，生产效率高。煎煮法属于间歇式操作，即将饮片或粗粉置煎煮器中，加水浸没饮片，浸泡适宜时间后，加热至煮沸，保持微沸一定时间，分离煎出液，药渣依法煎出数次（一般为2～3次），合并各次煎出液，浓缩至规定浓度。所用容器一般为陶器、砂罐或铜制、搪瓷器皿、不锈钢器皿等，不宜用铁锅，以免药液变色（药液中的成分与铁反应，易影响药效）。直火加热时最好时常搅拌，以免局部受热太高，饮片易焦糊。中药制药企业多采用多能提取罐或不锈钢夹层锅进行煎煮提取。还可将数个煎煮器通过管道互相连接，进行连续煎浸。煎煮法适用于有效成分能溶于水，且对湿、热均稳定的饮片。

（田景振）

chángyā jiānzhǔfǎ

常压煎煮法（normal pressure decoction）　水作溶剂，将药材在常压下加热煮沸，提取其所含成分的方法。适用于一般性药材的煎煮。小量生产常采用敞口倾斜式夹层锅，也可用搪瓷玻璃罐或不锈钢罐等。大量生产采用多功能提取罐。常压煎煮法适用于有效成分能溶于水，且对湿、热较稳定的药材。传统制备汤剂均采用常压煎煮法，此法也是制备一部分中药散剂、丸剂、冲剂、片剂、注射剂，提取某些有效成分的基本方法之一。但是煎煮液中除有效成分外，往往杂质较多，尚有少量脂溶性成分，给精制带来不便；煎出液容易霉变变质，应及时处理。常压煎煮法能提取出较多的成分，而且符合中医传统用药习惯，故对于有效成分尚不明确的药材或方剂进行剂型改进时，通常采用常压煎煮法粗提。

（田景振）

jiāyā jiānzhǔfǎ

加压煎煮法（high pressure decoction）　水作溶剂，将药材在加压环境下加热煮沸，提取其所含成分的方法。该法可防止药液的蒸发和散发，且利用水煮沸及其所产生的蒸汽使药物煎煮完全，有效成分可充分溶出。多采用多功能提取罐等设备进行煎煮。提高浸提压力可加速溶剂对药材的浸润与渗透过程，使药材组织内更快地充满溶剂，并形成浓浸液，开始发生溶剂扩散过程所需要的时间缩短。同时，在加压下的渗透，可能使部分细胞壁破裂，亦有利于浸出成分的扩散。但当药材组织内已充满溶剂之后，加大压力对扩散速度没有影响。对组织松软的药材，容易浸润的药材，加压对浸提影响亦不显著。适用于药材成分在高温下不易被破坏，或在常压下不易煎透的药材。

（田景振）

jiǎnyā jiānzhǔfǎ

减压煎煮法（decompression decoction）　水作溶剂，在减压环境下加热煮沸，提取其所含成分的方法。溶媒的沸点随外界大气压的降低而降低，减压提取可在较低温度下使溶液处于沸腾状态而动态进行。既可保证药材中热敏性成分免遭高温煎煮破坏，又不会使高温煎煮中容易水解而产生的许多大分子杂质如淀粉、糊精、鞣酸、黏液质等大量带到提取液中来，便于制剂的成型和稳定。从而提高目标成分转移率、降低出膏率，为后续分离纯化提供更好的基础。通过减压控制温度提取，可找到中药各类成分最适宜的沸腾状态下的提取温度，对于改进中药提取工艺现状具有重要意义。

（田景振）

jìnzìfǎ

浸渍法（impregnation）　在一定温度下，将饮片加入适量溶剂浸泡一定的时间，以浸提饮片成分的方法。按提取温度和浸渍次数可分为冷浸渍法、热浸渍法和重浸渍法3种。该法简单易行，但是溶剂的用量大，利用率较低，有效成分浸出不完全，所需时间较长，不宜用水作溶剂。浸渍法常用设备：①浸渍器，为饮片浸渍的盛器；②压榨器，用于挤压药渣中残留的浸出液。实验室常用的浸渍器一般为圆柱形不锈钢罐、搪瓷罐或其他适宜广口具塞容器等。工业生产中常用不锈钢罐、搪瓷罐、陶瓷罐等。随着科技的发展出现了一系列新技术，如用超声波提取、流化浸提、电磁场下浸提、电磁振动下浸提、脉冲浸提等强化浸提方法。少量生产时常用的压榨器为螺旋压榨机，大量生产时宜采用水压机等。影响浸渍的因素包括饮片粒度、饮片成分、浸提温度、浸提时间、浓度梯度、溶剂 pH 值、浸提压力。浸渍过程中应注意：①浸渍用溶媒需要根据饮片种类及成分性质选定，常用不同浓度的乙醇溶液为浸出溶媒。浸渍过程中应密闭，防止溶剂的挥发损失。②浸渍时，有效成分在扩散之前只有充分溶解才能获得更好的浸出效果，因此要有足够的溶媒。③各种浸渍法都必须压榨药渣，特别是溶媒量相对较少时，压榨药渣取得其残留浸出液对提高浸出量更为重要。④浸渍持续时间应结合具体条件和方法按实际浸出效能来决定，以充分浸取其有效成分并兼顾工效为原则，不宜简单化，可以通过一些方法测试浸出液浓度的单位时间变化来掌握。该法适用于黏性饮片、无组织结构的饮片、新鲜及易于膨胀的饮片和价格低廉的芳香性饮片。不适用于贵重饮片、毒性饮片及高浓度的制剂。

（田景振）

lěngjìnzìfǎ

冷浸渍法（cold maceration） 在室温下进行的浸渍法。又称常温浸渍法。该法适用于有效成分遇热易挥发和易破坏的饮片，但操作时间较长，且往往不易完全浸出有效成分。操作方法：取饮片粉碎成粗粉或者最粗粉，置有盖容器中，加入定量的溶剂，密闭，在室温下浸渍3~5日或至规定时间，经常振摇或搅拌，滤过，压榨药渣，将压榨液与滤液合并，静置24小时后，滤过，即得浸渍液。因为浸渍操作时间长，特别是以水为溶媒很容易变质，常用不同浓度的乙醇或白酒为浸出溶媒。此法可直接制得药酒和酊剂。若将浸渍液浓缩，可进一步制备流浸膏、浸膏、片剂、颗粒剂等。

（田景振）

rèjìnzìfǎ

热浸渍法（hot maceration） 在高于室温的温度下进行的浸渍法。将饮片粗粉或者最粗粉置于有加热装置的罐中，加入定量的溶剂，水浴或蒸气加热，使在40~60℃进行浸渍，以缩短浸渍时间的方法。热浸法的提取温度其实并不高，因此也称为温浸法。该法可以大幅度缩短浸出时间，提高了效率，有效成分的浸提也更加完全。由于浸渍温度高于室温，浸出液中杂质溶出量亦相应增加，冷却后有沉淀析出，应分离去除。该法适用于浸提所含成分对热稳定的饮片。

（田景振）

chóngjìnzìfǎ

重浸渍法（circulatory maceration） 对饮片进行多次浸渍的方法。又称循环浸渍法或多次浸渍法。此法可减少药渣吸附浸液所引起的药材成分的损失量，一定程度上使溶剂的利用效率得到提高，浸出收率高，只能提高浸出效果，不能直接制得高浓度的制剂。其操作是将全部浸提溶剂分为几份，第一份溶剂浸渍后，药渣再用第二份溶剂浸渍，如此重复2~3次，最后将各份浸渍液合并处理，即得。此法能大大地降低浸出成分的损失，降低的程度可用下式表示。

$$r_m = X\left[\frac{a^m}{(n+a)(n+2a)^{m-1}}\right]$$

式中，r_m 为药渣吸液所导致的成分损失量（即留于 a 中的浸出成分的量）；m 为浸渍次数；X 为饮片成分总浸出量；a 为药渣吸附的浸液量；n 为首次分离出的浸液量。

由上式知，r_m 值的减小，与 a 值有关，与其在总浸液量中所占的比例的方次成反比地减小，而浸渍次数即是方次的级数，故浸渍的次数越多，成分损失量就越小。欲使 r_m 值减小，关键在于减小 a 值和合理控制浸出次数。减小 a 值的方法可将药渣压榨。一般浸渍2~3次即可将 r_m 值减小到一定程度，浸渍次数过多并无实际意义。操作过程中应加强搅拌或促进溶剂循环。

（田景振）

shènlùfǎ

渗漉法（diacolation） 溶剂渗过原料层往下流动过程中将有效成分浸出的提取方法。将原料粗粉湿润膨胀后装入渗漉器内，顶部用纱布覆盖，压紧，浸提溶剂连续地从渗漉器的上部加入。不断加入新溶剂，可以连续收集浸提液，由于原料不断与新溶剂或含有低浓度提取物的溶剂接触，始终保持一定的浓度差，浸提效果要比浸渍法好，提取比较完全，但溶剂用量大。渗漉法不经滤过处理可直接收集渗漉液。因渗漉过程所需时间较长，不宜用水作溶剂，通常用不同浓度的乙醇或白酒，故应防止溶剂的挥发损失。渗漉法适用于贵重药材、毒性药材及高浓度制剂；也可用于有效成分含量较低的药材提取。但对新鲜的及易膨胀的药材、无组织结构的药材不宜选用。渗漉法根据操作方法的不同，可分为单渗漉法、重渗漉法、加压渗漉法、逆流渗漉法。

（田景振）

dānshènlùfǎ

单渗漉法（simple diacolation） 用一个渗漉筒进行的常压渗漉法。操作过程：①粉碎药材。粉碎度应适宜，中药一般以《中华人民共和国药典》规定的粗粉为宜。过细易堵塞；过粗不易压紧，溶剂消耗量大，浸出效果差。②润湿药粉。药粉应先用适量浸提溶剂润湿，充分膨胀，避免药粉在渗漉筒中膨胀而造成堵塞。③药粉装筒。渗漉筒底部装假底并铺垫适宜滤材，将已润湿膨胀的药粉分次装入渗漉筒，应松紧适宜，均匀压平，上部用滤纸或纱布覆盖，并加少量重物，以防加溶剂时药粉浮起。④排除气泡。打开渗漉液出口的活塞，从药粉上部添加溶剂至渗漉液从出口流出，溶剂浸没药粉表面数厘米，关闭渗漉液出口。⑤药粉浸渍。一般提渍 24～48 小时，使溶剂充分渗透扩散。⑥渗漉。打开渗漉液出口接收漉液，漉液流出速度以 1000g 药材计算，通常每分钟 1～3ml。渗漉过程中应不断补充溶剂。使溶剂始终浸没药粉。操作时应注意药材粒度适宜，药粉应完全浸湿后再装桶，压力要均匀。

（田景振）

chóngshènlùfǎ

重渗漉法（repeated diacolation）

将多个渗漉筒串联排列，渗漉液重复用作新药粉的溶剂，进行多次渗漉以提高渗漉液浓度的方法。重渗漉法溶剂利用率高，浸出效率高。渗漉液中有效成分浓度高，可不必加热浓缩，避免了有效成分受热分解或挥发损失，但所占容器多，操作较麻烦。重渗漉此法特点：①溶剂用量少，利用率高，浸出效率高。②渗漉液中有效成分浓度高，不经加热浓缩可直接得到 1∶1（1g 药材∶1ml 药液）的浓液，成品质量好，避免了有效成分受热分解或挥发损失。③所占容器太多，操作较麻烦。

（田景振）

jiāyā shènlùfǎ

加压渗漉法（pressurized diacolation）

在渗漉装置前加入压力装置进行的渗漉法。乙醇或水由贮罐经加压泵打入渗漉筒后，溶媒与药物之间存在最大浓度差且

在缓慢流动中不断提取，故提取能力强、效果好，使药材的有效成分得到充分利用，同时避免无效成分的大量浸出。加压渗漉法的主要装置为快速加压渗漉提取浓缩装置。对于体重质坚或含有阻碍浸出的特殊成分的饮片进行渗漉时可考虑用加压过滤法等，以提高渗漉效率。

（田景振）

nìliú shènlùfǎ

逆流渗漉法（countercurrent diacolation）

药材与溶剂在浸出容器中沿相反方向运动，连续而充分地进行接触提取的方法。属于动态逆流提取。此法浸出率高，中药材浪费小、节省能源，并且大幅度降低成本。适用于贵重药材，主要装置：螺旋式逆流渗漉浸出罐组、连续逆流渗漉罐组等。逆流渗漉在操作过程中容易造成渗漉困难。主要原因有：①药粉过细，堵塞了药粉间的空隙，致使溶剂不易甚至不能通过药柱。②装料前药粉润湿和膨胀不充分，在渗漉过程中发生膨胀造成堵塞。③装料过紧，致使药粉空隙太小，溶剂难以通过。④药粉装填完毕，加入溶剂时未能很好排气，致使药粉中留有大量空气，在渗漉过程中形成空气夹层而影响溶剂通过。针对以上原因的解决方法：渗漉用药粉粒度要适宜，一般以粗粉或中等粉为宜。规范操作过程，装料前应先选用渗漉溶剂将药粉拌匀，放置一定时间，使之充分润湿膨胀；装料时要装得松紧适度；在加入溶剂时尽量将药粉间隙中空气排出。

（田景振）

huíliúfǎ

回流法（reflux method）

挥发性有机溶剂作提取液，加热浸提中药饮片时，浸出液中溶剂馏出后

被冷凝流回浸提容器内继续参与浸提，如此不断蒸发、冷凝直至有效成分浸提完全的方法。该法采用带有冷凝设备的回流装置，可有效减少溶剂挥发损失及有毒溶剂对环境的影响，是提取中药饮片最基本的方法之一，分为回流热浸法和回流冷浸法。回流法溶剂能循环使用，较渗漉法节省溶剂。回流热浸法的溶剂只能循环使用，不能不断更新；而回流冷浸法的溶剂既可循环使用，又能不断更新，故溶剂用量较少，浸出较完全。但回流法所得提取液澄明度较差，操作较为繁琐。回流法小量操作时，可在圆底烧瓶上连接回流冷凝器。瓶内中药饮片装量为瓶容积的 1/3～1/2，溶剂浸过中药饮片表面 1～2cm。在水浴中加热回流，第一次提取一般保持沸腾约 1 小时，放冷后过滤，再在药渣中加入新的溶剂，做第二、三次回流提取，分别约半小时，或至有效成分基本提尽为止。工业生产中，多采用回流冷浸法的设计构思，用大型连续回流提取装置进行提取。在中药回流提取过程中，应注意结合目标化合物的极性，根据相似相溶原理，选用适宜的提取溶剂，加强提取针对性；饮片应适当粉碎，加大饮片与溶剂的接触面积，以提高提取效率；回流温度不应过高，否则会增大活性成分被破坏的概率；回流过程中物料长时间受热，不适于热不稳定中药饮片成分的提取。

（唐　星）

huíliú rèjìnfǎ

回流热浸法（reflux hot-maceration method）

将物料置于附带冷凝系统的浸出容器内，加溶剂浸泡物料一定时间后，再加热进行回流提取的方法。是以回流法与

浸渍法相结合提取物料中有效成分的方法。回流热浸装置示意如图。不但弥补了单纯使用浸渍法耗时、静态提取效率低的不足，还使物料在加热回流前，充分被提取溶剂浸润，有利于回流时有效成分从植物组织中溶解与浸出，提高了提取效率。操作方法：将药材饮片或粗粉装入带有冷凝装置的容器内，选择适宜极性的溶剂，浸没中药饮片，于某温度下浸泡一定时间后，再加热回流浸提至规定时间，滤出回流液。重新添加新溶剂，重复回流操作至基本提尽有效成分为止。合并各次回流液，用蒸馏法回收溶剂，即得药物提取浓缩液。操作中除要注意溶剂选择、回流温度、回流时间、回流次数、中药饮片粉碎程度等事项之外，还要注意，在回流前，为了使中药饮片充分浸泡膨胀，浸泡的时间及温度需根据中药饮片性质适当调整；如果采用热浸法，注意防止溶剂挥发。该法中物料需要在提取溶剂中浸泡受热，故不适用于受热易破坏的中药成分的浸出

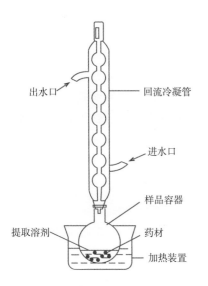

图　回流热浸装置示意

提取。

（唐　星）

huíliú lěngjìnfǎ

回流冷浸法（reflux cold-maceration method）

将提取溶剂置于溶剂釜中，中药置于溶剂釜和冷凝器之间的提取器中，加热溶剂釜使溶剂受热，溶剂蒸气从支管进入冷凝器被冷凝，液化的溶剂直接滴入提取器与物料接触进行浸提，溶剂在提取器累积达一定量后，重新流入溶剂釜，再次被加热挥发，重复提取过程，直到物料被提取完全的方法。溶剂既可循环使用又能不断更新，即与物料接触的提取溶剂为纯溶剂，保证了浸提浓度差，浸提效率较高。实验室常用索氏提取器，大生产时采用大型循环回流提取装置，其原理和设计构思与索氏提取器相似。

少量药粉可用索氏提取器提取，索氏提取器利用溶剂回流及虹吸原理，使固体物质连续不断地被纯溶剂萃取。索氏提取器（图）由三部分组成（萃取瓶、提取器、回流冷凝管），提取器两侧分别有虹吸回流管和蒸气管（连接管），各部分连接处要严密。提取时，将待测样品包在脱脂滤纸篓内，放入提取器。萃取瓶内加入提取溶剂，加热萃取瓶，溶剂气化，由蒸气管上升进入回流冷凝管，凝成液体滴入提取器内浸提药材。待提取器内液面达到一定高度，溶有提取物的溶剂经虹吸回流管流入萃取瓶，流入萃取瓶内的溶剂继续被加热气化、上升、冷凝，滴入提取器内，而提取出的物质则富集在萃取瓶中，如此循环往复，直到提取完全为止。萃取前先将固体物质研碎，以增加固液接触的面积。该法适宜药材中极性较小物质的提取。

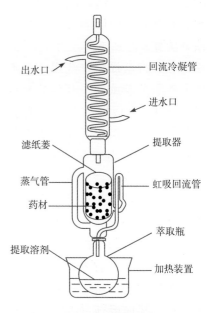

图　索氏提取器示意

（唐　星）

shuāngtífǎ

双提法（double abstraction method）

应用水蒸气蒸馏法先从中药中提取其挥发性成分，药渣与其他饮片合并，再以水提取或者其他方法提取其不挥发性成分，将两部分提取物合并以供使用的提取方法。中药材中的有效成分一般可分挥发性和非挥发性两类。非挥发性成分如无机盐、糖类、鞣质、氨基酸、蛋白质、苷类等；挥发性成分如醇类、酯类、醛酮类、萜类等。传统的煎煮法虽然将药材中大部分非挥发性成分保留下来，但是挥发性成分损失较多。而双提法是蒸馏法与水提法的有机结合，使药物有效成分被提取得更为完全。水蒸气蒸馏法和水提醇沉法的结合应用：先以水蒸气蒸馏法提取中药饮片中的挥发性成分备用，回收药渣再与余药加水煎煮，收集煎煮液，适当地浓缩，一般为 1∶（1~2）（ml∶g），药液放冷后，搅拌下缓慢加入药用乙醇使达规定含醇量，密闭冷藏 24~48 小时，使某些在

醇中溶解度低的成分沉淀析出，再进行固液分离，得到析出物，或者收集滤液并回收乙醇，得到精制液。将水提醇沉法提取的不挥发性成分与蒸馏得到的挥发性成分合并，制成稠膏或干浸膏粉，供制剂使用。操作时应注意先提取药材中极性小的有效成分，再从药渣中提取极性大的成分。在提取非挥发性成分时，水提醇沉不是唯一方法，需要根据中药中各种成分在溶剂中的溶解性，选用对活性成分溶解度大、对无效成分溶解度小的溶剂，所以醇提水沉法、其他溶剂提取法等均可采用。双提法常用于要同时保留挥发性成分和非挥发性成分的药材，如当归、川芎等。

（唐　星）

shuǐzhēngqì zhēngliúfǎ

水蒸气蒸馏法（steam distillation method）

将含有挥发性成分的中药饮片与水共蒸馏，使挥发性成分随水蒸气一并馏出，经冷凝分取挥发性成分的浸提方法。常被分为三种：共水蒸馏法、通水蒸气蒸馏法、水上蒸馏法。在中药饮片提取方面应用较为广泛。

原理　此法的基本原理根据道尔顿定律，互不相溶也不发生化学反应的液体混合物的总蒸汽压，等于该温度下各组分饱和蒸汽压（即分压）之和。尽管各组分的沸点高于混合液的沸点，但当分压总和等于大气压时，液体混合物即开始沸腾并被蒸馏出来。

操作方法　进行蒸馏时，将含挥发性成分中药饮片的粗粉或碎片浸泡湿润后，加热至适宜温度，同时加热水蒸气发生器，直至水沸腾，通入水蒸气，水蒸气与被蒸馏物料充分接触并充分搅拌物料，挥发性成分随水蒸气进入冷凝管，在冷凝管中水蒸气被

冷凝为水，与挥发性成分一同被收集。当馏出液澄清不含油滴时，为蒸馏终点。此法可采取直火加热蒸馏或通入水蒸气蒸馏，也可在多能式中药提取罐中对中药饮片边煎煮边蒸馏，中药饮片中的挥发性成分随水蒸气蒸馏而带出，经冷凝后收集馏出液，分层后收集挥发产品。

注意事项　蒸馏瓶内液体不超过其容积的 1/3。水蒸气发生器至蒸馏瓶之间的蒸汽导管应尽可能短，以减少蒸汽的冷凝。在水蒸气发生器与蒸汽导入管之间用橡胶管连接一个 T 形管，T 形管下端连接一段带有螺旋夹的乳胶管。打开螺旋夹，可以及时放掉蒸汽冷凝形成的水滴。中途停止蒸馏或结束蒸馏时，应先打开 T 形管下方的螺旋夹，然后停止加热，以防蒸馏瓶中的液体倒吸入水蒸气发生器中。控制加热速度，使蒸汽能在冷凝管中全部冷凝下来。一般可以重复蒸馏一次，以提高馏出液的纯度和浓度，但蒸馏次数不宜过多，以免挥发油中某些成分氧化或分解。

适应药物　水蒸气蒸馏法只适用于提取具有挥发性的，能随

水蒸气蒸馏而不被破坏，与水不发生反应，且难溶或不溶于水的成分。此类成分的沸点多在 100℃以上，与水不相混溶或仅微溶，并在 100℃左右有一定的蒸汽压。有些挥发性成分在水中的溶解度稍大些，常将蒸馏液重新蒸馏，在最先蒸馏出的部分，分出挥发油层，或在蒸馏液水层经盐析法并用低沸点溶剂将成分提取出来。水蒸气蒸馏法需要将原料加热，不适用于化学性质不稳定组分的提取。中药中的挥发油，某些小分子生物碱如麻黄碱以及某些小分子酚性物质如丹皮酚等都可应用此法提取。玫瑰油、原白头翁素等的制备也多采用此法。

（唐　星）

gòngshuǐ zhēngliúfǎ

共水蒸馏法（coeno-water distillation）

中药饮片与沸水直接接触的水蒸气蒸馏法。此法制备中药挥发油的设备多呈扁而宽的形态，以提供较大的蒸发面积。优点是设备构造简单，适用于蒸汽不易于通过的粉末状中药饮片，缺点是易产生焦臭气，较少采用。

操作（图）：把中药饮片置于筛板上或直接放入蒸馏锅（蒸馏瓶），

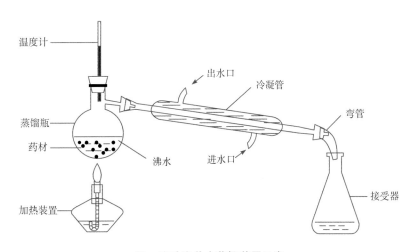

图　实验室共水蒸馏装置示意

锅内加水使中药饮片完全浸在水中，锅底进行加热，中药饮片与沸水直接接触，产生的蒸汽不断透过物料空隙，挥发性成分随水蒸气蒸馏出来，进入冷凝系统，经冷凝后收集馏出液，分层后收集挥发性产品待用。加热方法有直火加热、蒸汽夹层加热、蒸汽蛇管加热。使用该法时中药饮片应充分粉碎，均匀装入，其厚度不应过大，加水高出中药饮片 5 厘米左右，保证粉末之间空隙在蒸馏时被水充满。蒸馏时，挥发性成分随水蒸气蒸馏出来，进入冷凝系统，水蒸气凝结成水，挥发性成分因极性小，富集于水面上。用直火加热，火力不易控制，会使原料烧焦而产生焦煳味或其他异味。因此，采用活气加热或夹层锅加热可控制进气温度和时间，比直火加热提取的挥发油品质好。采用共水蒸馏法必须快速蒸馏，因为只有快速蒸馏才能保证中药饮片粉末松散，上升的蒸汽充分透入并使挥发性成分蒸出，提高生产效率，提高得油率。凡不与中药饮片接触或在水面上发生的蒸汽均不能蒸出任何挥发性成分。此法适用于细粉状的中药饮片及遇热易团块化的中药饮片，如杏仁、桃仁、橙花等。含有黏质、胶质或淀粉含量较高的中药饮片，如橘皮、姜黄、生姜等不适宜采用此法。工业生产中常使用多功能式中药提取罐进行。

（唐星）

tōng shuǐzhēngqì zhēngliúfǎ

通水蒸气蒸馏法（water vapor distillation） 将高压水蒸气导入蒸馏容器中与物料接触，提取挥发性成分的方法。绝大部分植物的芳香油用此法提取，大生产时常使用水蒸气蒸馏罐。此法可以直接向不与水混溶的液体混合物

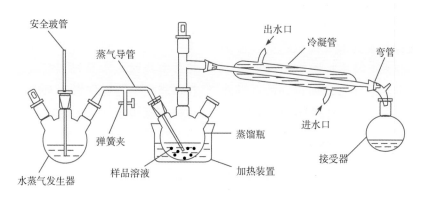

图 实验室通水蒸气蒸馏装置示意

中通入水蒸气，也可用于某些液体物料中挥发性成分的提取或者油脂的精炼。原则上，任何与料液不相溶且不发生化学反应的气体或蒸汽皆可使用。而水蒸气价廉易得，冷却后容易分离，故最为常用。操作（图）：将含挥发性成分的液体原料或浸泡湿润后的中药饮片碎片，置于筛板上或直接放入蒸馏锅（蒸馏瓶）。蒸馏锅夹层通入蒸汽以保证锅内温度，使蒸汽不大量液化流入物料。锅内通入较高压力的水蒸气，同时使用进气阀调节蒸汽进入量，控制蒸汽流速，使中药饮片与水蒸气直接接触，挥发性成分随水蒸气蒸馏出来，经冷凝后收集待用。蒸汽从锅炉内以高压通入较低压力的蒸馏锅内可发生过热现象，此时物料的温度已不是操作压力下水的沸点，而是接近过热蒸汽的温度。使用该方法应注意在水溶液中，挥发油的汽化是依靠扩散作用通过细胞膜到达中药饮片表面，若无一定量水分存在，细胞壁的膨胀和油的扩散作用不完全，中药饮片完全干燥出油率会严重下降甚至完全休止。所以应充分补充中药饮片的水分，或在早期休止出油现象产生时通入饱和蒸汽，直至扩散作用再次建立。同时，高压蒸汽可能引起有效成

分的分解，所以在蒸馏之初最好先用低压蒸汽，待大部分组分蒸出后，再以高压蒸汽将余留的高沸点挥发油蒸出。为节省能耗，在蒸馏釜内须避免出现水蒸气的冷凝。金银花、肉桂、玉兰等药材挥发油的提取多用此法，此法还常用于脂肪酸、苯胺、松节油的提取和精制。

（唐星）

shuǐshàng zhēngliúfǎ

水上蒸馏法（above-water distillation） 将物料置于水面上方，不与水接触，水被加热产生蒸汽通过物料，提取挥发油的方法。是典型的低压饱和水蒸气蒸馏，设备简单、成本低、沸点低、移动方便，适用于产地就地加工，其优点是原料不与水直接接触，挥发油被破坏或水解的情况较少，缺点是不适用于高沸点挥发油和遇热易结团的中药的提取。此法只适用于一定类型的原料，不如通水蒸气蒸馏法应用广泛。操作（图）：将中药适度粉碎，放在具有多孔隔板的蒸馏锅（蒸馏瓶）内，隔板下面放水，上铺药材，中药需平铺并与锅壁紧密接触，或采用隔层网架分层装料，水面与中药饮片相隔 10 厘米左右，加热使水沸腾，蒸馏锅夹层通入蒸汽保持锅内温度，水蒸气上升与

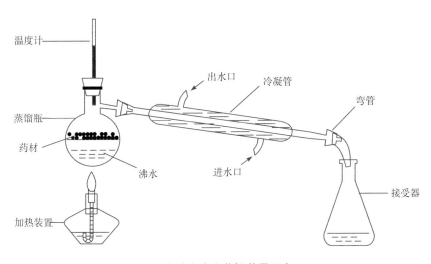

温度计

出水口　冷凝管

弯管

蒸馏瓶

药材

沸水　进水口

加热装置

接受器

图　实验室水上蒸馏装置示意

中药饮片充分接触，挥发性成分随水蒸气蒸馏出来，经冷凝后收集待用。使用这种方法对原料要求较严，粉碎或切碎要均匀，种子和根类原料必须先破碎，粉碎度要适当，不可过细，以使蒸汽易于通过为准。注意保持锅内有一定量的水，防止烧干，防止设备漏气。蒸馏罐外应有保温层以免蒸汽在中药饮片中冷凝，使蒸馏速度降低，引起芳香油水解。在加工含黏性或胶质物质的中药饮片时，这类成分会流入水中，量多时可引起焦臭劣味，可用排除阀排除黏胶水，以减轻此弊端。此法适用于草本植物类和叶类中药材中挥发油的提取。

（唐　星）

bànfǎngshēng tíqǔfǎ

半仿生提取法（semi-bionic extraction）

模拟口服药物在胃肠道的转运过程，依次采用选定 pH 值的酸性水和碱性水从中药和方剂中连续提取含指标成分高的活性混合物的提取方法。不能完全与人体生理条件相同，仅"半仿生"而已。提取过程符合中医配伍和临床用药的特点和口服药物在胃肠道转运吸收的特点。

在具体工艺选择上，既考虑活性混合成分，又以单体成分作指标，并考虑各指标在提取工艺中的主次，优选出工艺参数，这样不仅能充分发挥混合物的综合作用，又能利用单体成分控制中药制剂的质量，避免有效成分的损失，是一种具有实际应用价值的提取方法。操作：先将近似胃液酸度的半仿生提取液加入到药材中，浸泡，煎煮，分离出提取液，药渣再加入近似肠碱度的提取液，提取 2～3 次，合并提取液，浓缩。实际操作过程中应注意提取溶剂的 pH 值、溶剂用量、煎煮温度、提取时间等因素对提取率的影响。该法仍沿袭高温煎煮法，而长时间高温煎煮会影响许多有效活性成分的稳定性，降低药效。半仿生提取法适合于中药和复方制剂中的弱酸、弱碱有效成分的提取。

（唐　星）

chāolínjiè liútǐ tíqǔfǎ

超临界流体提取法（supercritical fluid extraction）

在超临界状态下，将超临界流体与待分离的物质接触，通过控制不同的温度、压力以及不同种类及含量的夹带剂，使超临界流体有选择性地把极性、沸点和分子量不同的成分依次提取的方法。

原理　物质处于其临界温度（Tc）和临界压力（Pc）以上状态时成为单一相态，这种相态的流体称为超临界流体（supercritical fluid，SCF）。超临界流体萃取的基本原理是利用超临界流体的溶解能力与其密度的关系，即利用压力和温度对超临界流体溶解能力的影响而进行的。在临界压力以上，将溶质溶解于超临界流体中，然后降低流体溶液的压力或升高流体溶液的温度，使溶解于超临界流体中的溶质因其密度下降溶解度降低而析出，从而达到分离的目的。已知可作为超临界流体的物质有很多，如二氧化碳、一氧化二氮、六氟化硫、乙烷、庚烷、氨、二氯二氟甲烷等，其中以二氧化碳最为常用，其特点有：①不残留有机溶剂、萃取速度快、收率高、工艺流程简单、操作方便。②无传统溶剂法提取的易燃易爆的危险；减少环境污染，无公害；产品是纯天然的。③萃取温度低，适用于对热不稳定物质的提取。④萃取物质的溶解特性容易改变，在一定温度下只需改变其压力。⑤可加入夹带剂，如甲醇、乙醇、丙酮和乙腈等，改变萃取介质的极性来提取极性物质。⑥可直接从单方或复方中药中提取不同部位或直接提取浸膏进行药理筛选；⑦可与其他色谱技术联用及与红外光谱法（IR）、质谱法（MS）联用，可高效快速地分析中药及其制剂中的有效成分。

操作　超临界二氧化碳提取工艺可分为超临界二氧化碳的制备、提取与分离 3 个阶段。二氧化碳气体经冷凝器冷凝液化，然后经压缩泵压缩升压后超过临界压力，在流经加热器时被加热而超过临界温度，使其成为超临界二氧化碳流体；超临界二氧化碳流体流经提取釜，与装入其中的被提取物料充分接触，选择性溶解所需要的化学成分；含溶解提取物的高压二氧化碳流体经节流阀降压到低于临界压力后进入分离釜，由于二氧化碳溶解度急剧下降而析出溶质，自动分离成溶质和二氧化碳气体而沉降于分离釜底部。分离出基本不含溶质的二氧化碳气体又循环进入冷凝器，进行下一次的循环提取过程。

注意事项 影响超临界二氧化碳提取过程的因素较为复杂，主要涉及被萃取物质的性质和超临界二氧化碳所处的状态等，如二氧化碳的温度、压力、时间、流量、夹带剂；样品的物理状态、粒度、黏度等。提取操作过程中，可通过综合考虑筛选以上影响因素设定最佳工艺参数。

适应药物 超临界流体提取以其独特的提取和溶剂分离方式在中药有效成分提取过程中得到广泛应用，尤其是使用超临界二氧化碳萃取，用于提取中药生物碱、挥发油、苯丙素、黄酮、有机酸、苷类、萜类及天然色素等成分，可取代传统的水蒸气蒸馏法和部分有机溶剂萃取过程。

（唐　星）

chāoshēng tíqǔfǎ

超声提取法（ultrasonic extraction）

通过超声波作用促进提取溶剂快速渗透进入药材细胞内，加强细胞内物质的释放、扩散和溶解的提取方法。利用超声波产生的空化作用、热学作用及机械作用，增大物质分子运动频率和速度，破坏药材的细胞，使溶剂快速渗透到药材细胞中，缩短破碎时间，同时利用超声波产生的

振动作用加强胞内物质的释放、扩散和溶解，从而显著提高溶剂提取效率。与传统提取法比较，超声提取无需加热，节约能源，避免了传统方法需要高温加热而破坏有效成分；提取效率高；节约溶剂；不影响有效组分的活性。操作时，将中药饮片与提取溶剂混合，浸泡，超声提取一段时间，过滤，浓缩。超声提取效果受超声波频率、溶剂、提取时间及药材组织结构的影响。超声波提取作为一种辅助提取技术，可用于天然产物中各种成分的提取，尤其适用于对热敏感物质的提取，已在中药苷类、生物碱类、蒽醌类、多糖类、皂苷类及有机酸类等成分的提取中发挥了重要作用。

（唐　星）

wēibō tíqǔfǎ

微波提取法（microwave extraction）

微波促使药材组织细胞破裂，细胞内有效成分被提取溶剂溶解的提取方法。利用微波较强的穿透性和选择性，使药材组织细胞吸收微波能，细胞内部温度迅速上升，使其细胞内部压力超过细胞壁膨胀承受能力，细胞破裂，细胞内有效成分自由流出，在较低的温度条件下被萃取溶剂溶解。微波具有较强的穿透性，将微波与传统的溶剂提取法相结合，可使介质材料内外部同时升温，缩短了加热时间，降低了能量损耗。微波对介电常数不同的物料加热具有选择性，溶质和溶剂的介电常数越大，对微波能吸收越大，升温越快；可减少溶剂使用量及污染物的产生；同时还可提高提取收率和纯度。微波提取法的操作过程包括溶剂与物料混合，浸泡，微波提取，冷却，过滤，浓缩。其提取效率受提取溶剂种类、微波提取功率与时间、

物料粉碎度、物料溶剂比、萃取次数等影响。热敏感的物质包括蛋白质、多肽等不宜应用微波提取，该技术易导致这些成分降解、变性、失活。微波提取适用于对热稳定成分，如苷类、黄酮类、萜类、挥发油、生物碱、多糖等。

（唐　星）

méitíqǔfǎ

酶提取法（enzymes extraction）

选用适当的酶作用于药用植物材料，破坏其细胞壁结构快速提取有效成分的提取方法。大部分中药材有效成分往往存在于细胞壁内，纤维素酶、半纤维素酶、果胶酶等可以使细胞壁的主要成分纤维素、半纤维素、果胶质等物质降解，破坏细胞壁的结构，减少溶剂提取时来自细胞壁和细胞间质的阻力，从而加快有效成分溶出细胞的速率，缩短提取时间，提高有效成分的提取率。酶提取法的特点：①反应条件温和、选择性高。②提取率提升。酶提取法预处理减少了中药材中有效成分的溶出及溶剂提取时的传质阻力，提高了提取率。③成本降低。该法是绿色高效的植物提取技术，减少有机溶剂的使用，降低成本。④药用价值提高。选择性可优化有效组分，提高目标产物的药用价值。⑤工艺简单。酶提取法在原工艺条件上仅增加了1个操作单元，反应条件温和易获得，不需要过多改变原有工艺设备，对反应设备的要求较低，操作简单。酶法提取的效果主要取决于酶的种类、用量、酶解时间、温度、酸碱度、物料细度、搅拌等多种因素。不同的药材选用不同的酶，根据药材性质、提取的成分和拟除去的杂质进行选择。进行酶的专有活性研究以适应提取过程中的不同要求，要考虑应

用的一组酶之间的协同关系和使用酶的浓度、底物、抑制剂、激动剂等。酶技术在食品工业、饲料工业、精细化工等行业应用越来越多，在天然植物提取中应用也在不断发展。

（唐 星）

niliú tíqǔfǎ

逆流提取法（countercurrent extraction）

使浸提溶剂与药材呈反方向流动，新鲜的溶剂与即将排除的药渣接触提高提取效率的提取方法。在固液提取中，一次提取的效果是极为有限的，多级提取是提高提取效率的有效办法，多级提取又分为错流提取和逆流提取。逆流提取法提取液的出液量小；除在溶剂输送时发生散热损耗外，不会发生热量的损失，因此提取时间短；对同样提取次数的提取液，逆流提取液的有效成分浓度远大于错流提取液的浓度。逆流提取可分为连续、半连续及间歇 3 种提取方式。连续逆流提取药材从提取器一端输入，从另一端挤出，而溶剂从药渣出口处的下方进入，从药材进口处溢出，整个过程的物料呈逆向流动。半连续逆流提取在操作时，整个提取体系是连续的，提取器的个数为提取次数加 1。间歇式逆流提取一般则不设置额外一级装置。逆流提取主要影响因素有药材的预处理、溶剂的选择、提取温度及提取液的过滤。根据物料与期望的目标产物特性运用连续逆流提取工艺，如何进一步研究与微波、超声波、离心等多种提取方法的联合运用，对天然物质的提取有重要意义，尤其对于传统中药的继续开发、中药新剂型研制、提高中药产品生产效率均具有重要意义。

（唐 星）

xuánliú tíqǔfǎ

旋流提取法（vortex extraction）

在搅拌机搅拌下，选择一定的搅拌速度、提取温度、提取时间的提取方法。常用的搅拌机有 PT-1 型组织搅拌机。旋流提取法操作流程：原料不必预先加以粉碎，设定搅拌机搅拌速度，选择适宜的提取用水温度，处理 20～30 分钟。如使用旋流法（8000 圈/分钟）提取侧金盏花，对提取液中黄酮类化合物、皂苷、有机酸等进行分析，表明旋流法的提取效率提高。

（唐 星）

gāoxiào nìliú sèpǔ tíqǔfǎ

高效逆流色谱提取法（high speed countercurrent chromatography extraction）

利用两相溶剂体系在高速旋转的螺旋管内建立起一种特殊的单向性流体动力学平衡，当其中一相作为固定相，另一相作为流动相，在连续洗脱的过程中能保留大量固定相的分离方法。不需要固体支撑体，物质的分离依据其在两相中分配系数的不同而实现，避免了不可逆吸附引起的样品损失、失活、变性等，不仅使样品能够全部回收，回收的样品更能反映其本来的特性，特别适合于天然生物活性成分的分离。而且被分离物质与液态固定相之间能够充分接触，使得样品的制备量大大提高，是一种理想的制备分离手段。分离过程中，被连续输送进分配柱的、载有样品的一种溶剂（流动相）穿过存在于柱体内的、与之不相溶的另一种溶剂（固定相），随着两相溶剂在柱体内的高速接触和混合，样品中的组分实现在两相间的高效传递和分配，从而达到分配平衡（图）。该方法的特点：①避免样品在分离过程中的不可逆吸附、

分解等可能的样品变性问题；②滞留在柱中的样品可以通过多种方式予以完全回收；③粗样可以直接上样而不会对柱子造成任何伤害；④柱子可以用合适的溶剂（如甲醇）清洗，能重复使用等。影响分离效果的因素：固定相的保留值，转速和流速的影响，温度的影响以及相连检测技术的应用。根据色谱理论，样品分离的必要条件是合适的分配系数，所以溶剂的选择十分重要。注意所选溶剂不能造成样品的分解或变性；尽量采用挥发性溶剂，以便后续处理，易于物质纯化；目标样品的分配系数接近于 1，容量因子应大于 1.5；仪器运行时还需要设置影响流体力学效果的仪器参数。在中药分离分析中，高速逆流色谱已应用于多种化学成分如生物碱、黄酮类、萜类、木脂素、香豆素类成分等的分离纯化。

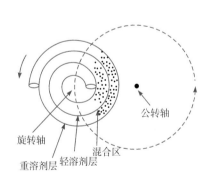

公转轴

旋转轴

混合区

重溶剂层 轻溶剂层

图 高速逆流色谱提取原理示意

（唐 星）

fēnlí

分离（separation）

运用物理、化学或物理化学等基本原理及技术将混合物分成两个或多个不同产物的方法。狭义上讲，中药的分离即获取中药有效成分的过程。采用各种方法提取中药所得的提取液是包含诸多成分的混合物，

需进一步的分离，将其从复杂的均相或非均相体系中分离出来，以达到提纯和精制的目的。广义上讲，中药的分离包括通过"提取"等工序将药效物质从构成药材的动植物组织器官中分离出来；通过"过滤"等工序将药液与药渣进行分离；通过"澄清"等工序实现细微粒子及某些大分子的非药效物质，与溶解于水或乙醇等溶液中的其他成分分离；通过"浓缩""干燥"等工序实现溶剂与溶质的分离等。中药生产的每一阶段都包括一个或若干个混合物的分离操作，目的是最大限度地保留有效物质，去除无效和有害的物质。

类型 分离可分为机械分离和传质分离。机械分离是针对两相或两相以上的混合物，通过机械处理简单地就可将各项加以分离，不涉及传质过程，例如过滤、沉降、离心、压榨等。传质分离是针对既可是均相体，也可是非均相体，通过单个组分的理化特性的差异进行分离，一般依靠平衡和速率两种途径来实现。①取决于平衡的分离方法：以各组分在媒介中的不同分配系数而建立的平衡关系为依据实现的分离过程，如蒸馏、萃取、色谱、吸附、结晶、离子交换等。②取决于速率的分离方法：主要是根据各个组分扩散速度的差异来实现分离的过程，如分子蒸馏、超滤、电渗析、反渗透和气体扩散等。

基本原理 实现分离的推动力可利用浓度差、压力差和温度差等。可用于分离的性质除了溶解度、分配系数、沸点、蒸汽压等常见的性质外，中药体系中还有一些物理性质正日益引起人们重视而被用于新分离技术，如化学成分的分子量差异、电导率、

介电常数、电荷、磁化率、扩散系数等。此外，还有反应平衡常数、化学吸附平衡常数、离解常数、电离电位等化学性质以及生物学反应速度常数、生物亲和力、生物吸附平衡等生物学性质。

方法 中药分离方法有很多种，主要分为固液分离法、吸附分离法、溶剂分离法、结晶法等。传统分离方法包括色谱分离法、两相溶剂萃取法、沉淀法、结晶与重结晶法、盐析法等。传统的提取分离方法在一定程度上存在着提取效率低、杂质清除率低、耗能高、生产周期长或有效成分易变异等缺点，直接制约了中药制剂产业的发展。新技术新方法，如微波提取技术、二氧化碳超临界流体萃取技术、强化浸渍技术、双水相萃取技术、微粉提取技术、纳米技术、动态逆流提取技术、大孔树脂分离技术、膜分离技术等不断涌现。研究结果表明，应用这些新技术分离纯化中药有效成分具有效率高、纯度好、速度快等优点，在中药化学成分的分离纯化方面有着广阔的应用前景。

(唐 星)

gù-yè fēnlífǎ

固液分离法（solid-liquid separation）

将固相和液相从悬浮液中相互分离的方法。目的在于分离回收有价值的固相或液相。

分类 分离过程按其分离原理不同可分为两大类：沉降或浮选以及过滤或筛滤。

沉降或浮选：液相受到限制而固体颗粒可自由移动。①重力沉降：在重力作用下，将悬浮液分离为固体量较高的底流和清净的溢流的过程。缺点是由于分离推动力仅靠两相密度差，分离耗时长，效率低，对于密度小的微

粒很难依靠重力沉降分离。②离心沉降：在离心力作用下使分散在悬浮液中的固相粒子或乳浊液中的液相粒子沉降的过程，沉降速度与粒子密度、颗粒直径以及液体的密度和黏度有关，并随离心力亦即离心加速度的增大而加快。因此，离心沉降操作适用于两相密度差小和粒子粒度小的悬浮液或乳浊液的分离。对于沉降过程，固液两相必须存在密度差。③浮选：浮选的过程是以悬浮液内产生气泡，固体颗粒附着于气泡上为前提，固体颗粒由于浮力作用上升至液体表面后即可刮除，根据气泡产生方式可分为分散气、电解气、溶解气3类。

过滤或筛滤：这类过程无需密度差，利用介质使固相受到限制，而允许液相通过。①滤饼过滤：利用渗透性较低的过滤介质的筛滤作用，使颗粒沉积在介质表面形成一层滤饼，沉积与截留固体颗粒的作用主要由滤饼本身完成，介质仅起支撑作用，但随着过滤的进行，滤饼增厚，过滤阻力增加，效率下降。②深层过滤：分离含固相量极低的悬浮液可使用，它使固体颗粒积聚在过滤床层的内部，而不在表面，滤芯式过滤从本质上即为深层过滤。③颗粒层过滤：以沙或活性炭颗粒物为过滤介质层，由这些颗粒状物的间隙截留住悬浮粒子，颗粒可采用活性炭或离子交换树脂等。④筛滤：使用的介质孔径较大，分离推动力为重力，可用于粗颗粒和高凝聚态悬浮液的脱水，通常为确保所有物料都有机会接近筛孔并防止筛孔堵塞，筛滤常辅以振动或其他形式的运动。⑤微滤：膜分离技术的重要组成部分，是一种精密过滤技术，主要基于筛分原理，可有效除去比

滤膜孔径大的微粒和微生物，在分离时具有不受热、低耗能、无二次污染、分离效率高的特点，在中药制剂中常用于液体澄清和药物精制。⑥超滤：外界推动力（压力）驱动的膜分离过程，在一定流速下，截留水中胶体、颗粒和分子量相对较高的物质，而水和小的溶质颗粒透过膜从而达到分离的过程，对分离热敏性、保味性和对化学物质有反应的体系较为适用，具有设备简单、体积小、能耗低、操作简便等优点。

应用　固液分离是在中药制药工程中经常使用的十分重要的过程，中药材来源于动植物矿物，化学成分复杂，绝大多数制剂都需要通过浸提过滤得到药用成分。针对以上特性，合理采用固液分离工艺技术，可使过滤速度加快，收率提高，从而优化制药工艺，提高药物质量。

（唐　星）

chénjiàng fēnlífǎ

沉降分离法（gravity separation）

固体颗粒受自身重力作用沉降，使悬浮液分为澄清液和浓浆，最终实现固液分离的方法。利用固体与液体的密度差进行分离，适用于固体物含量高的料液的粗分离，但分离不够完全，通常还需配合滤过或离心分离（见滤过分离法、离心分离法）。对料液中固体物含量少，粒子细而轻者不宜使用，但可通过加入凝聚剂来强化沉降过程。沉降分离技术很早就应用于中药制剂的生产过程中，而且仍占据着至关重要的地位。影响重力沉降速度的因素主要有颗粒的粒度、颗粒的密度和流体的黏度，此外还与混悬液中固体粒子所占比例有关。由于其分离的推动力仅靠液固两相密度差，所以时间较长，分离效率较低。

但因其原理简单，操作简便，设备易得，应用仍较为广泛。工业上常用的沉降分离设备有浓缩机、澄清槽、沉降槽等，几乎所有的连续沉降生产设备都做成比较简单的沉降槽，根据分离的目的区分沉降过程。注重于液流的澄清度的沉降过程称澄清，进料的浓度一般较稀。旨在获得较稠底流的沉降过程称增浓，进料的浓度一般较浓。在中药生产中利用重力沉降实现分离的典型操作是中药浸提液的静置澄清工艺，利用混悬液中固体颗粒的密度大于浸提液的密度而使颗粒沉降分离。

（唐　星）

líxīn fēnlífǎ

离心分离法（centrifugal separation）

借助于离心力，使比重不同的物质进行分离的方法。通过离心机的高速旋转，离心加速度超过重力加速度成千上万倍，物体在高速旋转中要受到离心力的作用而沿旋转切线脱离，在旋转条件相同的情况下，离心力与重力成正比，利用药液中各成分的密度差异，产生不同离心力使提取液中的大分子杂质沉降速度增加，杂质沉淀加速并被除去。该法操作简便，将提取液加入离心管中并配平，对称放置于离心机中，设定离心力（或转数）及时间，启动离心，待离心完毕，收集上清液或下层沉淀。影响离心分离效果的主要因素：①药液密度，20℃时控制药液密度在1.08~1.10比较适宜。②离心温度，离心机快速旋转时产生一定的热量、不同季节室温有很大的差异，温度的不同对药液中某些中药成分性质会有不同程度的影响，选择 0~5℃条件下低温离心分离，即可得到质量稳定的产品。③离心转数（分离因素 α），直接

影响到除杂程度的好坏，同时影响药液中主要成分的含量和组成。离心分离法适用于含水率较高、含不溶性微粒的粒径很小或黏度很大的滤液，或将几种密度不同且不相混溶的液体混合物分开，常用于中药提取液的纯化，能基本解决醇沉法易造成的有效成分丢失、水提浸膏分离纯化困难等问题，也能够明显改善分离液的澄明度。

（唐　星）

lǜguò fēnlífǎ

滤过分离法（filtration separation）

将混悬液通过多孔的介质（滤材），固体微粒被截留，液体经介质孔道流出，使固液分离的方法。常用的滤过分离方法有如下几种。

常压滤过　常压下进行的滤过操作。常以滤纸或脱脂棉作滤过介质，常用滤器为玻璃漏斗、搪瓷漏斗、金属夹层保温漏斗等。滤纸根据孔隙大小分为快速、中速、慢速滤纸，孔隙越大，滤过速度越快，操作时应根据沉淀性质选择滤纸，一般沉淀为胶体状时应用快速滤纸，粗大晶形沉淀用中速滤纸，细晶或无定性沉淀选用慢速滤纸。

减压滤过　在过滤介质一侧造成一定程度的负压（真空）而实现滤过的操作。常用的滤器如布氏漏斗（铺垫滤纸或纸浆滤板）、砂滤棒（外包滤纸或丝绸布）、垂熔玻璃滤器（包括漏斗、滤球、滤棒）等。此法通过形成压力差而加速过滤，并使沉淀抽吸得较干燥，但不宜过滤胶状沉淀和颗粒太小的沉淀，因为胶状沉淀易穿透滤材，沉淀颗粒太小易在滤材上形成一层密实的沉淀，溶液不易滤过。

加压滤过　利用泵或机械挤

压所产生的压力作为过滤动力，实现滤过的操作。此法的特点是推动力大、滤饼水分较之真空过滤低、可得到浊度很低的滤液。例如板框压滤机，是由许多块"滤板"和"滤框"串连组成，适用于黏度较低、含渣较少的液体加压密闭滤过。

薄膜滤过　利用天然或人工合成的具有选择透过性的薄膜，以外界能量或化学位差为推动力，对双组分或多组分体系进行分离、分级、提纯或富集的技术。该技术是一种新型分离技术，原理：①根据混合物物质的大小、体积、质量和几何形态的不同，用过筛的方法将其分离；②根据混合物的不同化学性质分离物质，物质通过分离膜的速度（溶解速度）取决于进入膜内的速度和进入膜的表面扩散到膜的另一表面的速度（扩散速度）。而溶解速度完全取决于被分离物与膜材料之间化学性质的差异，扩散速度除化学性质外有关外，还与物质的分子量、速度有关，速度越大，透过膜所需的时间越短，混合物透过膜的速度相差越大，则分离效率越高。根据膜的材料特性，可以分为有机膜和无机膜两大类。有机膜是指起分离作用的活性层为有机高分子材料，而无机膜的活性分离层则为无机金属、金属化合物、玻璃及无机高分子材料等。陶瓷膜属于无机膜，膜层材料主要为金属化合物，具有耐高温、化学稳定性好、孔径分布窄、强度高、易于清洗等特点，具有广泛的应用前景。按薄膜所能截留的微粒最小粒径或相对分子质量，可分为微滤、超滤、反渗透、纳滤等。

微滤（microfiltration，MF）又称微孔滤膜滤过。以静压差为推动力，利用膜的筛分作用进行分离的过程，即微孔过滤。实施微孔过滤的膜称为微滤膜，具有整齐、均匀的多孔结构，孔径范围为 $0.025 \sim 14\mu m$，孔隙率一般占总体积的 $70\% \sim 80\%$，厚度为 $90 \sim 170\mu m$，应用于精密过滤过程中。分离机制为筛分作用：在静压差的作用下，小于膜孔的粒子通过滤膜，比膜孔大的粒子则阻拦在滤膜面上，使大小不同的组分得以分离。粒子被截留的机制取决于膜的物理的和化学的性能以及膜与粒子间相互作用的性质，其中膜的物理结构起决定作用，而吸附和电性能等因素对截留效果也有一定影响。微滤具有滤速快、滤膜对料液的吸附少、滤过时无介质脱落、对药液无污染等优点。主要应用于大分子、胶体粒子、蛋白质以及其他微粒等悬浮液或乳浊液等的截留。

超滤（ultrafiltration，UF）以静压差为推动力，原料液中溶剂和小溶质粒子从高压的料液侧透过膜到低压侧，而大粒子组分被膜所阻拦，实现分离、分级、提纯或富集的技术。介于微滤和纳滤之间的膜过滤，一种筛孔分离技术。超滤是在纳米数量级选择性滤过的技术，超滤膜同微滤一样也是一种以静压为推动力的多孔膜，具有非对称结构，孔径为 $1 \sim 20nm$，主要滤除 $5 \sim 100nm$ 的微粒，实际应用中是以截留分子量特征而非孔径表征。其分离机制为筛分作用。决定截留效果的主要因素是膜的表面活性层上孔的大小与形状。与传统分离方法相比，超滤具有分离过程无相变、分离效率高、无需添加化学试剂、无污染、无需加热、能耗低、条件温和不破坏成分、操作方便、流程短的特点，能够部分

取代传统的过滤、吸附和萃取等分离技术，可用于热敏性物质分离，主要用于从液相物质（胶体分散液和油水乳液）中分离大分子化合物，注射剂、口服液的澄清，不同分子量的截留，有效成分的分离纯化等方面。

反渗透（reverse osmosis，RO）以压力差为推动力，从溶液中分离出溶剂的膜分离操作，又称逆渗透。由于半透膜只允许水通过，而不允许溶解性固体通过，当用半透膜将水及水溶液（如纯水和盐溶液）隔开时，水会在渗透压作用下从溶剂侧向溶液侧流动，直到渗透压达到动态平衡。在半透膜溶液侧施加一个大于渗透压的压差时，则溶剂将从溶液侧向溶剂侧反向流动。反渗透主要利用溶剂或溶质对膜的选择性原理，达到分离和浓缩的目的。反渗透膜多为不对称膜或复合膜，致密皮层几乎无孔，能截留水中的各种无机离子、胶体物质和大分子溶质。可用于水的净化处理，也可用于大分子有机物溶液的预浓缩。反渗透过程简单，能耗低，操作和控制容易，应用广泛。

纳滤（nanofiltration，NF）介于反渗透和超滤之间的压力驱动膜分离过程。纳滤膜具有两个显著特征：①其孔径范围在几个纳米左右，截留分子质量介于反渗透膜和超滤膜之间；②对不同价态的阴离子有显著截留差异。纳滤分离作为一项新型的膜分离技术，技术原理是筛分效应和电荷效应，其传质机制为溶解-扩散模式，对溶质的分离由化学势梯度和电势梯度共同控制。这是它在很低压力下仍具有较高脱盐能力和截留相对分子质量为数百的膜也可脱除无机盐的重要原因。

它的出现可追溯到 20 世纪 70 年代末 NS-300 膜的研究，纳滤发展得很快。纳滤膜大多从反渗透膜衍生而来。但与反渗透相比，纳滤膜达到同样的渗透通量所必需施加的压力差比其操作压力低 0.5~3MPa，因此纳滤又被称为低压反渗透或疏松反渗透。纳滤主要用于高分子质量与低分子质量有机物的分离、有机物与小分子无机物的分离、溶液中不同价态离子的分离、盐与其对应酸的分离以及对单价盐并不要求很高截留率的分离等。纳滤膜的实际应用体系往往是多组分的混合水溶液体系，有机溶剂的体系较少。

电渗析（electrodialysis，ED）以电位差为推动力，利用离子交换膜的选择透过性，将带电组分的盐类与非带电组分的水分离的技术。可实现溶液的淡化、浓缩、精制或纯化等工艺过程。利用半透膜的选择透过性来分离不同的溶质粒子（如离子）的方法称为渗析。在电场作用下进行渗析时，溶液中的带电的溶质粒子（如离子）通过膜而迁移的现象称为电渗析。利用电渗析进行提纯和分离物质的技术称为电渗析法，是 20 世纪 50 年代发展起来的一种新技术。主要用于对电解质水溶液进行淡化、浓缩、分离、提纯；蔗糖等非电解质的提纯，以除去其中的电解质等。

（唐 星）

xīfù fēnlífǎ
吸附分离法（adsorbent separation）
利用吸附剂对液体或气体中一种或多种成分的选择吸附性，使该成分在吸附剂表面富集，而从混合物中分离的方法。根据吸附剂及吸附质之间吸附力的不同，分为物理吸附、化学吸附及物理-化学吸附等方法。

原理 物理吸附：吸附剂和吸附质之间通过分子间力（范德华力）相互吸引形成吸附现象。一般来说，物理吸附的过程是可逆的，吸附和解吸的速率都很快。物理吸附又可分为下列四种类型：①表面吸附。在固-液，固-气或液-气的界面上发生的吸附作用。固体表面原子（离子或基团）与被吸附分子间吸附力的大小与两者的性质有关。这些性质包括两者的电荷、偶极矩、表面几何特性，还有被吸附分子的极化率和分子的形状及尺寸。②分子筛效应。多孔固体中的微孔孔径均一，且与分子尺寸相当，尺寸小于微孔孔径的分子进入微孔而被吸附，尺寸比微孔孔径大的分子则被排斥在外。③微孔扩散。气体在多孔固体中的扩散速率与气体的性质、吸附剂材料的性质以及微孔尺寸有关，利用扩散速率的差别可以将物质分离；④毛细管凝聚。由于毛细管效应，多孔固体周围的可凝性气体会在与其孔径对应压力下在微孔中凝聚。化学吸附：被吸附的分子和吸附剂表面的原子发生了化学作用，在吸附质和吸附剂之间发生了电子转移、原子重排或化学键的破坏和生成等，选择性强，脱附困难。

方法 常用的吸附分离法有：①活性炭吸附。利用活性炭疏松多孔的结构吸附分离物质的物理吸附方法。活性炭应用之前应在高温下进行活化。活性炭吸附具有吸附容量大、稳定性好、再生容易等特点。它广泛用于溶剂回收、溶液的脱色除臭、气体脱硫、废水处理等方面，在中药制药过程中常用于药液的精制。②硅胶层析。利用硅胶结构中的羟基与被吸附物发生作用实现物质分离的方法。硅胶属于极性吸附剂，

易于吸附水、甲醇等极性物质，能大量吸附水分，常用于高湿度气体的脱水干燥和石油馏分的分离等方面。在中药制药研究过程中，硅胶常作为层析固定相使用。③聚酰胺吸附。利用吸附剂与被吸附物间的氢键作用力分离物质的方法。其原理是通过分子中的酰胺羰基与酚类、黄酮类化合物的酚羟基，或酰胺键上的游离胺基与醌类、脂肪羧酸上的羰基形成氢键缔合而产生的吸附。吸附的强弱取决于各种化合物与吸附剂形成氢键缔合的能力，通常在含水溶剂中大致有下列规律：形成氢键的基团数目越多，则吸附能力越强；成键位置影响吸附力，化合物易形成分子内氢键者，其在聚酰胺上的吸附相应减弱；分子芳香化程度高，吸附性较强。聚酰胺吸附法适用于一般酚类、黄酮类化合物的制备分离，植物粗提取物的脱鞣处理，对生物碱、萜类、甾体、糖类、氨基酸等其他极性与非极性化合物的分离也有广泛应用。④凝胶层析。利用分子筛使物质按分子量大小进行分离的方法。它的突出优点是层析所用的凝胶属于惰性载体，如葡聚糖凝胶，它是在水中不溶但可膨胀的球形颗粒，具有三维空间网状结构，不带电荷，吸附力弱，操作条件比较温和，可在相当广的温度范围下进行，不需要有机溶剂，并且对分离成分理化性质的保持有独到之处。对于高分子物质有很好的分离效果。凝胶层析常用的载体有葡聚糖凝胶及其衍生物、丙烯酰胺凝胶、琼脂糖凝等。

（唐 星）

róngjì fēnlífǎ
溶剂分离法（solvent separation）
利用物质在不同溶剂中溶解度

的差异来分离物质的方法。通常根据相似相溶原理，采用从小到大极性不同的溶剂依次抽提提取液，也可通过加入酸、碱调整提取液的 pH 值，使目标成分先充分溶解提取分离后，再调节溶液 pH 值使其析出，从而达到分离、纯化的目的。

操作 中药提取液中常含有多种不同极性的化学成分，溶剂分离法就是根据它们在不同极性溶剂中溶解度的差异，选用 3~4 种不同极性的溶剂组成溶剂系统，由低极性到高极性分步对浓缩后的总提取物进行提取分离方法。水浸膏或乙醇浸膏常常为胶状物，难以均匀分散在低极性溶剂中，不能提取完全，故常将提取得到的总提取物拌入适量吸附剂（如硅藻土、纤维粉或粗硅胶等），然后低温或自然干燥，粉碎后置布氏漏斗中，选用 3~4 种不同极性溶剂，由低极性到高极性分步依次进行抽提，使总提取物中各组分依其在不同极性溶剂中溶解度的差异而得到分段分离。常用提取溶剂依次为石油醚、氯仿、乙酸乙酯、正丁醇，有时根据所提取成分的性质，选用乙醚等溶剂。另外，利用某些成分在酸或碱中溶解度较大，当重新调整 pH 值后，该成分大量析出，达到分离的目的。比如总提取物用酸水（碱水）处理成盐，然后再经碱水（酸水）处理，恢复原来的结构，使欲分离成分沉淀析出，最后可以离心或利用与水不相混溶的有机溶剂把这些化合物萃取分离。

注意事项 一般中药总提取物利用酸水、碱水先后处理，可以分为三部分：溶于酸水的为碱性成分（如生物碱），溶于碱水的为酸性成分（如有机酸），酸、碱均不溶的为中性成分（如甾醇）。

还可利用不同酸、碱度进一步分离，如酸性化合物可以分为强酸性、弱酸性和酚酸性 3 种，它们分别溶于碳酸氢钠、碳酸钠和氢氧化钠，借此可进行分离。中药水提液中常含有树胶、黏液质、蛋白质、糊化淀粉等，可以加入一定量的乙醇，使这些不溶于乙醇的成分自溶液中沉淀析出，而达到与其他成分分离的目的。溶剂分离技术的关键是溶剂的选择。溶剂分离法操作繁琐，在提取化学性质不稳定，容易分解、容易异构化的天然产物时应特别注意。

应用 此法是早期研究天然产物有效成分的一种最主要的方法，它对各类化学成分的分离操作往往是凭经验摸索进行，主要用于分离提纯含有极性不同的各种化学成分的中药提取液。现仍作为研究成分不明天然产物的最常用方法之一。但此法在微量成分、结构性质相似成分的分离纯化上受到很大限制。

（唐 星）

liǎngxiàngróngjì cuìqǔfǎ

两相溶剂萃取法 （two phase solvent extraction）

利用混合物中各种成分在两种互不相溶（或微溶）的溶剂相中分配系数的差异，使化合物从一种溶剂内转移到另外一种溶剂中，经过反复多次萃取而分离的方法。根据分配定律，在一定的温度和压力下，某物质溶解在两种互不相溶的溶剂中，当达到动态平衡时，该物质在两种溶剂相中的浓度之比为一常数，称为分配系数（K），可用 $K = Cu/Cl$ 表示，K 为分配系数、Cu 为溶质在上相溶剂中的浓度、Cl 为溶质在下相溶剂中的浓度。混合物中各种成分在同一两相溶剂系统中分别有各自不同的分配系数。两相溶剂萃取法，其

常用操作是在提取液中加入一种与其不混溶的溶剂，充分振摇以增加相互接触的机会，使原提取液中的某种成分逐渐转溶到加入的溶剂中，而其他成分仍留在原提取液中，如此反复多次，将所需成分萃取出来。分离的难易可用分离因子 β 值来表示。分离因子为 A、B 两种溶质在相同溶剂系统中分配系数的比值，即 $\beta = K_A/K_B$（注：$K_A > K_B$），一般来说，若想达到溶质 A、B 的基本分离，当 $\beta > 100$ 时，只需做一次简单萃取；当 $100 > \beta > 10$ 时，则需萃取 $10 \sim 12$ 次；当 $\beta \approx 1$ 时，即表示 $K_A \approx K_B$，说明两种成分性质非常相近，无法利用两相溶剂萃取法达到分离目的。萃取时各成分在两相溶剂中分配系数相差越大，则分离效率越高。一般有机溶剂亲水性越大，与水作两相萃取的效果就越不好。水提取液中的有效成分是亲脂性的物质，一般多用亲脂性有机溶剂，如果有效成分是偏于亲水性的物质，在亲脂性溶剂中难溶解，就需要改用弱亲脂性的溶剂，还可以在氯仿、乙醚中加入适量乙醇或甲醇以增大其亲水性。提取黄酮类成分时，多用乙酸乙酯和水的两相萃取；提取亲水性强的皂苷类成分，则多选用正丁醇或异戊醇和水作两相萃取。

（唐 星）

cuìqǔfǎ

萃取法 （extraction）

利用混合物中各成分在互不相溶（或微溶）的溶剂中溶解度或分配系数的不同，用一种溶剂把溶质从另一溶剂所组成的溶液里提取出来的方法。萃取是实验室常用分离纯化的手段之一，操作时可首先选用一个容积比液体体积大 1~2 倍的分液漏斗，将活塞和玻璃塞用橡

胶皮筋扎在漏斗上，分别在活塞粗端和活塞的孔道细端内涂好一层薄层润滑脂后，旋转数圈，关好活塞，然后装入待萃取物和萃取剂，盖好塞子，倒转漏斗，开启活塞，排气后关紧，开始轻轻振摇，每振摇几次后，注意打开活塞放出因振摇产生的气体，如此重复数次，最后用力振摇 2～3 分钟，将分液漏斗置于铁架台上的铁圈中，充分静置使两溶剂分层，开启活塞使下层液放出，上层液则从分液漏斗的上口倒出，以免被漏斗颈部残留的下层液污染。中药水提液萃取时，萃取溶剂首次用量一般为水提液的 1/3～1/2，之后的用量可适当减少为水提液的 1/6～1/4。操作应遵循"少量多次"的原则，水提液的浓度最好在相对密度 1.10～1.20。萃取中常产生乳化现象，采用旋转混合、改用氯仿-乙醚混合溶剂萃取或加大有机溶剂量等措施可避免乳化现象的发生；若乳化现象已形成，破坏乳化的方法有：①较长时间放置；②轻度乳化可用一根金属丝在乳化层中搅动使之破坏；③将乳化层抽滤；④将乳化层加热或冷冻；⑤分出乳化层；⑥加入少量电解质（如氯化钠）；⑦滴加数滴表面活性更强的低级醇类如乙醇、戊醇等。萃取法适用于分配系数差异较大的成分的分离，一般萃取 3～4 次即可。某些亲水性成分不易转入有机溶剂层，需增加萃取次数或更换萃取溶剂。

（唐　星）

nìliú liánxù cuìqǔfǎ

逆流连续萃取法（continuous reflux extraction）

两种互不相溶的溶剂相对密度不同，以相对密度小的溶剂相作为移动相（或分散相），相对密度大的溶剂相作为固定相（或连续相），使移动相逆流连续穿过固定相，借以交换溶质而达到分离目的的连续萃取技术。此法装置通常由一根或数根萃取管构成，管内用小瓷圈或小的不锈钢丝圈填充，以增加两相溶剂萃取时的接触面积。具体操作是将相对密度小的溶剂相作为移动相置高位贮存器中，而相对密度大者则作为固定相置萃取管内（例如，用氯仿从水提液中萃取脂溶性成分时，可将相对密度大的氯仿作为固定相盛于萃取管内，而将相对密度小于氯仿的水提液贮于高位容器内），开启活塞，则高位贮存器中溶剂相在高位压力下流入萃取管，增加液滴上升的路程和在固定相中停留的时间，而且上升的液滴因遇到瓷圈撞击分散成细滴，扩大了两相溶剂萃取的接触面积，两相溶剂在萃取管内可自然分层。判断萃取是否完全，可取试样，选用薄层层析、纸层析、显色反应或沉淀反应等进行检查。逆流连续萃取法克服了简单萃取法麻烦的操作，避免了乳化现象的发生，操作简便，萃取较完全，适合各种密度的溶剂萃取。

（唐　星）

jiéjīngfǎ

结晶法（crystallization）

将含有固体溶质的饱和溶液加热蒸发溶剂或降低温度，使呈溶解状态的溶质形成有一定几何形状的固体的方法。结晶法通常有两种：①蒸发溶剂法（或浓缩结晶法），适用于溶解度受温度变化影响不大的固体溶质。把固体溶质的结晶溶液加热蒸发（或慢慢挥发），过饱和的溶质就能成固体析出。②冷却热饱和溶液法（或降温结晶法），适用于溶解度受温度变化影响较大的固体溶质的结晶。先用适量的溶剂在加温的情况下，将化合物溶解制成过饱和的溶液，然后再放置冷处，通常放于冰箱中让溶质从溶液中析出。

操作　并非所有提取液都可直接用结晶法分离、纯化，杂质的存在能够干扰结晶的形成或阻碍晶体析出，结晶前应尽可能除去杂质。合适的溶剂是结晶的关键，最好选择在冷时对目标成分溶解度较小，而热时溶解度又较大的溶剂。溶剂的沸点不宜太高，常用甲醇、丙酮、氯仿、乙醇、乙酸乙酯等。制备结晶溶液时也可采用混合溶剂，先将化合物溶于易溶的溶剂中，再在室温下滴加适量难溶的溶剂，至溶液微呈浑浊，并将此溶液微微加温，使溶液完全澄清后放置。但有些化合物的结晶需要特殊溶剂。结晶过程中，溶液的浓度越高，降温速度越快，析出结晶的速度越快，但得到的结晶可能出现晶体颗粒较小，杂质含量较多等情况。此外结晶从溶液中析出的速度太快，超过化合物晶核的形成和分子定向排列的速度，往往只能得到无定形粉末。结晶溶液的浓度要适中，溶液太浓，使黏度增大，反而不易结晶化。如果溶液浓度适当，温度慢慢降低，则能析出晶型较大、纯度较高的结晶。结晶所需的时间，化合物之间各不相同，若溶液放置一段时间后无结晶析出，常加入极微量的晶种，来诱导晶核的形成。无晶种时，可用玻璃棒蘸取该物质的过饱和溶液，在空气中挥发尽溶剂，再用玻璃棒来摩擦容器内壁溶液边缘处，以诱导结晶的形成。如仍无结晶析出，可打开瓶塞任溶液逐渐挥发，慢慢析晶。如仍无结晶析出，则考虑另选适当的溶剂处理。如果因为纯度不够，难以结晶，需尽可能除尽杂质，再进行结晶操作。

注意事项　在室温中操作即可析出结晶的溶液最好不要放置于冰箱中，以免低温结晶时析出更多杂质。能结晶的化合物一般都是比较纯的化合物，但并不一定是单体化合物，混合物也能结晶。有些物质即使达到了很高的纯度仍不能结晶，只呈无定形粉末，如游离生物碱、皂苷、多糖、蛋白质常不易结晶或不能结晶。

适应药物　结晶法适用于产品与杂质性质差别较大，产品中杂质含量小于5%的体系。中药的化学成分在常温下多半是固体物质，常具有结晶的通性，可以根据溶解度的不同用结晶法来达到分离、纯化的目的。

(唐　星)

chúnhuà

纯化（purification）　采用适当的方法和设备除去中药提取液中杂质的方法。也称精制或净化。是中药制剂特有的工艺操作，纯化技术的合理、正确运用与否直接关系到药材资源能否充分利用，以及制剂疗效能否充分发挥。中药复方制剂中最常见的提取方法就是水煎煮，一方面水为溶媒能保持原药材各种成分的综合疗效，符合传统中医药理论；另一方面水价廉易得，设备简单，操作方便，成本低。然而，中药水提液往往体积大，溶液中存在大量蛋白质、鞣质、多糖、果胶、黏液质等大分子物质及许多微粒、亚微粒和絮状物等，这些物质往往严重影响制剂的稳定性，使制剂质量可控性降低，甚至引起过敏而危及患者生命。

形成发展　纯化概念的产生就是基于上述杂质的大量存在，有研究者开始采用适当方法和设备对中药提取液进行去除杂质的操作，于是在中药制剂工艺中逐渐形成并发展起来的。中药制剂的纯化不同于天然药物的提取、纯化（根据成分的理化性质获得单一化合物或某一类化合物），中药制剂的纯化更强调去除无效成分及杂质，保留下来的多成分作用于机体多靶点，协同发挥治疗作用。经过纯化处理的药液不仅可以减少服用体积，还可以提高其有效成分含量，使制剂质量更加可控，从而达到满足临床用药的目的。采取各种纯化（净化、精制）的方法，可为不同类别新药和剂型提供合格的原料或半成品，提供纯化物含量指标及制订依据。研制高疗效、高质量、高标准的新制剂和新剂型，纯化方法的适当选择非常关键。常用的纯化方法有水提醇沉法、醇提水沉法、盐析法、酸碱法、渗析法（电渗析、反渗透、透析法、渗透蒸发、分子蒸馏、液膜分离）、升华法等，其中水提醇沉淀法应用尤为广泛。此外，新的纯化术不断被应用，如大孔树脂吸附法、膜分离技术等。

研究内容　中药的纯化应依据中药传统用药经验或根据药物中已确认的一些有效成分的存在状态、极性、溶解性等设计科学、合理、稳定、可行的工艺，采用相应的纯化技术来完成。应在尽可能多地富集到有效成分的前提下，除去无效成分。不同的纯化方法均有其特点与使用范围，应根据与治疗作用相关的有效成分（或有效部位）的理化性质或药效研究结果，通过试验对比，选择适宜工艺路线与方法。并对应用方法可能的影响因素进行研究，选择合适的工艺条件，确定工艺参数，以确保工艺的可重复性和药品质量的稳定性。并应根据药物的具体情况，借鉴传统组方、用药理论与经验，结合生产实际进行必要的研究，以明确具体工艺参数，做到工艺合理、可行、稳定、可控，以保证药品的安全、有效和质量稳定。

在现代纯化工艺中，通常联合使用多种纯化方法。有时最令人感兴趣的组分又可能是体系中微量、痕量组分，如长春花中的长春碱和长春新碱在原植物中含量分别为十万分之四和百万分之一，红豆杉中的紫杉醇其含量为十万分之一。不同含量、不同性质的组分，要求不同的纯化方法和纯化过程。总之，中药提取液纯化方法的选择应结合成分的特点，选择多种既先进又实用的精制方法，以便尽可能多地获取中药中大部分药效成分，去除无效成分及杂质，提高中药制剂的药效成分含量，增强疗效。

(李永吉)

shuǐtíchún chénfǎ

水提醇沉法（water extraction and alcohol precipitation method）　中药水提取液适当浓缩至一定相对密度，冷却后加入乙醇达规定含醇量，使某些大分子杂质成分沉淀析出，经静置冷藏实现固液分离的纯化方法。简称水醇法。该技术是利用生物碱、苷、蒽醌、黄酮等有效成分既溶于水又溶于乙醇，而蛋白质、黏液质、糊化淀粉、树脂和多糖等类成分不溶于乙醇的特性，达到除去杂质或富集沉淀物的目的。水提醇沉淀法始于20世纪50年代中药流浸膏剂型改革，借鉴草药浸膏、流浸膏的低浓度乙醇浸出药材的制备工艺。该工艺可除去大量杂质，有利于减小服用量，同时也较流浸膏工艺节约乙醇。60年代，主要在大青叶颗粒剂中采用。70年代中草药制剂的研究得到大力推动，醇沉工艺迅速发展，在各种中药制剂特别是中药注射剂的前处理工艺中广泛应用。

操作 一般将中药材饮片先用水提取，再将提取液适当浓缩，然后加入乙醇使达规定含醇量，静置冷藏适当时间，固液分离，上清液回收乙醇，最后制得澄清的液体。影响因素主要有浓缩液相对密度、醇沉时乙醇浓度、加入乙醇时搅拌速度等。保留了较多的综合性有效成分，对生产设备要求不高。但随着应用范围的逐步扩大，该法的缺点也逐渐被发现。主要有：①生产周期长，工序复杂，多种杂质不易彻底除尽，产品稳定性较差，质量不易控制，生产成本较高；②药物有效成分均有不同程度的损失；③物理性质改变，即经过乙醇处理的提取物，通常易发黏，难以干燥，给加工、储存带来很多麻烦等。造成提取物发黏是因为淀粉等的玻璃化温度较高，醇沉除去导致提取物的玻璃化温度降低，因此提取物黏性增大，变软，不易干燥。

注意事项 ①药液浓缩的程度：一般将提取液浓缩至每毫升相当于原药材1～2克。②药液浓缩的方法：宜采用减压低温的方法。③加醇方式：分次醇沉，乙醇用量少，操作较麻烦；梯度醇沉，操作较方便，乙醇用量大；乙醇应慢慢加到浓缩药液中，并快速搅拌，以避免局部醇浓度过高造成有效成分被包裹损失。④醇沉浓度：一般药液中含醇量达50%～60%可除去淀粉等杂质，含醇量达75%以上大部分杂质均可沉淀除去。⑤冷藏与处理：药

液加乙醇时的温度不能太高，以防乙醇挥发，并将容器口密闭，移至冷藏室中，于5～10℃下静置12～24小时。⑥沉淀的洗涤：可采用与醇沉浓度相同的乙醇洗涤沉淀，以减少有效成分在沉淀中的包裹损失。

应用 广泛用于中药水提液的精制，也可用于制备具有生理活性的多糖和糖蛋白。

（李永吉）

chúntíshuǐ chénfǎ

醇提水沉法（alcohol extraction and water precipitation method）

中药乙醇提取液回收乙醇后，再向提取液中加水，使某些在水中溶解度小的成分沉淀析出，从而去除杂质的纯化方法。简称醇水法。是利用中药中生物碱、苷、蒽醌、黄酮、有机酸、树脂、油脂、色素等类成分均溶于乙醇，但仅生物碱、苷、蒽醌、黄酮、有机酸等类成分溶于水，而树脂、油脂、色素等类成分不溶于水的特性，用乙醇先提取药材中的各类成分，再用水反复数次溶解，使不溶于水的树脂、油脂、色素等沉淀，以达除杂目的。采用乙醇为溶媒提取药材中有效成分自古即有，如酒剂等；现代研究表明，乙醇往往对有效成分有更高的提取率。然而，乙醇为溶媒带来的问题是某些脂溶性的杂质含量增大，为去除这部分脂溶性较大、极性较小的杂质，逐渐发展起来醇水法。其特点在于工序简单、药液受热时间较短。先用适宜浓度的乙醇提取有效成分，可显著降低蛋白质、黏液质、淀粉等杂质含量，有利于提取液进一步纯化。但此法存在不易彻底除尽杂质、产品稳定性较差、质量不易控制、溶液颜色较深等缺点。

操作 操作时先以适宜浓度

的乙醇为溶剂，采用渗漉法、回流法等提取药材有效成分，提取液回收乙醇至无醇味后，加入数倍量的水稀释，使树脂、叶绿素等在水中溶解度小的成分沉淀析出，静置冷藏适当时间，固液分离，去除水不溶性杂质。其纯化效果受多种因素影响，如杂质种类、静置冷藏时间等。

注意事项 操作时应特别注意，如果药效成分难溶或不溶于水中，则不宜采用水沉处理。如厚朴中的厚朴酚、五味子中的五味子甲素均为药效成分，易溶乙醇却难溶于水，若采用水沉的操作，药效成分将在加水后生成的大量黏性沉淀物中。

应用 此法在中药制药工业中应用较为普遍，适用于提取药效物质为醇溶性或在醇水中溶解性均较好，且含黏液质、蛋白质、糖类等水溶性杂质较多的药材。有研究者对1985年中国《药品管理法》颁布执行以来，经国家正式批准纳入《卫生部药品标准·中药成方制剂》（第1～20册）、国家药品监督管理局《国家中成药标准汇编》（第13册）、《新药转正标准》（第1～44册）和《中华人民共和国药典·一部》2005年版收载的当时仍在生产使用的109种中药注射剂为研究对象，统计其制法。结果，59种单方中药注射剂的制法中采用醇提水沉法（醇水法）的有9种；50种复方中药注射剂的制法中，醇水法与其他方法联用的有10种。

（李永吉）

yánxīfǎ

盐析法（salting out method） 在中药水提液中加入无机盐至一定浓度或达饱和状态，使某些成分在水中的溶解度降低而沉淀析出的纯化方法。高浓度的盐可中和

蛋白质分子表面的电荷，破坏蛋白质胶体的双电层和水化膜，从而令其溶解度降低而析出沉淀。盐析法是最早使用的生化分离手段之一，不需特殊设备，操作简便、安全、经济，较少引起变性（有时对生物分子具稳定作用），应用范围广。不足之处是分辨率不够高，分离物中的中性盐须除去等。进一步除盐可采用超滤、透析、凝胶过滤、树脂吸附等方法，或将沉淀重新溶解后再以有机溶剂沉淀。操作时可直接向提取液中加入固体中性盐（研成细粉）或其饱和溶液。常用的中性盐有硫酸铵、硫酸钠、氯化钠等。影响盐析的因素有盐的纯度、加入量、加入方法、搅拌的速度、蛋白质性质、蛋白质浓度、温度及 pH 值等参数。应用时注意边搅拌边加入固体中性盐，少量多次且均匀，避免局部浓度过高造成不应有的蛋白质沉淀；盐析反应需要一定时间，一般放置 30 分钟以上才可达到固液分离。该法适用于蛋白质的分离纯化，也常用于提高药材蒸馏液中挥发油的含量及蒸馏液中微量挥发油的分离。

(李永吉)

suān-jiǎnfǎ

酸碱法 (acid-alkali method)

针对成分的溶解度与酸碱度有关的性质，在溶液中加入适量酸或碱，调节 pH 值至一定范围的纯化方法。又称酸碱沉淀法。某些酸、碱或两性化合物，提取液中加入酸、碱调节溶液的 pH 值时可影响其分子状态（游离型或解离型），溶解度也相应改变，致使该类成分在溶液中析出或溶解，从而实现分离纯化。酸碱法应用广泛，具有经济、安全、方便等优点；可获得纯度相对较高的有效成分或有效部位。然而大量使用酸、碱可能会破坏某些成分的结构及性质，同时也可能给药液进一步脱盐带来操作上的麻烦。

操作 提取生物碱时可以采用酸提碱沉法，生物碱一般在水中溶解度较低，操作一般采用药液加酸调节 pH 值后，生物碱成盐则溶于水，此时过滤可除去酸不溶性杂质；澄清药液再碱化又重新生成游离生物碱从水溶液中析出，过滤即得生物碱类成分。根据生物碱碱性的差异，采用梯度萃取的方法可进一步获得不同碱性的生物碱单体。如将总生物碱溶于氯仿等亲脂性有机溶剂，选用 pH 值由高至低的不同酸性缓冲液依次萃取，生物碱则按碱性由强至弱先后成盐依次被萃取出来，分别碱化后再以有机溶剂萃取即可。或将总生物碱溶于酸水，逐步加碱使 pH 值由低至高，每调一次 pH 值，用有机溶剂萃取一次，则生物碱依碱性由弱至强被萃取出来。

提取黄酮、蒽醌、酚酸性成分，可采用碱提酸沉法，操作一般采用先加一定浓度的碱水提取，再对提取液调节 pH 值至酸性。黄酮类化合物多数具酚羟基，具有易溶于碱水、难溶于酸水的性质，分离纯化中可以采用碱水提取，提取液再加酸酸化，黄酮类化合物即可沉淀析出。常用的碱水有饱和石灰水溶液、5%碳酸钠水溶液或稀氢氧化钠溶液。如槐花中的提取芦丁（芸香苷）一般采用下法：石灰乳调节水溶液 pH 值为 7.5~8.0，投入槐花加热煮沸 20 分钟，再加硼砂于 95~100℃条件下保温 30 分钟，趁热过滤，滤液用盐酸调 pH 值至 6~7，冷却至 30℃以下，静置析出结晶，该结晶即为芸香苷粗品。

注意事项 酸碱法进行分离纯化主要受药液 pH 值影响，应做预实验来确定最佳条件，以防沉淀析出不完全或某些成分破坏。操作中应注意，加入酸、碱时应边加边搅拌，以避免局部酸、碱过强；要准确调节 pH 值等。

应用 该法适用于某些生物碱类、黄酮、蒽醌、酚酸性等的分离纯化。

(李永吉)

shí-liúfǎ

石硫法 (lime-sulfate method)

在中药水提浓缩液中依次加入石灰乳、硫酸进行纯化的方法。石灰乳即氢氧化钙的悬浊液，调节药液 pH 值至 12，可使生物碱游离析出，黄酮、鞣质等成分与 Ca^{2+} 生成螯合物析出，此时不过滤，用硫酸调 pH 值至 5~6，生物碱成盐而溶解，黄酮螯合消除而溶解，而鞣质螯合物不溶解（因鞣质与 Ca^{2+} 结合稳定，不易被置换出来），一部分在 pH 12 的溶液中不能沉淀的蛋白质也一并沉淀，此时滤过，将鞣质等杂质除去。该法是在 20 世纪 60 年代中草药群众运动中产生的，自 70 年代开始广泛应用。去除水提液中能与石灰乳形成钙盐的杂质，其效果不亚于水提醇沉法，且可节约大量乙醇，设备简单，操作容易。操作时，先向溶液中加入石灰乳，再加入 20%~50%硫酸，将生成的沉淀滤除。主要影响因素有加入硫酸的浓度、搅拌速度等。操作时应注意，加石灰乳虽可除去大量鞣质、蛋白质、黏液质等成分，但也令酚类、极性色素、酸性树脂、酸性皂苷、某些黄酮苷和蒽醌苷，以及大部分多糖类等成分沉淀析出；酸、碱过强，不仅影响有效成分的稳定性，也可能在用药时产生刺激性；引入的大量无机盐去除不净，可能在制剂放置过程中析出沉淀。应根据纯化目的确定是否选用此法。此法适用于中药水煎液中含有生物碱或黄酮类活性成分，同时含有鞣质、蛋白质等无效物质的分离。

（李永吉）

dàkǒng shùzhī xīfùfǎ

大孔树脂吸附法（macroporous absorption resin）

以大孔吸附树脂为固定相，选用适宜的吸附和解吸条件去除杂质、提纯某一种或某一类化合物的纯化方法。常见杂质有糖类、无机盐、黏液质等。大孔吸附树脂一般为球形颗粒（多为 20~60 目），为吸附性（表面吸附、表面电性或形成氢键）和筛选性（具多孔结构）相结合的分离材料，具有选择性高、解吸容易、机械强度好、可反复使用和流体阻力较小，效率高、消耗少等优点。大孔吸附树脂有非极性、中极性、极性、强极性之分，对不同成分具有选择性吸附和筛选作用，可根据有机化合物与其吸附力的不同及化合物分子量的大小，选择适宜的溶剂将化合物从树脂上洗脱下来。该技术最早用于废水处理、医药工业、化学工业等领域，20 世纪 70 年代末开始广泛用于中药有效成分的提取、纯化中。与传统工艺比较，其特点为：①提高提取物中有效成分的含量，产品纯度高；②减少固体制剂的吸湿性，易于操作和保存；③无需静置沉淀、浓缩，缩短生产周期，节约成本；④除重金属污染。应用大孔吸附树脂分离所得的提取物需对树脂残留物和裂解产物进行检测，并制订合理的限量标准。

操作 主要工序包括：①树脂的选择。针对提取液中所含主要成分的理化性质选择树脂的种类。②树脂的预处理。新树脂一般先用乙醇洗至流出液与水 1：2 混合不浑浊，按厂家提供的检测方法分析符合要求后，改用大量水洗至无醇味。③上样（吸附）。将样品溶于少量水中加到柱的上端进行吸附，流速视具体情况定。若样品不易溶于水，可将样品先溶于少量醇中，拌入适量树脂，挥去醇后再加到柱上。④洗脱。先以水洗脱除去水溶性大的强极性杂质，然后以所选洗脱剂在一定温度下，以一定流速进行洗脱。⑤再生。以 95% 乙醇洗树脂，若污染较严重，应强化再生处理，即树脂相继用 2%~3% 盐酸、水、5% 氢氧化钠、水处理。

注意事项 影响大孔吸附树脂分离的因素：树脂的物理与化学结构（比表面积、孔径、比重、骨架结构）、药液的性质（药液的浓度、pH 值、盐浓度）、吸附工艺操作条件（树脂预处理、吸附流速与温度、树脂柱的径高比）、脱附工艺操作条件（洗脱液的种类、用量、流速）等。应用时需注意上样宜均匀，上样液以澄清为好，常需预处理，如预先沉淀、滤过、调 pH 值等；宜梯度洗脱，以免产生大量气泡；建立树脂上样泄漏点及洗脱终点的判断方法，防止有效成分的泄漏和漏洗，建立合理的树脂再生方法及再生合格标准，使不同批次产品的纯化效果稳定，树脂停用或放置时间过长，应以大于 10% 氯化钠溶液浸泡，避免细菌繁殖。

应用 该法技术条件要求较高，一般仅用于单味药纯化，复方特别是大复方不宜采用。

（李永吉）

xīfù chéngqīngfǎ

吸附澄清法（absorbing and clarifying method）

在中药提取液中加入一定量的澄清剂，通过吸附等方式除去溶液中的粗颗粒，精制和提高制剂澄明度的技术。所加入的澄清剂可与蛋白质、果胶等发生分子间吸附架桥和电中和，使之沉降，除去溶液中粗颗粒，保留高分子多糖类，并利用高分子多糖、天然亲水胶体对疏水胶体的保护作用，提高制剂稳定性。常用澄清剂有蛋清、壳聚糖、101 果汁澄清剂、明胶、丹宁（鞣酸）、ZTC+1 澄清剂等。该法较好地保留药液中的有效成分（包括多糖等高分子有效成分）、除去杂质，成品稳定性好、操作简单，澄清剂用量小，能耗低。应用不同的澄清剂，其操作流程和主要影响因素也不同。

壳聚糖 是甲壳素（又名甲壳质、壳多糖）的脱乙酰产物，又名甲壳胺或可溶性甲壳质。取经适当浓缩的中药提取液，加热至一定温度，在搅拌下加入壳聚糖溶液（取壳聚糖用 1% 醋酸加热配成 1% 的溶液）适量，静置一定时间，待沉淀形成后滤过，即得澄清药液。影响因素包括壳聚糖加入量、药液浓缩比例、药液 pH 值、放置时间等。中药提取液体系复杂，壳聚糖对各类成分的影响研究还不够系统，需要进一步总结规律，壳聚糖不宜用于脂溶性有效成分的纯化，需制订澄清用壳聚糖的质量标准，并对壳聚糖在中药水提液中残留量进行检测；壳聚糖的处理温度一般应为40~50℃。

101 果汁澄清剂 为水溶性胶状物质（主要为变性淀粉），一种新型食用果汁澄清剂，无味、安全无毒，并随处理后形成的絮状沉淀物一并滤去，饮料工业用于果汁及其他饮料的澄清。于药液中加入一定量的 101 澄清剂，搅拌均匀，静置一定时间或于

80℃水浴加热数分钟，滤过，即得澄清药液。使用时应注意药液浓度以生药 1.5~2g/ml 为宜，太浓不易沉淀和滤过；101 果汁澄清剂，因其在水中分散速度较慢，通常配制成 5% 水溶液后使用；用量一般为 2%~20%（以 8% 较为合适），量少杂质去除不完全，影响产品质量；101 澄清剂法再加 0.5% 滑石粉，可以加快沉淀滤过，提高溶液澄清度。

ZTC1+1 澄清剂（ZTC-Ⅲ型）

为一种新型食品添加剂，由 A、B 两组分组成。应用时，将 A 组分和 B 组分按说明书配成 1% A 的水溶液和 1% B 的 1% 醋酸溶液。然后将两个组分按一定比例（如 5B∶3A，即 100ml 药液加 5ml 的 1% B，3ml 的 1% A）先后加入药液中（每加入一个组分后，搅拌使其均匀分散，加热至 60~80℃或不加热处理），静置或冷藏一定时间，离心或滤过，即得澄清药液。原理：A 组分加入后，在不同的可溶性大分子间"架桥"连接，使分子迅速增大，B 组分在 A 组分形成的复合物基础上再"架桥"，使絮状物尽快形成，且 B 组分的加入量为 A 组分的一半，可以保证 B 组分作用完全，溶液中不残留。影响因素：A、B 两组分的最佳浓度、配比及用量。该法主要用于除去药液中粒度较大及有沉淀趋势的悬浮颗粒，以获得澄清的药液。

（李永吉）

shènxīfǎ

渗析法（osmotic method） 用半透膜分离不同物质的方法。即在容器中，如果用一种膜把它分隔成两部分，这种膜的一侧是溶液，另一侧是纯水，或者膜的两侧是浓度不同的溶液，那么小分子溶质可能透过膜向纯水侧移动，纯水也可以透过膜向溶液侧移动，这种分离现象称渗析。此膜称为半透膜，具有选择透过性，表现为只能使某些溶质或溶剂透过，而不能使另一些溶质透过。1748 年，法国学者阿贝·诺莱（Abbé Nollet）将乙醇溶液装入猪膀胱内，并将猪膀胱放入水中，发现水能自发地扩散到膀胱内，从而揭示了膜分离现象。1854 年，渗析现象被格雷姆（Graham）发现。19 世纪 50 年代初，英国化学家 T·格雷姆采用羊皮纸或棉胶等制成的薄膜为半透膜，开始系统地研究不同溶质通过半透膜的特性，发现一些溶质分子或离子能通过半透膜的细孔，而较大的胶体粒子不能通过，即将该现象称为渗析。

渗析法中所选用的半透膜不同，渗析原理也不同。起渗析作用的半透膜有 3 种类型，机制为：①依靠薄膜中"孔道"的不同将大小不同的分子或粒子分离开来；②依靠薄膜具有离子选择透过性来分离不同的离子，例如阳离子交换树脂做成的薄膜可以透过阳离子，称阳离子交换膜，对应的有阴离子交换膜；③依靠薄膜有选择溶解性来分离不同物质，例如醋酸纤维膜有溶解某些液体和气体的性能，而使这些物质透过薄膜。

操作时，膜的一侧流过料液，接受液在另一侧流过，料液中的渗析组分透过膜而进入接受液中。部分地除去渗析组分的料液称为渗析液，接纳渗析组分的液体称为扩散液。该操作受渗析液浓度、温度、运行电压等因素影响。半透膜的种类发展很快，出现很多高分子化合物制造的人造薄膜，不同的薄膜的选择渗析性不同。常用的渗析法有电渗析、反渗透、透析法、渗透蒸发、分子蒸馏和液膜分离等。为提高渗析效果，应注意不断更换外部的水或改用流动水。该法常用于胶体溶液的浓缩以及核酸、蛋白质等高分子化合物的提纯等。废水处理最常用的半透膜是离子交换膜。

（李永吉）

diànshènxī

电渗析（electrodialysis） 依靠外加电场，从水溶液和其他不带电组分中分离带电离子的方法。其原理主要是应用具有选择透过性的离子交换膜（即阳膜只允许阳离子透过，阴膜只允许阴离子透过），在外加直流电场作用下，水中的阴、阳离子定向迁移并选择性透过膜，从而使水中离子与水分离。该法始于德国，1903 年，莫尔斯（Morse）和皮尔斯（Pierce）把 2 根电极分别置于透析袋内、外部溶液中，发现可以从凝胶中迅速除去带电杂质；但直到 1950 年才进入实用阶段。它具有以下优点：①能耗少，不发生相变；②设备简单，操作方便。③无需大量酸碱再生，可连续使用。不足之处是只能除去水中盐分，不能除去有机物，某些高价离子和有机物污染膜；易发生浓差极化，产生结垢；脱盐率较低，装置较庞大且组装要求高。电渗析受很多因素影响，如进水的电导率、膜堆的操作电压、进水流量等。电渗析设备应用时应先通水再通电，先停电后停水，未能按照上述流程进行时，则可能令未经处理的水或浓溶液进入用户或下道工序或损坏设备。开机前检查整流控制柜的电压调节状态，确保电压调节为零；定期进行酸洗再生；设备工作状态应正向、反向交替进行。该技术最早在 20 世纪 50 年代用于咸水淡化，60 年代用于浓缩海水制盐。还用于高分子聚合物（如右旋糖酐铁等）的络合液脱盐浓缩处理，此方法相对于传统的醇沉法更为经济节能，且操作安全简便。

（李永吉）

fǎnshèntòu
反渗透（reverse osmosis）

以压力差为驱动力，溶液中的溶剂以与自然渗透相反的方向通过半透膜进入膜的低压侧，实现分离纯化的技术。其原理常见的有选择性吸附-毛细管流动和氢键结合两种理论。1748 年法国科学家阿贝·诺莱（Abbé Nollet）发现了渗透现象，渗透即是较稀溶液中的溶剂分子通过半渗透膜进入较浓溶液。1867 年特劳贝（Traube）采用人工制成膜成功地进行了渗透试验。1950 年美国科学家 S·索里拉（S. Sourirajan）博士受海鸥喝海水启发，发现了反渗透（或逆渗透）现象。经解剖，海鸥饮用的海水先存在喉管里，喉管由一层层的黏膜组织构成，海水经由海鸥吸入体内后加压，再经压力作用将水分子贯穿渗透过黏膜转化为淡水而被吸收。1960 年，美国加利福尼亚大学的洛布（Loeb）和索里拉（Sourirajan）研制出世界上第一张不对称醋酸纤维素膜。在 20 世纪 70 年代，中国进行了中空纤维和卷式反渗透元件的研究，80 年代初步工业化。与传统的中药提取分离方法相比，该法除杂效果好、操作简单、能量消耗少等。反渗透的装置主要包括反渗透组件（板框式、管式、螺旋卷式和中空纤维式等）、水预处理设备、贮水箱、水泵、滤过器、高压泵、膜清洗设备、淡水箱等。该法除去水中污染物的效率与水中离子的价数及有机物的分子量有关。应用时需

注意操作压力与膜透水率成正比，渗透压大时（如原水含盐量高）操作压力也应较高，原水加热到 30℃ 左右可得到更多的水量，装置宜连续使用，若停用，需根据时间长短对装置进行不同处理等。该法在中药领域中主要用于药液的浓缩、各种无机盐的脱除以及水的回收利用等。

（李永吉）

tòuxīfǎ
透析法（dialysis method）

利用各物质通过半透膜的通透性不同，而进行的纯化方法。该法的纯化原理是提取液中小分子物质能在水（或乙醇）提取液中解离成离子可通过透析膜（以浓度差为推动力的分离膜），而大分子物质不能通过透析膜（如多糖、蛋白质、鞣质、树脂等）。常用的透析膜有动物性膜、火棉胶膜、羊皮纸膜、玻璃纸膜（玻璃纸俗称赛璐玢）、再生纤维素膜和蛋白胶膜等。操作时可将浓缩的中药水（或乙醇）提取液缓缓加入透析膜袋内，透析袋悬于盛有蒸馏水的容器中（亦可加温水浴进行透析），并保持一定液面。影响透析的因素有透析膜两侧浓度差、透析膜膜孔大小、溶液的温度等。透析时应注意：①采用醇沉、离心等方法对中药提取液进行预处理，以防药液中混悬微粒阻塞半透膜微孔；②根据有效成分分子量大小选择合适膜孔的透析膜；③透析过程中加温可提高透析膜内药物分子的扩散速度；④为避免液面过低使透析很快达到动态平衡而增加透析（或换水）的次数，应保持透析膜外一定液面高度；⑤经常更换透析袋外的新鲜蒸馏水并常搅拌，以获得膜内外较大的浓度差。该法常用于分离纯化皂苷、蛋白质、多肽和多糖等大分子物

质，以除去无机盐、单糖、双糖等小分子杂质；也可用于除去中药提取液中的鞣质、蛋白质、树脂等高分子杂质。

（李永吉）

shèntòu zhēngfā
渗透蒸发（pervaporation，PV）

在膜的渗透边侧形成真空，推动力是膜前后两侧的蒸汽位差，并伴随相变，由膜选择吸附及各物质在膜中渗透速率不同而进行分离的膜分离技术。料液中各组分在膜中的溶解度和扩散速度存在差异，差别越大，膜的选择性越高。组分在膜两侧的蒸汽压差是分离推动力，分压差越大，推动力越大。1906 年卡伦贝格（Kahlenberg）进行了渗透蒸发实验，即用橡胶膜分离醇与烃的混合物；1917 年科伯（Kober）首次提出渗透蒸发的概念；1935 年法贝尔（Faber）采用该技术浓缩蛋白质；20 世纪 50 年代黑格博伊默（Hägerbäumer）第一次对渗透蒸发过程进行定量研究；直至 70 年代中期该技术快速发展起来。渗透蒸发具有选择性高、能量利用效率高、装置紧凑、操作和控制简便、规模灵活可变等优点。应用时先将渗透蒸发膜装于渗透池中，后将配好的原料液（一定浓度）盛于料液罐，调节恒温槽；连结管线和仪器，检查开关和真空活塞；开启输送泵，使料液在膜的上游侧循环流动；打开真空泵，观察体系压强，此时的读数应为 1~2 mmHg；将冷阱管（透过物收集管）置于液氮瓶中并打开出气口。稳态后收集透过物，一般采样间隔为 2 小时。影响分离效果的因素有膜材料结构以及被分离组分物理化学性质、温度、料液浓度、分压差及膜厚度等。应特别注意温度和料液浓度对渗

透通量及选择性的影响。该法常用于分离近沸点、恒沸点的有机混合物。利用该法纯化乙醇现已在法国、巴西、荷兰等国实践并工业化。

(李永吉)

fēnzǐ zhēngliú
分子蒸馏 (molecular distillation)

在高真空条件下，蒸发面和冷凝面的间距小于或等于被分离物料蒸汽分子的平均自由程而进行的蒸馏技术。又称短程蒸馏 (short-path distillation)。是一种特殊的蒸馏技术，高真空条件压强为：$0.01 \sim 1.33 Pa$ [（1×10^{-4}）～（1×10^{-2}）mmHg]。随着对微观分子动力学、表面蒸发现象的研究不断深入，在分子平均自由程概念的基础上，学者们提出了分子蒸馏的基本理论，其原理是当液体混合物沿加热板流动并被加热，轻、重分子会逸出液面进入气相，由于轻、重分子的自由程不同，不同物质的分子从液面逸出后移动距离不同，若能恰当地设置一块冷凝板，则轻分子达到冷凝板被冷凝排出，而重分子达不到冷凝板沿混合液排出，从而实现物质分离。该技术作为一种液-液分离技术，在20世纪30年代就被世界各国重视并进行大力发展。该法操作温度低、蒸馏压强低、受热时间短、分离程度高等，能大大降低高沸点物料的分离成本，极好地保护热敏性物质的品质。操作时，在开启电源前须全面检查，根据需要调整好有关加热、冷却管路，并检查冷阱等；开启总电源，启动真空泵，确认无漏气，开启真空调节测量仪；开启恒温控制机，启动真空系统，系统达到预定温度和真空度后，启动刮膜机构，调定好转速、物料流量，开始蒸馏；蒸馏完毕依次

关好增压泵、刮膜器等，停真空泵和真空仪，打开阀门放气，取出分离物，关闭各电源开关、水源阀门。该操作受真空度、温度、物料流量等因素影响较大。设计中应注意力求减少液层厚度，避免蒸馏液雾沫飞溅，进蒸馏器前料液充分脱气，蒸发面与冷凝面间距不宜过小（一般 20～70mm）。该技术适用于高沸点、热敏性及易氧化的物料，尤其是中药中对温度较为敏感的挥发油的提取分离。

(李永吉)

yèmó fēnlí
液膜分离 (liquid membrane separation, LMP)

两个液相被第三种液膜隔开，使料液中的某些组分透过液膜进入接受液，实现料液组分分离的操作。液膜是将液体展成膜状，具有选择透过性，通常由溶剂（水或有机溶剂）、表面活性剂和添加剂组成。分离用液膜常有乳化液膜、支撑液膜两种类型。该技术研究始于20世纪60年代，1968年美国埃克森公司的美籍华人黎念之博士测定水溶液与油溶液（含表面活性剂）之间的界面张力时，观察到了相当稳定的界面膜，由此开创了液体表面活性剂膜或乳化液膜的研究，并引起后来各种新型液膜的发明。该法投资与操作成本低，工艺简单，分离效率高，能耗低。但研究大多停留在实验室阶段，主要是乳化液膜的稳定性、工艺设计等方面存在一些制约工业化应用的问题。液膜分离的一般操作程序：①乳状液型液膜的制备（膜造型）；②接触分离；③沉降分离；④破乳（反乳化）。影响支撑液膜稳定性的因素有：膜内存在压差；支撑膜孔被水相浸湿机制；支撑膜孔被阻塞；剪切力诱导的

乳化作用；渗透压等。影响乳状液膜稳定性的因素主要与表面活性剂有关。为防止乳状液型液膜制备时破裂，需配入液膜增强剂（如适当黏度的有机溶液）。该技术具有高度的定向性和特殊的选择性，适用于分离低浓度体系，也是处理工业废水的重要手段之一，还可用以分离酚、烃类、胺、氨基酸、生物碱、抗生素等。

(李永吉)

shēnghuáfǎ
升华法 (sublimation)

使特定固体化合物受热直接气化，遇冷后又凝结为固体的纯化方法。中药中某些成分具有升华性，包括游离羟基蒽醌类成分、一些小分子香豆素类、有机酸类成分等。通过加热升华，可将此类物质分离。人类对升华现象早有认识，公元4世纪葛洪《抱朴子·内篇》中记载了三硫化二砷和四硫化四砷的升华现象："取雌黄、雄黄烧下，铜铸以为器复之……百日此器皆生赤乳，长数分。"丹药的制备也采用了升华法，如记载于明朝李时珍《本草纲目》中的轻粉（氯化亚汞）的制法，即是将水银、白矾、食盐的混合物加热升华得到。升华法特点是简单易行，制得的产品纯度较高。但中草药受热后可能引起炭化，并伴有挥发性焦油状物的产生，黏附在升华物上，不易精制除去。其次，升华往往不完全、产率低，有时伴随分解现象，缺乏工业化生产的操作参数。实验室可完成简单的升华操作，仪器主要有蒸发皿和玻璃漏斗。操作前，一般先将固体干燥、研细，置于蒸发皿中，覆盖滤纸（上面刺满小孔），漏斗（与蒸发皿口径相当）倒扣在滤纸上（也可在漏斗颈部塞疏松的棉花以防蒸汽逸出）。控制温度在固

体的熔点以下，使慢慢升华。蒸汽穿过小孔遇冷后冷凝为固体，黏附在滤纸或漏斗壁上。用刮刀刮下最终产品，可得纯品。升华过程最主要的影响因素之一即温度。需要注意的是升华不但在晶体表面，其内部也可能发生升华，杂质容易在剧烈的升温作用下带入升华物质中。为避免杂质带入，应控制温度低于升华点以尽可能使升华仅发生在固体表面，此时固体的蒸汽压略低于外压。此外，应注意接收装置要有一定的冷凝作用，并能及时排出冷凝物。该法适用于中草药中某些具有升华性质的成分纯化分离。例如从樟木中升华的樟脑，该法记载于《本草纲目》中。又如茶叶中的咖啡因具有升华性，可采用该法制得白色针状结晶。

(李永吉)

nóngsuō

浓缩 (concentration)　去除溶液中溶剂使溶液浓度增大的过程。一般是在沸腾状态下，经传热过程，利用气化作用将挥发性大小不同的物质进行分离，从液体中除去溶剂得到浓缩液的工艺操作。浓缩是中药制剂原料成型前处理的重要单元操作，中药提取液经浓缩可制成一定规格的半成品，或进一步制成成品，或浓缩成过饱和溶液使析出结晶。

形成发展　加热蒸发浓缩的概念自古就有，如熬汤剂时"再煎"一词，即"去滓再煎"，即汤剂的浓缩。《备急千金要方》中"地黄煎"，就提及"再煎"，方中仅生地黄一味，头煎过后，"布绞去粗滓，再煎令如饧"。可见，古人对于浓缩早有认识。1905年道尔型浓缩机的发明是现代浓缩技术发展的起点。加热蒸发是浓缩药液的重要手段。此外，还可

以采用反渗透、超滤（见滤过分离法）、膜蒸馏等方法。实际生产中，除以水为溶剂提取中药成分外，还经常使用乙醇或其他有机溶剂，故加热蒸发浓缩时必须回收溶剂，以免污染环境和浪费溶剂，甚至造成危险。因此，浓缩设备与蒸馏设备常常是通用的。但二者目的不同，浓缩只能把不挥发或难挥发性物质与在该温度下具有挥发性的溶剂分离至某种程度，得到具有一定密度的浓缩液，并不以收集挥散的蒸汽为目的；蒸馏是把挥发性不同的物质尽可能彻底分离，并以蒸汽再凝结成液体为目的，即必须收集挥散的蒸汽。

原理　生产中蒸发浓缩是在沸腾状态下进行的，沸腾蒸发的效率常以单位时间、单位传热面积上所蒸发的溶剂或水量即蒸发器的生产强度（U）来表示。

$$U = \frac{W}{A} = \frac{K \cdot \Delta t_m}{r'}$$

式中：U 为蒸发器的生产强度，单位为 $kg/(m^2 \cdot h)$；W 为蒸发量，单位为 kg/h；A 为蒸发器的传热面积，单位为 m^2；K 为蒸发器的传热总系数，单位为 $kJ/(m^2 \cdot h \cdot ℃)$；Δt_m 为加热蒸汽的饱和温度与溶液沸点之差，单位为 ℃；r' 为二次蒸汽的气化潜能，单位为 kJ/kg。

生产强度与传热温度差（Δt_m）及传热系数（K）成正比，与二次蒸汽的气化潜能（r'）成反比。为了提高 Δt_m，在蒸发过程中必须不断地向料液供给热能，或提高加热蒸汽的压力，但不适当的提高 Δt_m 可能导致热敏性成分破坏，也不经济；或借助减压方法可降低料液的沸点而提高 Δt_m，且可及时移去蒸

发器中的二次蒸汽，有利于蒸发过程顺利进行，但真空度过高，既不经济，也易因料液沸点降低而引起黏度增加，使 K 降低。在蒸发操作过程中，随着蒸发时间的延长，料液浓度增加，其沸点逐渐升高，会使 Δt_m 逐渐变小，蒸发速率变慢；还需要控制适宜的液层深度，因为下部料液所受的压力（液柱静压头）比液面处高。下部料液的沸点就相应高于液面处料液的沸点，形成液柱静压头引起的沸点升高。提高传热系数（K）值是提高蒸发器效率的主要方法。

$$K = \cfrac{1}{\cfrac{1}{\alpha_0} + \cfrac{1}{\alpha_i} + R_W + R_S}$$

式中：α_0 为管间蒸汽冷凝传热膜系数 $[kJ/(m^2 \cdot h \cdot ℃)]$；$\alpha_i$ 为管内料液沸腾传热膜系数 $[kJ/(m^2 \cdot h \cdot ℃)]$；$R_W$ 为管壁热阻 $1/[kJ/(m^2 \cdot h \cdot ℃)]$；$R_S$ 为管内垢层热阻，$1/([kJ/(m^2 \cdot h \cdot ℃)]$。增大 K 的主要途径是减少各部分的热阻，主要包括管壁热阻（R_W）和管内垢层热阻（R_S）。通常管壁热阻很小，可略去不计；在一般情况下，蒸汽冷凝的热阻在总热阻中占的比例不大，但操作中应注意排除不凝性气体，否则其热阻也会增大；在许多情况下，管内料液侧的垢层热阻是影响 K 的重要因素，尤其是处理易结垢或结晶的料液时，往往很快就在传热面上形成垢层，致使传热速率降低。为了减少垢层热阻，除了要加强搅拌和定期除垢外，还可以从设备结构上改进。不易结垢或结晶的料液蒸发时，影响 K 的主要因素是管内料液沸腾传热膜系数（α_i）。实验证明，对自然循环蒸发器，在垂直管内沿

管长方向各部分的传热情况也不相同，一般可分 3 个区域：即饱和蒸汽区、沸腾区、预热区。在沸腾区中膜状流动段，其传热膜系数（α_i）最大，而预热区和饱和蒸汽区最小。所以，要提高 α_i，应使沸腾区尤其是其中的膜状流动段尽可能地扩大，而相对地缩短预热区和饱和蒸汽区，这就要求料液在管内的液面要有一定的高度，能形成良好的循环，具有适宜的循环速度，此时 α_i 最大。液面过低不能造成循环，若过高则加热管下部受静压力过大，扩大了预热区而使 α_i 降低。对于单程型升膜式蒸发器，为了缩短预热区，提高 α_i 和维持操作的稳定，应将料液预热后进入蒸发器。同样，降膜式、刮板式薄膜蒸发器，也是利用料液预热至沸点后进入蒸发器，使其作膜状快速流动，而具有很大的 α_i 值，从而提高蒸发效率。

应用 应依据物料的理化性质、制剂的要求、影响浓缩效果的因素，选择相应浓缩工艺路线，使所得物达到要求的相对密度或含水量，以便于制剂成型。对含有热不稳定成分、易熔化物料的浓缩与干燥，尤其需要注意方法的选择，以保障浓缩物或干燥物的质量。应根据具体品种的情况，结合工艺、设备等特点，选择相应的评价指标。对有效成分为挥发性、热敏性成分的物料在浓缩时还应考察挥发性、热敏性成分的保留情况。

（李永吉）

zhēngfā

蒸发（evaporation） 含有不挥发性溶质的溶液，溶剂分子受热汽化并被移除，提高溶液中溶质浓度的操作。为浓缩方法之一。蒸发是液体汽化现象，一种传热过程。生产上一般采用新鲜的饱和水蒸气作为热源，该蒸汽也称加热蒸汽、一次蒸汽；从溶液中蒸发出来的蒸汽称二次蒸汽。根据二次蒸汽是否用作下一个蒸发器的加热蒸汽，将蒸发分为单效蒸发和多效蒸发；按操作空间的压力，可分为常压蒸发、减压蒸发和加压蒸发。按现代分子运动学说，溶液受热时，靠近加热面的分子获得的动能超过分子间的吸引力，则逸出液面进入液面上空间，变为自由分子，产生蒸发。人们很早就关注到蒸发现象，《庄子·徐无鬼》："风之过，河也有损焉；日之过，河也有损焉。请只风与日相与守河，而河以为未始其撄也，恃源而往者也。"从某一角度看，该记载可侧面说明当时人们已经认识到水的蒸发与温度（日照）及蒸发表面溶剂分子浓度（风）有关。不同的蒸发方法，其特点及操作各异。蒸发时应注意控制温度及受热时间，这是影响浓缩液质量的关键因素。操作中由于中药提取液稀、黏性不同；对热稳定性不同；产生泡沫性、易结晶性不同等，应根据中药提取液的性质与蒸发浓缩的要求，选择适宜的蒸发浓缩方法与设备，还需考虑回收挥散蒸汽的问题。该法广泛用于中药提取液浓缩处理。

（李永吉）

chángyā zhēngfā

常压蒸发（atmospheric evaporation） 在一个大气压下，料液进行溶剂蒸发获得浓缩液的方法。又称常压浓缩。该法易于操作，但往往受热面小，常压条件下液体表面压力大，表面分子必须获得较高温度才能汽化，故蒸发效率低。同时设备不一定密封，所产生的二次蒸汽自然排空，因此能源利用率低。根据蒸发方式不同，分两种。①自然蒸发：溶液中的溶剂在低于沸点的条件下汽化，由于蒸发仅在溶液表面进行，蒸发速度慢、效率低。如从海水中提取食盐的晒盐过程，利用的就是日光和风力逐渐使水自然蒸发。②沸腾蒸发：在溶剂沸点的条件下进行，溶液表面及内部均发生汽化，故蒸发速度快、效率高。操作时，常压下给予待浓缩药液一定热量即可完成常压蒸发过程。常压蒸发的效率受温度影响很大。若以水为溶剂的提取液多采用敞口倾倒式夹层蒸发锅；若是乙醇等有机溶剂的提取液，应采用蒸馏装置。常用蒸发适合于待浓缩料液中的有效成分耐热，溶剂无燃烧性，无毒害，经济价值不大的情况，如蒸馏水的制取及中药提取液中水的回收。

（李永吉）

jiǎnyā zhēngfā

减压蒸发（vacuum evaporation） 抽真空降低密闭容器内部压力促进溶剂蒸发，获得浓缩液的方法。又称真空蒸发。减压蒸发经抽真空降低液面压力而使溶液沸点降低，进而使溶液在较低温度下蒸发除去溶剂，尤其适用于某些含热敏性成分的药液浓缩。该法的优点是可防止或减少热敏性物料分解；若利用低压蒸汽或废气加热可节约能耗；传热温度差增大及溶剂蒸汽不断排除有利于蒸发顺利进行。缺点是料液沸点降低，汽化潜热随之增大；溶液沸点的降低使药液黏度增大，沸腾时传热系数将降低；系统额外需用抽真空装置。减压蒸发的操作步骤包括抽真空，药液灌入，通蒸汽加热，开始浓缩，关闭蒸汽阀及真空泵，打开放气阀，放浓缩液。其蒸发效率受真空度影响，真空度越高，则沸点降低的程度越大。操作时应注意：①在真空泵与蒸发装置间要有安全瓶以防倒吸（若为油泵，尚需加干燥装置和吸收瓶，防止挥发性成分、腐蚀性气体侵入油泵）；②蒸馏结束，要按顺序拆卸，即：撤热源、压力计活塞关闭、安全瓶活塞开启、真空泵关闭。该法适用于溶液沸点高、有效成分遇热易被破坏的提取液的浓缩。

（李永吉）

bómó zhēngfā

薄膜蒸发（thin-film evaporation）

使料液在蒸发时形成薄膜以加速蒸发溶剂获得浓缩液的方法。又称薄膜浓缩。其特点是料液受热时间短，蒸发速度快，成分不易被破坏；不受料液静压影响；可在常压或减压下连续操作；溶剂可回收利用。该技术使料液形成薄膜的方式有两种：①液膜快速流过加热面。在短暂的时间内能达到最大蒸发量，但蒸发速度与热量供应间的平衡较难掌握，料液变稠后易黏附在加热面上，加大热阻，影响蒸发，故较少使用。②药液剧烈沸腾产生大量泡沫，以泡沫内外表面为蒸发面进行蒸发。使用较多，常采用流量计控制液体流速，以维持液面恒定，否则也易发生前者的弊端。

薄膜蒸发常用的设备：①升膜式蒸发器。料液经预热后，由蒸发器底部引入，进入到加热管内受热沸腾后迅速气化，生成的蒸汽在加热管内高速上升，溶液则被上升的蒸汽带动，沿管壁呈膜状上升并继续蒸发。适用于蒸发量较大，黏度不大于 $0.05Pa \cdot s$ 以及易产生泡沫的料液。②降膜式蒸发器。料液经预热后，由蒸发器顶部加入，在重力作用下沿管壁呈膜状下降，并不断被蒸发而增浓。适用于蒸发量较小、浓度较高、黏度较大的料液。不适用于蒸发易结晶或易结垢的料液。③刮板式薄膜蒸发器。利用高速旋转的刮板转子，将料液分布成均匀的薄膜而进行的高效浓缩设备。适于高黏度的热敏性物料。④离心式薄膜蒸发器。综合了离心分离和薄膜蒸发两种原理的新型高效蒸发设备。适用于高热敏性料液。薄膜蒸发器使用中应注意尽量不要空转，以免磨损机器；如果所处理的物料易结巴、结块，应经常清理或清洗，以免损坏设备等。

（李永吉）

duōxiào zhēngfā

多效蒸发（multiple effect evaporation）

前效蒸发器引出的二次蒸汽作为后效蒸发器的加热蒸汽而进行药液浓缩的技术。后效蒸发器的加热室成为前效蒸发器的冷却器，采用减压法使后效蒸发器的操作压力和溶液沸点较前效蒸发器低。是根据能量守恒定律确认的低温低压（真空）蒸汽含有的热能与高温高压含有的热能相差很小，而汽化热反而高的原理设计的。将溶液受热自身产生的二次蒸汽的能量重新利用，可以减少对外界能源的需求，这也是其最主要的特点。此外，从蒸发器的加热室排出的大量冷凝水温度高、洁净度高，可用它预热原料或加热其他物料。操作中，依据二次蒸汽和溶液的流向，多效蒸发的流程主要包括：①并流流程。溶液和二次蒸汽同向依次通过各效。该流程不适宜随浓度增加其黏度变化很大的料液。②逆流流程。溶液与二次蒸汽流动方向相反。该流程适合于黏度随温度和浓度变化较大的溶液，不适合于热敏性物料。③平流流程。原料液平行加入各效，适合于处理蒸发过程中有结晶析出的料液。此法影响因素主要在于多效蒸发器的压力，为了维持一定的温度差，多效蒸发器一般在真空下操作。多效蒸发节省能耗的同时，往往降低设备的生产强度，增加设备投资。因而实际生产中，应注意综合考虑能耗和设备投资，选定最佳的效数。

（李永吉）

jìngāo

浸膏（extracts）

饮片用适宜的溶剂提取，蒸去部分或全部溶剂，调整至规定浓度而制成的制剂。秦汉时代（公元前 221 年～公元 220 年）中国药物制剂的知识和理论有了显著地发展。张仲景（公元 142～219 年）著《伤寒论》和《金匮要略》记载十余种剂型，其中就有浸膏剂。此后，葛洪（公元 281～341 年）著《肘后备急方》中又提到了干浸膏。流浸膏剂与浸膏剂除少数品种可直接供临床应用外，大多用作配制其他制剂的原料。一般配制酊剂、合剂、糖浆剂等多用流浸膏剂；配制片剂、散剂、胶囊剂、颗粒剂、丸剂等多用浸膏。蒸去部分溶剂呈液状者称为流浸膏剂，蒸去全部溶剂呈粉状或膏状者称为浸膏剂。一般流浸膏剂含 20% 以上的乙醇，若水为溶剂的流浸膏，其成品中亦需要加 20%～25% 的乙醇作防腐剂，以利贮存。浸膏剂不含或含极少量溶剂，又分为干浸膏剂与稠浸膏剂，干浸膏剂含水量约为 5%，稠浸膏剂含水量一般为 15%～20%。清膏是指将药液浓缩至规定的相对密度，或以搅拌棒趁热蘸取浓缩液滴于桑皮纸上，液滴周围无渗出水迹的膏状物，属于煎膏剂的一种，也常用于药液浓缩程度的判断。流浸膏剂，除另有规定外，多采用渗漉法制备，亦可采用煎煮法。浸膏剂的制备方法，一般多采用渗漉法、煎煮法，有的也采用回流法或浸渍法。在实际生产时，应根据具体设备条件和品种，选用浸出率高、耗能少、成本低、质量佳的方法。

（李永吉）

gānzào

干燥（drying） 利用热能除去湿物料中的水分而获得干燥物料的工艺操作。中药制药工业中主要包括新鲜药材的干燥以及中药浸膏、颗粒剂、丸剂等的干燥。

原理 湿物料干燥时，热量由热空气传递给湿物料，使物料表面上的水分立即汽化，并通过物料表面处的气膜，向气流主体中扩散；随着湿物料表面处水分的汽化，物料内部与表面之间产生水分浓度差，水分即由内部向表面扩散。因此，在干燥过程中同时进行着传热和传质两个相反的过程。干燥过程必须具有传热和传质的推动力。物料表面蒸汽压一定要大于干燥介质（空气）中的蒸汽分压，压差越大，干燥过程进行得越快。

物料中的水分 物料的干燥速率与湿物料中水分的存在方式有关。物料中的水分存在方式有下列几种：①平衡水分与自由水分。物料与一定温度和一定湿度的空气进行接触，物料将排除或吸收水分，最后达于平衡。此时物料中所含的水分称为平衡水分。它是在该湿度空气状态下可能干燥的限度。物料中所含的大于平衡水分的那些水分称为自由水分，这是在该湿度空气状态下可以从湿物料中除去的水分。因此，物料的干燥是相对的，且因物料种类不同，其平衡水分有很大的差别。②结合水分与非结合水分。与物料以机械方式结合的水分为非结合水分，包括存在于物料表面的游离水分及较大孔隙中的水分。这种水分与物料结合力较弱，其蒸汽压与同温度下纯水的饱和蒸汽压相同，容易被干燥除去。与物料以物理或化学方式结合的水分为结合水分，包括物料细胞壁内的水分，物料内可溶性固体溶液中的水分及毛细管水分等。由于这种水分与物料的结合力较强，其蒸汽压低于同温度下纯水的饱和蒸汽压，因此在干燥过程中，水蒸气到空气主体的扩散推动力下降而很难被除去。此外，结晶水是化学结合水，一般用风化方法去除，不在干燥过程之内。

干燥过程 干燥速率为单位时间内在单位干燥面积上汽化的水分重量。可用下式微分形式表示。

$$U = \frac{dW'}{Sdt}$$

式中 U 为干燥速率，单位为 $kg/(m^2 \cdot s)$；S 为干燥面积，单位为 m^2；W' 为气化水分量，单位为 kg；t 为干燥时间，单位为 s。干燥过程是被汽化的水分连续进行内部扩散和表面汽化的过程，所以干燥速率取决于内部扩散和表面汽化速率，可以用干燥速率曲线来说明。

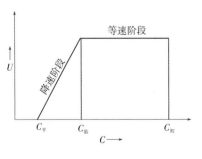

图 干燥速率曲线

图为干燥介质状态恒定时典型的干燥速率曲线，横坐标为物料的湿含量 C，纵坐标为干燥速率 U。如图，干燥曲线的折点所示的物料湿含量为临界湿含量（$C_{临}$），与横轴交点所示的物料湿含量是平衡水分（$C_{平}$）。当物料湿含量大于 $C_{临}$ 时，干燥过程属于恒速阶段；当物料湿含量小于 $C_{临}$ 时，干燥过程属于降速阶段。

在恒速干燥阶段，空气传给物料的热量等于物料水分汽化所需的潜热，因而物料的温度，基本上维持不变，空气温度与湿物料表面的温度差也不变；同样情况，湿物料内部的水分向表面传递的速率能够与水分自湿物料表面汽化的速率相适应，所以湿物料表面得以始终维持湿润状态。因此，恒速阶段的干燥速率取决于物料表面水分的汽化速率，亦即取决于物料外部的干燥条件。在降速干燥阶段，湿物粒表面逐渐变干，温度亦逐渐上升，水分由物料内部向物料表面传递的速率小于湿物料表面水分的汽化速率。物料越干燥，内部水分越少，水分由物料向表面传递的速率就越慢，干燥速率也就越小。因此，降速阶段的干燥速率主要取决于水分在物料内部的迁移速度，即主要取决于物料本身的结构、形状和大小等。

影响因素 ①被干燥物料的性质。如湿物料的形状、大小、料层的厚薄、水分的结合方式等。②干燥介质的温度、湿度与流速。干燥介质的温度高、湿度低、流速快，则干燥速率快，但温度过高可能会影响药物的稳定性。③干燥速度与干燥方法。干燥应控制在一定速度下进行，若干燥速度过快，温度过高，则物料表面水分蒸发过快，内部水分来不及扩散到表面，致使表面粉粒彼此黏结甚至熔化结膜，从而阻止内部水分扩散与蒸发，造成外干内湿的假干现象。在干燥过程中被干燥物料可以处于静态或动态。烘箱或烘房中的物料处于静态，物料干燥面积小，干燥效率差。流化干燥器中的物料处于翻腾或悬浮状态，增大了干燥的面积，故干燥效率高。④压力。压力与蒸发量成反比，因而减压是改善蒸发条件，加快干燥的有效手段。如浸膏采用真空干燥能减低干燥温度加快蒸发速度，使产品疏松易碎，有效成分不易被破坏。

（杨 华）

hōnggānfǎ

烘干法（oven drying method）

利用干燥的热气流使湿物料水分汽化的干燥方法。操作时将需要干燥的湿料放在带隔板的架上，开启加热器和鼓风机，空气流经湿物料被加热，由上至下通过各层带走水分，最后自出口处将热湿空气排出箱外。应用时注意根据物料的性质选择适宜的温度，黏稠物料干燥时，烘干速度不宜太快，以免出现假干现象。该法应用范围广泛，通常用于各类物料的干燥，如中药饮片、流浸膏、颗粒、丸剂等，但物料时处于静止状态，干燥速度较慢。常用设备有烘箱和烘房，前者适用于小批量生产，后者适用于大生产。

（杨 华）

hóngwàixiàn gānzào

红外线干燥（infrared drying）

利用红外线辐射器产生的电磁波被含水物料吸收后直接转变为热能而使物料中的水分汽化的方法。红外线的波长范围是 $0.76 \sim 1000\mu m$。工业生产中，近红外线波长范围 $0.76 \sim 2.5\mu m$，远红外线波长范围 $5.6 \sim 1000\mu m$。红外

线干燥原理：红外线辐射器所产生的电磁波以光的速率辐射至被干燥的物料，当红外线的发射频率与物料中分子运动的固有频率相匹配时，引起物料中分子的强烈振动和转动，在物料的内部发生激烈的碰撞与摩擦产生热量，使湿物料中的水分子获得能量而汽化，从而使物料得到干燥。大多数有机物、高分子物料及水分等在远红外区有很宽的吸收带，对此区域某些频率的远红外线有很强的吸收作用，故远红外干燥具有干燥速度快、干燥质量好、能量利用率高等优点，适用于热敏性药物的干燥，特别适宜于中药提取物等熔点低、吸湿性强的药物以及某些物体表层（如橡胶硬膏）的干燥。操作方法因采用的设备而异，具体见振动式远红外干燥机和隧道式红外线烘箱。

（杨 华）

chángyā gānzào

常压干燥（normal pressure drying）

在一个大气压条件下，利用热能除去湿物料中的水分而获得干燥物品的方法。常用箱式干燥器（烘箱或烘房），操作时将湿物料摊放在烘盘内，利用热的干燥气流使湿物料水分汽化进行干燥。设备简单，应用广泛，但与减压干燥相比，物料干燥温度高，干燥时间长，可能因过热而使不耐热成分破坏。中药浸膏因黏稠而不宜采用常压干燥，否则干燥物品坚硬难以被粉碎。

（杨 华）

jiǎnyā gānzào

减压干燥（decompression drying）

在密闭容器中抽真空使物料在较低压力和温度下被干燥的方法。减压干燥温度低，速度快，减少了物料与空气的接触机会，避免物料污染或氧化变质，所得干燥

产品呈松脆的海绵状，易于粉碎。适用于：热敏性，高温下易氧化，排出的气体有回收价值，有毒害，有燃烧性等物料。缺点为生产能力小，间歇操作，劳动强度大。常用设备为减压干燥器。干燥效果取决于真空度的高低与被干燥物堆积的厚度。中药流浸膏等黏稠物料干燥时，装盘量不能过多，以免起泡溢出盘外，污染干燥器，浪费物料。同时应控制适宜的真空度，真空管路上的阀门应徐徐打开，以免起泡。此法通常用于中药饮片的水或乙醇提取浓缩后的清膏。

（杨 华）

pēnwù gānzào

喷雾干燥（spray drying）

将液态物料喷雾成雾状，流化于一定温度的热空气流中，以雾滴表面为蒸发面而干燥获得粉末状物料的方法。操作时，将一定浓度的液态物料，用雾化器喷射成雾状液，落于一定流速的热气流中，使之迅速干燥，获得粉状或颗粒状制品，达到干燥的目的。该法能直接将溶液、混悬液、乳状液干燥成松脆的粉末或颗粒，保持原有色香味，易于溶解，同时可根据需要控制和调节干燥物品的粗细度和含水量等质量指标。影响喷雾干燥的主要因素有液态物料的性质（固含物含量及相对密度等）、雾化压力与口径大小、进口风温与出口风温等，不同的物料需要优化喷雾干燥条件，否则易导致干燥过程粘壁而无法进行。喷雾干燥不足之处是进风温度低时，热效率只有 30% ~ 40%；设备清洗较麻烦。此法适用于热敏性药液干燥，尤其适用于大部分中药提取液浓缩液；但含黏性成分较多的提取液比重应适宜，并应适当调节与降低进风温度及出

风温度，才能雾化干燥成粉。含挥发性成分的药材，应先提取挥发性成分后，再制备提取液进行干燥。含糖类成分较多的提取液，较难雾化成粉。常用设备喷雾干燥器。

（杨 华）

fèiténg gānzào

沸腾干燥 (boiling drying)

将湿粒性物料置于沸腾床中并在热空气作用下呈沸腾状，湿颗粒悬浮于热空气中进行热交换干燥物料的方法。又称流化床干燥。原理是利用从流化床底部吹入的热气流使颗粒吹起悬浮，流化翻滚如"沸腾状"，物料的跳动大大增加了蒸发面，热气流在悬浮的颗粒间通过，在动态下进行热交换，带走水分，达到干燥目的。此法的优点是沸腾床干燥的气流阻力较小，物料磨损较轻，热利用率较高，故干燥速度快，产品质量好，干燥均匀，产量高，没有杂质带入。同时因干燥时不需翻料，适用于同一品种的连续生产。而且温度较低、操作方便、占地面积小。缺点是热能消耗大，干燥室内不易清洗，尤其不宜用于有色颗粒的干燥，同时干燥后细粒比例较大。该法主要应用于中药片剂、颗粒的干燥。常用设备沸腾干燥器。

（杨 华）

lěngdòng gānzào

冷冻干燥 (freeze drying)

将被干燥的水溶液冷冻成固体，在低温高度真空条件下利用冰的升华性能，使物料中水分在低温下被除去而获得干燥疏松粉末的方法。又称升华干燥。冷冻干燥是在高度真空及低温条件下发生热量和物质的转移，所得干燥品质地疏松，易于溶解，含水量低（一般在 1%～3%），真空状态下干燥，

不易氧化，利于长期贮存，产品外观优良，适合于热敏性药物干燥，但冷冻干燥需要高度真空与低温，设备耗能大，成本高。冷冻干燥过程包括预冻（固化）、干燥（升华干燥）和再干燥（解析干燥）3 个阶段。通常将盛有水溶液的药瓶冷却至 0℃，再置于约 -40℃ 冻干箱内，使完全冻结；真空降至一定压力后，冰开始升华，同时升温使温度控制在 10℃ 左右，为冰的升华提供能量。干燥速度明显降低后，按照药液的冻干曲线，将搁板加热至 30～35℃，直至制品温度与搁板温度重合，达到干燥为止。干燥时制品不宜过厚，一般不超过 12mm。冷冻干燥法主要用于制备粉针剂、包合物及纳米粒等。用于冻干粉针剂制备时，可能会出现含水量过高、喷瓶、产品外观萎缩或成团等问题，可通过添加适量填充剂、改进冷冻干燥工艺条件或采取反复预冻得到解决。

（程 岚）

lěngdòng

冷冻 (frozen)

将物料的温度降至低于周围空气和水的温度而形成冻结物品的操作。又称制冷。冷冻操作多采用冷冻器械中的压缩机，应用热力学原理，将气态冷冻剂压缩成液态，导入冷冻室，压力去除后，冷冻剂汽化过程中吸收热量，产生冷效应，冷效应通过载冷体传递给被冷冻物质，使其降低温度，完成冷冻过程。冷冻剂是冷冻循环中将能量从低温传向高温的媒介物，常用氨、二氧化碳、氟利昂、碳氢化合物等；载冷体是将冷冻机产生的冷效应传递给被冷物质的中间物质，在制冷系统中常用的载冷剂有空气、氯化钙溶液、乙醇等。对冷冻器械的性能常用冷冻系数和冷

冻能力来描述。冷冻系数是冷冻剂自被冷物体中所吸取的热量与消耗的外界功或消耗外界能量之比。表示每消耗单位功所制得的冷量，对于给定的操作温度，冷冻系数越大，则循环的经济性越高。冷冻能力表示一套冷冻循环装置的制冷效应，即冷冻剂在单位时间内从被冷冻物体中取走的热量，又称制冷量。冷冻操作广泛应用于医药领域中冷冻浓缩、冷冻干燥等操作。

（程 岚）

shēnghuá

升华 (sublime)

物质从固态不经过液态直接变成气态的相变过程。物质从液态不经过固态直接变成气态的相变过程为凝华。升华现象是由于有些物质在固态时就有较高的蒸汽压，受热后不经熔化就直接变为蒸汽，冷凝时成为固体。固体物质的蒸汽压与外压相等时的温度，称为该物质的升华点。樟脑、干冰等都容易升华。升华包括常压升华、常温升华、减压升华和低温升华。其中减压升华，又称真空升华，降低压力可以降低升华温度，在常压下不能升华或升华很慢的物质可以采用真空升华，同时可防止被升华的物质因温度过高而分解或在升华时被氧化。明·李时珍著《本草纲目》中载有将水银、白矾、食盐的混合物加热升华制轻粉（氯化亚汞）的方法。在制药工艺上广泛应用的冷冻干燥法就是利用物质的升华性能制备粉针剂。

（程 岚）

wēibō gānzào

微波干燥 (microwave drying)

将物料置于高频电场内，物料中的极性分子在交变电场中发生分子转动并相互摩擦，使物料快速

升温而进行干燥的方法。微波是一种频率为300MHz到300GHz的高频电磁波，制药工业微波干燥只用915MHz和2450MHz两个频率。物质在外加高频交变电场的作用下分子反复发生极化，不断地迅速转动而发生剧烈碰撞与摩擦，转化为热能，物体被加热而干燥。介电常数越大的物质，吸收微波程度越强，含水物料采用微波干燥更有利，适用于中药饮片、水丸、蜜丸、颗粒剂、袋泡茶等制剂的干燥。微波干燥技术的特点是微波穿透介质较深，物料内部和表面同时均匀加热，热效率高，干燥时间短，不影响产品的色香味及组织结构，兼具有杀虫和灭菌的作用。常用设备微波干燥器。使用微波干燥时，应注意微波辐射产生的危害，加强劳动防护。

（程　岚）

gǔshì gānzào

鼓式干燥（drum-type drying）

将浓缩物料涂布于被加热的金属转鼓上，控制转鼓转速进行物料干燥的方法。又称鼓式薄膜干燥或滚筒式干燥。鼓式干燥的特点是能够连续生产，可根据需要调节药液的相对密度、受热时间（鼓的转速）和温度（蒸汽）；干燥物料呈薄片状，易于粉碎；对热敏性药物可在减压情况下进行。设备分为单鼓式薄膜干燥器和双鼓式薄膜干燥器两种。将需干燥的料液通过不同形式的加料装置，在鼓壁面上形成料膜。鼓内连续通入蒸汽、热水或热油等供热介质，加热鼓体，由鼓壁传热，使料膜的水分汽化，再用刮刀将达到干燥要求的物料刮下，可由传输带输送运走。根据不同物料性质和工艺要求，加料可采用浸入式、喷淋式、碾铺式等多种方式。主要用于液体物料的干燥，适用于中药提取浓缩药液、黏稠液体以及浆状、糊状物料的干燥，多用于膜剂及脱水食品的制备。

（程　岚）

dàishì gānzào

带式干燥（belt drying）

将湿物料平铺在传送带上，利用干热气流、红外线、微波等使湿物料中水分汽化进行干燥的方法。振动式远红外干燥、隧道式红外线干燥均属于带式干燥。带式干燥设备分为单带式、复带式和翻带式等。传送带可用橡胶带、帆布带、涂胶布带或金属丝网等制成。物料由加料器均匀地铺在传送带上，传送带由传动装置拖动在干燥机内移动，热气由下往上或由上往下穿过铺在网带上的物料，加热干燥并带走水分。传送带缓慢移动，运行速度可根据物料温度调节。带式干燥具有干燥速率高、蒸发强度强、产品质量好、干燥均匀等优点，主要用于易结块和变硬的物料干燥，也可用于中药饮片、茶剂、颗粒、水丸等湿物料的干燥。

（程　岚）

xīshī gānzào

吸湿干燥（hygroscopic drying）

用吸水性很强的物质作干燥剂对物料进行干燥的方法。将湿物料置于干燥器中，使物料中水分被干燥剂吸收而得到干燥物料。常用的干燥剂主要为一些吸水能力较强的物质，如硅胶、氧化钙、粒状无水氯化钙、五氧化二磷、浓硫酸等。干燥剂在使用过程中吸收一定水分后，吸湿能力降低，可通过加热或其他方式去除吸收的水分，重新恢复吸湿能力。由于干燥剂的除湿能力有限，仅用于除去物料中的微量水分。常用的吸湿干燥器可分为常压干燥器和减压干燥器。吸湿干燥多用于数量少、含水量较低药品的干燥和贮存保管。

（程　岚）

fěnsuì

粉碎（grinding）

将大块固体物质破碎成适宜大小的颗粒或将固体药物破碎成微粉的操作过程。是中药制药过程中基本的单元操作之一。

目的　①增加药物的表面积，促进药物的溶解与吸收，提高难溶性药物的生物利用度。②便于调剂，有助于提高药剂的内在质量。③增加粒子数目，有利于提高固体药物在液体、半固体、气体中的分散度。④减小粒度，有利于各成分混合均匀。⑤加速中药中有效成分的浸出或溶出，利于从药物中提取有效成分。⑥为制备多种剂型奠定基础，如胶囊剂、混悬、散剂等。

原理　固体药物的粉碎，一般是利用外加机械力，部分地破坏物质分子间的内聚力，使药物的大颗粒变成小颗粒，表面积增大，即将机械能转变成表面能的过程。这种转变是否完全，直接影响到粉碎的效率。粉碎度指物料粉碎后的细度。进料粒径与粉碎后粒径的比值，称粉碎比，常以未经粉碎药物的平均直径（d），与已粉碎药物的平均直径（d_1）的比值（n）来表示，$n = d/d_1$，是评价粉碎操作效果的重要指标。粉碎度与粉碎后物质颗粒的平均直径成反比，即粉碎度越大，粉碎后颗粒越小。粉碎度的大小一般取决于医疗用途、生产要求和药物本身的性质，过度粉碎不一定有用。应注意粉碎过程可能导致的不良现象与问题，如热分解、黏附、流动性差等。

药物的物理性质是影响粉碎效率和决定粉碎方法的主要因素。①硬度：固体物料的坚硬程度。滑石粉，软，定为 1；金刚石，硬，定为 10。一般分为 3 类：硬质物料硬度一般为 7~10；中等硬质物料硬度一般为 4~6；软质物料硬度一般为 1~3。中药材的硬度多属软质。②弹性与塑性：固体在弹性限度内所受之力与其应变成正比，且有恢复之性能，称为弹性体；受外力而变形，但除去外力时不能恢复成原形，而致永久变形者称为塑性体。非晶形药物如树脂、树胶等具有一定的弹性，粉碎时部分机械能消耗于弹性变形，最后变为热能，因而降低了粉碎效率，一般可用降低温度，增加非晶形药物的塑性，促进其粉碎。③脆性与韧性：脆性指物料受外力冲击易于破碎成细小微粒。极性晶形类药物如生石膏、大青盐、硼砂等均具有相当的脆性，较易粉碎。韧性与脆性相反，受外力时虽然变形但不易折断，如含纤维多的或含角质的一些药材，需要特殊处理。非极性晶形药物如樟脑、冰片等脆性差，当施加一定的机械力时，易产生变形而阻碍了粉碎，可以加入少量挥发性液体，液体渗入固体分子间的裂隙，能降低其分子间的内聚力，使晶体易从裂隙处分开。

注意事项 药物粉碎后其表面积增加，引起表面能增加，故不稳定，已粉碎的粉末易于重新结聚。一般粉碎不同的药物，可将一种药物适度地掺入到另一种药物中，使分子内聚力减小，粉末表面能降低从而减少粉末的再结聚。

为了使机械能尽可能有效地用于粉碎过程，应将已达到要求细度的粉末及时分离移去，使粗粒有充分机会接受机械能，这种粉碎法称为自由粉碎。若细粉始终保留在系统中，不但能在粗颗粒中间起到缓冲作用，而且要消耗大量机械能，影响粉碎效率，同时也会产生大量不需要的过细粉末。所以在粉碎过程中必须及时分离细粉。在粉碎机内安装药筛或利用空气将细粉吹出，均是为了自由粉碎顺利进行。

影响因素 ①药物的性质：固体药物本身的特性是影响粉碎的首要因素，决定粉碎作用力的选择，也决定了设备类型的选择。②粉碎度：粗粉的粉碎度较小，一般为 3~7，如要得到细小颗粒，可分成几段粉碎，或用研磨设备，粉碎度可达 100 以上。③水分：一般认为水分越小越易于粉碎，如水分为 3%~4% 时，粉碎尚无困难，也不至引起粉尘飞扬。水分超过 4% 时，常引起黏着性而堵塞设备，植物药水分为 9%~16% 时，则增加韧性，难以粉碎。④温度：粉碎过程中有部分机械能转变为热能，造成某些物料的损失，或有的受热而分解，有的变黏、变软，影响粉碎的正常运行。一旦发生此类现象，可采用低温粉碎。⑤细粉过多：粉碎系统中如有过多已达到某种细度的粉末，将在粗粒中间起缓冲作用，消耗大量机械能，引起升温等不利因素。⑥重新结块：粉碎引起表面能的增加，由于表面自由能趋向降低，已粉碎的粉末有重新结块的倾向。

原则 药物不宜过度粉碎，达到所需粉碎度即可，以节省能源和减少粉碎过程中的药物损失。在粉碎过程中，应尽量保存药物的组分和药理作用不变。中药材的药用部分必须全部粉碎应用。

对较难粉碎的部分，如叶脉或纤维等不应随意丢弃，以免损失有效成分或使用药物的有效成分含量相对增高。粉碎毒性或刺激性较强的药物时，应注意劳动保护，以免中毒。粉碎易燃易爆药物时，要注意防火防爆。植物性药材粉碎前应尽量干燥。粉碎过程中应注意粉碎机械的选用、使用和维护，注意安全防护以及劳动保护。

（张永萍）

fěntǐ

粉体（powder） 固体经过粉碎、筛析等过程得到的微细粒子集合体。大部分是不规则的颗粒。

粒子大小 表示方法包括：①几何粒径，用显微镜看到的实际长度的粒子径。②有效粒径，用沉降法求得的粒子径，又称斯托克斯直径（Stokes' diameter）或沉降粒径。即以粒子具有球形粒子的同样沉降速度来求出。③比表面积，单位重量（或体积）粉体具有的表面积。大多数粉粒的粒子表面粗糙，有裂隙和孔隙，因此，粉体的比表面积值大小与其理化性质有密切关系。

密度 物质单位容积的质量。欲求得密度，需先求得物质的容积，对于流体或无缝隙的固体来说，测定其准确的容积或体积并不难，然而对于微粉来说则不甚容易。为此研究工作者使用了许多表示微粉容积的方法，随之也有许多密度表示方法。①真密度：除去微粒本身的孔隙及粒子之间的空隙所占有的容积后求得物质的容积，并测定其质量，再计算得到的密度，为该物质的真实密度。通常采用气体置换法求得。②粒密度：除去粒子间的空隙，但不排除粒子本身的细小孔隙，测定其容积而求得的密度，亦即粒子本身的密度。可用液体置换法求得。因液体不能钻入微粒本身的微孔，所以测得的容积实际上是微粒的真容积与微粒内部孔隙的容积之和，称量样品的质量，即可求得粒密度。③堆密度：又称松密度。堆密度所用的容积是指包括微粒的真容积、微粒内孔径及微粒间的空隙在内的总容积。测定微粉的堆密度时，一般是将微粉填充于量筒中，并按一定的方式使振动，以保证实验条件一致及重现性，量得微粉容积，由质量及容积求得堆密度。

孔隙率 微粒中孔隙和微粒间的空隙所占的容积和微粉容积之比。微粉中的孔隙包括微粒本身的孔隙和微粒间的空隙。

流动性 与粒子间的作用力、粒度、粒度分布、粒子形态及表面摩擦力等因素有关。①休止角：又称静止角，一堆粉末的表面与平面之间可能产生的最大角度。测定休止角的基本方法是使粉体经漏斗流下，堆成圆锥体，圆锥底部半径（R），高位（H），则 $tg\alpha = H/R$，α 角为休止角。一般认为休止角 $\leq 30°$，粉末流动性好，休止角越大，流动性越差。②流速：微粉由一定孔径的孔或管中流出的速度。流速是粉体的重要性质。一般微粉流速快，其流动均匀性好，即流动性好。

（张永萍）

gānfǎ fěnsuì

干法粉碎（dry grinding）

经适当干燥处理药物，使药物中的水分含量降低到一定限度再粉碎的方法。药物水分含量一般应少于5%。药物的干燥可以根据药物性质选用适宜的干燥方法，一般温度不宜超过80℃，某些含有挥发性及遇热易起变化的药物，可用石灰干燥器进行干燥。除特殊中药外，一般药物均采用干法粉碎。

包括单独粉碎、混合粉碎和另加处理后粉碎等。

（张永萍）

hùnhé fěnsuì

混合粉碎（mixing and grinding）

将方中某些性质和硬度相似的中药，全部或部分混合在一起进行粉碎的方法。是将药物的粉碎和混合结合同时完成，可以克服黏性药物单独粉碎中的困难。但在混合粉碎的药物中含有共熔成分时会产生潮湿或液化现象，能否采用本法，应取决于制剂的具体要求。含糖类较多的黏性药物，如熟地黄、龙眼肉等吸湿性强，应先将处方中其他干燥药物粉碎然后取一部分粉末与此类药物掺研，制成不规则的碎块或颗粒，于低温充分干燥后再粉碎。含脂肪油较多药物，如桃仁、杏仁、苏子等须先捣成稠糊状，再与已粉碎的其他药物一起粉碎。混合粉碎常见方式包括串油、串料、蒸罐等。

串油粉碎 先将处方中油脂性大的药料留下，其他中药粉碎成粗粉，再将含有大量油脂性成分的中药陆续掺入，逐步粉碎成所需粒度，或将油脂类中药研成糊状再与其他药物粗粉混合粉碎成所需粒度的方法。这样先粉碎出的药粉可反复多次及时将油吸收，降低粉料油性，不使其黏附粉碎机与筛孔。需要串油粉碎的中药主要是种子类药物，如桃仁、苦杏仁、苏子、酸枣仁、火麻仁、核桃仁等。

串料粉碎 先将处方中其他中药粉碎成粗粉，再将含有大量糖分、树脂、树胶、黏液质的中药陆续掺入，再粉碎成所需粒度的方法。其中的糖分、树脂、树胶、黏液质等物质在粉碎过程中，及时被先粉碎出的药粉分散并吸附，使粉碎与过筛得以顺利进行。各类中药材粉碎难易程度因结构和性质而异。粉碎时应采用不同的方法。如含糖类或黏液质较多的药材如天冬、黄精、党参、地黄、龙眼肉等，粉碎时易黏结在机器上；如与处方中其他药料一齐粉碎，亦常发生粘机和难过筛现象，故应采用串料粉碎。有些粉性强的药材，如天花粉、茯苓、山药、薏苡仁等，与黏性大的药材串料混合粉碎，能有效地吸收黏液质、树脂或糖分，有利于粉碎操作。

蒸罐粉碎 先将处方中其他中药粉碎成粗粉，再陆续掺入用适当方法蒸制过的动物类或其他中药，经干燥，再粉碎成所需粒度方法。中药原料质地差别甚大，如新鲜动物类中药材（脏器、皮、肉、筋骨等），根据临床用药要求，有时难以粉碎，需另加处理，常用方法习惯术语称蒸灌。需蒸罐粉碎的中药主要是动物的皮、肉、筋、骨及部分需要蒸制的植物药，如乌鸡、鹿胎、制何首乌、酒黄芩、熟地、酒黄精、红参等。蒸灌的目的主要是使药料由生变熟，经蒸制的药料干燥后便于粉碎，而且能增加温补功效。生产上常用铜灌或夹层不锈钢，先将较坚硬的药料放入底层，再将新鲜的动物类药料放于中层，最后放一些植物性药料，然后将黄酒或其他药汁等液体辅料倒入，通常分两次倒入，第一次倒入总量的2/3，剩余的1/3等第二次倒入，以免加热后液体沸腾外溢。蒸制时间因药物性质而定，一般为16~48小时，有的品种可蒸96小时，以液体辅料（黄酒或药汁）基本蒸尽为度。蒸制温度可达100~105℃。

（张永萍）

dāndú fěnsuì

单独粉碎 （separate grinding）

将处方中的一味药材单独进行粉碎的方法。便于应用于各种复方制剂中。这种粉碎方法既可以按欲粉碎药料的性质选取较为适宜的粉碎机械，又可以避免粉碎时因不同药料损耗不同而引起含量不准确的现象。通常需要单独粉碎的中药：①贵重中药，如牛黄、羚羊角、西洋参、麝香等，主要目的是避免损失；②毒性或刺激性强的中药，如红粉、轻粉、蟾酥、斑蝥等，主要目的是避免损失、便于劳动保护和避免对其他药品的污染；③氧化性和还原性强的中药，如雄黄、火硝、硫黄等，主要目的是避免混合粉碎发生爆炸；④质地坚硬不便与其他药物混合粉碎的中药，如磁石、代赭石等。

（张永萍）

shīfǎ fěnsuì

湿法粉碎 （wet grinding）

药物中加入适量水或其他液体进行研磨粉碎的方法。通常选用的液体应符合药物遇湿不膨胀，两者不起变化，不妨碍药效。湿法粉碎是因水或其他液体以小分子渗入药物颗粒的裂隙，减少其分子间的引力而利于粉碎；对某些有较强刺激性或毒性药物，用此法可避免粉层飞扬。如樟脑、冰片、薄荷脑等常加入少量液体（如乙醇、水）研磨，液体可以渗入颗粒的裂隙中，减少分子间的引力以利于粉碎。根据粉碎时加入液体种类和体积的不同，可分为水飞法和加液研磨法。

水飞法：将药物与水共置乳钵中研磨，使细粉漂浮液面或混悬于水中，将混悬液倾出，余下的药物再加水反复研磨，直至全部研磨完毕的方法。将研得的混悬液合并，沉降，倾出上清液，将湿粉干燥即得极细的粉末。朱砂、珍珠、炉甘石等采用水飞法粉碎。曾采用手工操作，费工费力，生产效率很低。已多用球磨机代替，既保证药粉细度又提高了生产效率，但需持续转动60~80小时，才能得到极细粉。

加液研磨法：将药料加入少量液体研磨的方法。如樟脑、冰片、薄荷等，加入少量的挥发性液体（乙醇等），用乳锤研磨。如粉碎麝香时常加入少量水，俗称打潮，尤其到剩下麝香渣时，打潮更易研碎。中药细料药粉碎时，对冰片和麝香两药的原则是"轻研冰片，重研麝香"。

（张永萍）

dīwēn fěnsuì

低温粉碎 （low temperature grinding）

将药物在粉碎之前或粉碎过程中进行冷却的粉碎方法。可以采用冷冻原料，粉碎机夹层制冷或药料与干冰、液氮等混合后进行。不但产品粒度较细，能够较好地保持药物有效成分，而且可以降低粉碎机械的能量消耗。多用于热塑性、强韧性、热敏性、挥发性及熔点低的药材。低温粉碎时，应尽量避免在潮湿环境中进行，粉碎后的产品也应及时置于防潮容器内，否则会导致含水量增大。

低温粉碎的特点：①在常温下粉碎困难的物料，软化点低、熔点低及热可塑性物料，如树脂、树胶、干浸膏等，都可采用低温粉碎。②含水、含油虽少，但富含糖分，具有一定黏性的药物也能低温粉碎。③可获得更细粉末。④能保留挥发性成分。

低温粉碎一般有下列四种方法：①物料先行冷却或在低温条件下，迅速通过高速撞击或粉碎机粉碎。②粉碎机壳通入低温冷却水，在循环冷却下进行粉碎。③待粉碎的物料与干冰或液氮混合后再进行粉碎。④组合运用上述冷却方法进行粉碎。

（张永萍）

chāoxì fěnsuì

超细粉碎 （ultrafine comminution）

将粉粒物料磨碎到粒径为微米级的方法。药物超细粉碎后可以增加其利用率，提高疗效，同时也为剂型改变创造了条件。超细粉碎的关键是方法和设备以及粉碎后的粉体分级，不仅要求粉体极细，而且粒径分布要窄。微粉的粒径限度，尚无统一的标准。《中华人民共和国药典》规定：极细粉指能全部通过八号筛，并含能通过九号筛不少于95%的粉末。因此，根据中药粉碎加工的实际应用情况，结合《中华人民共和国药典》对粉末分等及药筛筛孔尺寸的规定，普遍认为将中药微粉粒径界定为小于 $75\mu m$ 较为合理。常用的超微粉碎设备有机械冲击式粉碎机、球磨机、振动磨、气流粉碎机、搅拌磨、雷蒙磨等。设备结构不同，粉碎机制不同，适应粉碎的药物性质不同，能达到的粉碎细度不同。特别是中药超细粉碎过程中常常有较难粉碎或无法粉碎的料头部分存在，极有可能带来药物有效成分的损失或增加，使所得的微粉与原药材成分有一定的差别，应引起注意。

（张永萍）

wēifěnhuà jìshù

微粉化技术 （micronization technology）

利用机械或流体动力的方法将中药材、中药提取物粉碎至微米甚至纳米级微粉的技术。是材料加工的一项新技术。微粉根据粒径大小通常分为：①纳米粉体，粉体粒径为 1~100nm；②亚微米粉体，粒径为 0.1~

1μm；③微米粉体，粒径大于1μm。通过对粉碎技术和设备的开发研究，制得微米、亚微米甚至纳米级的粉体。

目的 难溶性药物的溶出度是限制其吸收及生物利用度的因素。尽管一些手段如增溶、共溶、环糊精包合、固体分散技术都能提高药物的溶出度，这些技术都有局限性，且具有环境污染问题、载药量低和给药剂量大等缺点。微粉化技术的出现为解决这些问题提供了一定的途径。微粉的粒径可以小到纳米级别，这就大大提高了药物溶出速率和饱和溶解度，进而提高了药物的生物利用度。

药物颗粒的比表面积会影响到其溶解速率，进而影响到药物的疗效，而药物颗粒的表面积又受到微粒的粒径、粒子形态等因素影响，因此粒子大小不同，药物疗效就存在差异。药物制为微粉，其比表面积便会成倍增加，表面电子结构及晶体结构也会发生明显变化。产生了块状或粗粉药物所不具有的表面效应，小尺寸效应和量子效应，从而使微粉活性提高，吸附性能、表面电荷及表面黏着力发生显著变化。微粉越细，比表面积越大，与外界环境接触面积越大，药物就越易溶解。

制备技术 微粉的主要制备技术如下。

湿磨法：将药物分散在水溶性表面活性剂的溶液中，将得到的混悬液在研磨介质的存在下进行湿磨。药物颗粒与研磨介质的相互作用产生足够的能量将药物晶体转化成微粉。

高压均质法：将药物在水溶性表面活性剂存在下进行气流粉碎以得到含毫米粒径范围的预悬液，然后使预悬液通过约25mm

的均质器阀进行均质处理，当混悬离开阀门时，再次达到正常气压，产生的足够强的空化力将药物颗粒崩解为微粒。

乳化技术：将药物有机溶剂溶液分散在含有表面活性剂的水相里，然后在减压条件下蒸发掉有机溶剂，得到含有稳定剂的药物微粉混悬液。或者可以通过稀释由传统方法制备乳液，使内相完全扩散到外相以获得微粉悬液。

低温喷雾法：将一种水溶液、有机溶液、水-有机溶剂共溶液、水-有机溶剂乳液或药物混悬液雾化喷射到如液氮等低温液体里产生冷冻的微粒，然后再冻干以获得流动性好的粉末。药物溶液与低温液体的碰撞冲击使药物高度原子化再加上液氮的低温产生了快速的冷冻效率，从而形成非晶形的微粒。

（张永萍）

shāixī
筛析（sieving and segregation） 固体粉末的分离技术。筛即过筛，是用筛将粉碎后的药料粉末，按所要求的颗粒大小分开的操作；析即离析，是借流体（常用空气或水）流动或旋转之力，使粗粉与细粉分离的操作。筛析的目的：①获得粒度较均匀的药物。药物经过筛分后，其粒径分布范围变小，粒径较均匀一致，有利于提高混合的均匀性。②将粉碎的药粉分成不同等级，以制备不同的剂型。③从已粉碎的药粉中及时筛出达到细度的粉末，提高粉碎的效率。

（张永萍）

guòshāi
过筛（sieving） 将经过粉碎后的药物通过网孔状的工具使粗细混合的粉末分离出粗粉和细粉的操作过程。以适应医疗和药剂制备

的需要。

药筛 筛选粉末粒度或混匀粉末的工具。按《中华人民共和国药典》（简称《中国药典》）规定，用于药剂生产的筛为标准药筛。药物粉碎后其粉末粒度不同，成分也不均匀，影响应用，故粉碎后的药物都需要适当的药筛筛过，达到粉末分等级的目的。此外，多种物料过筛还有混合作用。在实际生产中，也常使用工业用筛，这类筛的选用，应与药筛标准相近，且不影响药剂质量。药筛可分为：①编织筛。筛网由铜丝、铁丝、不锈钢丝、尼龙丝、绢丝编织而成，也有采用马鬃或竹丝编织的。编织筛在使用时筛线易于移位，故常将金属筛线交叉处压扁固定。②冲眼筛：在金属板上冲压出圆形或多角形的筛孔，常用于高速粉碎过筛联动的机械上及丸剂生产中分档。细粉一般使用编织筛或空气离析等方法筛选。

目数：每英寸（2.54cm）筛网长度上的孔数，此为药筛的泰勒制标准。如100目筛即是指每英寸长度上有100个孔，能通过100目筛的粉末称为100目粉。制药工业上常以目数来表示筛号及粉末的粗细，目数越大，粉末越细。《中国药典》对药筛规定了9个筛号，即一号筛至九号筛，其中一号筛的孔径最大，九号筛的孔径最小。此为药筛的《中国药典》标准。以药筛筛孔内径为根据划分筛号是一种比较简单准确的方法，不易发生较大的误差，而且易于控制。

粉末的分等 粉碎后的粉末必须经过筛选才能得到粒度比较均匀的粉末，以适应医疗和药剂生产需要。筛选方法是以适当筛号的药筛筛过。过筛的粉末包括

所有能通过该药筛筛孔的全部粉粒。例如通过一号筛的粉末，不都是近于2mm直径的粉粒，包括所有能通过二至九号药筛甚至更细的粉粒在内。富含纤维的中药在粉碎后，有的粉粒成棒状，其直径小于筛孔，而长度则超过筛孔直径，过筛时，这类粉粒也能直立地通过筛网，存在于过筛的粉末中。为了控制粉末的均匀度，《中国药典》规定了6种粉末规格。①最粗粉：能全部通过一号筛，但混有能通过三号筛不超过20%的粉末。②粗粉：能全部通过二号筛，但混有能通过四号筛不超过40%的粉末。③中粉：能全部通过四号筛，但混有能通过五号筛不超过40%的粉末。④细粉：能全部通过五号筛，并含有能通过六号筛不少于95%的粉末。⑤最细粉：能全部通过六号筛，并含有能通过七号筛不少于95%的粉末。⑥极细粉：能全部通过八号筛，并含有能通过九号筛不少于95%的粉末。以上规定的6种粉末规格，可一般应用，至于特殊要求，应按规定掌握。

过筛器械 包括手摇筛、振动筛粉机（又称筛箱）、悬挂式偏重筛粉机、电磁簸动筛粉机。手摇筛由不锈钢丝、铜丝、尼龙丝等编织的筛网，固定在圆形或长方形的竹圈或金属圈上而成。通常按筛号大小依次叠成套，故亦称套筛。最粗号在顶上，其上面加盖，最细号在底下，套在接收器上，应用时可取所需号数的药筛，套在接收器上，上面盖上盖子，用手摇动过筛。此筛适用于毒性、刺激性或质轻的药粉，可避免细粉飞扬，但只能小量生产。

注意事项 过筛时需注意应不断振动药筛、粉末应干燥、粉层厚度要适中等。

不断振动药筛 药粉在静止情况下由于受相互摩擦及表面能的影响，易形成粉块不易通过筛孔。当施加外力迫使粉末振动时，各种力的平衡受到破坏，小于筛孔的粉末才能通过，所以过筛时需要不断振动。振动时药粉在筛网上运动的方式有滑动、滚动及跳动三种。跳动能有效增加粉末间距，且粉末运动的方向几乎与筛网成直角，筛孔得到充分地暴露而使筛选操作能够顺利进行。滑动虽不能增大粉末间距，但粉末运动方向几乎与筛网平行，能增加粉末与筛孔的接触机会。所以，当滑动与跳动同时存在时则有利于筛选进行。粉末在筛网上的运动速度不宜过快，这样可使更多的粉末有落于筛孔的机会，但运动速度也不宜过慢，否则也会使过筛的效率降低。过筛时表面能的影响随粉末细度的增加而增加。因此过细的粉末如不设法克服表面能的影响，则难以进行过筛。一般用增加振动力、用毛刷搅动粉堆或用鼓风等方法，都能部分地克服。

粉末干燥 如药粉含水量较高时应充分干燥再过筛。药粉湿度大，对细粉过筛的影响特别显著。易吸湿的药粉应及时过筛或在干燥环境中过筛。富含油脂的药粉易结成团块，很难通过较细的筛网，应先进行脱脂方能顺利过筛。

粉层厚要适中 药筛中放入粉末不宜太多，让粉末有足够的余地在较大范围内移，以减低其摩擦与表面相互饱和的趋向，便于过筛。但粉层也不能太薄，这样过筛效率太低。

影响因素 此外，影响过筛效率的因素还有药物的性质、形状和带电性。粉粒间摩擦力的大

小取决于粉粒表面结构。表面越粗糙，相互间摩擦力越大，对过筛的影响也越大。粉粒的形状对过筛也有影响，一般晶体物常碎裂为细小的颗粒，而中草药的粉粒常呈长条形状，故晶体物较中草药的粉末易通过筛孔。富含纤维或多毛的中草药，因粉粒多呈长形，且易彼此绞合成团，如与质地坚硬的药材共同粉碎，在一定程度上可以克服。此外，某些药物由于摩擦而产生电荷，能使药物吸附在金属网上而堵塞筛孔，可以装接地的导线加以克服。

（张永萍）

líxī

离析（segregation） 粉碎后的药料粉末借空气或液体流动或旋转的力，使粗粉与细粉分离的操作。当需要最细粉，用最细筛亦不能达到要求时则可用空气离析法。空气离析法，又称风筛法，是利用空气流，使已粉碎的大小不等的混合粉进行分离或精选的方法。空气离析装置一般是用鼓风机与粉碎机结合一起而成的，利用高速的气流，将粉末吹出而分离，粗粉可收回磨粉机中继续进行磨细，如此反复进行可得到极细的粉末。

在空气中，粗细不同粉末的下沉速度直接影响分离。下沉速度与物料的大小和密度均有关，可以用下式表示。

$$V=K\sqrt{D\rho/P}$$

式中V表示沉降速度；D表示粉末的直径；ρ表示物料的密度；P表示空气的密度；K表示物料常数。从上式可知，同一物料在相同情况下的沉降速度，仅取决于粉末直径（D）大的粗粉，因V值大，故容易下沉而不易为气流所吹远。反之，直径小的细

粉，V 值小，故容易随气流而吹出。因此，在特别的分离装置内，只要适当地调整沉降器的高度和风量，即可控制出粉的细度。

常用的离析器械有如下两种。①旋风分离器：利用离心力分离气体中细粉的设备。特点是：构造简单、分离效率高，其分离效率一般为 70% ~ 90%。但也有一些缺点，如气体中的细粉不能除尽，对气体的流量变动敏感等。为了避免分离效率降低，气体的流量不应太小。②袋滤器：进一步分离气体与细粉的装置。在制药工业中应用较广。滤袋是用棉织或毛织品制成的圆形袋。各袋都平行以列管形式排列，当含有微粒的气体以滤袋一端进入滤袋后，空气可透过滤袋，而微粒便被截留在袋内，待一定时间后清扫滤袋，收集极细粉。袋滤器的优点是截留气流中微粒的效率很高，一般可达 94% ~ 97%，甚至高达 99%，并能截留直径小于 1μm 的细粉。缺点是滤布磨损和被堵塞较快，不适用于高温潮湿的气流。如使用棉织品，其气流温度不超过 65℃；用毛织品截留微粒效果，但不宜超过 60℃。

（张永萍）

hùnhé
混合（mixing）

用机械的或物理的方法，使两种或多种物料相互分散而达到均匀状态的操作过程。目的是使各组分在制剂中均匀一致，以保证药物剂量准确和临床用药安全。生产时多采用搅拌或容器旋转的方式。混合在生产中的应用十分普遍，但对混合过程中粉体运动和混合机制的认识和研究却是在近代才起步的。1937年，日本药剂师小山（Y. Oyama）在试图通过转动来均匀混合不同大小的药粒时，却发现转动使大小不同的颗粒分离了。其他的一些研究也表明转动和振动会使容器中不同大小的颗粒分离开，而不是人们通常认为的越混越均匀。中国在 20 世纪 70 年代初期才开始研究和开发新型混合机，成立了国内第一个混合机开发课题组，并取得多项工业化成果。

在制备均匀混合物时，混合效果以混合物所达到的均匀性来衡量，不同物料经过混合所达到的均匀程度常用混合度来表示，有以下三种表述方式。①调匀度：在设备尺寸范围内的均匀性的度量。对于完全互溶的液体，混合度可以用调匀度 S 来描述混合均匀程度。设 A 和 B 为两互溶液体，其体积分别为 V_A 和 V_B，如果搅拌完全均匀，而且 A，B 两物料经扩散已达到分子尺度的均匀，则调匀度 S = 1。如果完全未调匀，则调匀度 S 为 0。②分隔尺度：混合物系中被分散微团（如液滴或固体团粒）大小的度量。分隔尺度越小，说明混合越均匀。③分隔强度：互溶物系在小尺度上的均匀性的度量。在混合操作过程中，混合液中存在的是不同大小和不同浓度的混合物微团。这些混合物微团浓度与平均浓度的差别就是分隔强度。分隔强度越小，说明物料混合越充分，微团间界面越模糊。当混合物料经过分子扩散已达到理想的混合状态时，即达到所谓分子尺度的均匀时，分隔强度为零。

混合按原理可分为扩散混合、切变混合、对流混合三种。实际操作过程中其混合原理常因混合器的类型、粉体性质、操作条件等而异，通常在混合开始阶段以对流与剪切混合为主导作用，随后扩散混合作用增加。常用的混合方法有搅拌混合、研磨混合和过筛混合。在混合过程中，应随时测定混合度，找出混合度随时间的变化关系，从而把握最佳的混合时间。同时应注意以下几点：①药物的组分量相差悬殊时，应该采用等量递增法（又称配研法）进行混合。②对于含有毒性药物、贵重药物的处方可采用等量递增法混合。③对于密度不同的组分，一般将密度小的组分先放在乳钵内，再加密度大的组分，适当研磨混匀。④当药物色泽相差较大时，应将色深的药物先置于乳钵中，再加等量的色浅的药物研匀，直至全部混合均匀。⑤药物粉末对混合器械具有黏附性，一般应将量大或不易吸附的药粉或辅料垫底，量少或易吸附者后加入。⑥混合时摩擦起电的粉末不易混匀，通常加少量表面活性剂或润滑剂加以克服，如硬脂酸镁、十二烷基硫酸钠等具有抗静电作用。⑦含液体成分、引湿性成分时，可采用处方中其他固体成分吸收，若液体量较大时可另加赋形剂吸收，若液体为无效成分且量过大时可采取先蒸发浓缩后再用赋形剂吸收的方法。引湿性大的成分应在干燥的环境下快速混合。⑧当两种或两种以上药物一起研磨混合后，有时产生熔点降低而出现润湿和液化的现象称为共熔现象（简称共熔）。制剂工作中常见的发生共熔的药物有樟脑与水杨酸苯酯、苯酚、麝香草酚、薄荷脑等。含共熔组分的制剂是否一起混合使其共熔，应根据共熔后对其药理作用有无影响及处方中所含其他固体成分数量的多少而定。

（胡容峰）

qiēbiàn hùnhé
切变混合（shear mixing）

利用粒子群内部力作用产生滑动面，破坏粒子群的团聚状态而进行的局部混合方式。又称剪切混合。一般是在物料团块的内部，颗粒间的相互滑移，如同薄层状流体那样引起局部混合。在混合开始阶段以切变混合和对流混合为主。常用设备为槽形混合机，槽内装有"～"形与旋转方向成一定角度的搅拌桨，用以混合粉末。混合槽可以绕水平轴转动以便于卸出槽内粉末，物料在搅拌桨的作用下发生上下、左右、内外方向运动，从而达到均匀混合。该设备除了适用于各种药粉混合以外，还可以用于冲剂、片剂、丸剂、软膏等团块的混合和捏合。高速剪切混合机主要由机座、混合容器、加热和传动部分组成，具有结构简单紧凑、占地面积小和耗能低等优点。它的混料锅体内装有 2～4 层桨叶，桨叶的高速旋转使物料沿着桨叶切向运动，在离心力左右下被抛向锅壁，并沿壁面上升，上升的物料一部分在重力的作用下又落回桨叶中心，另一部分物料撞向锅盖后落下，接着又被抛起，这种上升运动和切向运动结合，使物料相互碰撞、交叉混合；另外折留板搅乱了料流，使之形成无规则运动，并在折留板附件形成很强的涡流，促进物料进一步均匀分散和混合。而且，用高速剪切混合机制粒，比用传统混合机需要的黏合溶液少、制粒时间较短。

利用剪切混合的方式制备纳米级液体乳剂的常用设备为高剪切混合乳化机，采用特殊设计的转子和定子在电机的高速驱动下，把被加工的物料吸入转子，转子高速旋转所带来的强劲动能，使物料在定、转子的精密间隙中受到强烈的剪切、离心挤压、液层摩擦、高速撞击等综合作用下分裂、破碎、分散，并在短时间内让物料承受几十万次的剪切作用，从而使不相溶的物料在瞬间均匀精细地充分分散、乳化、均质、溶解，并最终得到高品质产品。使用时应注意：①高剪切混合乳化机正在进行工作时，开关的螺钉一定要拧紧；②一般工作头保持在高于容器底部两到三倍的动作头的直径；③大部分时候是根据被加工的物料（液体）和操作的要求选择安装标准的定子工作头；④接上电源时，动力头的转向要与所标示的箭头方向保持一致；⑤对于可移动式高剪切混合乳化机要经常仔细检查液压缸里面的油量，不足或者是时间过长都应及时的加油或是更换；⑥更换的标准定子头应及时清洗，方便下次使用。

（胡容峰）

duìliú hùnhé
对流混合 （convective mixing）

在机械转动下，固体粒子群产生类似流体的骚动而发生较大位移而产生的总体混合方式。一般是固体粉末在混合器械中，靠机械力从一处转移到另一处，经过多次转移使得粉末在对流作用下而达到混合。在整个混合过程中，初期主要是对流混合，此阶段的混合速度较大，最少分料。常用的 V 形混合机就是以对流混合为主，它由两个圆筒成 V 形交叉结合而成。物料在圆筒内旋转时，被分成两部分，再使这两部分物料重新汇合在一起，这样反复循环，在较短时间内即能混合均匀。物料在容器内受重力、惯性离心力、摩擦力作用产生流动而混合，当重力和惯性离心力平衡时，物料随容器以相同的速度旋转，物料失去相对流动不发生混合，此时的回转速度为临界转速。对于 V 形混合机，最适转速为临界转速的 30%～40%，生产中一般为临界转速的 60% 以下。该设备混合速度快，在旋转混合机中效果最好，应用非常广泛。

实际操作中应该注意：①在固体制剂车间设计时应尽量缩短混合后的物料输送距离；②运输中应尽量减少震动和落差；③对于配料的黏度差和密度差等因素引起的分料，除了控制各组分的平均黏度在工艺要求的规定范围外，应使密度相近的物料黏度相近；④对于密度差较大的物料，则使其颗粒的质量相近，以避免各组分的分料；⑤物料在容器中应尽可能得到较强的流动，物料装满容器是不利于混合的，对于 V 形混合机，装料比（即装料体积与容器体积之比）不要超过 50%；⑥加卸料时容易产生粉尘，需要采取防尘措施；⑦实际生产中的产品常常需要分次混合，而根据《药品生产质量管理规范》（GMP）要求，在规定限度内具有同一性质和质量，并在同一连续生产周期中生产出来的一定数量的药品为一批，所以同一批产品，根据生产需要，常常进行多次分锅混合，以达到同一均匀度。对流混合适用于具有较大分料倾向的物料。

（胡容峰）

kuòsàn hùnhé
扩散混合 （diffusive mixing）

粒子的无规则运动所致相邻粒子间相互交换位置而进行的局部混合方式。一般是分离的颗粒分散在不断展现的新生料面上，如同扩散作用那样，颗粒在新生成的料面上做微弱的移动，使得各组分的颗粒在局部范围扩散达到均匀分布。在整个混合的过程中，初期主要是对流混合，而混合的第二阶段中以扩散混合为主。常用的水平圆筒型混合机轴向混合就是以扩散混合为主，它是水平筒体在轴向旋转时带动物料向上运动，并在重力作用下物料往下滑落的反复运动中进行混合。

实际操作中应该注意：①物料的粒径、粒子形态、密度等在各个成分中存在显著差异时，混合过程中或混合后容易发生离析现象而无法混合均匀，混合物料中含有少量水分可有效防止离析。②掺水过多或不均，颗粒会相互黏结，使颗粒流动迟缓，甚至黏附在内壁上，严重影响混合的进行，一般加水量为4%左右。③具有粒度差和密度差的薄料层在受到振动会产生分料，即陷在小密度颗粒料层中的大密度粗颗粒仍能上升到料层的表面产生分料，故混合后的运输和储存应尽量减少或避免震动。④各成分密度差及粒径差较大时，先装密度小的或粒径大的物料后装密度大的或粒径小的物料，并且混合时间要适当；⑤对粒度差别较大的混合过程，混合质量先达最高值，经过混合状态又下降而趋于平衡，故可利用过混合现象，优选混合时间以保证混合质量。扩散混合最有利于分料，故不适用于具有较大分料倾向的物料。

（胡容峰）

jiǎobàn hùnhé

搅拌混合（stirring mixing） 将各药粉置适宜容器中，搅拌以达到混合均匀的操作。属于对流混合的一种方法，即固体粒子群在机械转动情况下产生较大位移时产混合。具体操作时，将各药粉置适宜容器中，物料在搅拌桨的作用下不停地上下、左右、内外的各个方向运动，从而达到均匀混合。一般情况下，影响搅拌混合的因素：①物料粉体的性质，

如粒径、粒子形态、流动性等。②设备，混合机的形状及尺寸，内部插入物（挡板、强制搅拌等），材质及表面情况等，应根据物料的性质选择适宜的混合器。③操作条件，物料的填充量、填充方式、混合比、混合机的转动速度及混合时间等。在大量生产中，常用搅拌混合仪器是槽形混合机，它由断面为U形的固定混合槽和内装螺旋状二重带式搅拌桨所组成，混合槽可以绕水平轴转动以便于卸料。混合时以剪切混合为主，混合时间较长，混合度与V形混合机类似。这种混合机亦用于制粒前软材的制备操作。为了适应各种需要，搅拌混合设备越来越多样化，例如和制粒、粉碎相结合，如流化床、均质机、球磨机、胶体磨等设备。在大批量生产时多采用搅拌或容器旋转的方式，以产生物料整体和局部的移动，从而实现均匀混合。

（胡容峰）

yánmó hùnhé

研磨混合（abrasive mixing） 将两种以上的混合组分置研钵等容器中研磨，使其充分分散并且达到均匀混合的操作。属于切变混合的一种方法。粒子群内部力的作用结果产生滑动面，破坏粒子群的团聚状态而进行局部混合。物料的粉体性质如粒度分布、粒子形态及表面状态、粒子密度及堆密度、流动性（休止角、内部摩擦系数等）、含水量、压缩指数、抗张强度、卡氏指数、黏附性、团聚等都会影响混合过程。特别是粒径、粒子形态、密度等在各个成分间存在显著差异时，混合过程中或混合过程后容易发生离析现象而无法混合均匀。一般情况下，小粒径、大密度的颗粒易于在大颗粒的缝隙中往下流

动而影响混合均匀；球形颗粒容易流失而发生离析；此时在混合物料中含有少量水分可有效地防止离析。操作因素包括操作过程中的环境湿度、研磨速度、物料的加入顺序、混合比及混合时间等。研磨混合应注意以下几点：①通常物理状态、粉末细度相近的等量药物混合时，一般容易混合均匀；药物的组分量相差悬殊时，则不易混合均匀，应先将量小药物研细后，加入等体积其他细粉混匀，如此倍量增加混合至全部混匀。②对于含有毒性药物、贵重药物的处方应先用处方中量大的药物研磨以饱和乳钵的内壁，以免内壁吸附方中量小的药物。然后加入量小的药物研细后，加入等容积的其他药物粉末，研磨均匀后，再加入与此等容积的其他药物粉末研匀，如此倍量增加至全部混合均匀。③对于各组分密度不同的药物，一般将密度小的组分先放在乳钵内，再加密度大的组分，适当研磨混匀。这样可避免轻质组分浮于上部或飞扬，而重质粉末沉于底部则不易混匀。④当药物色泽相差较大时，应将色深药物先置于乳钵中，再加等量的色浅药物研匀，直至全部混合均匀。⑤对于容易吸潮的物料，要特别注意研磨环境的湿度，防止药物吸潮。⑥有些药物按一定比例混合，可形成低共熔混合物，在操作时应特别注意避免形成低共熔物的混合比。⑦研磨时应按着一个方向。研磨混合在实验室最为常用，适用于小量尤其是结晶性药物的混合，不适用于引湿性或爆炸性成分的混合。

（胡容峰）

guòshāi hùnhé

过筛混合（sieve mixing） 将混合物料初步混合后，过适宜的药

筛一次或几次使之混匀的操作。过筛是借助网孔大小将不同粒度的物料按粒度大小进行分离的操作，从而得到粒径均匀一致的粉末，提高混合的均匀性。过筛混合时应注意：①需要不断振动，以防止表面自由能等因素影响，导致药粉在静止状态下结块，不易通过筛孔。当不断振动时，各种力的平衡受到破坏，小于筛孔的药粉才能通过。②粉末在筛上的运动速度不能过快也不能过慢。③过筛混合的粉末应干燥，若粉末含水量过高，药粉黏性增强，易阻塞筛孔，影响过筛的效率。④药筛上的粉层厚度合适，以便药粉在筛网上有足够多的余地在较大范围内移动，有利于过筛。⑤较细较重的粉末在过筛后仍须加以适当的搅拌混合，由于物料的粉体性质如粒度分布、粒子形态及表面状态、粒子密度及堆密度、流动性、含水量、黏附性、团聚等的影响，较细较重的粉末先通过筛网，当同时加以搅拌可使其混合充分。⑥粉末最好通过两三次筛网以确保混合均匀。常用的过筛混合设备有振动筛粉机和悬挂式偏重筛粉机。

过筛混合适用于质地相差大难以混合均匀的药物，尤其是含植物性及各组分颜色不同的药料，采用过筛混合能达到混合均匀和色泽一致的要求。

(胡容峰)

děngliàng dìzēngfǎ

等量递增法（equivalent increment） 混合组分比例相差悬殊时，取量小的物料和等量的量大的物料，同时置于混合机械中混合均匀，再加入同混合物等量的量大的物料混合均匀，如此倍量增加直至加完全部量大的物料的操作。又称配研法。可用下式表示。

$$\underline{1\ 甲+1\ 乙}$$
$$\underline{2\ 混+2\ 乙}$$
$$\underline{4\ 混+4\ 乙}$$
$$\underline{8\ 混+8\ 乙}$$
$$\vdots$$

式中甲为量小物料，乙为量大物料。

少量混合常用研钵进行混合，操作时的注意事项有：①先在研钵中加少许量大的组分，以饱和研钵表面，避免因量小组分直接加入研钵而被吸附。②将堆密度小的药物（"轻者"）先放入研钵内，再加等量堆密度大的药物（"重者"），研匀，这样可以避免质轻者浮于上部，而质重者沉于器底。③对于含有贵重药物的处方可即先用处方中量大的药物研磨以饱和研钵的内壁，以免吸附贵重药物造成损失，然后加入量小的药物研细后，再加入与此等容积的其他药物粉末研匀，如此等量增加至全部混合均匀。此法适用于密度和粒径相似而剂量相差悬殊的药粉混合，强调粉体粒子等比例量容易混合均匀，工时少，效果好。

(胡容峰)

dǎdǐ tàosèfǎ

打底套色法（bottoming chromatography） 色泽或质地相差悬殊的物料混合时，先用量大、色浅药粉饱和混合容器，再将量少、色深的药粉放入混合容器中，然后将量多、色浅的药粉分次地加入混合容器中使之混合均匀的操作。可用下式表示。

$$\underline{1\ 甲+1\ 乙}$$
$$\underline{2\ 混+约\ 1\ 乙}$$
$$\underline{约\ 3\ 混+约\ 1\ 乙}$$
$$\underline{约\ 4\ 混+约\ 1\ 乙}$$
$$\vdots$$

式中甲为量少、色深的药粉，乙为量多、色浅的药粉。

打底套色法能够避免颜色深浅不同的药粉在混合的过程中，色浅的组分被色深的组分掩盖，造成因色泽不一而使混合不均匀的错觉。该方法注重混合物的外观色泽，十分讲究混合顺序，但忽略了粉体粒子等比容易混合均匀的机制，费工费时。在操作过程中应注意以下几点：①在打底之前先用量大药粉饱和乳钵等混合机械，以减少量小的药物组分在混合器械中因吸附造成相对较大的损失。②套色时应分次将量多的、色浅的药粉加入，避免因加入量多而混合不匀、色泽不一。打底套色法是中药丸剂、散剂等剂型对药粉进行混合的一种经验方法，主要用于使色泽相差悬殊的物料混合均匀。

(胡容峰)

bèizēng tàosèfǎ

倍增套色法（double chromatography） 两组分混合时，先用量大色浅药粉饱和，再将量少、色深的药粉放入混合容器中，然后将量多、色浅、药粉倍量分次地加入混合容器中使之混合均匀的操作。可用下式表示。

$$\underline{1\ 甲+1\ 乙}$$
$$\underline{2\ 混+2\ 乙}$$
$$\underline{4\ 混+4\ 乙}$$
$$\underline{8\ 混+8\ 乙}$$
$$\vdots$$

式中甲为量少、色深的药粉，乙为量多、色浅的药粉。

在实际操作时应注意：①混合前先用少许用量大的药粉饱和乳钵等混合机械的表面自由能，再加入其他成分研和均匀；②若处方中的物质含量差别较大，套色时应分次将量多的、色浅的药粉加入，且整个混合过程要遵循等量递增原则，避免因加入量多而混合不匀、色泽不一。倍增套色法适用于色泽相差悬殊的物料混匀。

（胡容峰）

zhìlì

制粒（granulation） 将粉末状物料加工制成具有一定形状和大小的颗粒状物的操作。其目的是改善物料的流动性，防止多组分物料中各组分的离析，防止粉末物料直接制剂时粉末飞扬及黏附器壁，调整物料堆密度，改善物料溶解性能。制粒方法大体分两大类，湿法制粒和干法制粒。湿法制粒历史悠久，在20世纪50年代制备中药片剂、颗粒剂时应用最多。湿法制粒仍被普遍采用，其适用于对湿热稳定的药物。1959年，美国威斯康星州的沃斯特（Wurster）博士首先提出流化床制粒技术，中国于20世纪80年代引进流化床制粒设备。流化床在中国药厂已得到普遍应用。干法制粒是继流化床制粒（又称"一步制粒"）后发展起来的一种最新的制粒方法。它节能无污染，无需润湿剂，省却了干燥工序，节约了大量的能源，无溶剂制粒的防爆问题和废气排放污染的环保问题；随着干法制粒所需的新型的黏合剂不断开发出来，干法制粒成本大幅下降。因制粒方法不同，同样的处方经制粒所得制粒物不仅形状、大小、强度不同，而且崩解性、溶解性不同，往往药效也不同。因此，应根据所需颗粒的特性选择适宜的制粒方法。

（胡容峰）

gānfǎ zhìlì

干法制粒（dry granulation） 将物料粉末直接压缩成较大片剂或片状物后，重新粉碎成所需大小颗粒的方法。该方法不加任何液体，干法制粒时的干燥黏合剂是借助压缩的机械力，使粉末的距离接近，粒子间则主要是以分子间力（范德华力）和表面自由能为主要结合力。干法制粒的方法可以分为重压法制粒和滚压法制粒。重压法主要设备是压片机，该设备操作简单，但由于压片机需用巨大压力，冲模等机械损耗较大，原料也有一定损失。滚压法主要设备是干挤制粒机，它是将滚压、碾碎、整粒于一体的整体设备，方法简单，省工省时。

干法制粒的优点在于物料不需经过湿和热的过程，可以缩短工时，并可减少生产设备，尤其对受湿、热易变质的药物来说，可提高其产品质量，而且此法比较环保，减少多种设备的清洗及废水排放。其缺点在于各种物料的性质、结晶形状不一，往往给干法制粒带来困难；应注意考虑压缩引起的晶型转变及活性降低等问题；滚压法和重压法第一次压成大片后，粉碎制成颗粒时极易产生较多的细粉；干法制粒需要特殊的设备等。因此，在实际生产中除干浸膏直接粉碎成颗粒应用稍多些外，其他的只有部分产品使用此法。干法制粒常用于热敏性物料、遇水易分解的药物以及容易压缩成形的药物的制粒。

（胡容峰）

zhòngyāfǎ zhìlì

重压法制粒（heavy pressure granulation） 将物料粉末在重型压片机上压实制成胚片，重新破碎成所需大小颗粒的方法。又称大片法。一般胚片直径为20~25mm。该法需用巨大压力，冲模等机械损耗较大，原料也有一定的损失，但是工艺流程短、成本低，设备结构简单、得率高，因而重压法制粒在节能环保、低碳经济中有着一定的意义。具体操作是先采用大压力压缩物料，再经破碎、筛选后获得所需颗粒。特点：①压制过程采用大压力压机制成，均匀性好，物料受压一致；②制粒受物料流动产生的影响小；③减少了物料的流转次数；④颗粒一次成型，效率高；⑤设备结构简单、经济耐用、费用小，无论是小批量或大批量生产均能适应；⑥与湿法制粒相比，颗粒细粉量较高，颗粒完整性、流动性相对较差。该法适用于难压紧的或含气、含糖量大的物料，同时由于辅料选择面大，可以广泛用于各种固体制剂。

（胡容峰）

gǔnyāfǎ zhìlì

滚压法制粒（rolling extrusion granulation） 利用转速相同的二个滚动圆筒之间的缝隙，将物料粉末滚压成片状物，重新破碎制成所需大小颗粒的方法。属于干法制粒。该法操作简单，省工省时。具体操作是将药物和辅料混合均匀后，加入料斗中，通过双锥形、不等螺距的螺杆的输送和压缩（此时粉料密度成倍增加）被推送到两挤压轮上部，这时粉料处于三面受压的状态下，随着挤压轮的转动，粉料被送往两挤压轮之间的空隙（空隙可调节）被强烈挤压成硬条片，然后转入下部打碎、筛分等。这样经挤压1~3次即可压成硬度适宜的薄片，再碾碎、整粒，即达到规定要求。滚压法能大面积而缓慢地加料，粉层厚薄易于控制，薄片的硬度较均匀，而且加压缓慢，粉末间空气可从容溢出，故此法制成的片剂没有松片现象。但由于滚筒间的摩擦常使温度上升，有时制的颗粒过硬，片剂不易崩解。该法适用于对湿、热敏感的物料。

(胡容峰)

shīfǎ zhìlì

湿法制粒（wet granulation） 将药物与辅料的粉末混匀后加入液体润湿剂、黏合剂制备颗粒的方法。主要包括：挤出制粒、高速搅拌制粒、流化喷雾制粒、喷雾干燥制粒、滚转法制粒等。

湿法制粒的操作工序如下：①制软材：药物或饮片提取物与适当的辅料（稀释剂、崩解剂等）或饮片细粉混合均匀，加入适量的润湿剂或黏合剂制软材，生产上把这种大量固体粉末与少量液体混合的过程，也称作捏合。②制湿颗粒：常用挤出制粒法制备，将制好的软材以强制挤压的方式通过规定筛网制成均匀的颗粒。生产中多采用摇摆式制粒机，搅拌制粒和流化床制粒等技术也被广泛用于颗粒剂的制备中。③干燥：湿颗粒制成后，须及时干燥，否则可能发生粘连而致结块、变形。常用的干燥设备有烘箱、烘房及沸腾干燥器等。④整粒与分级：湿颗粒干燥后可能会有结块、粘连的现象，因此要对干颗粒采用过筛的方法进行整粒和分级，以得到具有一定粒度的均匀颗粒，保证分剂量的准确性和含量的均匀一致性等。一般先通过一号筛除去大颗粒，然后通过四号筛除去细小颗粒和细粉，筛除的细小颗粒和细粉，可重新制粒或混入下次同批药粉后重新制粒。⑤质量检查与分剂量：整粒后的干颗粒应进行含量、粒度等有关检查，符合要求后方可进行分剂量包装。生产上多采用自动颗粒包装机进行分装。

具体操作时注意以下几点：①制软材是制粒的关键工艺，直接影响到颗粒剂的质量，宜选择适宜的黏合剂和用量，若软材较黏，可用适量高浓度乙醇调整。一般根据经验判断软材的质量是否符合要求，常以"手握成团，轻压即散"为原则。②颗粒的干燥温度一般以 60～80℃ 为宜。干燥温度应逐渐升高，防止升温过快导致颗粒表面结成硬壳而影响内部水分蒸发。尤其是含糖粉的颗粒剂，骤遇高温，糖粉会熔化，使颗粒变得坚硬，应加以注意。颗粒干燥程度应适宜，其含水量一般控制在 2% 以内，中药颗粒剂含水量不应超过 6%。③整粒时应注意筛网的选择，保证颗粒均匀，避免产生过多细粉。④颗粒剂中含有易吸湿性成分或吸湿性辅料（如糖粉）或中药浸膏，极易吸潮软化，故应及时包装。⑤特殊用途颗粒剂，如泡腾性颗粒剂，制备时要求酸性颗粒与碱性颗粒在湿润状态下应严格分开，生产环境应保持干燥避免与其他酸碱性物质混淆，以减小颗粒的吸湿性。湿法制粒适用于对湿、热稳定的物料。

(胡容峰)

jǐchū zhìlì

挤出制粒（extrusion granulation） 利用强制挤压的方式使得松紧适宜的软材通过一定大小的筛孔而制成颗粒的方法。具体操作是先将药物粉末与处方中的辅料混合均匀，然后加入黏合剂制软材，再将软材用强制挤压的方式通过具有一定大小的筛孔而制得颗粒。主要特点：①粒度分布较窄，粒子形状多为圆柱状、角柱状，制得颗粒的大小可由筛网的孔径调节，粒径范围一般在 0.3～30 mm；②颗粒的松软程度可通过不同黏合剂及其用量加以调节；③程序多（制粒前必需进行混合、制软材等工序）、劳动强度大，不适合

大批量的连续生产；④制备小粒径颗粒时筛网的寿命短。在挤出制粒过程中，制软材是关键步骤，选择黏合剂的品种与用量非常重要。软材质量以"轻握成团，轻压即散"为准，可靠性与重现性较差。该法所制得的颗粒形状规则、质地紧密、细粉少，不易吸湿，产品的保存期长，热损失较小，适用范围广。

(胡容峰)

gāosù jiǎobàn zhìlì

高速搅拌制粒（high-speed mixing granulation） 使物料在搅拌桨的作用下混合、翻动形成较大颗粒，再使大块颗粒在切割刀的作用下成为致密且均匀颗粒的制粒方法。它将混合与制粒两种工序放在同一个容器中完成，且制得的颗粒大小均匀。与挤压制粒相比，工序少、操作简单、快速。操作方法是先将药物粉末和辅料加入高速搅拌制粒机的容器内，搅拌混匀后，再加入黏合剂，使物料在搅拌桨的作用下混合、翻动得到强大的挤压、滚动；再在切割刀的作用下将大块颗粒切割，形成致密且均匀颗粒。具体操作时应注意以下因素：①黏合剂的种类、加入量、加入方式；②原料粉末的粒度（粒度越小，越有利于制粒）；③搅拌速度；④搅拌器的形状与角度、切割刀的位置等。高速搅拌制粒可用于制备致密、高强度的颗粒；也可制松软的颗粒。

(胡容峰)

liúhuà pēnwù zhìlì

流化喷雾制粒（fluidized spray granulation） 将物料粉末置于容器内，通过自下而上的气流作用使之保持悬浮的流化状态时，向流化层喷入液体黏合剂使粉末聚结成颗粒的方法。又称沸腾制粒。

因在一台设备内可完成混合、制粒、干燥过程，又称一步制粒。主要特点：①混合、制粒、干燥，甚至是包衣等操作在一台设备内进行，简化工艺、节约时间、劳动强度低；②制得的颗粒为多孔性颗粒，密度小、强度小，且颗粒的粒度分布均匀、流动性、压缩成形性好；③颗粒间较少或几不发生可溶性成分迁移，减小了由此造成片剂含量不均匀的可能性；④在密闭容器内操作，无粉尘飞扬，符合药品生产质量管理规范（GMP）要求。

具体操作方法是将药物粉末与各种辅料装入流化床制粒机中，从床层下部通过筛板吹入适宜温度的气流，使物料在流化状态下混合均匀，然后开始均匀喷入液体黏合剂，粉末开始聚结成粒，经过反复的喷雾和干燥，当颗粒的大小符合要求时停止喷雾，形成的颗粒继续在床层内送热风干燥，出料送至下一步工序。常用设备为流化喷雾制粒装置。

影响因素：①制粒材料：用亲水性材料制粒时，粉末与黏合剂互溶，易凝集成粒，故适宜采用流化床制粒。而疏水性材料的粉粒需借黏合剂的架桥作用才能黏结在一起，溶剂蒸发后，形成颗粒。对于两种材料，粉末粒度必须达到 80 目以上，否则制得的颗粒有色斑或粒径偏大，分布不均匀。②进风温度：若温度过高，会使颗粒表面的溶剂蒸发过快，得到大量外干内湿、色深的大颗粒，甚至有些粉料高温下易软化，且黏性增大、流动性变差，易黏附在容器壁上；温度过低，则湿颗粒不能及时干燥，相互聚结成大的团块，会造成塌床。③进风湿度：进风湿度大，则湿颗粒不能及时干燥，易黏结粉，当以易

吸湿的中药浸膏粉为底料时，若进风湿度大，往往可能在物料预热时就产生大量结块，造成塌床。④黏合剂黏度：黏合剂黏度大，形成的雾滴大，所得颗粒粒径大、脆性小、硬度大，也易使物料结块；黏合剂黏度低，则形成的雾滴小，物料成粒困难，所得颗粒中细粉偏多，且较松散。⑤黏合剂流速：黏合剂流速大，形成的雾滴大，则黏合剂的润湿和渗透能力大，所得颗粒粒径大，脆性小，颗粒的堆密度大，流速较小时，颗粒粒径小，有时因雾滴较小而易失去溶剂造成颗粒中细粉多。⑥雾化空气压力：压力增大，易使黏合剂形成细雾，降低对粉末的湿润能力，所得颗粒粒径小、脆性大，压力较小则黏合剂雾滴大，颗粒粒径大。⑦其他因素还包括：风量、喷嘴位置、静床深度、喷枪种类、捕集袋质量及振摇频次。

此法适于中成药，尤其是浸膏量大、辅料相对较少的中药颗粒的制备以及对湿和热敏感的药物制粒。鉴于该法的特点，还可用于混合、干燥包衣、制微丸等。

（胡容峰）

pēnwù gānzào zhìlì

喷雾干燥制粒（spray drying granulation）

将药物溶液或混悬液喷雾于干燥室内，在热气流的作用下使雾滴中的水分迅速蒸发以获得球状干燥细颗粒的方法。以干燥为目的称喷雾干燥；以制粒为目的称喷雾制粒。该法可在数秒钟内即完成药液的浓缩与干燥，原料液含水量可达 70%～80% 甚至更高。其特点主要有：①物料的受热时间极短，适合于热敏性物料；②由液体直接得到粉状固体颗粒；③堆密度一般在 200～600kg/m³ 的中空球状粒子较

多，具有良好的溶解性、分散性和流动性。④该法汽化大量液体，能量消耗大、操作费用高。

具体操作是让原料液由贮槽进入雾化器喷成液滴分散于热气流中，空气经蒸气加热器及电加热器加热后沿切线方向进入干燥室与液滴接触，液滴中的水分迅速蒸发，液滴经干燥后形成固体粉末落于器底，干品可连续或间歇出料，废气由干燥室下方的出口流入旋风分离器，进一步分离固体粉末。操作中要注意黏性较大料液易粘壁，需用特殊喷雾干燥设备。该法物料的受热时间极短，适用于热敏性物料。生产中可用于抗生素粉针的生产、微囊的制备、固体分散体的制备以及中药提取液的干燥或中药提取液直接制粒。

（胡容峰）

gǔnzhuànfǎ zhìlì

滚转法制粒（rotation granulation）

在药物粉末中加入一定量的黏合剂，在转动、摇动、搅拌等作用下使粉末结聚成具有一定强度的球形粒子的方法。属于湿法制粒。转动制粒主要经过三个阶段。①母核形成阶段：又称起模。在粉末中喷入少量液体使其润湿，在滚动和搓动作用下使粉末聚集在一起形成大量母核。②母核成长阶段：又称泛制。母核在滚动时进一步压实，并在转动过程中向母核表面将一定量的水和药粉均匀喷撒，使药粉层积于母核表面，如此反复多次，可得一定大小的药丸。③压实阶段：在此阶段停止加入液体和药粉，在继续转动过程中多余的液体被挤出而吸收到未被充分润湿的层积层中，从而颗粒被压实形成具有一定机械强度的微丸。滚转法属于湿法非强制制粒的方法，此法适用于

中药浸膏粉、半浸膏粉及黏性较强的药物细粉制粒。

(胡容峰)

miejūn

灭菌 (sterilization) 用物理或化学的方法将物体上或介质中的微生物繁殖体和芽胞杀死或除去以获得无菌状态的过程。杀灭或除去所有微生物繁殖体和芽胞的方法称为灭菌法 (sterilizing technique)。任一指定物体、介质或环境中，不得存在任何活的微生物称为无菌 (sterility)。用物理或化学方法抑制微生物生长与繁殖的手段称为防腐 (antisepsis)，也称抑菌。抑菌剂或防腐剂是对微生物的生长与繁殖具有抑制作用的物质。用物理或化学方法杀灭或除去病原微生物的手段称为消毒 (disinfection)。对病原微生物具有杀灭或除去作用的物质称为消毒剂。灭菌的基本目的是杀死或除去制剂中的微生物繁殖体和芽胞以获得无菌状态，同时又要保证药物的理化性质稳定及临床疗效不受影响。因此，在制剂中选择灭菌方法与微生物学上的要求不尽相同，应根据药物的性质及临床治疗要求，选择适当的灭菌方法。灭菌法是制药生产中的一项重要操作，分为物理灭菌法、化学灭菌法和无菌操作法。

形成发展 19 世纪中期，流行病学和微生物学的发展，使人们逐步认识到想要控制和预防传染病，杀灭外环境中的致病性微生物是十分重要的。因此，人们根据经验开始有目的地采取一些消毒灭菌措施进行防病、防腐和保存。例如用煮沸法保存食物，用热蒸汽消毒病人的衣物等，这个时期是灭菌的经验时期。1895 年伦琴发现了 X 射线，1896 年明克 (Mink) 就提出了辐射灭菌的设想。1956 年美国医药公司首先采用辐照法对外科缝合线进行了灭菌，1960 年英、法等国工业规模的 γ 射线装置相继投入运行，从此，医疗器械辐射灭菌进入商业化生产阶段。在美、欧、日等发达国家，60%以上的医疗卫生用品都用辐照法灭菌，一次性医疗器械的灭菌已普遍由辐射灭菌法替代化学灭菌法。20 世纪 50 年代后，灭菌方法及理论研究更多，像环氧乙烷气体灭菌，戊二醛的应用，臭氧灭菌技术的发现，热力灭菌的自动化控制，紫外灭菌和电离辐射灭菌的发展等使得灭菌技术逐渐成熟起来。1977 年美国的西摩·S·布洛克 (Seymour S. Block) 著《消毒，灭菌和保存》 (*Disinfection*, *Sterilization and Preservation*)，这部书详细介绍了消毒灭菌和保存的理论和技术，为灭菌技术的发展奠定了基础。微波技术作为一种新型的加热灭菌技术而倍受人们关注，尤其是在食品卫生方面的运用得到了快速的发展。中国于 20 世纪 70 年代开始微波消毒灭菌研究，90 年代已广泛应用于工农业、科研和医疗卫生事业中。在化学灭菌技术方面，除了常用的环氧乙烷、甲醛外，1990 年前后，过氧戊二酸被批准作为一种高效消毒剂使用；1999 年 10 月美国食品药品监督管理局 (FDA) 批准邻苯二甲醛为化学灭菌剂。新灭菌剂的问世使灭菌工作有了更多的选择。

可靠性验证 药剂或药品需经灭菌或无菌操作法处理，经证实已无微生物生存，方能使用。在一般灭菌条件下，产品中可能还存有极微量微生物，而现行的无菌检验方法往往难以检出被检品中的极微量微生物。为了保证产品的无菌，有必要对灭菌方法的可靠性进行验证，F 与 F_0 值即可作为验证灭菌可靠性的参数。

D 值：在一定温度下，杀灭 90% 微生物（或残存率为 10%）所需的灭菌时间。D 值即为降低被灭菌物品中微生物数至原来的 1/10 所需的时间。在一定灭菌条件下，不同微生物具有不同的 D 值；同一微生物在不同灭菌条件下，D 值亦不相同。因此，D 值随微生物的种类、环境和灭菌温度变化而异。Z 值：降低一个 $\lg D$ 值所需升高的温度，即灭菌时间减少到原来的 1/10 所需升高的温度或在相同灭菌时间内，杀灭 99% 的微生物所需提高的温度。F 值：在一定灭菌温度（T）下给定的 Z 值所产生的灭菌效果与在参比温度（T_0）下给定的 Z 值所产生的灭菌效果相同时 T_0 温度下所相当的灭菌时间 (equivalent time)。F 值常用于干热灭菌法，以分 (min) 为单位，其数学表达式为：

$$F = \triangle t \sum 10^{(T-T_0)/Z}$$

F_0 值：在一定灭菌温度（T）、Z 值为 10℃ 所产生的灭菌效果与 121℃、所产生的灭菌效果相同时所相当的时间。F_0 值仅限于热压灭菌，以分 (min) 为单位。

物理 F_0 值的数学表达式为：

$$F_0 = \triangle t \sum 10^{(T-121)/Z}$$

生物 F_0 值的数学表达式为：

$$F_0 = D_{121℃} \times (\lg N_0 - \lg N_t)$$

式中，$D_{121℃}$ 是指 121℃ 杀灭 90% 微生物所需的灭菌时间，N_0 为微生物的初始数，N_t 为灭菌后预计达到的微生物残存数，即染菌度概率 (probability of nonsterility)，当 N_t 达到 10^{-6} 时（原有菌数的百万分之一），可认为灭菌效果较可靠。因此，生物 F_0 值可认为是以相当于 121℃ 热压灭菌时，杀灭容器中全部微生物所需要的时间。

影响 F_0 值的因素主要有：①容器大小、形状及热穿透性等；②灭菌产品溶液性质、充填量等；③容器在灭菌器内的数量及分布等。测定 F_0 值时应注意的问题：①选择灵敏，重现性好的热电偶，并对其校验；②灭菌时应将热电偶的探针置于被测样品的内部，并在柜外温度记录仪上显示；③对灭菌工艺和灭菌器进行验证，要求灭菌器内热分布均匀，重现性好。

（胡容峰）

wújūn cāozuòfǎ

无菌操作法（aseptic technique）　在整个操作过程中利用或控制一定条件，使产品避免被微生物污染的操作方法。按无菌操作法制备的产品，一般不再灭菌，但某些特殊（耐热）品种亦可进行再灭菌（如青霉素 G 等）。操作步骤：①无菌操作室的灭菌。常采用紫外线、液体和气体灭菌法对无菌操作室环境进行灭菌。无菌操作室多利用层流洁净技术，确保无菌环境。②无菌操作。操作人员进入无菌操作室之前要沐浴并换上已经灭菌的工作服和清洁的鞋子，不得外露头发、内衣等，双手应按规定洗净并消毒后方可进行操作，以免污染；物品及用具如安瓿要经过 150～180℃，2～3 小时干热灭菌，橡皮塞要以 121℃，1 小时热压灭菌；无菌操作法制备的注射剂，大多要加入抑菌剂。注意事项：①无菌操作须在无菌操作室或无菌操作柜内进行；②所用的一切用具、材料（原辅料）以及环境（操作空间），均需按一定的灭菌法灭菌；③对操作人员的卫生严格要求。

该法适用于一些含有不耐热成分的中药注射剂、眼用制剂、海绵剂和创伤制剂的制备。

（胡容峰）

wújūn jiǎncháfǎ

无菌检查法（aseptic test）　检查药品、原料、辅料、器具及其他物品是否无菌的方法。《中华人民共和国药典》规定的无菌检查法有直接接种法和薄膜过滤法。直接接种法是将供试品溶液接种于液体培养基中，培养数日后观察培养基是否出现混浊或沉淀，与阳性和阴性对照品比较或直接用显微镜观察。薄膜过滤法是取规定量供试品经薄膜过滤器过滤后，将滤膜在培养基上培养数日，观察结果，并进行阴性和阳性对照试验。该方法可过滤较大量的样品，检测灵敏度高，结果较直接接种法可靠，不易出现假阴性结果。注意事项：①无菌检查多在层流洁净工作台上进行，工作台面与单向流空气区应按照相关的要求进行洁净度验证。②全过程应严格遵守无菌操作，防止微生物污染，防止污染的措施不得影响供试品种微生物的检出，从而影响检测结果。③无菌检查人员必须具备微生物学专业知识，并经过无菌技术的培训。《中华人民共和国药典》要求无菌检查的药品、辅料、无菌器具等均需进行无菌检查。

（胡容峰）

wùlǐ mièjūnfǎ

物理灭菌法（physical sterilization）　利用加热、微波、射线等方法，杀灭或除去微生物的方法。依据是否需要对灭菌的物品进行加热，可分为两类。①加热灭菌法：包括干热灭菌法和湿热灭菌法。②非加热灭菌法：包括微波灭菌法、紫外线灭菌法、辐射灭

菌法和滤过除菌法等。物理灭菌法适用范围很广，包括玻璃、金属制品如镊子、玻璃棒等医疗器械的灭菌，也可对药品等进行灭菌。对药品灭菌过程中可能会对药物产生不同程度的影响，因此要根据需要灭菌物品的性质选择适当的灭菌方法。

（张永萍）

gānrè mièjūnfǎ

干热灭菌法（dry heat sterilization）　在干燥环境中利用火焰或干热空气杀灭微生物或消除热原物质的方法。包括干热空气灭菌法和火焰灭菌法。干热灭菌的主要设备有干热灭菌柜、隧道灭菌系统。干热灭菌设备一般组成部分：①加热器，是干热灭菌设备的主要组成部分，对灭菌效果影响极大。②高效过滤器，可除去内部空气循环系统中产生的尘埃物质和防止排风倒流的污染，且进风应通过高效过滤器，故高效过滤器需满足干燥灭菌工艺用风量，并能承受相应的风压。③风机，影响气流循环，其风量应可测量、调整。④运行连锁控制系统：门连锁控制系统，压力传感器等控制装置，保证在任何情况下出现温度低于设计要求时，阻止灭菌物品在低于灭菌温度的情况下通过。

影响因素：①灭菌时间。被灭菌物品到达灭菌温度的时间要比灭菌箱迟，灭菌物品量越多，导热性越差，迟滞时间越长。因此灭菌时间应从灭菌器内部温度到达所需灭菌温度算起。在灭菌过程中，必须测定和计算灭菌升温时间和被灭菌物品迟滞时间，以保证被灭菌物品的最内部也能达到灭菌温度，并维持足够时间，以杀死抵抗力最强的微生物。②灭菌箱的类型。常用的灭菌箱有自然

对流和装有鼓风机的强制对流两种类型。自然对流式灭菌箱中的空气循环，靠箱内热空气上升和冷空气下降而形成气体湍流，但不同层搁板之间存在一定温度差因而降低灭菌效果。强制型对流烘箱，灭菌箱内部装有鼓风机，使灭菌箱内热空气围绕灭菌物品循环，故灭菌效果较好。由于热空气在灭菌物品周围迅速循环，灭菌箱中物品温度迟滞时间缩短。

该法适用于耐高温但不宜用湿热灭菌法灭菌的物品，如玻璃器具、金属制容器纤维制品、固体试药等。

(张永萍)

huǒyàn mièjūnfǎ
火焰灭菌法 (flame sterilization)

将被灭菌物品置于火焰上直接灼烧的灭菌方法。一些金属或搪瓷桶容器，加入少量的高浓度乙醇，点火燃烧，达到灭菌目的的方法也属于火焰灭菌法。该法通过加热使微生物的蛋白质变性或凝固，破坏微生物核酸，使酶失活，导致微生物死亡。该法的特点是简便，灭菌效果可靠，适宜于不易被火焰损伤的瓷器、玻璃和金属制品如镊子、玻璃棒等器具的灭菌，但该法不适用于药品的灭菌。由于火焰温度较高，所以采用该方法灭菌所需时间短。

(张永萍)

gānrè kōngqì mièjūnfǎ
干热空气灭菌法 (dry heat air sterilization)

利用高温干热空气灭菌的方法。可适用于能耐受较高温度，却不宜被蒸汽穿透，或者易被湿热破坏的物品的灭菌如玻璃、金属制品以及不允许湿气穿透的油脂类材料和耐高温的粉末材料等。但干热空气穿透力弱，温度不易均匀，而且灭菌温度较高，故不适用于大部分药品及橡胶、塑料制品的灭菌。一般在干热灭菌器或高温真空箱中进行。通常在100℃以上干热1小时可杀灭繁殖型细菌；在120℃以下长时间加热，耐热性细菌芽胞也不死亡；但在140℃左右杀菌率急剧增长。为了保证灭菌效果，《中华人民共和国药典》（2015年版）规定：干热灭菌条件一般为160～170℃，120分钟以上；170～180℃，60分钟以上；250℃，45分钟以上。在实际操作过程中，以上干热条件仅供参考，必须通过实验在保证灭菌效果和不损害灭菌物品的前提下，制订对该物品的干热灭菌条件。

(张永萍)

shīrè mièjūnfǎ
湿热灭菌法 (moist heat sterilization)

用饱和水蒸气、沸水或流通蒸汽等使微生物中的蛋白质、核酸发生变性而杀灭微生物的方法。包括热压灭菌法、流通蒸汽灭菌法、煮沸灭菌法和低温间歇灭菌法等。湿热灭菌时蒸汽的比热大，穿透力强，容易使蛋白质凝固或变性，因而具有灭菌效果可靠、操作简单方便的特点，是制剂生产中广泛应用的一种灭菌方法。但对湿热不稳定的药物不宜采用该法干燥。湿热灭菌效率比干热灭菌效率高，原因：蛋白质在含水量多时易凝固；湿热空气穿透力强，传导快；蒸汽具有潜热，灭菌时放出潜热，加强灭菌效果。

影响因素：①微生物种类和数量。不同种类微生物对热的抵抗力不同，相同微生物处于不同发育阶段时对热的抵抗力也不同，繁殖期的微生物对热的抵抗力小于衰老期，芽胞对热的抵抗力最大。被灭菌物品中微生物数越少，灭菌时间越短；微生物数越多，增加了耐热菌株出现的概率，应需提高灭菌温度。因此，整个生产过程中应尽量避免微生物污染，注射剂力求在灌封后立即灭菌。②被灭菌物品的性质。制剂中含有糖类、氨基酸等营养物质，对微生物有一定的保护作用，能增强其抗热性。介质的性质对微生物的活性也有影响，如被灭菌物品的pH值不同，微生物耐热性不同，中性溶液中微生物耐热性最强，碱性次之，酸性不利于微生物的发育，如含生物碱的注射液，因pH值较低，一般用流通蒸汽法灭菌即可，若加入适量抑菌剂，就可以杀灭抵抗力较强的细菌芽胞。③灭菌温度和灭菌时间。升高温度，化学反应速度加快，时间越长，药物分解变质越多。为此，考虑到药物成分的稳定性，在能达到灭菌效果的前提下，可适当降低温度或缩短灭菌时间。④蒸汽的性质。热压灭菌的效果与蒸汽的性质有关。饱和蒸汽，即蒸汽的温度与水沸点相当。饱和蒸汽含热量高、穿透力强、灭菌效力大。湿饱和蒸汽，即饱和蒸汽中带有水分，是蒸汽输送管路中热量损失所致。该蒸汽的含热量较低，穿透力较差，灭菌效力较低。过热蒸汽虽比饱和蒸汽温度高，但穿透力很差，灭菌效力不及饱和蒸汽。若灭菌器内有空气，蒸汽中夹杂有部分空气，成为不饱和蒸汽，因空气是热的不良导体，空气与被灭菌物品接触后又无潜热放出，因此灭菌效力降低。因此热压灭菌应采用饱和蒸汽。

(张永萍)

rèyā mièjūnfǎ
热压灭菌法 (heat pressure sterilization)

在密闭的高压灭菌器内，利用高压饱和水蒸气杀灭微生物的方法。该法是公认的最可靠的湿热灭菌方法，经热压灭菌器灭菌处理后能杀灭被灭菌物品中的所有细菌增殖体和芽胞。能耐热压灭菌的药物制剂，均可采用本法。热压灭菌所用的设备较多，其基本结构相似。热压灭菌器均应密闭耐压，有排气口、安全阀、压力表和温度计等部件。热源大多以直接通入饱和高压蒸汽为主，也有灭菌设备本身可以加水，再通过煤气、电热等加热成为蒸汽。使用最普遍的设备为卧式热压灭菌柜。该设备全部用坚固的合金制成并带有夹套的卧式双扉门灭菌柜，具有耐高压性能。灭菌柜顶部装有压力表、温度计、排气阀和安全阀，柜内备有带轨道的格车，待灭菌产品装载在格车上，从腔体一侧进入，经灭菌后，灭菌产品从腔体的另一侧取出。卧式热压灭菌柜缺点为温度分布不均匀；受热时间长，药物易降解；开启柜门冷却时，温度迅速降低易发生爆破等安全事故。

注意事项：①必须使用饱和蒸汽。②必须排尽灭菌器内的空气，若灭菌器内有空气存在，显示的压力是灭菌器内蒸汽和空气的总和，即使压力表达到要求，温度表也不能达到规定温度，所以不能达到应有的灭菌效果；若出现压力表压力与温度指示不一致时，有可能是灭菌器内有空气，或仪器失灵。③采用热压灭菌器时，灭菌时间必须从全部内容物均已达到规定温度时开始计算。一般温度计指示的温度是灭菌器内的温度，不是被灭菌物品的温度。因此在灭菌时需要有一定的预热时间。④灭菌完毕，先停止加热，使灭菌器内的温度和压力逐渐下降至零后才能开启柜门。

（张永萍）

liútōng zhēngqì mièjūnfǎ

流通蒸汽灭菌法（circulation steam sterilization） 在常压下不密闭的容器内，用蒸汽持续加热进行灭菌的方法。一般加热100℃，30~60分钟。该法可杀灭繁殖型微生物，但不一定能完全杀灭芽胞，是非可靠的灭菌方法。适宜于在线灭菌时无法保持稳定蒸汽压力的无菌产品的生产设备和管道等设施的灭菌，及不耐高热制剂的灭菌。如1~2ml注射剂可采用该方法灭菌或用于对湿热不敏感的药物的灭菌。灭菌物品的包装不宜过大、过紧以利于蒸汽穿透。该法与热压蒸汽灭菌法的区别在于：灭菌过程中是否打开排气阀门让蒸汽不断流出，是否保持灭菌器内压力与外界气压相等。

（张永萍）

zhǔfèi mièjūnfǎ

煮沸灭菌法（boiling sterilization） 把待灭菌物品置于沸水中加热的灭菌方法。一般需要30分钟或60分钟，在此温度条件下，不能保证杀灭被灭菌物品中所有的芽胞，故制备过程应尽量避免微生物污染，减少物品中微生物的数量，也可添加适宜的抑菌剂如甲酚、三氯叔丁醇、氯甲酚等，以确保灭菌效果。该法在制剂生产过程中使用时灭菌效果不及热压灭菌法，适用面没有流通蒸汽灭菌法宽，应用范围比较局限，仅限于玻璃器皿、注射器、注射针、金属物品等灭菌。但该法的优点是操作简单、对设备要求低、成本低，在一定范围内仍有使用。

（张永萍）

dīwēn jiànxiē mièjūnfǎ

低温间歇灭菌法（low temperature interval sterilization） 将待灭菌物品在60~80℃加热1小时，杀灭其中微生物的繁殖体，然后在室温或37℃恒温箱中放置24小时，让其中的芽胞继续发育成为繁殖体，再进行第二次灭菌，如此加热和放置循环操作3次以上，至杀灭全部微生物繁殖体和芽胞为止。适用于必须用加热灭菌法灭菌但又不耐较高温度的制剂和药品、热敏感物料和制剂的灭菌。缺点是灭菌时间长、功效低、灭菌效果较差，因此应用此法灭菌的制剂，除本身具有抑菌作用外，须添加适量的抑菌剂。

（张永萍）

zǐwàixiàn mièjūnfǎ

紫外线灭菌法（ultraviolet radiation sterilization） 紫外线照射促使核酸、蛋白质变性，空气受紫外线照射后产生微量臭氧，共同发挥杀菌作用的方法。紫外线属于电磁波非电离辐射，在光谱中是对微生物杀灭作用最强的部分。一般用于灭菌的紫外线波长是220~290nm，其中灭菌力最强的是在254~257nm范围。紫外线辐射的穿透力很弱，一般用于空气灭菌、表面灭菌以及纯化水的灭菌。紫外线以直线进行传播，其强度与距离的平方成比例减弱，故安装紫外灯应选择悬吊式，背面可不使用反射罩，灯的位置要适中使紫外线能四面均匀照射。一般可在6~15m³的空间安装30W紫外灯一只，灯距地面1.8~2.0m为宜。空气的湿度越大，紫外线的穿透能力越弱。空气相对湿度在45%~60%、温度在10~55℃时紫外灭菌的效果最好。微生物的种类不同，对紫外线的敏感性也不同，一般繁殖型微生物3~5分钟即可死亡，而芽胞则需10分钟。紫外线对人体有一定损害，过长时间照射紫外灯易产生结膜炎、红斑及皮肤烧灼现象，因此一般而言只需操作前开启紫外灯30~60分钟即可杀灭大部分细菌，工作人员可在关灯后再进行操作。另外还要科学地判断紫外灯管的寿命，各种规格的紫外灯都规定有效使用时限，通常在3000小时左右，所以每次使用紫外灭菌时应登记开启时间，并定期进行灭菌效果检查。紫外灯管必须保持无尘、无油垢、否则辐射强度会有所下降。普通玻璃能吸收紫外线，因此装在玻璃容器中的药物不能用紫外线进行灭菌。紫外线还能促使易氧化的药物和油脂等氧化变质。

(张永萍)

wēibō mièjūnfǎ

微波灭菌法 (microwave sterilization)

利用微波照射杀灭微生物的灭菌方法。微波是高频、短波长的电磁波，频率在300MHz~300GHz。随着外加高频电场方向的不断变化，微生物中的水分子吸收微波能量并随之高速转动，分子间不断运动、碰撞、摩擦生热，使温度迅速升高，又因为微波可穿透介质的深部，溶液内外一致升温，蛋白质变性而失活最终达到灭菌作用。另一方面，微波的强电场对微生物的活性结构产生破坏作用，影响微生物自身代谢，最终导致微生物死亡。微波灭菌法具有温度升高快且均匀，灭菌时间短，效果可靠等优点。适用于以水为溶剂的液体药剂、中药饮片及固体制剂的灭菌。

(张永萍)

fúshè mièjūnfǎ

辐射灭菌法 (radiation sterilization)

将物品置于适宜放射源辐射的射线或适宜的电子加速器发生的电子束中进行电离辐射而杀灭微生物的方法。辐射灭菌法对中药进行灭菌处理，是解决中成药微生物污染问题的有效途径。常用射线有 γ 射线、β 射线。γ 射线包括 ^{60}Co 或 ^{137}Cs 发出的电磁波射线，其穿透力很强，最常用的为 ^{60}Co-γ 射线辐射灭菌。γ 射线可直接作用于菌体蛋白质分子、酶系统，引起肽键断裂，分子结构发生变化，使细胞的生长和分裂停止；还可使有机化合物的分子直接发生电离，破坏正常代谢的自由基，导致大分子化合物的分解而灭菌。辐射灭菌穿透力强，不仅绝大多数生物体对射线敏感，而且射线还可以穿透较厚的各种包装材料对已包装密封物品进行灭菌，灭菌均匀、时间短，效果肯定，能够有效地防止"二次污染"。灭菌过程中被灭菌物品温度变化小，一般只升高 $2~3℃$，适用于含挥发性成分或不耐热药品的灭菌，故又称冷灭菌。辐射灭菌中的辐射剂量与灭菌效果关系十分密切，而辐射剂量又与灭菌物品的性质、微生物的种类与数量以及药品的剂型等因素有关，所以辐射剂量的选择是一个复杂的问题，应参考有关资料、进行相关实验后合理选择。该法的缺点是设备投资大，费用高，对某些药物的化学成分和稳定性可能会有影响，对人体和环境会造成污染，应注意安全防护。

(张永萍)

lǜguò chújūnfǎ

滤过除菌法 (sterilization by filtration)

以物理阻留的方法，使药物溶液或气体通过致密具孔滤材以除去微生物的方法。适用于不耐热药物的除菌。实际应用时必须无菌操作。滤过法不是将微生物杀死，而是把它们排除出去。为了保证介质能够顺利通过滤器，需要进行预过滤及多级过滤。滤过除菌原理包括毛细管阻留、筛孔阻留、静电吸附作用等。各类滤器的除菌不是某种方式的单一作用，因而选择合适的滤材对于过滤除菌极其重要，必须考虑滤材的密度、厚度孔径大小及是否具有静电作用等因素对除菌效能的影响。滤过除菌法有如下特点：①对于液体药物，在滤除微生物的同时，还可以滤除其中的细小颗粒等杂质，进一步澄清药液。②由于滤材的孔径特别细小，过滤液体药物时，通常采用加压或减压的方法，以提高滤过效率。③无加热、辐射等过程，药液或气体性质不受影响。

常用的除菌过滤器：①微孔滤膜滤器。广泛应用，通常以不同性质不同孔径的高分子微孔滤膜为滤材。常见的有醋酸纤维素膜、硝酸纤维素膜、聚酰胺膜、聚四氟乙烯膜等，膜的孔径有从 $0.025~14\mu m$ 等不同规格。由于增殖型微生物大小约为 $1\mu m$，芽胞约为 $0.5\mu m$ 或更小些，所以一般选用 $0.22\mu m$ 以下孔径的微孔滤膜作滤材。②超滤。以压力为推动力的膜分离技术之一，操作压力 $0.1~0.5MPa$，超滤技术不仅是分离技术，也是中药注射剂中重要的灭菌技术。超滤微孔小于 $0.01\mu m$，能彻底滤除药液中的细菌，热原等有害物质，富集有效部位，避免了加热灭菌药液易产生沉淀的问题。超滤的优点是操作简便，成本低廉，不需增加任何化学试剂，不产生二次污染。实验条件温和，不引起温度、pH值的变化，因而可以防止生物大分子的变性、失活和自溶。

(张永萍)

huàxué mièjūnfǎ

化学灭菌法 (chemical sterilization)

用化学药品直接作用于微生物，破坏其代谢反应而将其杀灭的方法。包括气体灭菌法、浸泡灭菌法和表面消毒法。化学药品因品种和用量的不同，对微生物的作用也有灭菌和抑菌的区别。通常认为大多数化学药剂在低浓度下起抑菌作用，高浓度下起杀菌作用。其主要作用机制：①作用于菌体蛋白质，使其变性死亡。②与微生物的酶系统结合，影响其代谢功能。③提高菌体膜壁的通透性，促使细胞破裂或溶解。对微生物具有杀灭作用的化学药品称为杀菌剂，杀菌剂仅对微生物繁殖体有效，不能杀灭芽胞。杀菌剂的杀灭效果主要取决于微生物的种类与数量，物体表面的光洁度或多孔性以及杀菌剂的性质等。杀菌剂的作用基本上是一个化学过程，因此 pH 值、温度、时间、浓度和外来有机物的存在均会影响其灭菌效果。灭菌效果还与微生物对灭菌剂的敏感程度有关，对于某些有毒害腐蚀作用的杀菌剂，还需要注意避免接触皮肤。

理想的杀菌剂应满足以下条件：①杀菌谱广。②有效杀菌浓度低。③作用迅速。④性质稳定，不易受其他理化因素的影响。⑤易溶于水。⑥可在低温下使用。⑦毒性低，无腐蚀性、不易燃易爆。⑧无色、无臭、无味、无残留。⑨来源广，价格低廉，便于运输。在实际制剂生产工作中，应根据灭菌目的和被灭菌物品的特点，选择合适的化学灭菌方法与杀菌剂。

（张永萍）

jìptǐ mièjūnfǎ

气体灭菌法（gas sterilization）

利用化学药品产生的气体或蒸汽杀灭微生物的方法。其主要特点是，被灭菌物品不经过加热、辐射、消毒剂的涂擦或浸泡等，药

物性质几乎不受影响；穿透力强灭菌作用直接而快速。适用于不能采用加热灭菌、滤过除菌等灭菌方法的药品、空气及环境的灭菌。选用气体灭菌剂除了要考虑符合一般化学灭菌剂的要求外，还应注意其形成气体或蒸汽的温度；灭菌需要密闭条件；大多数气体灭菌剂易对人体皮肤、黏膜等体灭菌剂造成伤害，应注意防护；少数气体灭菌剂有易燃易爆性。常用的气体灭菌剂有环氧乙烷、甲醛等。

环氧乙烷：广谱杀菌剂，分子式为（$CH_2)_2O$，室温为无色气体，沸点 10.9℃，具有很强的扩散和穿透能力，可以穿透塑料、橡胶、纸板等，常用于塑料容器、橡胶制品纸或塑料包装的固体药物、衣物、敷料、医疗器械，如一次性注射器、一次性输液器等卫生材料的灭菌。纯品易燃，与空气混合含量大于 3.0%（V/V）时即可爆炸，因此一般与 80%～90%的惰性气体混合使用，如二氧化碳（CO_2）或氟利昂等。可在充有灭菌气体的高压腔室内进行灭菌，控制环氧乙烷浓度为 850～900mg/L（3 小时，45℃）或者 450mg/L（5 小时，45℃），相对湿度 40%～60%，温度 22～55℃。环氧乙烷灭菌法的最大缺点是具有易燃易爆性；对人体的皮肤、眼黏膜等有损害，并且可产生吸入毒性。

甲醛：杀伤力很强的广谱杀菌剂，可使菌体蛋白质产生不可逆的变性。与环氧乙烷相比较，杀菌力更强，但穿透力差，只用于空气灭菌。纯的甲醛在室温下是气体，沸点-19℃，但甲醛很容易聚合，通常以白色固体聚合物存在。甲醛蒸气可由固体聚合物或以液体状态存在的甲醛溶液产

生。一般采用气体发生装置，加入甲醛溶液加热熏蒸，灭菌用量为 40%甲醛溶液 30ml/m³。甲醛熏蒸灭菌法的缺点：对黏膜有强烈刺激性，残留甲醛影响操作质量，灭菌时间长，操作较繁琐，可产生二次污染。

（张永萍）

jìnpào mièjūnfǎ

浸泡灭菌法（soaking sterilization）

将化学药品配成一定浓度的液体消毒剂，通过浸泡杀灭微生物的方法。能够有效地杀死细菌繁殖体，减少微生物数量，但不能杀死芽胞；高浓度消毒剂具有腐蚀性。适用于皮肤表面、物品包装、器具等消毒。常用的消毒剂：①醇类。如 70%～75%乙醇，能使菌体蛋白变性，需浸泡 10～30 分钟。溶液应每周更换或过滤，并测定和调整其浓度。在梅季泛丸时，喷洒一层 50%乙醇可起到防霉的作用。②季铵盐类。如 1∶1000 新洁尔灭溶液，浸泡时间为 30 分钟，常用于刀片、剪刀的消毒。1000ml 中加医用亚硝酸钠 5g，配成"防锈新洁尔灭溶液"，有防止金属器械生锈的作用。药液宜每周更换 1 次。③氧化剂。如 0.5% 过氧乙酸（$C_2H_4O_3$）溶液：浸泡 30 分钟。适用于塑料类及有机玻璃的消毒。④其他。如 1∶1000 氯己定（洗必泰）溶液，浸泡 30 分钟可达消毒作用。

浸泡灭菌法应注意事项：①浸泡前器械或仪器需擦洗洁净、去油脂；②物品需完全浸没在消毒液中，张开器械的轴节；管状物品应使药液充满管腔；③不同物品应选择适合的药液浸泡消毒；④消毒后物品，在使用前需用灭菌生理盐水将消毒液冲洗干净，以免器械和物品遭受消毒液的损

害；⑤一般 2 周左右更换一次消毒液。

（张永萍）

biǎomiàn xiāodúfǎ

表面消毒法（surface sterilization）

将化学药品配成一定浓度的液体消毒剂，通过涂抹进行消毒的方法。是最简单有效的消毒方法，不需要任何设备即可进行。一般是对皮肤表面、器具、用品以及洁净区内环境的消毒。大多数的消毒剂仅能杀灭微生物的增殖体，而难于杀灭芽胞，消毒的主要作用是减少细菌数，控制一定范围的无菌状态。对于消毒剂的选择，应选择成本低、杀菌效率高、性质稳定，易溶于或混溶于水的、无毒或毒性较小、无腐蚀性和刺激性，不影响制剂质量的消毒剂。常用的表面消毒剂有：①醇类：如 70%～75% 乙醇，可用于皮肤表面及各种器皿的消毒，但是杀菌力较弱。②酚类：高浓度的酚对细胞有原生质毒性，对细胞壁对细胞质膜有损害作用，并沉淀蛋白质。苯酚的有效杀菌浓度为 0.5%，而 3%～5% 的苯酚溶液可用作地面或器具的消毒；甲酚的杀菌作用比苯酚强 3 倍，但难溶于水，故采用其溶液（来苏尔）喷洒地面和周围环境消毒。③氧化剂：0.1%～0.2% 的高锰酸钾溶液用于器皿、用具或皮肤表面的消毒。④卤素类化合物：在卤素中，氟、氯、溴、碘均有显著的灭菌能力，如氯气常用作自来水消毒，0.5%～1% 的漂白粉溶液 1～5 分钟也可杀死大部分细菌，0.3% 的氯胺溶液可用作皮肤、家具以及空气等的消毒。⑤重金属盐类：多数金属离子如铜、汞、银等在高浓度时均可作蛋白质沉淀剂，浓度为 0.1% 的升汞可浸泡器具，醋酸苯汞和硝酸苯汞的常用

浓度为 0.001%～0.002%。⑥其他。如石灰、烧碱等均可调制后用于室内外环境的消毒。

（张永萍）

zēngróngjìshù

增溶技术（solubilization technology）

增加中药有效成分在溶剂中溶解度的技术。中药提取物一般是多种物质的复合体，有效成分复杂多样。有效成分的溶解性决定生物利用度，对疗效有重要影响。了解中药有效成分的溶解性质，对于保证中药制剂的有效性十分必要。有效成分的溶解度太小，意味着吸收很困难。在大多数中药有效成分及其理化性质的数据不全的情况下，可先根据已知有效成分或指标成分的溶解性质，选择适宜的溶剂和方法进行提取，为保证提取的成分在溶剂中的溶解及稳定，往往需要采用一定的增溶技术。

溶解度 在一定温度、压力（气体）下，一定量溶剂中溶解药物的最大量。《中华人民共和国药典》关于药品的近似溶解度有以下 7 种名词术语表示。①极易溶解：溶质 1g（ml）能在溶剂不到 1ml 中溶解。②易溶：溶质 1g（ml）能在溶剂 1～不到 1ml 中溶解。③溶解：溶质 1g（ml）能在溶剂 10～不到 30ml 中溶解。④略溶：溶质 1g（ml）能在溶剂 30～不到 100ml 中溶解。⑤微溶：溶质 1g（ml）能在溶剂 100～不到 1000ml 中溶解。⑥极微溶解：溶质 1g（ml）能在溶剂 1000～不到 10 000ml 中溶解。⑦几乎不溶或不溶：溶质 1g（ml）能在溶剂 10 000ml 中不能完全溶解。

药物的溶解过程，实为溶解扩散过程；一旦扩散达平衡，溶解就无法进行。药物能否发挥疗效，除与溶解度有关外，还与溶

解速度有关，药物在单位时间内的溶解量即为溶解速度。对于难溶性固体药物，其显效的快慢基本上取决于药物的溶出速度。

影响溶解度的因素 包括温度，药物与溶剂的极性，药物的性质、粒子大小等。

温度 温度对溶解度影响很大，溶解度与温度的关系如下：

$$\ln x = \frac{\Delta H_f}{R}\left(\frac{1}{T_f} - \frac{1}{T}\right)$$

式中，x 为溶解度（摩尔分数），T_f 为药物熔点、T 为溶解时温度，ΔH_f 为摩尔溶解热，R 为气体常数。由上式可见，$\ln x$ 与 $1/T$ 成正比。ΔH_f 为正值，溶解度随温度升高而增大，ΔH_f 为负值，溶解度随温度升高而降低。$T_f < T$ 时，ΔH_f 越小、T_f 越低，x 溶解度越大。

药物与溶剂的极性 影响药物溶解度的第一个因素可能是药物与溶剂的极性，药物的极性与溶剂极性相近或相似时才能相溶，这就是相似者相溶的规律。水是极性最强的溶剂，可溶解离子型或其他极性大的药物，另外水中加入醇类可调节溶剂的极性，以适应溶解的需要。乙醚、石油醚等极性小的溶剂，可溶解极性小的脂溶性物质。

药物的性质 不同的药物在同一溶剂中具有不同的溶解度。主要由于极性的差异，也与晶型和晶格引力的大小有关。药物可分为结晶型和无定型，结晶型药物因晶格排列不同分为稳定型、亚稳定型、不稳定型。结晶型药物由于晶格能的存在，与无定型药物溶解度差别很大。多晶型药物因晶格能不同，溶解度有很大差别，稳定型药物溶解度小，亚稳定型药物溶解度大。如氯霉素

棕榈酸酯有 A 型、B 型和无定型，其中 B 型和无定型的溶解度大于 A 型，且为有效型。丁烯二酸有顺反两种结构，其晶格引力不同，溶解度相差很大，顺式溶解度为 1：5；反式溶解度为 1：150。

粒子大小 一般药物的溶解度与药物粒子大小无关，但当药物粒径处于微粉状态时，药物溶解度随粒径减小而增加。

其他 溶液中加入溶剂、药物以外的其他物质可能改变药物的溶解度，如加入助溶剂、增溶剂可以增加药物的溶解度，加入电解质可能因同离子效应而降低药物的溶解度。

常用增溶技术 ①加增溶剂：某些难溶或不溶于水的药物可因表面活性剂胶团的形成而大大提高其溶解度，这种现象称为增溶，加入的表面活性剂称为增溶剂。②加助溶剂：加入能与难溶性药物能形成无机或有机分子络合物、有机分子配位物、螯合物、可溶性复盐或分子缔合物等复合物的第二种物质，使药物在水中的溶解度大大增加。③制成前体药物：难溶性药物可以通过修饰成酯、盐，或进行分子结构修饰制备亲水性强的前体药物显著提高难溶性溶解度，前体药物在体内发生水解或酶解转化为原药而产生药效。④制成固体分散体：将难溶性药物制成固体分散体，也是常用的增加药物溶解度的方法之一。⑤制成环糊精包合物：环糊精常用的 β 环糊精，具有由 7 个葡萄糖分子组成的环形结构，可将药物包裹于其环状结构中形成超微囊包合物，增加药物的溶解度。⑥制成脂质体：脂质体可以将脂溶性药物包裹在泡囊疏水基团的夹层中，从而增加药物溶解度。

（张永萍）

zēngróng

增溶（solubilization） 药物在水中因加入表面活性剂而溶解度增加的技术。具有增溶作用的表面活性剂称为增溶剂。

原理 表面活性剂开始形成胶束的浓度称为临界胶束浓度（critical micelle concentration，CMC），当表面活性剂达到 CMC 时，即具增溶作用。胶束是由表面活性剂的亲油基团向内、亲水基团向外而成的球状体。胶束内部是由亲油基排列而成的一个极小的非极性疏水空间，外部是由亲水基团形成的极性区。胶束的作用能够提高难溶性药物的溶解度。胶束的大小属于胶体溶液范围，故药物被胶束增溶后仍呈现澄明溶液。由于胶束的内部与周围溶剂的介电常数不同，难溶性药物根据自身的化学性质，以不同方式与胶束相互作用，使药物分子分散在胶束中。非极性物质如苯、甲苯等可完全进入胶束内核的非极性中心区而被增溶。带极性基团的物质如水杨酸、甲酚、脂肪酸等，以其非极性基团（如苯环、链烃）进入胶束的内部，极性基团（如酚羟基、羧基等）进入胶束外层的极性区，如聚氧乙烯链中。极性物质如对羟基苯甲酸，由于分子两端均含有极性基团，故可完全被胶束外层的聚氧乙烯链所吸附而增溶。

增溶作用可以使被溶物的化学势降低，使整个体系趋向稳定；增溶作用与真正的溶解作用并不相同，真正溶解过程会使溶剂的依数性质有很大改变。但增溶后对依数性质影响很小，这说明在增溶过程中溶质没有分解成分子或离子，而以胶束分子分散在增溶溶液中，所以质点的数目不会增多。

影响因素 影响增溶作用的因素主要包括以下几个方面。

增溶剂的性质：增溶剂的种类不同可以影响增溶量的多少，即使属于同系物的增溶剂，也常因分子量的差异而有不同的增溶效果。一般情况下，同系物的增溶剂碳链越长，其增溶量也越大。增溶剂的亲水－亲油平衡值（hydrophile-lipophile balance，HLB 值）和增溶效果的关系还没有统一的规律，一般 HLB 值应在 15～18 选择。对极性药物而言，非离子型增溶剂的 HLB 值越大，增溶效果越好，但对极性低的药物，则相反。

药物的性质：一般在同系物中，被增溶物质的分子量越大，被增溶量越小，因增溶剂所形成的胶束体积大体是一定的，而药物的分子量越大，则摩尔体积也越大，在增溶剂浓度一定时，被增溶量越小。

加入顺序：一般是将增溶剂先加到被增溶物质中，再加入溶剂增溶至全量。在实际增溶时，增溶剂加入方法不同，增溶效果也不同。如用聚山梨酯类为增溶剂，对冰片的增溶实验证明，先将冰片与增溶剂混合，最好使其完全溶解，再加水稀释，冰片能很好溶解。若先将增溶剂溶于水，再加冰片，冰片几乎不溶。

温度：①影响增溶质的溶解；②影响胶束的形成；③影响表面活性剂的溶解度，对离子表面活性剂，温度上升主要会增加增溶质在胶束中的溶解度，以及增加表面活性剂的溶解度。

应用 主要用于解离型药物、多组分增溶质、抑菌剂的增溶。①解离型药物：解离型药物往往因其水溶性，进一步增溶的可能性较小甚至溶解度降低。当解离型药物与带有相反电荷的表面活性剂混合时，在不同配比下可出现增溶，形成可溶性复合物和不溶性复合物等复杂情况。一般表面活性剂的烃链越长，出现不溶性复合物的可能性越大。解离型药物与非离子表面活性剂的配伍很少形成不溶性复合物，但 pH 值可明显影响药物的增溶量。②多组分增溶质：制剂中存在多种组分时，对主药的增溶效果取决于各组分与表面活性剂的相互作用。多种组分与主药竞争同一增溶位置使增溶量减小，某一组分吸附或结合表面活性剂分子也造成对主药的增溶量减小，但某些组分也可扩大胶束体积而增加对主药的增溶。③抑菌剂：抑菌剂或其他抗菌药物在表面活性剂溶液中往往被增溶而降低活性，在这种情况下须增加用量。

(张永萍)

zhùróng
助溶（solubility promoter） 因第三种物质的存在而增加某些难溶性药物在溶剂中的溶解度但不降低活性的技术。这第三种物质称助溶剂。助溶机制较复杂，大多数是溶质和助溶剂形成了溶解度较大的络合物、复盐及分子缔合物。大多数中药液体制剂中所含的成分就有助溶作用。例如洋地黄中的皂苷可增加洋地黄毒苷的溶解度及稳定性，并促使吸收；黄连流浸膏中的辅助成分可增加小檗碱的溶解度及其制剂的稳定性。常用的助溶剂有三类：①某些有机酸及其盐类，如苯甲酸钠、苯甲酸、水杨酸等；②酰胺类，如乙酰胺、尿素、烟酰胺、乌拉坦等；③无机盐类，如碘化钾等。

(张永萍)

qiánróng
潜溶（cosolvent） 使用两种或多种混合溶剂以提高某些难溶性药物溶解度的技术。这种混合溶剂称为潜溶剂，是一些能与水任意比例混合，与水分子能形成氢键结合并能增加其介电常数的溶剂，能增加难溶性药物在溶剂中溶解。当混合溶剂中各溶剂达到某一比例时，药物在混合溶剂中的溶解度较在各单一纯溶剂中的溶解度大。如乙醇、甘油、丙二醇、聚乙二醇等与水组成的混合溶剂。例如苯巴比妥在 90% 乙醇中有最大溶解度。潜溶剂不同于增溶剂和助溶剂，它主要是使用混合溶媒，根据不同的溶剂对药物分子的不同结构具有特殊亲和力的原理，使药物在混合溶剂的某一比例中达到最大溶解度。主要是根据实验过程确定合适的溶剂比例。

(张永萍)

rǔhuà jìshù
乳化技术（emulsification technology） 两两互不相溶的液体混合，使其中一相以小液滴的形式均匀分散于另一相中形成乳剂的制剂技术。常用方法包括干胶法、湿胶法、新生皂法、机械法、两相交替加入法。

两种液体形成乳剂的过程，也是两相液体间新界面形成的过程，这是界面张力学说（interfacial tension theory）的基本思想。当互不相溶的两相溶合时，用力搅拌即可形成液滴大小不同的乳剂，但乳剂放置后乳滴会很快合并分层。这是因为形成乳剂的两种液体之间存在界面张力，两相间的界面张力越大，界面自由能也越大，形成乳剂的能力就越小。乳滴越细，新增加的界面越多，乳剂的分散度越大，乳化所做的功越多，乳滴的界面自由能也就越大。这时乳剂具有很大的降低界面自由能的趋势，使乳滴极易

发生合并变大甚至分层为原来的油水两层。因此，必须加入能降低界面张力的物质（如乳化剂等），以保持乳剂的分散状态和稳定性。但具有表面活性的乳化剂一般仅能使界面张力降低为原来的 $1/25 \sim 1/20$，而乳剂形成时产生的巨大界面积能使界面自由能增加至百万倍，远远高于乳化剂所能降低的界面张力。可见界面张力学说，只能解释具有表面活性的乳化剂有助于乳剂的形成和暂时稳定，却不能说明乳剂为什么能稳定存在，更不能说明那些不具有表面活性的高分子化合物乳化剂、固体粉末乳化剂等能形成稳定乳剂的原因。

乳化剂的重要作用之一是降低两相间的界面张力，以保持乳剂的稳定，乳化剂以薄膜的形式吸附于内相液滴的表面，在降低油、水之间的界面张力和表面自由能的同时，也使乳化剂在乳滴周围有规律地定向排列成膜，防止分散相的接触或融合。在乳滴周围形成的乳化剂膜称为乳化膜（emulsifying layer）。乳化剂在乳滴表面上排列越整齐，薄膜的塑性越强，柔性越大，乳化膜就越牢固，乳剂也就越稳定，这是乳化膜学说（emulsion membrane theory）的主要思想。

乳剂的类型取决于乳化膜两侧界面张力的大小。乳化剂在液滴表面形成的乳化膜存在两个界面，分别被水相和油相所依附，所以存在两个界面张力。乳化膜向界面张力较大的一面弯曲，即内相是具有较高界面张力的相。也就是说，若乳化剂的亲水性大于亲油性，在界面上能更多地伸向水层，能更多地降低水侧的界面张力，即膜层向油的一面弯曲，油就形成小液滴分散于水

中，使水相形成连续相，即形成水包油（O/W）型乳剂。当乳化剂的亲油性大于亲水性，在界面上能更多地伸向油层，能更多地降低油侧的界面张力，即膜层向水的一面弯曲，水就形成小液滴分散于油中，使油相形成连续相，即形成油包水（W/O）型乳剂。在 O/W 或 W/O 乳剂中，不同种类的乳化剂可形成不同类型的界面吸附膜，一般可分为 4 种类型，即单分子乳化膜、多分子乳化膜、固体微粒乳化膜、复合凝聚膜。

（张永萍）

gānjiāofǎ

干胶法（dry gel method） 先将乳化剂（胶粉）分散于油相中研磨均匀，然后加入一定量的水研磨乳化成初乳，再逐渐加水稀释至全量乳剂的制备方法。又称油中乳化剂法（emulsifier in oil method），适用于高分子化合物（如阿拉伯胶或阿拉伯胶与西黄蓍胶的混合胶）作乳化剂制备乳剂。制备中，应注意乳剂中油、水、乳化剂的比例，若用植物油，其比例应为 4:2:1；若用挥发油，其比例为 2:2:1；若用液体石蜡，其比例为 3:2:1。干胶法与湿胶法相比，制备的乳剂液滴小而均匀。

（张永萍）

shījiāofǎ

湿胶法（wet gel method） 先将乳化剂（胶粉）溶于水中制成胶浆作为水相，然后将油相分次加入水相中，用力研磨制成初乳，再逐渐加水稀释至全量乳剂的制备方法。又称水中乳化剂法（emulsifier in water method），适用于高分子化合物（如阿拉伯胶或阿拉伯胶与西黄蓍胶的混合胶）作乳化剂制备黏稠树脂类药物乳剂。

湿胶法制备初乳时，油相、水相与乳化剂的比例与干胶法相同。湿胶法与干胶法相比，不易于形成乳剂。

（张永萍）

xīnshēngzàofǎ

新生皂法（nascent soap method） 将植物油与含碱的水相分别加热到一定温度，混合搅拌发生皂化反应，生成的肥皂类作为乳化剂降低油水两相的界面张力而制成稳定乳剂的方法。植物油中含有硬脂酸、油酸等有机酸，加入氢氧化钠、氢氧化钙、三乙醇胺等，在 70℃ 以上或振摇会发生皂化反应。如果水相中含有氢氧化钠或三乙醇胺，则生成的是水包油（O/W）型乳剂，如果水相中含有氢氧化钙，则生成的是油包水（W/O）型乳剂。通常是用水相加入到油相中来制备。

（张永萍）

jīxièfǎ

机械法（mechanical method） 将油相、水相、乳化剂等混合后置于乳化器械中直接乳化成乳剂；或将油与油性成分混合，水与水溶性成分混合，然后分别加热之后置于乳化器械中乳化制成乳剂的方法。一般加热至 40～60℃ 后进行乳化。机械法制备乳剂可不考虑混合的顺序，表面活性剂类乳化剂的乳化能力强，借助于乳化机械提供的强大能量很容易制成乳剂。常用制备乳剂的机械装置有以下几种：①搅拌乳化装置。少量制备可用乳钵，大生产制备可用搅拌机，分为低速搅拌乳化装置和高速搅拌乳化装置。②乳匀机。借强大推动力将两相液体通过乳匀机的细孔而形成乳剂。制备时可先用其他方法初步乳化，再用乳匀机乳化，效果较好。③胶体磨。利用高速旋转的转子和定子

之间的缝隙产生强大剪切力使液体乳化。对要求不高的乳剂可采用本法制备。④超声波乳化装置。利用 10～50kHz 高频振动来制备乳剂。可制备水包油（O/W）和油包水（W/O）型乳剂，但黏度大的乳剂不宜采用此法制备。

（张永萍）

liǎngxiāng jiāotì jiārùfǎ

两相交替加入法（two-phase alternate addition method） 将水或油分次少量交替地加入乳化剂中，边加边搅拌制成乳剂的方法。适用于以天然胶类、高分子化合物乳化剂固体微粒乳化剂（特别是乳化剂用量较多时）制备乳剂。应注意须少量多次交替加入油相和水相。

（张永萍）

hùnxuán jìshù

混悬技术（suspension） 将难溶性药物以固体微粒状态分散于液体分散介质中形成混悬液的制剂技术。常用的方法有分散法和凝聚法。应用时，应考虑混悬粒子分散的稳定性。在粒子大小均匀呈球形、混悬液可无限稀释、粒子在沉降过程中不受湍流影响、粒子间无相互碰撞且与分散介质无化学或物理上的吸引或亲和力影响的理想状态下，混悬粒子在分散介质中的沉降符合斯托克斯定律（Stokes' law）。根据斯托克斯定律，在其他因素不变时，混悬粒子的沉降速率与粒子直径的平方成正比，与粒子密度与分散介质之间的密度差成正比，与分散介质的黏度成反比。

混悬技术应用时可通过以下方法提高分散粒子混悬稳定性：①控制混悬粒子的粒径大小和分布。当分散相微粒大小差异较大时，粒径较小的微粒易溶解在混悬液中，贮藏过程中逐渐析出在

大微粒表面，使得大微粒粒径逐渐增大，沉降速度加快。因此，在减小分散相微粒粒径的同时，尽可能缩小微粒间的粒径差。②根据粒子的表面特征选择适宜的润湿剂和助悬剂。疏水性药物制备混悬液时，常加入聚山梨酯类、司盘类表面活性剂等润湿剂；或加入能增加分散介质的黏度，降低微粒的沉降速度，同时能被药物微粒表面吸附形成机械性或电性保护膜，防止微粒间互相聚集或产生晶型转变，使混悬液具有触变性，从而增加混悬稳定性的助悬剂。常用助悬剂有甘油、糖浆等低分子助悬剂和天然或合成的高分子助悬剂。常用的天然高分子助悬剂有阿拉伯胶、西黄蓍胶、琼脂以及海藻酸钠、白及胶、果胶等；常用的合成高分子助悬剂有甲基纤维素、羧甲基纤维素钠、羟乙基纤维素、聚乙烯吡咯烷酮、聚乙烯醇等。此外，胶体二氧化硅、硅酸铝、硅皂土等硅酸类也具有助悬作用。③加入适量的电解质使分散相微粒周围双电层所形成的ζ电位降低到一定程度，使得微粒间吸引力稍大于排斥力，形成疏松的絮状聚集体，经振摇又可恢复成分散均匀混悬液的现象叫絮凝，所加入的电解质称为絮凝剂。加入电解质后使ζ电位升高，阻碍微粒之间碰撞聚集的现象称为反絮凝，能起反絮凝作用的电解质称为反絮凝剂，加入适宜的反絮凝剂也能提高混悬剂的稳定性。同一电解质可因用量不同起絮凝作用或反絮凝作用。

混悬技术应用时常采用沉降体积比来判断混悬微粒分散的均匀性以及放置后微粒经振摇后重新分散的难易程度。通常要求分散相微粒在混悬液中的沉降体积比均应不低于0.90。

（狄留庆）

fēnsànfǎ

分散法 （dispersion method）

将药物制成适宜粒径大小的微粒并分散于分散介质中形成稳定分散体系的制剂技术。分散法应用的关键是适宜粒径药物微粒的制备，常用的微粒制备方法如下：①加液研磨分散法。固体药物加入适当液体共研磨以减小粒子间内聚力而获得更细（0.1~0.5μm）粒子，再进一步分散于适宜分散介质的方法。加液研磨时，可选用的液体有水、芳香水、糖浆、甘油等，通常是1份药物可加0.4~0.6份液体，能产生最大分散效果。②水飞法。将药物加适量的水研磨至细，再加入较多量的水，搅拌，稍加静置，倾出上层液体，研细的悬浮微粒随上清液被倾倒出去，余下的粗粒再进行研磨，如此反复直至完全研细至分散度符合要求为止，合并含有悬浮微粒的上清液，静置沉降获得极细粉、干燥获得分散粒子，再选择适宜的分散介质予以分散制成稳定分散体系。

（狄留庆）

níngjùfǎ

凝聚法 （coacervation）

利用物理或化学方法并在一定条件下，使药物自溶液中凝聚析出成一定粒径大小的微粒，再分散于适宜分散介质的方法。常用的凝聚法：①物理凝聚法。将分子或离子状态分散的药物分散于另一不溶的分散介质中凝聚析出制成混悬液的方法。一般将药物制成热饱和溶液，在搅拌下加至另一种与药物不相溶的液体中，使药物快速结晶，可制成10μm以下（占80%~90%）微粒，再将微粒分散于适宜介质中制成混悬剂。②化学凝聚法。用化学反应法使两种药物生成难溶性的药物微粒，再分散于分散介质中制备混悬剂的方法。化学凝聚法应在稀溶液中进行并应急速搅拌，这样可制得药物微粒更细小、更均匀分散的混悬剂。

（狄留庆）

bāoyī

包衣 （coating）

将糖浆或其他高分子成膜材料均匀包覆在固体药物制剂的外表面，干燥后成为紧密黏附在固体制剂表面的一层或数层厚薄、弹性衣层的制剂技术。常用于粉末、颗粒、微丸、片剂等固体制剂，药物包衣是为了防潮、避光、隔绝空气以增加药物稳定性；掩盖不良嗅味，减少刺激；改善外观，便于识别；控制药物释放部位，如在胃液中易被破坏者使其在肠中释放；控制药物扩散、释放速度；克服配伍禁忌等。常见的衣层有糖包衣和薄膜衣，其中薄膜包衣应用更广泛。薄膜包衣时，被包衣物料应具有适宜外形和硬度。所包裹衣膜应均匀牢固，且不与药物发生化学反应，药物释放性能应符合规定要求，在较长的贮藏时间内保持光亮美观，颜色一致，并不得有裂纹等。常用的包衣方法有滚转包衣法、流化床包衣法和压制包衣法等。

（狄留庆）

tángbāoyī

糖包衣 （sugar coating）

片芯表面包裹一层以蔗糖为主要材料的包衣层。以达到防潮、隔绝空气、掩盖药物不良气味、改善外观并易于吞服目的。糖衣可迅速溶解，对片剂的影响不大。但由于糖包衣的工序多、时间长，包衣物料用量多，片剂增重大，可能影响药物释放，且防潮性能差，逐渐被薄膜衣所取代。糖包衣的先后工序为：①隔离层。片芯外包裹的起隔离作用的高分子材料衣层，以避免包糖衣层时糖浆被酸性药物水解或糖浆中的水分被片芯吸收而造成糖衣被破坏或药物吸潮而变质的包衣工序。②粉衣层。应用滑石粉等物料将片面包平，以消除片芯边缘棱角的包衣工序。③糖衣层。在包裹粉衣层后的片芯外，用糖浆包裹、干燥，反复多次包裹而成坚固衣层的包衣工序。包裹时糖浆在片剂表面缓缓干燥，蔗糖晶体联结而形成坚实、细腻的薄膜，增加衣层的牢固性和美观性。④有色糖衣层。在包裹糖衣层片芯外，将含适宜色素的糖浆润湿黏附于表面，经干燥而形成有色糖衣的包衣工序。目的是使片剂美观，便于识别，并有遮光作用。⑤打光。在片剂糖衣外部涂上极薄的蜡层，使片剂表面光亮美观，且具有防潮作用的包衣工序。

(狄留庆)

bómóyī

薄膜衣（film coating）

在粉末、颗粒、微丸、片芯等表面包覆一层比较稳定的高分子聚合物衣膜，以保护被包裹物不受空气中湿气、氧气等作用，增加稳定性，掩盖不良气味或控制药物释放速度等。薄膜衣制备简单，衣层薄，物料用量少，成本较低，对被包裹物的崩解和溶出度的不良影响小。

包衣材料 薄膜衣常用的物料有成膜材料、溶剂、增塑剂、着色剂和掩蔽剂。其中常用的成膜材料有以下类型。

胃溶性包衣材料 ①羟丙基甲基纤维素（HPMC）：是应用广泛，效果较好的水溶性薄膜衣料。其成膜性能好，包衣时没有黏结现象，衣膜在热、光、空气及一定的湿度下较稳定，不与其他附加剂发生反应。该成膜材料能溶解于任何 pH 值的胃肠液以及70%以下的乙醇、丙酮、异丙醇或异丙醇和二氯甲烷的混合溶剂（1∶1）中，不溶于热水及60%以上的糖浆。②羟丙基纤维素（HPC）：溶解性能与 HPMC 相似，但在包衣时易发黏，不易控制，常与其他薄膜衣料混合使用。③聚维酮（PVP）：为水溶性包衣材料，性质稳定、无毒、能溶于水及多种溶剂，可形成坚固的衣膜，但有吸湿性，常与其他成膜材料，如与虫胶、甘油醋酸酯、聚乙二醇等配合使用。④丙烯酸树脂类：常用甲基丙烯酸二甲氨基乙酯–中性甲基丙烯酸酯共聚物。该材料可溶于乙醇、丙酮、异丙醇、三氯甲烷等有机溶剂，在水中的溶解度随 pH 值下降而升高，在胃液中溶解速度快；成膜性能好，膜的强度较大，是良好的胃溶性包衣材料。⑤其他：如聚乙二醇类（PEG）、聚乙烯乙醛二乙胺乙酯（AEA）等，均可用作胃溶性包衣材料。

肠溶性包衣材料 ①邻苯二甲酸醋酸纤维素（cellulose acetate phthalate，CAP），又称醋酸纤维素酞酸酯，白色纤维状粉末，不溶于水和乙醇，但能溶于丙酮或乙醇与丙酮的混合溶剂中。包衣时一般用 8%~12% 的乙醇、丙酮混合液，成膜性能好，操作方便，包衣后的片剂在 pH 6 以下的溶液中不溶，pH 6 以上的溶液中溶解。本品具有吸湿性。②羟丙甲纤维素酞酸酯（HPMCP），可溶于 pH 5 以上的缓冲液，但不溶于水及酸性溶液。成膜性较好，膜的抗张强度大，安全无毒。③丙烯酸树脂类，常用甲基丙烯酸–甲基丙烯甲酯共聚物。丙烯酸树脂类在胃液中不溶解，但在 pH 6 以上缓冲液中可溶解，调整二者用量比例，可获得不同溶解性能的材料。④醋酸羟丙甲纤维素琥珀酸酯（HPMCAS），为良好的肠溶性成膜材料，稳定性较 CAP 及 HPMCP 好。⑤虫胶，是应用较早的肠溶衣材料，可制成 15%~30% 的乙醇溶液进行包衣。随着新的肠溶衣材料的发展，虫胶已逐渐被淘汰。

不溶性包衣材料 该类包衣材料大多难溶或不溶于水，但水可穿透包衣膜，通过扩散的方式控制药物的释放速度。常用的不溶性包衣材料有醋酸纤维素（cellulose acetate，CA）、乙基纤维素（ethyl cellulose ethoce，EC）和中性的丙烯酸乙酯–甲基丙烯酸酯共聚物（Eudragit RL100 和 Eudragit RS100）等。其中丙烯酸乙酯–甲基丙烯酸酯共聚物具有溶胀性，对水和水溶液具有通透性，可作为调节释药速度的包衣材料；醋酸纤维素和乙基纤维素通常与羟丙基甲基纤维素或聚乙二醇混合使用，产生致孔作用，使药物溶液容易扩散。

注意事项 薄膜衣包衣时，选择适宜的溶剂或分散介质至关重要。溶剂的主要作用是将包衣材料溶解或分散后均匀地传递到片剂表面，使其形成均匀光滑的薄膜。包衣材料的溶剂或分散介质可分为乙醇和丙酮等有机溶剂和水两类。有机溶剂溶液黏度低、展性好、易挥发除去，但使用量大，有一定毒性且易燃。水分散体包衣料已成功研出，如 Eudragit E30D。

为增加成膜材料的可塑性，使衣层在室温时保持较好的柔韧性。常在薄膜包衣材料中添加增塑剂。常用的增塑剂有：①多醇类，如甘油、丙二醇、聚乙二醇等，可用作 HPMC 等纤维素类聚合物的增塑剂；②油类或酯类，如酞酸酯、甘油单醋酸酯、液状石蜡等可作脂肪族非极性聚合物的增塑剂。

薄膜衣可以使用包衣锅、高效包衣机或流化包衣设备进行包制。包衣材料溶于有机溶剂或使用其水分散体，雾化喷入，使衣膜在被包衣物料表面分布均匀后，通入热风使溶剂（或分散介质）蒸发，根据需要重复操作数次至符合要求。包衣后多数薄膜衣还需在室温或略高于室温条件下自然放置 6~8 小时使薄膜固化完全。使用有机溶剂时，为避免溶剂残留，一般还要在 50℃ 以下继续干燥 12~24 小时。

(狄留庆)

yàowùyī

药物衣（medical clothes）

将处方中的部分药物粉碎成极细粉并在制备过程中包裹于被包衣物料表面的衣层。具有美化制剂且优先发挥疗效等作用。包衣时，常将干燥被包衣物料置包衣锅中，加适量黏合剂经转动、摇摆、撞击等操作至表面均匀润湿后，缓缓撒入药物极细粉。如此反复操作 5~6 次，直至全部包严，规定量的包衣用药物极细粉包完，取出物料低温干燥，打光而成。常见的药物衣有朱砂衣、黄柏衣、甘草衣、雄黄衣、青黛衣、滑石衣、百草霜衣等。

(狄留庆)

gǔnzhuàn bāoyīfǎ

滚转包衣法（turndle pan coating）

将片芯或丸剂等被包衣物料放入包衣锅内，将包衣液雾化喷入被包衣物料表面，利用包衣锅适宜的转速而滚动和适宜温度的热风而干燥，最终完成包衣操作的方法。其中包括普通包衣法、埋管包衣法及高效包衣锅法。

普通包衣法 又称锅包衣法。包衣机由莲蓬形或荸荠形的包衣锅、动力部分和加热鼓风及吸粉装置等三大部分组成，包衣锅的转轴与水平面一般呈 30°~45° 角，转动时能使锅内片剂得到最大幅度的上下前后翻动。包衣锅的转速根据锅的大小与包衣性质而定，调节转速的目的在于使片剂在锅内能带至高处，成弧线运动而落下，作均匀而有效的翻转。包衣时，将片芯置于转动的包衣锅内，加入包衣材料溶液，使均匀地分布到各片剂表面上，有时加入高浓度的包衣材料混悬液，加热、通风、干燥而完成包衣操作。包衣锅的温度、风速及锅的旋转速度均可调节，但锅内空气交换效率低，干燥慢，气路不能密闭，有机溶剂污染环境等不利因素影响其广泛应用。适用于片剂或丸剂包糖衣、薄膜衣和肠溶衣等。

高效包衣法 将片芯在密闭的包衣滚筒内连续地作特定的复杂运动，由按工艺顺序和选定的工艺参数将包衣液由喷枪洒在片芯表面，同时送入洁净热风对药片包衣层进行干燥，废气排出，快速形成坚固、细密、光整圆滑包衣膜的方法。高效包衣机密闭性能好、自动化程度高、生产效率高，且对有机溶剂的包衣溶液采取防爆措施，适用于有机薄膜、水溶性薄膜、糖衣、缓释性薄膜等的包衣。

埋管式包衣法 在普通包衣锅的底部装有通入包衣液、压缩空气和热空气的埋管，包衣时，该管插入翻动着的包衣锅的物料中，包衣液经雾化直接喷洒在片芯等被包衣物料表面，干热空气也随雾化过程同时从埋管中喷出，穿透整个被包衣物料进行干燥，湿空气从排出口排出，经集尘滤过器滤过后排出的包衣方法。该法既可包薄膜衣也可包糖衣，可用有机溶剂材料，也可用水性混悬浆液的衣料。由于雾化过程是连续的，实现了连续包衣，同时避免了粉尘飞扬。以水性物料包衣时，普通包衣法的包衣过程所需时间取决于干燥持续时间。干燥过程由两个阶段组成，即被包衣物料湿润后表面附着水分的蒸发，然后再除去已渗入被包衣物料内部的水分。内部水分经扩散过程至表面而被干燥，所以费时，虽增加风量也不能使干燥速度明显提高。埋管式包衣法包衣过程中，包衣材料经连续喷雾形成薄膜层，水分随干燥空气迅速从中除去，以致没有机会渗入里层，从而加速了包衣过程。

(狄留庆)

liúhuàchuáng bāoyīfǎ

流化床包衣法（fluidized coating method）

将待包衣的物料放入包衣室内，鼓风形成急速上升的热空气流使被包衣物料悬浮在热空气中，上下翻动呈良好的沸腾状态，同时包衣溶液雾状喷雾吸附于被包衣物料表面，流化干燥，如此反复直至衣层达到规定厚度后，继续沸腾干燥数分钟而完成包衣过程的方法。又称悬浮包衣法。流化包衣时，物料在洁净的热气流作用下悬浮形成流化状态，其表面与热空气完全接触，受热均匀，热交换效率高，包衣时间短。但是被包衣物料的运动主要依赖于气流的推动，不适用于大剂量片剂等物料的包衣，并且流化过程中物料相互间的摩擦以及与设备间的碰撞较为激烈，对物料的硬度要求较高。

流化包衣干燥效率高，可实

现微丸、颗粒、结晶、粉末等功能包衣，且重现性好。流化包衣常用流化床设备，根据其喷液方式可分为三种类型。①底喷工艺：流化床包衣的主要形式，广泛应用于微丸、颗粒，甚至粒径小于50μm粉末的包衣。底喷装置的物料槽中央有一个隔圈，底部有一块开有很多圆形小孔的空气分配盘，隔圈内外对应部分的底盘开孔率不同，形成了不同的进风气流强度，使颗粒在隔圈内外有规则地循环运动。喷枪安装在隔圈内部，喷液方向与物料的运动方向相同，因此隔圈内是主要包衣区域，隔圈外则是主要干燥区域。颗粒每隔几秒钟通过一次包衣区域，完成一次包衣-干燥循环。所有颗粒经过包衣区域的概率相似，因此形成的衣膜均匀致密。②切线喷工艺：切线喷装置物料槽为圆柱形，底部带有一个可调速的转盘。转盘和槽壁之间的间隙大小通过转盘高度调节，以改变进风气流线速度。物料受到转盘转动产生的离心力、进风气流推动力、颗粒自身重力而呈螺旋状离心运动状态。喷枪装在物料槽侧壁上，喷液方向沿着物料运动的切线方向。与底喷工艺相同的是同向喷液，喷枪包埋在物料内，包衣液滴的行程短；物料经过包衣区域的概率均等；包衣区域内颗粒高度密集，喷液损失小。因此，切线喷形成的衣膜质量较好，可适用于水性或有机溶剂包衣工艺。③顶喷工艺：顶喷装置中物料受进风气流推动，从物料槽中加速运动经过包衣区域，喷枪喷液方向与物料运动方向相反。经过包衣区域后物料进入扩展室，扩展室直径比物料槽直径大，因此气流线速度减弱，颗粒受重力作用又回落到物料槽内。与底喷和切线喷相比，顶喷的包衣效果相对较差，原因是物料流化运动状态相对不规则，因此常常发生少量的物料粘连，尤其是粒径小的颗粒。

流化床包衣工艺参数的优化，通常是在充分了解底物和包衣处方性质的基础上，调节干燥效率和喷液效率之间的平衡，以达到一个最适合包衣成膜的物料温度。工艺优化过程中应根据包衣处方选择合理的物料温度，根据喷枪类型和包衣液黏性最大化喷液效率，在此基础上调节干燥效率，以达到所需的物料温度。

（狄留庆）

yāzhì bāoyīfǎ

压制包衣法（compression coating） 将包衣材料制成干颗粒，利用特殊的干压包衣机，将包衣材料的干颗粒压制在片芯等物料的外面形成干燥衣层的方法。又称干压包衣法。该法适用于糖衣、肠溶衣或药物衣的包衣。该法可以避免水分和温度对药物的影响；包衣材料为各种药物成分时可解决药物的配伍禁忌或达到不同的释药速度；生产流程短，劳动条件好。但包衣过程要求很精密的机器和自动控制与自动检查系统，设备复杂。主要影响因素有包衣聚合物粉末的粒径、融合的时间和温度、增塑剂、压力等。

（狄留庆）

qǐshuāng

起霜（blooming） 增塑剂或包衣物料组成中有色物在干燥过程中迁移到包衣表面，物料呈灰暗色且不均匀的现象。针对起霜现象产生的原因，在包衣过程中应考虑增塑剂与成膜材料间的亲和性及在溶剂中的互溶性，并且缓慢干燥。

（狄留庆）

qǐpào

起泡（blistering） 包衣后的物料衣膜表面出现气泡的现象。防止起泡现象产生的主要措施：①改进包衣浆配方、增加片芯表面粗糙程度或在片芯内加入能与衣膜内某些成分形成氢键的物质，例如微晶纤维素，以提高衣膜与片芯表面的附着力。②在衣膜中添加某些增塑剂以提高衣膜的塑性。③在操作过程中，降低干燥温度，延长干燥时间，有利于克服起泡现象。

（狄留庆）

qiáojiē

桥接（bridging） 包衣膜与片芯等被包衣物料表面之间的附着力下降，留有空间使得片剂等被包衣物料刻痕部位的包衣衣膜形成架桥，导致刻痕模糊的现象。常见原因及解决办法：①所选用的包衣材料衣膜的附着力不强，致衣膜不能紧贴所包覆物的表面，产生桥接现象。针对衣膜黏附力所致桥接现象，可以选用附着力强的包衣材料。②片芯等被包衣物料表面为疏水性基质时，包衣材料与片芯的结合力不强而产生桥接。通过改进片芯等被包衣物料的配方，增加亲水性成分在表面的分布可以有效解决。③片芯等被包衣物料表面的刻痕太复杂或者太细。应选择合适的宽度和深度以使片芯等被包衣物料表面的标识合理。④部分包衣材料的塑性较差，增塑剂用量不足时，会导致包衣膜的内力太大，此时应降低喷液流量，同时提高干燥效率。

（狄留庆）

sèbān

色斑（color spot） 可溶性着色剂在干燥过程中迁移到片剂等被包衣物料表面而不均匀分布引起

的斑纹。有色物料在包衣浆内分布不均匀，也会显示色斑现象。因此，在配料时，必须注意这些着色剂与成膜材料间的亲和性及在溶剂中的互溶性，并缓慢干燥。常见原因及解决办法：①包衣液用量不足，在包衣片芯等被包衣物料表面附着的色素含量不均匀，从而产生色斑。可通过增加包衣量，改善包衣片芯表面衣膜的均匀性。②在包衣过程，片芯等被包衣物料混合不均匀，片芯等被包衣物料与包衣材料的接触不均匀，从而导致衣膜的均匀性差异。可提高包衣锅的转速或者改善包衣机的混合效率以提高片芯等被包衣物料混合的均匀性。③部分片芯等被包衣物料本身具有颜色，尤其是中药片芯，当包衣材料的遮盖力不强时，片芯本身的颜色会部分地显现，从而产生色斑。应提高包衣材料的遮盖力，或选用遮盖力强的配方，或用遮盖力强的白色包衣材料进行预包衣。④包衣液的固含量过高，适当降低包衣液的固含量即可。⑤包衣的喷枪数量不足，导致包衣液的雾化不均匀。增加喷枪数量可以有效改善衣膜的均匀性。⑥喷枪的雾化覆盖不好，使部分片芯等被包衣物料不能被有效包衣。应确保喷枪处于正确的位置，并调整喷枪的雾化效果及喷射范围。

（狄留庆）

chūhàn

出汗（sweating）　包衣衣膜表面有液滴或呈油状薄膜渗出的现象。主要原因是包衣溶液的配方不当、组成间有配伍禁忌。必须调整配方予以克服。

（狄留庆）

qǐzhòu

起皱（wrinkle coating）　干燥不当所致衣膜尚未铺展均匀即被干

燥，滚包时出现皱褶的现象。

（狄留庆）

júpímó

橘皮膜（orange peel film）　薄膜包衣后的物料表面不光滑，产生呈橘皮样粗糙衣层的现象。常见原因及其解决方案：①包衣液黏度过高，包衣液在被包衣物料表面相互聚集，干燥后包衣材料分布不均，导致表面不光滑，产生橘皮样的现象。可以通过降低包衣液中的固含量，降低包衣液黏度的方法来解决。②包衣液雾化效果不佳导致衣膜不均匀。改善包衣过程中的雾化效果可以有效提高包衣过程中衣膜的均匀性，防止橘皮膜的产生。在包衣过程中，提高雾化压力可以提升雾化效果，但是过大的雾化压力会使包衣液滴过小，在包衣过程尚未与片芯有效结合前即被干燥，从而影响包衣过程。因此，在包衣过程中应选用合理的雾化压力。

（狄留庆）

suìpiàn zhānlián

碎片粘连（debris adhesion）　包衣后的片剂相互粘连，部分衣膜被粘掉的现象。常见原因：①提高喷液速度可以提高包衣的生产速度，同时喷液速度可以影响雾化过程中液滴的大小。当喷液速度较快时，在相同雾化压力条件下，雾化液滴较大，干燥过程较慢，可能在片芯表面形成液体桥，从而导致片芯等被包衣物料在包衣过程中相互粘连。②当包衣材料与片芯等被包衣物料表面接触后，如果不能及时干燥，容易使片芯等被包衣物料及衣膜之间通过液体桥、范德华力等作用相互粘连。③包衣转速大小直接影响片芯等被包衣物料间相互接触的时间及概率，包衣锅转速过低时，不利于被包衣物料的干燥，同时

增加了被包衣物料间相互粘连的可能。合理的包衣锅转速能显著降低包衣过程中物料的粘连。④雾化压力会影响雾化效果，包衣液不能均匀覆盖在片芯等被包衣物料表面，包衣材料在表面聚集时，会导致碎片剥落的产生。雾化效果不良所致的碎片剥落，通过适当提高雾化压力即可解决。

（狄留庆）

bōluò

剥落（coating peeling off）　片剂等被包衣物料相互粘连，重新分离时从一个片面上剥下衣膜碎片粘在另一个片面上，轻者称碎片粘连，重者称剥落。此现象的发生主要是加浆太快，不易及时干燥引起。发现个别粘连时应及时纠正，将粘连者剔除后继续包衣，否则，需洗除、剥落、干燥后重新包衣。

（狄留庆）

bāohé jìshù

包合技术（inclusion technique）　将一种药物分子（客分子）包藏于另一种分子（主分子）形成的空腔结构内，形成包合物的制剂技术。通过包合可增加药物溶解度、提高生物利用度、降低药物的刺激性、掩盖药物不良气味、提高药物稳定性、减少挥发性成分损失、使液体药物粉末化以及调节药物的释药速率。

包合物的形成主要取决于主客分子的立体结构和二者极性大小。包合过程中主客分子之间不发生化学反应，包合物的稳定性依赖于主客分子间范德华引力的强弱。包合物中主分子和客分子的比例一般不遵守化学计量关系，客分子的最大包入量由客分子的大小和主分子的空穴数决定，但空穴并不一定完全被客分子占据，因此主、客分子的比例有较大的

变动范围。

常用于制备包合物的主分子材料有环糊精、胆酸、淀粉纤维素、蛋白质等，其中最常用的为环糊精及其衍生物。①环糊精（cyclodextrin，CD）：葡萄糖以1,4-糖苷键连接而成的环状低聚糖化合物，是淀粉经微生物发酵、转化而成的具有环状结构的高分子化合物，其分子构型呈上宽下窄中空的环筒状。常见的CD有α、β、γ三型，是由6、7、8个葡萄糖分子连接而成，分别为α-CD、β-CD、γ-CD。其中最常用的是β-CD。②环糊精衍生物：β-环糊精分子结构经修饰得到的多种衍生物。由于甲基、乙基、羟丙基、葡糖基等基团的引入，破坏了β-环糊精分子内的氢键，改变了其理化性质。水溶性β-环糊精衍生物：主要包括部分甲基-β-环糊精（ME-β-CD）、羟丙基-β-环糊精（HP-β-CD）、羟乙基-β-环糊精（HE-β-CD）、羧甲基-β-环糊精（CM-β-CD）、葡糖基-β-环糊精衍生物（G-β-CD）、磺丁基醚-β-环糊精（SBE-β-CD）等。这些衍生物水溶性比β-环糊精大，包合后可大大提高难溶性药物的溶解度，促进药物的吸收。疏水性环糊精衍生物：主要包括乙基化β-环糊精、酰化β-环糊精衍生物等。常用作水溶性药物的包合材料，包合后使药物缓释。

常用的包合技术有饱和水溶液法、研磨法、冷冻干燥法、喷雾干燥法、超声法、密封控温法。

包合物形成的验证方法：①热分析法。常用的有差示热分析法（DTA）和差示扫描量热法（DSC），通过测定比较主客分子及包合物的谱图差异来判断包合物的形成与否。②X射线衍射法。晶体药物在用X射线衍射时显示该药物结晶的衍射特征峰，而药物的包合物是无定形态，没有衍射特征峰。③扫描电子显微镜法。利用扫描电镜观察包合物的微观形态以判断包合物的形成情况。④红外光谱法。利用红外光谱提供分子振动能级的跃迁信息判断包合物的形成。⑤核磁共振法。利用药物、环糊精、两者的物理混合物和包合物的核磁共振谱差异，确证包合物的形成。⑥荧光光谱法。从荧光光谱曲线与吸收峰的位置和强度来判断是否形成了包合物。⑦圆二色谱法。非对称的有机药物分子对组成平面偏振光的左旋和右旋圆偏振光的吸收系数不相等，称圆二色性，若将它们吸收系数之差对波长做图可得圆二色谱图，用于测定分子的立体结构，判断是否形成包合物。⑧薄层色谱法、紫外分光光度法可表明包合物中主客分子间是物理性结合，非化学性结合。

（狄留庆）

bǎohé shuǐróngyèfǎ

饱和水溶液法（saturated aqueous solution）

利用环糊精在不同温度溶解度的差异，将水溶性药物直接加入一定温度的环糊精饱和溶液中，经溶解、包合、冷却制备环糊精包合物的方法。

饱和溶液法制备环糊精包合物的工艺流程：环糊精→加一定量的蒸馏水使其饱和→加热溶解→冷却→加药物→搅拌冷藏过夜→滤过（抽滤、离心）分离包合物→有机溶剂洗涤→干燥→干包合物。

如果药物难溶于水，可先将其溶解于少量有机溶剂（如丙酮、异丙醇等）中，再加入环糊精饱和水溶液中，充分搅拌或不断振荡一定的时间，使客分子药物被包合，然后滤过、洗涤、干燥即得。但在水中溶解度大的药物，其包合物仍可部分溶解于溶液中，此时可加入某些有机溶剂促使包合物析出。将析出的包合物过滤，根据药物的性质，选用适当的溶剂洗净、干燥，即得稳定包合物。此法又称重结晶法或共沉淀法。

（狄留庆）

yánmófǎ

研磨法（grinding method）

利用乳钵、研磨机等设备将环糊精加水研匀制成的糊状物，与客分子药物充分研磨一定时间至糊状物，干燥，制备环糊精包合物的方法。一般加水量是环糊精的2～5倍。研磨法的制备工艺流程：β-环糊精加入一定量蒸馏水→研匀→加入药物研磨→得到糊状物→干燥→有机溶剂洗涤→分离→干燥→干包合物。

（狄留庆）

gùtǐ fēnsàn jìshù

固体分散技术（solid dispersion technology）

将难溶性药物以分子、胶体、微晶或无定形态等高度分散在载体中形成固体分散体的制剂技术。应用特点：可选用不同性质的载体材料，改变药物的溶出性能，满足临床用药要求。选用水溶性载体材料，可加速难溶性药物的溶出，提高生物利用度。将药物采用难溶性或肠溶性载体材料制成固体分散体，可使药物具有缓释或肠溶特性。利用载体的包蔽作用，可延缓药物的氧化或水解，改善药物的稳定性，掩盖药物的不良气味或减小药物的刺激性。将液体药物制成固体分散体，可满足加工成型的要求。

固体分散体按释药性能不同可分为速释型、缓释型、肠溶型。①速释型固体分散体：药物高度分散于水溶性载体中制成，载体材料可阻止药物聚集粗化，改善难溶性药物的可润湿性，有利于药物快速溶出。②缓释型固体分散体：药物高度分散于水不溶性载体中制成。③肠溶型固体分散体：选择肠溶性载体，可使药物在肠道溶出。

根据药物与载体的分散状态固体分散体主要有以下3种类型：①低共熔混合物：药物与载体共熔后，骤冷固化时，如两者的比例符合低共熔物的比例，可以完全融合而全部形成固体分散体，此时药物仅以微晶形式分散在载体中成为物理混合物，但不能或很少形成固态溶液。②固态溶液：药物以分子状态分散在载体中形成的均相体系。按药物与载体材料的互溶情况，分完全互溶和部分互溶，按晶体结构，分为置换型和填充型。③共沉淀物：药物与载体材料以恰当比例混合，形成非结晶性无定形物，有时称玻璃态固熔体，因其有如玻璃的质脆、透明、无确定的熔点。常用的载体为多羟基化合物，如枸橼酸、蔗糖、PVP等。

不同载体联用可改善载体系统的物化性质，从而对所制备的固体分散体产生稳定、增溶或调整释放速度等作用。固体分散体的释药特征取决于载体材料的类型，常用的载体材料分为3类。

水溶性载体材料：制备速释型固体分散体的常用载体，多为水溶性高分子化合物、有机酸类、糖类等。①聚乙二醇（PEG）类：通常选用分子量为1000～20000作为固体分散物载体，最常用的是PEG4000和PEG6000，易溶于水和乙醇，熔点低（55～60℃）。PEG毒性较小，在胃肠道内不吸收，化学性质稳定，能与多种药物配伍。此类载体多用熔融法制备固体分散体。当药物为油类时，宜选用平均分子量较高的品种（例如PEG12000或PEG6000与PEG20000的混合物），以免影响载体固化。②聚维酮（PVP）类：无定形高分子聚合物，分子量10 000～900 000，常用的型号有：PVPK15［平均分子量（M_{av}）约10 000］、PVPK30（M_{av}约40 000）及PVPK90（M_{av}约360 000）等。PVP熔点较高，热稳定性好，能溶解于乙醇等多种有机溶剂。在药物与PVP形成的共沉淀物中，PVP的分子量越小，形成的固体分散体的溶出速率越大，且溶解度和溶出速率随着PVP用量的增加而提高。③表面活性剂类：此类载体材料可增加药物的润湿性，一般选用含聚氧乙烯基的非离子表面活性剂，如泊洛沙姆类，溶于水和有机溶剂，有较好的分散能力，是较理想的速效载体材料。④有机酸类：该类载体材料的分子量较小，如枸橼酸、酒石酸、琥珀酸、胆酸及脱氧胆酸等，易溶于水而不溶于有机溶剂，可用熔融法制备固体分散体。此类不适用于对酸敏感的药物。⑤糖类与醇类：作为载体材料的糖类常用的有水溶性壳聚糖、右旋糖酐、半乳糖和蔗糖等，醇类有甘露醇、山梨醇、木糖醇等。它们的特点是水溶性强，因分子中有多个羟基，可与多种药物以氢键缔合形成固体分散体。某些载体加热至近熔点时易分解变色，有吸湿性。⑥纤维素衍生物类：如羟丙纤维素（HPC）、羟丙甲纤维素（HPMC）等。以纤维素衍生物为载体制备的固体分散体难以研磨分散，加入适量乳糖、微晶纤维素等可得到改善。

水不溶性载体材料：常用有乙基纤维素、聚丙烯酸树脂类等。①乙基纤维素（EC）：不溶于水，溶于有机溶剂，分子中羟基能与药物形成氢键，有较大的黏性，作为载体材料其载药量大、稳定性好、不易老化。②聚丙烯酸树脂类：含季铵基的聚丙烯酸树脂Eudragit（包括E、RL和RS等几种）在胃液中可溶胀，在肠液中不溶，不被吸收，对人体无害，广泛用于制备具有缓释性的固体分散体。③其他类：常用的有胆固醇、β-谷甾醇、棕榈酸甘油酯、胆固醇硬脂酸酯、蜂蜡、巴西棕榈蜡及氢化蓖麻油、蓖麻油蜡等脂质材料，均可制成缓释固体分散体。

肠溶性载体材料：①纤维素衍生物类：常用的有纤维醋酸酯、羟丙甲纤维素邻苯二甲酸酯（HPMCP，商品型号有HP-50、HP-55、HP-55S）等，均能溶于肠液中，可用于制备胃中不稳定的药物在肠道释放和吸收、生物利用度高的固体分散体。②聚丙烯酸树脂类：常用聚丙烯酸树脂Ⅱ号及Ⅲ号，均易溶于有机溶剂，前者在pH 6以上的水中溶解，后者在pH 7以上的水中溶解。

常用的固体分散体的成型技术有熔融法、溶剂法、溶剂-熔融法、研磨法、喷雾包埋法、冷冻干燥法等。采用何种成型技术，主要取决于药物的性质、载体材料理化性质。

对于选定的模型药物，为达到预期的释药性能，需选择适宜的载体、选用适当的方法将其制成固体分散体，为评判质量，需要对所制成的固体分散体进行物相鉴定，常用的固体分散体的质量检查方法有溶解度及溶出速率、热分析法、X射线衍射法、红外光谱测定法、热台显微镜法等，必要时可同时采用几种方法。

（狄留庆）

róngróngfǎ

熔融法（melting method）

将药物与载体材料混匀，加热至熔融，在剧烈搅拌下迅速冷却成固体的方法。再将此固体在一定温度下放置变脆成易碎物，放置的温度及时间视不同的品种而定。以聚乙二醇（PEG）类为载体材料的固体分散体只需在干燥器内室温放置一到数日即可。操作关键是必须迅速冷却以达到较高的过饱和状态，使多个胶态晶核迅速形成不致变成粗晶。熔融法操作简便、成本较低，尤其适用于熔点比较接近的药物与载体材料（如PEG类），便于制备时加热和冷却温度的选择。但不耐热的药物和载体材料不宜用此法，以免分解、氧化。对受热易分解、升华及多晶型转换的药物，若采用其他方法制备有困难时，可考虑采用减压熔融或充惰性气体熔融的方法。也可将熔融物滴入冷凝液中使之迅速收缩、凝固成丸，这样制成的固体分散体称滴丸。

（狄留庆）

róngjìfǎ

溶剂法（solvent method）

将药物和载体材料同时溶于同一溶剂中，或者把药物和载体分别溶于相同的溶剂中，混合均匀，蒸发去溶剂，使药物和载体同时析出，得到固体分散体的方法。亦称共沉淀法。蒸发溶剂时，先用较高温度蒸至黏稠，突然冷冻固化，得到质量好的产品。该方法适用于热敏性或易挥发的药物，常用的有机溶剂有氯仿、无水乙醇、95%乙醇、丙酮等，常用的载体材料有聚维酮（PVP）类、甘露醇、胆酸类等。此法的优点是可以避免熔融法因加热温度过高，使药物和载体分解。缺点是有机溶剂的用量较大，成本高，且有

时有机溶剂难以完全除尽。残留的有机溶剂除对人体有危害外，还易引起药物重结晶而降低药物的分散度。不同有机溶剂所得的固体分散体的分散度也不同。制备过程中可加入表面活性剂、增溶剂、混悬剂、崩解剂及起泡剂等，以利于药物的分散、溶解和吸收。

（狄留庆）

róngjì-róngróngfǎ

溶剂-熔融法（solvent-melting method）

将药物先溶于少量溶剂中，将此溶液直接加入已熔融的载体材料中均匀混合后，在剧烈搅拌下迅速冷却成固体的方法。药物溶液在固体分散体中所占的量一般不超过10%，否则难以形成脆而易碎的固体。适用于液态药物，但只适用于剂量小于50mg的药物。凡适用于熔融法的载体材料均可采用。制备时一般除去溶剂的受热时间短，产品稳定，质量好。但应注意选用毒性小、易与载体材料混合的溶剂。将药物溶液和熔融载体材料混合时，必须搅拌均匀，以防止固相析出。

（狄留庆）

wēixíng bāonáng jìshù

微型包囊技术（microencapsulation）

利用天然或合成的高分子材料（囊材）作为囊膜，将固态或液态药物（囊芯物）包裹而成药壳型微囊的技术。简称微囊化，是应用于药物制剂的新工艺、新技术。将药物分散或溶解在高分子材料中形成的骨架形微小球形或类球形实体称为微球。微囊与微球的粒径范围在1~250μm。药物微囊化技术的研究进展迅速，其发展可分为几个阶段。20世纪80年代以前，微囊主要应用于掩盖不良气味或口味，粒径为

5μm~2mm。20世纪80年代发展了粒径为0.01~10μm的微囊，这类产品通过非胃肠道或胃肠道给药时，被器官或组织吸收能显著延长药效、降低毒性、提高活性和生物利用度。随后，微囊的粒径进一步降低，已形成纳米级胶体粒子的靶向制剂，即具有特异的吸收和作用部位的制剂。

药物微囊化的目的：①掩盖药物的不良气味及口味；②提高药物的稳定性，如易氧化的β-胡萝卜素、易挥发的中药挥发油等通过微囊化可改善其稳定性；③防止药物在胃内失活或减少对胃的刺激性，如酶、多肽等易在胃内失活，吲哚美辛等对胃有刺激性，可用微囊化克服这些缺点；④使液态药物固态化以便于应用与贮存；⑤减少复方药物的配伍变化，如将难以配伍的阿司匹林与氯苯那敏分别包囊，再制成同一制剂；⑥可制备缓释或控释制剂；⑦使药物浓集于靶区，提高疗效，降低毒副作用；⑧可将活细胞或生物活性物质包囊，以提高其稳定性。已有诸多药物采用微囊化技术，如解热镇痛药、抗生素、多肽、避孕药、维生素、抗癌药以及诊断用药等。

制备微囊和微球常用的载体材料可分为三大类：①天然高分子材料。是最常用的载体材料，具有稳定、无毒、成膜性好的特点，如明胶、海藻酸盐、壳聚糖等。②半合成高分子材料。多为纤维素衍生物，其特点是毒性小、黏度大、成盐后溶解度增大，容易水解，需临用前配制，如羧甲纤维素盐和乙基纤维素等。③合成高分子材料。分为不可生物降解和可生物降解材料两类。不可生物降解且不受pH值影响的材料有硅橡胶等，不可生物降解但可

在一定 pH 值条件下溶解的材料有聚丙烯酸树脂和聚乙烯醇等。可生物降解材料可以通过水解或酶解使大分子降解，在体内释药后无残留物，其特点是无毒、成膜性好、化学稳定性高，可用于注射，常用的有聚碳酯、聚氨基酸、聚乳酸等。聚酯类是研究多、应用广的可生物降解合成高分子材料，它们基本上都是羟基酸或其内酯的聚合物。常用的羟基酸是乳酸和羟基乙酸，由乳酸缩合得到的聚酯为聚乳酸（PLA），由羟基乙酸缩合得到的聚酯为聚羟基乙酸（PGA）；由乳酸与羟基乙酸缩合得到的聚酯为乳酸-羟基乙酸共聚物，也称为丙交酯乙交酯共聚物（PLGA）。这些聚合物都表现出一定的降解溶蚀特性。

微囊、微球中除主药和载体材料外，还包括提高微囊化质量而加入的附加剂，如稳定剂、稀释剂，以及控制释放速率的阻滞剂、促进剂，改善囊膜可塑性的增塑剂等。通常将主药与附加剂混匀后微囊化；亦可先将主药单独微囊化，再加入附加剂。若有多种主药，可将其混匀再微囊化，亦可分别微囊化后再混合，这取决于设计要求、药物、载体材料和附加剂的性质及工艺条件等。

微囊的制备方法可归纳为物理化学法、物理机械法和化学法三大类，微球的制备方法与微囊大体相似。可根据药物、载体材料和微囊的粒径、释放和靶向要求，选择不同的制备方法。粒径是微囊、微球的重要质量指标。粒径直接影响药物的释放、生物利用度、载药量、有机溶剂残留量以及体内分布与靶向性等。影响微囊、微球粒径的因素有：①药物的粒径；②载体材料的用量；③制备方法；④制备温度；⑤制备的搅拌速率；⑥附加剂的浓度；⑦材料相的黏度。微囊、微球的质量评价通常包括：①形态、粒径及其分布；②药物的含量；③微球的载药量与包封率；④药物的释放速率；⑤有机溶剂残留量。微囊中药物的释放速率与机制包括扩散、囊膜或骨架的溶解和囊膜或骨架的消化与降解。影响药物释放速率的因素有微囊与微球的粒径、囊膜或骨架的厚度、载体材料的物理化学性质、药物的性质、工艺条件与剂型、释放介质的 pH 值和介质的离子强度。微囊与微球可作为生物黏附系统，延长在胃肠内的时间。

（史新元）

xiāngfēnlí-níngjùfǎ

相分离-凝聚法（phase separation-coacervation） 将药物分散于囊材水溶液中，通过改变条件使溶解状态的囊材从溶液中凝聚出来，沉积在药物的表面形成囊膜的微型包囊方法。本法微囊化在液相中进行，囊心物与囊材在一定条件下形成新相析出，属于物理化学方法。微囊化步骤大体可分为4步：囊心物的分散、囊材的加入、囊材的沉积、囊材的固化。

根据形成新相方法的不同分为单凝聚法和复凝聚法。①单凝聚法：将药物分散在高分子材料水溶液中，加入凝聚剂使高分子材料的溶解度降低，最后从溶液中析出凝聚于药物表面形成微囊的方法。这种凝聚是可逆的，一旦解除凝聚的条件（如加水稀释），就可使凝聚囊很快消失。这种可逆性在制备过程中可加以利用，经过几次凝聚与解凝聚，直到凝聚囊形成满意的形状为止。最后再采取措施加以交联固化，使之成为不凝结、不粘连、不可逆的球形微囊。囊材常用明胶、甲基纤维素、聚乙烯醇等。凝聚剂有两类，一类是强亲水性非电解质，如乙醇、异丙醇、丙酮等；另一类是强亲水性电解质，如硫酸钠、硫酸铵等。②复凝聚法：使用带相反电荷的两种高分子材料作为囊材，将囊芯物分散在囊材水溶液中，在一定条件下两种高分子互相交联后溶解度降低，凝聚析出而成囊的方法。复凝聚法是经典的微囊化方法，它操作简便，容易掌握，适合于难溶性药物的微囊化。

单凝聚法及复凝聚法对固态或液态的难溶性药物均能得到满意的微囊。但药物表面都必须为材料的凝聚相所润湿，从而使药物混悬或乳化于该凝聚相中，才能随凝聚相分散而成囊。因此可根据药物性质适当加入润湿剂。此外还应使凝聚相保持一定的流动性，如控制温度或加水稀释等，这是保证囊形良好的必要条件。

（史新元）

róngjì-fēiróngjìfǎ

溶剂-非溶剂法（solvent-nonsolvent method） 在囊材溶液中加入一种对囊材不溶的溶剂，引起相分离，从而将药物包裹成囊的方法。对囊材不溶的溶剂称为非溶剂，溶剂和非溶剂是对囊壁材料而言。药物可以是固体或液体，但必须是在溶剂和非溶剂中均不溶解，也不起反应。使用疏水囊材，要用有机溶剂溶解，疏水的药物可与囊材溶液混合；若药物亲水，不溶于有机溶剂，可混悬或乳化在囊材溶液中，再加入争夺有机溶剂的非溶剂，使囊材降低溶解度而从溶液中分离出来，过滤，除去有机溶剂即得微囊。常用的溶剂-非溶剂和囊材组合包括乙基纤维素-四氯化碳（或苯）-石油醚；醋酸纤维素丁酯-丁酮–异丙醚等。

（史新元）

gǎibiàn wēndùfǎ

改变温度法 （temperature transition）

控制温度使成囊材料凝固制备微囊的方法。属于微囊制备的物理化学方法。温度的改变方式根据囊材性质而定。如用乙基纤维素（EC）作囊材，可先于80℃下将其溶解在有机溶剂中，将药物分散于其中，然后降温至25℃左右，EC可凝聚成囊。以EC作囊材，常加入聚异丁烯（PIB）作稳定剂改善微囊间的粘连，PIB的用量及分子量对微囊的粒径和囊膜厚度均有影响。用白蛋白作囊材，可先将药物溶解或混悬于白蛋白水溶液中，再将白蛋白水溶液分散于植物油或有机溶剂中，制成油包水（W/O）型乳状液（可不加乳化剂），升高温度使水蒸发，白蛋白固化成囊，其粒径取决于制得的乳滴的粒径及乳化剂的种类与用量。不加乳化剂时，搅拌速率越高，粒径越小；水相中药物浓度增大，微球的粒径也增大；微球粒径减小，或药物的油溶性增大，载药量亦降低；乳化剂用量增大，微球粒径降低。

聚合物分子量对微囊化效果存在影响。增加分子量使相图中临界点温度提高，即发生凝聚的最高温度增大。聚合物常是不同分子量的混合物，在高温时分子量较大的聚合物在相分离时起更大作用，而低温时分子量较低的起较大的作用。膜的形成会按分子量的不同，胶凝、黏附性及固化的差异而呈层状分布。

（史新元）

yèzhōng gānzàofǎ

液中干燥法 （liquid drying method）

从乳状液中除去分散相挥发性溶剂制备微囊的方法。又称乳化溶剂挥发法。属于物理化学方法。包括两个基本过程：溶剂萃取过程（两液相之间）和溶剂蒸发过程（液相和气相之间）。首先制备囊材溶液，乳化后囊材溶液处于乳状液中的分散相，与连续相不易混溶。按操作，可分为连续干燥法、间歇干燥法和复乳法。

连续干燥法及间歇干燥法的基本工艺流程：将囊材溶解在易挥发的溶剂中，将药物溶解或分散在材料溶液中，加连续相及乳化剂制成乳状液，蒸发除去材料的溶剂，分离可得到微囊（球）。如溶解囊材的溶剂与水不混溶，多用水作为连续相，加入亲水性乳化剂（如极性的多元醇），制成水包油（O/W）型乳状液，亦可用高沸点的非极性液体如液状石蜡作为连续相，制成油包油（O/O）型乳状液。如溶解囊材的溶剂能与水混溶，则连续相可以用液状石蜡，加入油溶性乳化剂，制成油包水（W/O）型乳状液。如所用的囊材溶液亦可以溶解药物，制得的是微球，否则得到的是微囊。

复乳法的基本工艺流程：将囊材溶解于有机溶剂中，加入亲油性乳化剂，与含有增稠剂的药物水溶液混合，形成水包油包水（W/O/W）型或油包水包油（O/W/O）型复乳，蒸发除去材料的溶剂，干燥得到微囊。

多种化学结构不同的聚合物都可用作液中干燥法的囊材，但囊材溶液对连续相应有一定的溶解度，否则无法实现萃取过程。

（史新元）

jièmiàn suōhéfǎ

界面缩合法 （interfacial polymerization）

在分散相（水相）与连续相（有机相）的界面上发生单体的缩聚反应制备微囊的方法。又称界面聚合法。属于化学方法。以囊芯物为分散相，以分散介质为连续相，在两相界面上发生聚合反应，生成高分子半透膜，将分散的囊芯物料包裹起来形成微囊。界面缩合法根据加工过程又分两种类型。类型Ⅰ：制造时，先将疏水性药物或药物溶液高度分散悬浮于含单体A的水相中，然后在强烈搅拌下加入脂溶性单体B，在水和疏水性微粒界面上迅速发生聚合反应，在药物微粒表面生成聚合物包裹膜，经固化后成为坚固的药物微囊。类型Ⅱ：该加工过程只涉及一种单体，为多官能团的异氰酸酯或氨基塑料。当单体为多官能团的异氰酸酯时，通过加热可以在界面发生聚合反应；当单体为氨基塑料时，通过加热或加入具有表面活性的酸性催化剂来进行界面聚合。类型Ⅱ与类型Ⅰ的区别在于用类型Ⅱ的加工方法可以在界面产生独特的不对称膜。

界面加成法使用的是不饱和的单体，由于中药中的成分复杂，有的会干扰产生自由基的催化剂作用，因而界面加成用于中药微胶囊剂加工有一定局限性。界面缩合法则非常适合于中药微胶囊剂的加工，该法可以生产出高浓度的中药制剂，并且加工过程不复杂。

（史新元）

pēnwù gānzàofǎ

喷雾干燥法 （spray drying）

将囊芯物分散在囊材溶液中，再将此混合液以雾状喷至惰性热气流中，使液滴收缩成球，进而干燥固化的微型包囊技术。属于制备微囊的物理机械法。干燥速率高、时间短，产品具有良好的分散性和溶解性，不经过粉碎也可以在溶剂中迅速溶解；产品纯度高；

生产过程简单，操作控制方便，适用于连续化工业生产，适用的药物范围非常广泛。喷雾干燥法的工艺影响因素包括：混合液的黏度及均匀性、药物与囊材的浓度、喷雾的速率、喷雾方法及进出口温度等。

制备时，将囊心物分散在囊材溶液中，喷雾器喷射成细雾状后与一定速度的惰性干燥热气流碰撞并进行热交换，使溶剂迅速蒸发，囊材收缩成膜并包裹囊心物，形成直径为 $5 \sim 600 \mu m$ 的微囊，近似球形，成品质地疏松，为自由流动的干燥粉末。囊心物比例应适宜，以能够被囊膜包裹为宜。如囊心物为液态，通常载药量不超过30%。

（史新元）

pēnwù níngjiéfǎ

喷雾凝结法（spray congealing）

将囊芯物分散于熔融的囊材中，再喷于冷气流中使囊膜凝聚的微囊化方法。是制备微囊所采用的一种物理机械法。常用的囊材有蜡类、脂肪酸和脂肪醇等，它们在室温为固体，而在较高温度下能熔融。如药物阿魏酸用硬脂酸和乙基纤维素（EC）为复合材料，以 $34.31 \sim 68.62 kPa$ 的压缩空气通过喷雾凝结法成囊，粒径 $8 \sim 100 \mu m$。凡在室温下，均可采用喷雾凝结法制备微囊。该法与喷雾干燥法都是将囊芯材料分散于已液化的囊壁中，利用喷雾法进行造粒并借助外界条件使囊膜固化。但两者囊材的液化方法及囊膜的固化手段不同。该法适用于对热敏感的药物。

（史新元）

kōngqì xuánfúfǎ

空气悬浮法（air suspension）

利用垂直强气流使囊芯物悬浮在包衣室中，囊材溶液通过喷嘴喷射于囊芯物表面，热气流将溶剂挥干，使囊芯物表面形成囊材薄膜的制备微囊方法。又称流化床包囊技术。该方法所得微囊粒径一般在 $35 \sim 5000 \mu m$。囊材可以是多聚糖、明胶、纤维素衍生物、合成聚合物等。药物一般经过微粉化处理，为减少微粉化药物的黏结，可以加入第三种成分如滑石粉或硬脂酸镁，先与药物黏结成一个单位，然后再通过流化床包衣。制备时一般需考察进、出风温度，芯囊比等工艺参数。

（吴　清）

duōkǒng líxīnfǎ

多孔离心法（multiorfice-centrifugal process）

药物经圆筒的高速旋转产生离心力，高速穿过囊材溶液形成的液态膜，再经过不同方法（如非溶剂、凝结或挥去溶剂等）加以固化制备微囊的方法。属于微型包囊技术中的一种物理方法。

（吴　清）

huǎnshì zhìjì jìshù

缓释制剂技术（sustained-release preparation）

使药物进入人体后能在较长时间内持续缓慢释放，达到长效作用的制剂技术。传统剂型理论有"丸者缓也，舒缓而治之……"的认识，丸剂中（尤其是糊丸和蜡丸）因含大量的辅料使其释药缓和而持久，实为最早的一种缓释制剂。现代缓释技术开始于 20 世纪 50 年代，是以药物体内研究结果为依据，通过处方设计使给药体系中所含药物的释放符合一级化学动力学方程。其理论与技术发展日臻成熟，有关研究论文和专利大量出现。缓释制剂已被广泛地研制、开发、利用，现已有口服、外用、注射等多种剂型，其中发展最快的为口服缓释制剂技术。缓释制剂主要有骨架型和膜控型（贮库型）两种。药物以分子或微晶、微粒的形式均匀分散在各种载体材料中，形成骨架型缓释制剂，主要包括骨架片、缓释颗粒（微囊）压片、胃内滞留片、生物黏附片和骨架型小丸等；药物被包裹在高分子聚合物膜内，则形成贮库型缓释制剂，主要包括微孔膜包衣片、膜控释小片和小丸（灌胶囊）等。两种类型的缓释制剂所涉及的释药原理主要有溶出、扩散、溶蚀、渗透压或离子交换作用。常用的缓释制剂技术包括膜包衣技术、骨架技术、胃内滞留技术、生物黏附技术、离子交换技术等。在缓释制剂具体品种的研究过程中，需要结合药物的特点、可采用的辅料、制剂设备等情况，选择确定或研究建立适当的制备技术。

与普通制剂相比，缓释制剂具有如下优点：①降低给药频率，提高患者的顺应性；②减少血药浓度波动，提高药物的安全性；③提高药物的生物利用度，减少给药总剂量；④降低药物对胃肠道的刺激。适宜制备成缓释制剂的药物为生物半衰期较短（2～8小时）或需要频繁给药的药物。不宜制成缓释制剂的药物包括：生物半衰期很短（小于 1 小时）或很长（超过 12 小时）的药物；单服剂量很大的药物；药效剧烈、溶解度小、吸收无规律、吸收差或吸收易受影响的药物；在肠中需在特定部位主动吸收的药物。缓释技术不但确保了稳定的体内血药浓度，而且使药物的释放更加具有可预见性和个体差异协调性。临床应用注意事项：①此类制剂一般起效缓慢。不适合应用于急救领域，并且使用过程要注意可能发生的药物突然释放；

②缓释制剂与常规制剂之间转换时要注意用药剂量；③应提醒患者服用膜控型缓释制剂的药物要整个吞服。

（吴 清）

控释制剂技术（controlled-release preparation）

kòngshì zhìjì jìshù

使药物在规定溶剂中，按设计好的程序缓慢地恒速或接近恒速释放的制剂技术。普通剂型用于全身治疗时除半衰期较长的药物外，通常每日需给药3~4次。因此，普通剂型不仅用药不便，而且血药浓度波动较大，造成"峰谷"现象。血药浓度高时，可引起某些不良反应，血药浓度太低时又起不到治疗作用。控释制剂的释放符合零级动力学方程，与普通制剂相比，控释制剂有以下优点：①使用方便。普通制剂常需每日给药数次，而控释制剂通常每日给药1~2次，有的给药间隔甚至可达数周或更长时间；②减少"峰谷"现象。控释制剂释药缓慢同时血药浓度较平稳，有效血药浓度持续时间长；③不良反应小。通过减少血药浓度的"峰谷"现象，可减少药物的不良反应，并避免耐药性的产生；④药效发挥好。控释制剂有利于药物发挥最佳治疗效果。控释制剂有口服、透皮吸收、腔道使用等多种给药途径。常用的有渗透泵技术和膜包衣技术等。

渗透泵技术 渗透压差为驱动力并结合半透膜控制药物释放的技术。应用较多的是渗透泵片。渗透泵片由药物、渗透压活性物质和推动剂等组成，并用半透膜材料进行包衣，包衣膜上有释药孔。常用的半透膜材料有醋酸纤维素类等。渗透压活性物质常用盐类、糖类，如氯化钠、蔗糖等。推动剂常为可溶胀物质，如聚氧

乙烯、羟丙甲纤维素等。服用后，胃肠液通过半透膜进入片内，药物溶解后，依靠片剂内外的渗透压差及推动剂的作用，通过释药孔（激光打孔或微孔）均匀恒速地释放。口服渗透泵制剂是广泛应用的渗透泵制剂，根据口服渗透泵制剂结构特点分为单室渗透泵片、多室渗透泵片以及液态渗透泵片，如图所示。双室渗透泵片适于制备难溶或极易溶于水药物的渗透泵片，而液态渗透泵系统适合于软胶囊型透泵系统。

膜包衣技术 是常用的控释制剂制备技术之一，片剂、颗粒、小丸甚至药物粉末均可包衣。通过包衣膜控制药物扩散到胃肠液的速度，控制和调节制剂中药物恒速或接近恒速的释放。药物性质、包衣材料的种类、衣膜的组成、包衣厚度和包衣工艺等是决定制剂控释效果的主要因素。控释用包衣材料包括肠溶材料和水不溶性高分子材料，比较常用的有渗透型丙烯酸树脂和乙基纤维素等。除包衣材料外，包衣液处方中一般还包括溶剂（分散介质）、增塑剂、致孔剂、抗黏剂、

着色剂、稳定剂等其他辅料，应根据包衣材料的特点进行筛选，以获得合适的渗透性和机械性能。膜控型控释制剂可根据膜材及剂型分类。①微孔膜包衣片：主要由药物、不溶性材料（如醋酸纤维素、丙烯酸树脂）、可溶性致孔剂、糖和盐组成。由衣膜中的微孔控制药物的释放。②膜控释小片及膜控释小丸：小片（3mm）或小丸先用具有不同缓释作用或不同厚度的材料包衣，然后装入胶囊，在体内可恒速释放。③肠溶膜控释片：采用在胃中不溶，在小肠偏碱性条件下溶解的高分子材料对片剂进行包衣。

（吴 清）

迟释制剂技术（delayed release preparation）

chíshì zhìjì jìshù

制备给药后不立即释放药物的制剂技术。迟释制剂包括肠溶制剂、结肠定位制剂和脉冲制剂。

由于某些药物具有较为特殊的物理化学性质，或某些疾病对药物的释药方式有特殊要求，当普通制剂难以满足疾病的治疗需求时，可将其制备成迟释制剂。

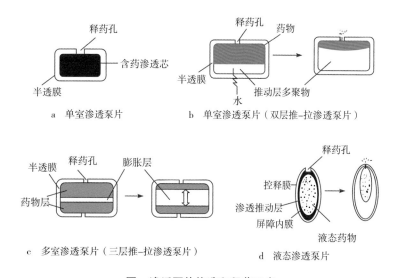

a 单室渗透泵片   b 单室渗透泵片（双层推–拉渗透泵片）

c 多室渗透泵片（三层推–拉渗透泵片）   d 液态渗透泵片

图 渗透泵片构造和释药示意

为了使口服药物在胃内不受酸和酶的破坏或减少对胃的刺激性，可利用肠溶物料在不同 pH 值的溶液中溶解度不相同的特性制备肠溶制剂。肠溶制剂一般是在口服药物外部包一层肠溶衣，常用的肠溶材料为丙烯酸树脂（Eudragit L 和 Eudragit S 等多种型号），适合于不同 pH 值肠段的释药。中国上市中药肠溶制剂已有二十多个品种，中药肠溶制剂方面申请的专利更是有几十种之多，中药肠溶制剂处于蓬勃的发展阶段。

为了避免在胃、十二指肠、空肠和回肠前端释放药物，将药物运转到回盲肠后才释药，发挥其局部或全身治疗作用，有利于治疗克罗恩病、溃疡性结肠炎、结肠癌和便秘，也有利于多肽蛋白类药物的吸收，可将药物设计成结肠定位制剂。该类制剂的目的是避免口服药物在上消化道被破坏和释放，将药物直接输送到结肠，再以速释（脉冲）或缓释、控释给药，发挥局部或全身疗效。结肠定位释药系统主要分为细菌触发型、pH 值依赖型、时间依赖型、压力控制型释药系统及两种释药机制联合应用型等。多糖等辅料多联合使用或对其进行结构修饰以提高结肠定位释药性；除片剂外，微粒、微丸、微球、微囊及纳米制剂的研制成为热点。以结肠部位的生理特征为基础的结肠定位释药系统在结肠及全身疾病的治疗中发挥巨大优势，受到广泛关注。

许多疾病的发作存在着明显的时辰节律变化。如哮喘病深夜最严重（呼吸困难、最大气流量降低），溃疡病人夜间胃酸分泌增多，牙痛等夜间到凌晨更为明显，心脏病易在凌晨睡醒时发病（血压和心率急剧升高和心肌缺血）。

脉冲制剂是随着时辰药理学的不断深入研究而发展起来的。中国在这方面的研究尚处于起步阶段，还未见此类制剂产品上市。此种制剂不以维持稳定的血药浓度为目的，而是按照生理和治疗需要定时定量地释放药物，以提供有效的血药浓度，实现最佳的治疗效果。脉冲式释药技术通常是将药物包裹或分散于聚合物中，当释药系统受到外界信号的刺激（如超声、热、电的变化）或体内信息反馈机制的作用（如 pH 值的变化、金属离子浓度的变化、酶底物与不同药物反应等），使聚合物的结构或性质发生改变，而脉冲式地释放药物。时滞是此技术的关键。脉冲式释药技术可分为时间控制型脉冲式释药、温度控制型脉冲式释药、磁性和超声控制释药以及电和化学控释水凝胶等。脉冲制剂由于其定时性更强、毒副作用和耐药性更小，日益受到美国和欧洲各国的重视；中药成分复杂，作用部位多样化，因此中国对脉冲制剂的研究主要集中于化学药物或者中药单体药物的研究。磷酸川芎嗪脉冲塞胶囊是中国研究的中药有效单体脉冲定时给药制剂，用于治疗和预防节律性发作的疾病心绞痛；对于中药复方脉冲定时给药系统的研究，有复方丹参脉冲控释片。

（吴 清）

chángróng zhìjì jìshù

肠溶制剂技术（enteric-coated preparation）

使药物在规定的时间内在胃中不释放或是几乎不释放，而进入肠中，在肠的某部位能大部分或全部释放的制剂技术。肠溶制剂避免某些药物在胃中不稳定，或在胃中释放会对胃黏膜产生刺激作用，还具有增加局部治疗作用，提高药物浓度，延缓

药物吸收时间等优点。

人的胃肠道酸碱性呈梯度递增的趋势，胃液呈较强的酸性，一般 pH 1~4（在空腹和有食物存在时有差异），小肠液不同肠段 pH 值不同，一般 pH 5~7，是药物吸收的主要部位，大肠液不同肠段 pH 5~8。肠溶制剂通常利用肠溶物料在不同 pH 值的溶液中溶解度不相同的特性，将肠溶物料包被于药物外层，使药物在特定的肠段释放。在制备时，采用适宜溶剂溶解肠溶物料；将待包衣材料制备成适宜状态，如肠溶片剂，先将片芯用包糖衣法包到无棱角，然后加入肠溶衣溶液包肠溶衣到适宜厚度。也可直接在片芯上包肠溶性全薄膜衣。常用的肠溶包衣材料有虫胶、纤维素及其衍生物、丙烯酸树脂类聚合物、聚醋酸乙烯苯二甲酸酯等物质。

注意事项：传统的包衣材料常溶解在有机溶剂中进行包衣，有机溶剂有毒且易燃，在生产过程中存在一定的安全隐患。另外，由于胃肠道 pH 值个体差异较大，易受到食物等因素的影响，很难达到精确的肠道定位，仍需要进一步研究改进。

需制成肠溶制剂的药物通常包括以下几类：遇胃液容易变质的药物；对胃黏膜刺激性强的药物；作用于肠道的驱虫药、肠道消毒药；或需要在肠道保持较久的时间以延长作用的药物。

（吴 清）

jiécháng dìngwèi zhìjì jìshù

结肠定位制剂技术（colon-specific preparation）

使药物经口服后避免在胃、十二指肠、空肠和回肠前端释放，至回盲部后大部分或全部释放，发挥局部或全身治疗作用的制剂技术。又称结肠定位给药系统、结肠迟释制剂。

是20世纪70年代后期发展起来的新型给药系统。结肠部位具有转运时间长、肽酶浓度低和对渗透促进剂具有很高响应等优点，以此为基础的结肠定位释药系统有许多优势：提高结肠局部药物浓度，有利于治疗结肠局部疾病如克罗恩病、溃疡性结肠炎和结肠癌等；有利于多肽、蛋白质类大分子药物（如疫苗、胰岛素、低分子肝素等生物类药物）的吸收；保护药物不被胃酸破坏或胰酶代谢；对治疗受时间节律影响的疾病（如哮喘、高血压等）有一定意义等。结肠定位制剂技术应用于蛋白及多肽类等易受消化酶、酸水解、跨膜吸收差和首过效应等影响的药物口服给药具有突出优势。

结肠定位制剂技术按起效机制可分为细菌触发型、压力控制型、pH值依赖型、时间依赖型和复合型。①细菌触发型结肠定位制剂技术：结肠中存在大量微生物，可产生偶氮还原酶、葡糖醛酸糖苷酶以及糖苷酶等，采用可被这些酶降解的多糖等物质为载体制备给药系统，可实现细菌触发型结肠释药。②压力控制型结肠定位制剂技术：用栓剂基质，外包水不溶性聚合物。口服后内部的栓剂基质在体温下液化，使外层聚合物呈球状。由于胃和小肠内的液体充足，外膜在胃和小肠内不会破裂，到达结肠后，水分被重吸收，肠内容物黏性增加，结肠蠕动收缩产生的压力使外膜破裂，从而实现结肠释药。③pH值依赖型结肠定位制剂技术：基于回肠末端和结肠的pH值比胃肠道其他部分高，pH值敏感型材料在末端回肠和结肠降解，使药物释放。④时间依赖型结肠定位制剂技术：用水溶性高分子材料进

行包衣，衣膜中水溶性高分子遇水溶解，使衣膜上形成微小孔洞，水分逐渐由孔洞渗入片芯，促使片芯膨胀，当膨胀达一定阈值，衣膜胀破，药物突释而出。⑤复合型结肠定位制剂技术：结合时间依赖型和pH值依赖型或者时间依赖型和生物降解型结肠定位技术的特点而制得，可增强结肠释药的稳定性和可靠性。典型的复合型结肠定位释药系统构造由片芯和三层聚合物包衣组成。片芯由活性成分、多糖和其他辅料组成。内层包衣层是胃溶性聚合物，外层是肠溶衣，中间是羟丙基甲基纤维素隔离层。复合型结肠释药系统在胃中不溶，进入小肠内，肠溶衣和隔离层溶解，只剩酸溶性包衣层，它在小肠内的通透性和膨胀性都较低；进入结肠后，片芯内的多糖溶解，透过酸溶性包衣层扩散出来，并被结肠内细菌产生的酶降解为有机酸，使周围环境pH值降低，酸溶性包衣层溶解，从而实现药物的结肠定位释放。

胃肠道的pH值环境及转运时间因人而异，且在病理状态下结肠部位的菌群、碱性环境往往发生改变，单一释药机制的释药系统容易出现药物在小肠部位提前释放或排片等不足。因此，借助现有的制剂技术和体内外评价方法，开发两种或多种机制联合应用型释药系统，研制受胃排空时间影响小的微粒制剂（如微丸、微球、微囊及纳米粒等），在一定程度上可避免单一释药机制存在的固有问题，同时有助于提高结肠定位释药系统的稳定性和可靠性。

（吴 清）

màichōng zhìjì jìshù

脉冲制剂技术（pulsed release preparation） 将药物包裹或分散于聚合物中，释药系统受到外界

信号的刺激或体内信息反馈机制的作用，使聚合物的结构或性质发生改变，而脉冲式地释放药物的制剂技术。脉冲制剂又称脉冲式给药系统，指口服后不立即释放药物，而在某种条件下（如在体液中经过一定时间或一定pH值或某些酶作用下）一次或多次突然释放药物的制剂。主要用于缺血性心脏病、哮喘、关节炎、溃疡病的预防与治疗。《中华人民共和国药典》将脉冲制剂归为迟释制剂。

脉冲制剂技术是随着时辰药理学的不断深入地研究而发展起来的制剂技术。此种制剂不是以维持稳定的血药浓度为目的，而是按照生理和治疗的需要定时定量地释放药物，以提供有效的血药浓度，实现最佳的治疗效果。当释药系统受到外界信号的刺激如超声、热、电的变化，或体内信息反馈机制的作用如pH值的变化、金属离子浓度的变化、酶底物与不同药物反应等，可促使聚合物的结构或性质发生改变而脉冲式地释放药物。根据刺激产生信号的不同，脉冲释药技术可分为时间控制型、温度控制型、磁性和超声触发式以及电和化学控释型等。

时间控制型：包括渗透泵定时释药系统、包衣脉冲系统和柱塞型定时释药胶囊等。渗透泵定时释药系统是将加入致孔剂的聚合物包在丸心或片芯外层，当进入胃或肠后，消化液通过外层衣膜的微孔渗入膜内，产生较强的渗透压促使丸心或片芯不断膨胀直至撑破外层衣膜，药物快速释放出来。包衣脉冲系统是将含药片芯或丸心外包上一层或多层能够阻止药物释放的衣层，片芯或丸心中含有崩解剂，经过一定阻

滞时间，包衣层溶蚀后，崩解剂促使片芯或丸心中的药物快速释放出来。柱塞型定时释药胶囊由水不溶性胶囊壳体、药物贮库、定时塞和水溶性胶囊帽组成。根据定时柱塞的性质，可分为膨胀型、溶蚀型和酶降解型等。当定时脉冲胶囊与水性液体接触时，水溶性胶囊帽溶解，定时塞遇水膨胀而脱离胶囊体，或溶蚀，或在酶作用下降解，贮库中药物呈脉冲式快速释放。

温度控制型：包括温敏水凝胶和温敏聚合物胶束系统。①温敏水凝胶：由具有中等疏水性基团或同时含有亲、疏水片段的聚合物制得。当温度较低时，聚合物链的亲水部分与水分子间的氢键起主导地位，导致其水中的溶解度增加；温度升高时，聚合物链间的疏水性相互作用增强，氢键减弱，使水凝胶收缩，包含在水凝胶内的药物会随水的释放而释放，因此可通过控制温度而控制药物的释放。此外，当温度变化时，温敏水凝胶最外层会立即收缩，限制了大量水从凝胶内部进一步流出，这种瞬时的表面收缩可用作药物释放的开关。②温敏聚合物胶束系统：主要用于肿瘤组织处的药物释放，是由两亲性嵌段共聚物组成，为疏水性的内核和亲水性的外冠结构。内核可用作疏水性药物分子的贮库，外冠可随温度变化而显示出水化/脱水的性质。通过调节疏水性嵌段共聚物的链长和比例可调节药物的释放。

磁性触发式释药系统：由分散于聚合物骨架的药物和磁粒组成，在外磁场的作用下，磁粒在骨架内移动，同时带动磁粒子附近的聚合物和药物一起移动，从而使溶解的药物通过孔道挤出。

其释放速率通过外界振荡磁场来控制。超声波触发式释药的机制还不十分清楚，有实验证实超声波的空穴作用和声流是引起聚合物降解和药物释放的部分原因。

电和化学控释型：利用电场和电解质的化学组成来控制水凝胶的膨胀和转运性质。当某些聚电解质膜的解离状态改变时，可使凝胶的膨胀和微结构改变，用pH值控制膜的解离状态可改变药物透过膜的流量。电场可直接改变膜的微结构而改变膜的渗透性；也可通过电扩散控制聚电解质膜内的pH值或中性盐浓度，改变膜的解离状态，从而调节膜的水合程度，使膜的渗透性改变。

(吴 清)

bǎxiàng zhìjì jìshù
靶向制剂技术（targeting preparation） 借助载体、配体或抗体将药物通过局部给药、胃肠道或全身血液循环而选择性地浓集定位于靶组织、靶器官、靶细胞或细胞内结构的制剂技术。靶向制剂又称靶向给药系统（targeting drug delivery system，TDDS）。

形成发展 20世纪初，埃利希（Ehrlich）首先提出靶向制剂的概念，20世纪70年代末80年代初，开始较全面地研究TDDS，包括其制备、性质、体内分布、靶向性评价、药效学与毒理学。1988年，日本成功研制出靶向给药制剂并上市。中国也于20世纪80年代开始了对TDDS的研究工作。进入21世纪，结合纳米与靶向修饰的TDDS正成为药物控制释放技术研究的热点，其特征是根据生理和治疗需要来调控药物的分布与释放，在纳米范围内形成不同类型的靶向递释。1995年，美国TDDS方面的产值已达数亿美元。

应用 靶向制剂可提高药效，降低毒副作用，提高药品的安全性、有效性、可靠性和患者的顺应性。此外，还可解决其他类型制剂给药时可能遇到的以下问题：①药剂学方面的稳定性低或溶解度小；②生物药剂学方面的吸收差或生物不稳定性（酶、pH值等）；③药物动力学方面的半衰期短和分布面广而缺乏特异性；④临床方面的治疗指数（中毒剂量和治疗剂量之比）低和解剖屏障或细胞屏障对药物的阻挡等。

分类 靶向制剂不仅要求药物选择性地到达特定部位的靶组织、靶器官、靶细胞甚至细胞内结构，而且要求有一定浓度的药物滞留一定时间，以便发挥药效，而载体应无遗留的毒副作用。理想的靶向制剂应具备定位浓集、控制释药以及载体无毒可生物降解三个要素。通常根据靶向制剂在体内作用的靶标不同，可以分为三级，第一级指以特定器官和组织为靶标输送药物的制剂，第二级指以特定细胞为靶标输送药物的制剂，第三级指以细胞内特定部位或细胞器为靶标输送药物的制剂。靶向制剂根据作用机制可分为以下3类。

被动靶向制剂（passive targeting preparation）：依据机体不同生理学特性的器官（组织、细胞）对不同大小微粒的阻留性不同而实现靶向作用，是机体的正常生理功能形成的自然分布的靶向作用。被动靶向的微粒经静脉注射后，在体内的分布首先取决于微粒的粒径大小。通常粒径在$2\sim10\mu m$时，大部分积集于巨噬细胞，小于$7\mu m$时一般被肝、脾中的巨噬细胞摄取，$200\sim400\ nm$的纳米粒集中于肝后迅速被肝清除，小于$10nm$的纳米粒则缓慢积集于骨髓，大于 $7\mu m$ 的微粒通常被肺的最小毛细血管床以机械滤过方式截留，被单核白细胞摄取进入肺组织或肺气泡。除粒径外，微粒表面性质对其分布也起着重要作用。被动靶向制剂的载药微粒包括：脂质体、乳剂、微囊和微球、纳米囊和纳米球。

主动靶向制剂（active targeting preparation）：对药物载体的表面进行修饰，依据其表面性质将药物定向地运送到靶区。如载药微粒经表面修饰后，不被巨噬细胞识别，或因连接有特定的配体可与靶细胞的受体结合，或连接单克隆抗体成为免疫微粒等原因，而能避免巨噬细胞的摄取，改变微粒在体内的自然分布。亦可将药物修饰成前体药物，即能在活性部位被激活的药理惰性物，在特定靶区被激活发挥作用。

物理化学靶向制剂（physical and chemical targeting preparation）：应用某些物理化学方法实现靶向作用。如应用磁性材料将药物制成磁导向制剂，在足够强的体外磁场引导下，通过血管到达并定位于特定靶区；或使用对温度敏感的载体制成热敏感制剂，在热疗的局部作用下，使热敏感制剂在靶区释药；也可利用对 pH 值变化敏感的载体制备 pH 敏感制剂，使药物在特定的 pH 值靶区内释药。用栓塞制剂阻断靶区的血供和营养，起到栓塞和靶向化疗的双重作用，也属于物理化学靶向。

无论是被动靶向、主动靶向，还是物理化学条件响应的机制，都不应该是孤立的和绝对的，如有些主动靶向作用需要以被动靶向作用为前提，响应型作用和主动或被动靶向作用可以协同起效，进一步提高药物在靶点部位的释放浓度，提高药效。另一方面，

对于靶向特异性不够明确的制剂，还必须考虑到体内复杂的组织结构和微环境，个体间的差异和可能产生的脱靶效应。

（吴　清）

zhōngyào jìxíng
中药剂型（pharmaceutical form of traditional Chinese medicine）

中药应用的制剂形式。是以中医药理论为指导，根据中药配伍原则，为发挥中药的疗效，减少毒副作用，便于临床应用及贮藏、运输，根据中药的性质、用药目的及给药途径，将中药原料药（包括中药材、饮片）通过一定的制备工艺制备而成适宜于临床应用的制剂形式，也是中国传统医药学的一个重要组成部分。中药剂型应用历史悠久，具有独特的理论体系和丰富的内涵。中药方剂的临床使用都必须赋予一定的剂型形式，是联结中医与中药的桥梁和纽带。

历史沿革　中药剂型是中药应用的必要形式，中药的应用伴随着剂型的诞生，中药的发展促进剂型的不断改进与进步。

中药剂型的肇始，可上溯至夏禹时代，天然药物的发现，人们医药知识的丰富，汤液和酿酒的发明，为中药剂型的产生提供了条件，开始有了药剂和汤剂的使用。随着时代的发展，历代医家在长期的临床实践中，创造了更多适合于临床应用的剂型，成书于战国时代的中国第一部医学经典著作《黄帝内经》，就提出了"君、臣、佐、使"的中药组方原则，并在《素问·汤液醪醴论》中论述汤液醪醴的制法与作用，记载了汤剂、丸剂、散剂、膏剂、药酒、丹剂等不同剂型及其制法。秦汉时期，中药剂型的理论与制备技术显著发展，马王堆汉墓出

土文物《五十二病方》中记载最常用的剂型是丸剂，其制法应用有：以酒制丸，内服；以油脂制丸；以醋制丸，外用于熨法；制成丸后，粉碎入酒吞服等。东汉成书的中国现有最早的药学专著《神农本草经》，记载了"宜丸，宜散，宜酒，宜膏"等有关中药剂型选择的论述。东汉末年，名医张仲景在长期医疗实践中，积累了丰富的用药经验，所著的《伤寒论》和《金匮要略》中收方314首，记载的剂型有煎剂、浸出剂、丸剂、酒剂、散剂、浸膏剂、软膏剂和脏器制剂等10余种，为中药剂型的发展奠定了良好的基础。东晋医学家葛洪编著《肘后备急方》，记载了铅硬膏、浓缩丸、干浸膏、蜡丸、锭剂、条剂、灸剂、熨剂、尿道栓剂等剂型，并首次提出"成药剂"的概念，主张将药物加工成一定的剂型，成批量生产贮备以方便临床急用，成为中药剂型批量生产发展的先河。梁代，陶弘景所著《本草经集注》中提出以疾病治疗的需要确定药物剂型，并规定了汤剂、丸剂、散剂、膏剂、药酒的制作常规，是中药剂型制备工艺规范的雏形。唐代，由政府组织编纂并颁布了《新修本草》，是中国最早的一部药典。孙思邈在《备急千金要方》和《千金翼方》中分别收载唐代以前的临床有效成方5300首和2000首，并载有丰富的中药制剂内容，包括有汤剂、丸剂、散剂、膏剂、丹剂、灸剂等剂型，其中著名的成药，如磁朱丸、紫雪、定志丸等，一直沿用至现代。宋、元时期，中药成方制剂得到发展，初具规模。设立的太平惠民药局为中国商业性药房之始，继而开办官营制药工厂（修合药所），专门制备成药供销

售。为使成药配制规范，编成《太平惠民和剂局方》出版，《太平惠民和剂局方·指南总论》，专门论述"处方""合药""服饵""服药禁忌""药石炮制"等内容，是中国最早的一部官方制药规范和中成药专著，收载了中药制剂 700 余种，涉及 13 种剂型，大多制成中成药出售，其中许多方剂和制法在现代仍为传统中成药制备与应用时所采用。明代，中药成方及其剂型也有相应的充实与提高。《普济方》对外用膏药、丹药、酒剂等作专篇介绍。李时珍编著《本草纲目》，收载中药 1800 余种，附方剂 13000 余首，涉及全部传统剂型 30 余种，总结了中国 16 世纪以前广大医药学家的实践经验，内容丰富广泛，对于中药剂型的发展具有里程碑意义。清代，中医药学也有一定的发展，总结了许多在临床应用具有显著疗效的中药及其方剂。赵学敏编撰《本草纲目拾遗》全书收载药物 921 种，其中新增 716 种，丰富了中医药学宝库。

1949 年以后，中国各级政府重视中医药工作，科学技术的进步有力地促进中药剂型的发展，除了对中药传统剂型进行工艺改进外，开发涌现出许多制备工艺更加优化、质量控制更加科学、临床疗效更加可靠的新剂型，如片剂、冲剂、注射剂、气雾剂、滴丸剂、浓缩丸剂、胶囊剂、膜剂、海绵剂、橡胶膏剂、口服液剂等，并且产生了一批为医家所喜用，患者所欢迎的中药制剂，扩大了中药的应用范围，加速了中药制药工业的发展。中药制剂的生产在更大程度上，推广运用新辅料、新技术、新工艺与新设备，如逆流萃取、透析法、超滤技术、喷雾干燥、无菌分装、冷冻干燥、微波灭菌与干燥、微粉化法、固体分散法、薄膜包衣等。进一步改进和发展了中药剂型，如多层或复合膜剂、环糊精包合物与微型胶囊等速度性控释剂型和脂质体、微球、磁性药物制剂等靶向性控释剂型都已有研究报道，新剂型对于提高药物疗效、降低毒性与不良反应、减少用药剂量和次数都具有明显的优势。《中华人民共和国药典》收载的中药剂型的数量，逐版增加并不断改进完善。中药剂型发展是依靠长期以来中医药的临床实践和制药技术的不断进步，要适应现代医学发展的趋势和满足临床疾病治疗的需求，中药剂型必须保持中医药传统的特色与优势，传承与创新并重，以"理、法、方、药、剂、工、质、效"为纲，对中药剂型的设计及其制备工艺技术进行更加深入的研究，提高制剂的科学性、可控性及先进性，加强质量控制，注重内在质量提升，使传统的中药剂型改进更加符合"三效"即"高效、速效、长效"，"三小"即"剂量小、毒性小、副作用小"，"五方便"即"生产方便、运输方便、贮藏方便、携带方便、使用方便"的要求，并努力向定向、定量、定时的现代控释给药系统的方向发展。

分类　中药剂型种类繁多，在制备和临床应用过程中各有特点。一般分类方法有 4 种。

按剂型物态分类　可分为气体、液体、半固体、固体剂型等。由于同类剂型物态相同，所以在制备特点及临床应用有类似之处。如液体剂型多需溶解，固体剂型多需粉碎、混合。疗效发挥以气体、液体作用较快，固体较慢，半固体剂型多作外用，气体制剂需特殊器械。此种分类方法比较简单，对制备、贮藏、运输等方面也具有一定指导意义。气体剂型主要有气雾剂、吸入剂等；液体剂型主要有汤剂、合剂、酊剂、酒剂、露剂、注射剂等；半固体剂型主要有外用膏剂、内服膏剂（膏滋）、糊剂等；固体剂型主要有散剂、冲剂、丸剂、片剂、胶囊剂等。

按剂型制备方法分类　将主要工序采用同样方法制备的剂型归为一类。如浸出制剂主要是采用浸出方法制备的汤剂、酒剂、酊剂、浸膏剂、流浸膏剂；无菌制剂主要是采用灭菌方法或无菌操作法制备的注射剂、滴眼剂、口服液剂等。此种分类方法对制剂的实际生产制备有一定的指导意义。

按剂型分散特性分类　可分为气体分散剂型、液体分散剂型和固体分散剂型。此种分类方法便于应用物理化学原理说明各类剂型的特点，对于研究制剂的稳定性规律有指导意义，但不能反映用药途径与方法对剂型的要求。真溶液类剂型有芳香水剂、溶液剂、甘油剂、部分注射剂等；胶体溶液类剂型有胶浆剂、涂膜剂等；乳浊液类剂型有乳剂、静脉乳剂、部分搽剂等；混悬液类剂型有合剂、洗剂、混悬剂等；气体分散类剂型有气雾剂、喷雾剂等；固体分散类剂型有散剂、丸剂、片剂等。

按剂型的给药途径分类　可分为经胃肠道给药和不经胃肠道给药两大类。此种分类方法与临床用药结合紧密，并能反映给药途径与方法对剂型的要求。但不能体现剂型的内在特性，同时一种剂型可以有几种给药途径，因而常使剂型分类复杂化。经胃肠道口服给药的剂型有汤剂、合剂、糖浆剂、内服膏剂、散剂、颗粒剂、丸剂、片剂、胶囊剂等；经直肠给药的剂型有栓剂、灌肠剂等；不经胃肠给药注射给药的剂型有注射剂，包括皮内注射、皮下注射、肌内注射、静脉注射及穴位注射等；皮肤给药的剂型有软膏剂、膏药、橡皮膏、糊剂、搽剂、洗剂、涂膜剂、离子透入剂等；黏膜给药的剂型有滴眼剂、滴鼻剂、含漱剂、吸入剂、栓剂、膜剂、含化丸剂、舌下片剂等；呼吸道给药的剂型有吸入剂、气雾剂、烟剂等。

选用与疗效　药物的疗效主要决定于药物本身。但在一定条件下，剂型通过对药物释放、吸收的影响，对药物疗效的发挥也可起到关键作用。同一种药物，剂型种类不同，药物的稳定性、起效时间、作用强度、作用部位、持续时间、副作用与毒性等就会产生差异。历代医药学家都重视中药剂型的选择，《神农本草经》说"药性有宜丸者，宜散者，宜水煮者，宜酒渍者，宜膏煎者，宜有一物兼宜者，宜有不可入酒者，并随药性，不得违越"；陶弘景指出"疾有宜服丸者，宜服散者，宜服汤者，宜服酒者，宜服膏者，亦兼参用所病之源以为其制耳。"李杲说"大抵汤者荡也，去大病用之；散者散也，去急病用之；丸者缓也，不能速去之，其用药之舒缓，而治之意也"。中药剂型有以下选择原则。

药物特性和处方剂量　中药制剂成分复杂，常含有多种不同类型的成分，而各类成分的化学性质不同，如溶解性、稳定性等，其在体内的吸收、代谢、分布、排泄等也常有差异。剂型对以上因素均有影响。应根据不同处方、不同药材、不同有效成分制成适

宜的剂型。同时，由于中药处方量、半成品量及其性质、临床服用剂量不同，各种剂型对药物的容纳量也有差异，因此，对于不同的药物，应从实际出发选择相应合适的剂型，以适应临床疾病治疗的需要，如临床服用剂量较大时，可选择载药量相对较大的颗粒剂。

疾病和剂型作用特点　中药剂型与疗效有着密切的关系，根据疾病的特点和治疗需要，结合各种剂型的作用特点，选择适宜的剂型，以取得最佳的治疗效果。一般同一药物，不同给药途径的吸收速度由快到慢的顺序为：静脉注射给药、吸入给药、肌内注射给药、皮下注射给药、直肠或舌下给药、口服给药、皮肤给药。口服剂型的吸收速度由快到慢依次为：真溶液型制剂、混悬剂、散剂、胶囊、片剂、丸剂、包衣片和包衣丸。故急性疾病要求药物迅速发挥作用，可采用注射剂、滴丸剂、气雾剂等；需长期治疗的慢性疾病，用药宜缓和、持久，可选用丸剂、片剂、胶囊剂及长效缓释制剂等；皮肤疾病可选用橡胶膏剂、凝胶膏剂、软膏剂、涂膜剂等；一些腔道疾病则可选用栓剂、凝胶剂等。不同剂型可以适应于不同的临床病症需要。选择药物剂型时，还应充分考虑适用人群的病理、生理情况，如年龄、性别、体重、顺应性等。

生产条件和制备与使用方便　在满足疾病治疗需要和依据药物性质的基础上，还应根据生产条件选择剂型。剂型不同，采用不同的生产工艺，对所需的生产技术、设备、环境要求也不同。剂型选择要结合生产条件，充分考虑制备与使用符合"五方便"

的要求。

（陶建生）

jìnchū yàojì

浸出药剂（extract preparation）

采用适宜的浸出溶剂和方法，浸提中药中的有效成分，制得的制剂或半成品。可供内服或外用，也可作为制备其他中药制剂的原料。广义上，所有以中药为原料，经浸提过程而制得的中药制剂均属于浸出药剂的范畴。但通常浸出药剂主要是指汤剂、合剂、糖浆剂、煎膏剂、酒剂、酊剂、流浸膏剂、浸膏剂、茶剂等。浸出药剂保留了中药传统制剂的制备方式，同时采用现代制药技术工艺方法去粗存精，适用于有效成分不清楚或不易分离提纯的中药制剂的制备，是中药各类新剂型研究发展的基础。

特点　浸出药剂的特点：①制剂保留了处方中原有中药的多种成分，能比较充分地体现药物成分的复合作用，与同一中药提取的单体化合物相比，更有利于发挥多成分的综合疗效，符合中医药理论和临床治疗原则；②制剂中多种成分共存，成分之间可相辅相成或相互制约，使药物作用缓和、持久，不仅能增强疗效，有的还能降低毒副作用；③制剂与原药材相比，在制备过程中，去除了部分组织物质和无效成分，提高了有效成分浓度，从而可减少制剂用量，便于服用，同时也有利于增加制剂的稳定性、有效性、安全性。④制剂中成分复杂，药材中含有的无效成分和杂质在制剂中均有不同程度的存在，如黏液质、鞣质、多糖等，妨碍制剂的质量控制，影响制剂的质量，贮存时也易发生沉淀、变质。

分类　浸出药剂按一般按浸

出溶剂、浸提过程和成品情况进行分类。①水浸出制剂，指在一定的加热条件下，以水为溶剂浸出中药成分，制得的含水的浸出制剂，如汤剂、中药合剂等；②含醇浸出制剂，指在一定条件下，以适当浓度的乙醇或酒为溶剂浸出中药成分，制得的含醇的浸出制剂，如酊剂、酒剂、流浸膏剂等。有些流浸膏剂是用水浸出有效成分，但成品中加有适量乙醇；③含糖浸出制剂，指在水浸出制剂基础上，将水提取液进一步精制、浓缩处理，加入适量蔗糖或蜂蜜等辅料制成的制剂，如煎膏剂、糖浆剂等。④其他浸出制剂，也有将用适当溶剂浸出有效成分后，浸出液经过适宜方法精制处理，制成的制剂称为精制浸出药剂；制成的无菌制剂称为无菌浸出药剂。

剂型沿革 浸出药剂的应用有悠久的历史。夏禹时代用酿制的酒浸渍药物制备药酒，商汤时期伊尹创制汤液，都是中国早期开始应用的浸出药剂，继后又有了煎剂、浸剂、煎膏剂、流浸膏剂等浸出药剂的应用，并一直沿用。运用现代科学技术和方法进行浸出药剂的研究，在验证疗效、阐明作用机制、建立健全质量控制标准的基础上，对传统浸出药剂进行发掘和改进，研制出许多浸出药剂新品种、新剂型，提高了中药浸出药剂的质量，保证了临床应用的疗效，使之在保持中医药学特色的同时，也富有现代药学的内涵。

剂型制法 浸出药剂的制备，要选择合适的浸提方法与适当的溶剂。选择的基本原则，应使制剂尽可能多的保留有效成分与辅助成分，去除无效成分和有害物质，成品性质稳定，质量可控，制备过程简单经济，易于工业规模化生产。常用的浸提方法有煎煮法、浸渍法、渗漉法、回流法、水蒸气蒸馏法等。许多制药新技术与新方法也在浸出药剂制备过程中，广泛推广使用，如超临界流体提取法、超声提取法、微波提取法、絮凝沉降法、膜分离法、高速离心法、薄膜浓缩法、喷雾干燥法等。常用的浸提溶剂有水、乙醇等，为了提高浸出效果、增加浸出成分的溶解度和浸出药剂的稳定性，也可选用合适的浸出辅助剂，如酸、碱、甘油、表面活性剂。

质量要求 浸出药剂中所含成分复杂，贮存过程中易产生各种物理变化和化学变化。固体浸出药剂会出现引湿、结块，甚至液化、崩解时限与溶解时限延长；液体浸出药剂会产生沉淀或浑浊、长霉发酵、药物成分水解。因此，加强质量检查与控制，对于保证浸出药剂的质量具有重要意义。浸出药剂的质量控制一般应考虑：控制原药材质量，注意中药的真伪、药用部位、产地、采收、加工及质量优劣，处方原料应符合法定标准；规范制备工艺方法，根据临床疾病防治的需要、药物成分的性质确定剂型，并优选制备工艺条件，制订制剂操作规程。对质量有影响的关键工序，应确定其技术控制条件，有条件还应对中间体的质量进行检测和控制；严格质量检查，根据《中华人民共和国药典》的要求，对浸出药剂进行外观检查（如形状、色泽、光泽、稠度、混悬状态、沉淀物、气味等）和卫生学检查。不同类型的制剂还要分别设定相关检查项目，如液体浸出药剂常作澄清度、pH值、含醇量、相对密度、总固体等检查；固体浸出药剂常作水分、溶化或溶散性、崩解时限等检查；制剂中有效成分明确的，应依据其特性，采用理化鉴别、色谱鉴别等方法进行定性鉴别，采用化学分析方法进行含量测定。

（陶建生）

tāngjì

汤剂（decoction） 中药饮片或粗粒加水煎煮，去渣取汁服用的液体剂型。亦称汤液，主要供内服。以中药粗颗粒与水共煮，去渣取汁而制成的液体药剂称为煮散；以沸水浸泡药物，服用剂量与时间不定或宜冷饮者称为饮。供洗浴、熏蒸、含漱等外用的汤剂，分别称为浴剂、熏蒸剂、含漱剂。

剂型沿革 汤剂是中国最早应用的药物剂型之一。商汤时期（公元前1766年）伊尹首创汤剂，并总结了《汤液经》；秦汉时期（公元前221年~公元219年）的《五十二病方》已有"水煮药物煎汁"的记载；东汉时期，汤剂的使用更为普遍，张仲景所著《伤寒论》中收载的方药，有95方是汤剂，并论述了汤剂制备的溶剂选择、制备方法、服用方法、药物的处理原则等。现代中医临床仍普遍沿用汤剂。

汤剂临床应用特点明显。按照医师处方临时配制使用，适应中医临床辨证施治的需要，根据不同的病情与证候，可随证加减处方中药物与剂量，应用灵活，实现个体化给药；以复方配伍为主，可发挥多种药物之间的相互促进或制约作用，达到增强药效、缓和药性的目的，发挥多种成分的综合疗效；液体药物服用后易于被机体吸收，起效迅速；以水为溶剂，价廉易得，制备方法简单易行。但汤剂也存有不足：由于多为临用时煎煮制备，比较麻烦费时；久置易霉败变质，不方便运输与贮存；服用量大、味苦，患者尤其是儿童难以接受；以水为溶剂，限制了脂溶性与难溶性成分的煎出，药物有效物质利用率较低。这些缺陷，需要通过研究，采用现代技术与方法进行改进与克服。同时，汤剂制备过程中，有效物质成分的损失，包括相关成分的分解、沉淀、被药渣吸附及挥发性成分的逸散等也值得引起重视并进行研究。

剂型制法 汤剂的制备用煎煮法。一般先用适量的水浸泡中药饮片或粗粒 20~60 分钟，然后加热煮沸，并在微沸状态维持一定时间，滤取煎出液，药渣再依法重复操作 1~2 次，合并各次煎出液即可。

汤剂制备过程中，对于处方中有些药物，应根据其特点，需采用特殊方法处理，以保证其质量与疗效。主要处理方法包括：①先煎。质地坚硬的中药饮片，药物的成分不易煎出，应先煎；有毒药材，久煎可达到减毒或去毒的效果，也要先煎。②后下。药物含有效成分受热后易挥发，宜后下；有些药物成分不耐热，受热易分解破坏，也要后下。③包煎。药物细粉和花粉类、细小种子类药材煎煮后不易分离，应包煎；富含淀粉、黏液质的黏性药材，为防止煎煮时黏糊锅底焦化，宜包煎；附有绒毛或纤毛的药材，为防止其在汤液中脱落悬浮，也应采用包煎。④另煎。贵重中药，为避免被其他药渣吸附而损耗，应另煎取汁，兑入煎好的汤液混合服用。⑤烊化。胶类、糖类中药，宜加适量开水溶化后，直接兑入汤液中服用，也可用汤液直接烊化服用。⑥冲服。

难溶于水的贵重中药，宜研成极细粉，加入汤液中服用，也可用汤液冲服。⑦榨汁。有些中药需取鲜汁，可榨汁兑入汤液中服用。

质量要求 汤剂的质量与多种因素相关，除了中药品种、饮片炮制与性状以外，制备过程各个环节所涉及的方法与条件也有显著的影响。煎药器具的材料应稳定性好，现常选用砂锅、陶罐、搪瓷器皿，亦可选用不锈钢器皿，不宜采用铁质、铝质等器皿。煎药火候应控制，沸前用"武火"，沸后用"文火"，保持微沸状态，可减少水分的蒸发，并有助于药物成分的溶出。煎煮用水，宜采用经过净化或软化的饮用水，水的用量可根据药物的性状进行调整，一般为处方中药物用量的 5~8 倍，也可根据传统习惯和经验，加水至超过煎煮容器内药物表面 2~3cm 为度。煎煮次数的确定，一般应根据中药饮片的厚薄和粉碎程度，常选择煎煮 2~3 次。煎煮时间也应根据中药的性状与质地，以及投药量的多少和煎煮设备的性能等情况而调整确定，第一煎煮沸时间以 30~60 分钟为宜，第二煎以后的煎煮时间可相应缩短。

汤剂多为临时处方，又是单独制备，因此无法通过制订统一的客观指标控制其质量，通常是考察其外观性状进行质量评价。汤剂属于液体复合分散体系，其中的药物常以离子、分子、液滴或不溶性固体微粒等多种形式存在于汤液之中，外观类似于混悬液。汤剂要求其中所含的药物应分散均匀、无残渣、无沉淀、无结块。汤液中若加入粉末状细粉，经搅拌应能混悬均匀、不结块、不沉降；有胶类物质烊化后加入的汤剂，也应保持汤液的均匀、

不聚结沉降。

汤剂在中医临床应用历史悠久，具有显著的中医传统特色和优势。随着社会的进步，对汤剂的改进提出了明确的要求。针对制约汤剂进一步推广应用存在的主要不足与缺陷，通过运用现代科学技术方法，开展多方面的探索与研究，如中药配方颗粒、自动煎药器械等的研究与应用，都取得了积极的成果，促进了汤剂的进步与发展，有助于汤剂规范化、标准化、科学化目标的实现。

（陶建生）

héjì

合剂（mixture） 中药饮片以水或其他溶剂，采用适宜的方法提取制成的口服液体剂型。单剂量灌装称为口服液剂。合剂是在汤剂基础上的改进与发展。其特点是：能保持浸出中药的多种有效成分，从而保证制剂能够发挥综合治疗效果；保持液体制剂的形态，服用时能被机体快速吸收，起效迅速；可规模化大量生产，并且药物经过提取、纯化、浓缩处理，制剂中的含药量提高，使用量减少，应用便利，携带、运输、贮存方便，同时可根据需要加入适量矫味剂，口感改善，易被患者接受；成品中也常加入防腐剂，并采用灭菌处理，密封包装，质量稳定。但合剂不能随症加减，工艺过程中常用乙醇等精制处理，必要时成品中亦可含有适量乙醇，故不能代替汤剂。

合剂的工艺流程一般为：浸提→净化→浓缩→配液→分装→灭菌→成品。根据处方中所含药物的特性，可选用不同的溶剂和方法进行浸提，含有挥发性成分的中药饮片宜先提取挥发性成分。常用的提取溶剂是水和乙醇，常用的浸提方法为煎煮法、渗漉法、

回流法等。为保证制剂的澄清度，多采用水提醇沉法、絮凝剂沉降法、滤过分离法等作净化处理。净化后的提取液浓缩，一般选用减压浓缩、常压浓缩、薄膜浓缩等方法，浓缩程度以每日服用量控制在 30~60ml 为宜。根据需要，药液中加入矫味剂与防腐剂进行配制，常用的甜味剂有蔗糖、蜂蜜、甜菊苷等，一般含蔗糖量不高于 20%（g/ml）。常用的防腐剂有山梨酸、苯甲酸、对羟基苯甲酸酯类等。制剂含有的附加剂应符合国家标准的有关规定，不影响成品的稳定性，并应避免对检验产生干扰。配液后按要求进行初滤和精滤，灌装于无菌干燥的容器中，密封，并采用煮沸灭菌法或流通蒸汽灭菌法或热压灭菌法进行灭菌处理。在严格的避菌条件下操作，灌装后亦可不经灭菌。成品置于阴凉处贮存。合剂应澄清，在贮存期间不得有发霉、酸败、异物、变色、产生气体或其他变质现象，允许有少量轻摇之易散的沉淀。服用时应振摇混匀。合剂质量控制一般应检查相对密度、pH 值等项目，并应按规定进行装量和微生物限度检查。

（陶建生）

kǒufúyèjì

口服液剂（oral liquid） 中药饮片用水或其他溶剂，采用适宜方法提取制成单剂量包装的供内服的液体制剂。即单剂量灌装的合剂。是在汤剂应用基础上的改进与发展，既能保持汤剂发挥综合治疗效果的特色，又具有药物剂量小，吸收快，质量比较稳定，便于服用、携带、运输、贮存，适合于工艺规模化生产的特点。口服液剂的制备工艺流程为：浸提→精制→配液→灌装→灭菌。

具体制备方法及质量要求同合剂。

（陶建生）

tángjiāngjì

糖浆剂（syrup） 含有药物、中药提取物或芳香物质供内服的浓蔗糖水溶液。是中药药剂的常用剂型之一，在中国有悠久的应用历史，《本草纲目拾遗》中即有相关记载。中药糖浆剂一般含糖量应不低于 45%（g/ml）。糖浆剂制备工艺简单，生产周期短，疗效确切，同时含有糖和芳香剂等辅料，能掩盖药物的苦、咸等不良气味，改善口感，患者乐于服用，尤其适用于儿童用药。糖浆剂根据所含成分和用途的不同，可分为单糖浆、药用糖浆、芳香糖浆。根据原料药物的不同来源与性状，可分别采用热溶法、冷溶法、混合法配制。

中药糖浆剂的制备工艺流程为：浸提→净化→浓缩→配制→滤过→分装→成品。糖浆剂因含有较高浓度的蔗糖，属高渗溶液，微生物的繁殖生长受到一定抑制，但也会由于贮存温度的改变，逐渐析出蔗糖结晶。同时，体系中含有糖和其他成分及水，也容易被微生物污染，导致霉败变质。在生产制备时，除了应采取适当的防止污染和灭菌措施外，通常需要添加适宜的防腐剂，以阻止或延缓微生物的增殖。常用的防腐剂有对羟基苯甲酸酯类、苯甲酸（钠）、山梨酸等，使用的附加剂应符合国家标准的有关规定，不影响成品的稳定性，并应避免对检验产生干扰。必要时可加入适量的乙醇、甘油或其他多元醇。糖浆剂应在清洁避菌的环境中配制，并及时灌装于灭菌的洁净干燥的容器中，密封，置于阴凉处贮存。

糖浆剂的质量要求除另有规定外，应澄清。在贮存期间不得有发霉、酸败、产生气体或其他变质现象，允许有少量摇之易散的沉淀。质量控制一般应检查相对密度、pH 值等项目，并应按规定进行装量和微生物限度检查。

中药糖浆剂的质量保障应特别注意制剂的霉败变质和沉淀产生。解决霉败变质问题，要考虑原辅料的选择，生产过程所涉及的用具、环境、容器以及制备过程各个环节的清洁卫生。解决沉淀问题，要注意发现沉淀产生原因，通过采取乙醇沉淀、热处理冷藏滤过、加表面活性剂增溶、离心分离、超滤等方法，改进制备工艺，提高成品质量。

（陶建生）

dāntángjiāng

单糖浆（simple syrup） 蔗糖的近饱和的水溶液。浓度为 85%（g/ml）或 64.7%（g/g）。为无色或淡黄白色的浓厚液体，味甜，遇热易发酸变质，25℃时相对密度应不低于 1.30。单糖浆除供制备药用糖浆外，也可作为其他液体制剂的矫味剂和助悬剂、丸剂和片剂的黏合剂。配制单糖浆常用热溶法：取 450ml 蒸馏水，煮沸，加入 850g 蔗糖，搅拌使溶解，继续加热至 100℃，趁热用脱脂棉或几层纱布滤过，自滤器上添加适量热蒸馏水，冷却至室温为 1000ml，搅匀即得。制备单糖浆的加热温度不宜过高，时间不宜过长，以防止蔗糖焦化与转化，使色泽变深，从而影响产品质量。由于蔗糖中含有蛋白质、黏液质等高分子杂质，配制的单糖浆有时会析出絮状物而呈浑浊，为有效去除杂质，保持澄明度，可在配制过程中加适量澄清剂（如蛋清等）进行絮凝沉降处理，或加入活性炭进行吸附处理。单糖浆应趁热灌装于灭菌干燥的容器中，密封，并在 30℃ 以下避光保存。单糖浆也可用冷溶法配制。

（陶建生）

yàoyòng tángjiāng

药用糖浆（medicated syrup）

含药物或药材提取物的浓蔗糖水溶液。临床应用具有特定的治疗作用，如复方百部糖浆，具有清肺止咳作用；五味子糖浆，具有镇静安神作用。

（陶建生）

fāngxiāng tángjiāng

芳香糖浆（flavored syrup）

含芳香性物质或果汁的浓蔗糖水溶液。作为辅料主要用于液体药剂的矫味剂，如橙皮糖浆、橘子糖浆等。

（陶建生）

rèróngfǎ

热溶法（thermosol dissolution）

将规定量的蔗糖，加入适量的沸蒸馏水或中药浸提所得浓缩液中，加热搅拌使溶解，再加入可溶性药物，混合溶解后，滤过，自滤器上加适量蒸馏水至规定容量制备糖浆剂的方法。糖浆剂采用热溶法制备，操作简单，溶解速度快，溶解后糖浆易于滤过澄清，加热也能杀灭生长期的微生物，同时蔗糖中含有的一些高分子杂质也可应受热凝固而被除去，成品易于保存。但应注意加热时间不宜过长（一般加热沸腾后保持 5 分钟左右为宜），温度不宜超过 100℃，否则转化糖的含量增加，易产生发酵或焦化，成品的色泽变深。因此，常可选择水浴或蒸汽浴加热，溶解后即趁热迅速滤过。若糖浆剂难于滤过澄明，则可选用滤纸浆、滑石粉、蛋白粉等助滤剂，吸附杂质，提高澄明度，大量生产时也可采用板框压滤机进行滤过。热溶法适用于单糖浆、含不挥发性成分糖浆、受热较稳定的药物糖浆和有色糖浆的制备。

（陶建生）

lěngróngfǎ

冷溶法（cold dissolution）

在室温条件下，将规定量的蔗糖加入蒸馏水或含药物的溶液中，搅拌，待完全溶解后，滤过，制备糖浆剂的方法。糖浆剂采用冷溶法制备，其中转化糖的含量低，成品的色泽浅或呈无色，但蔗糖溶解时间较长，生产过程易受微生物污染，故应严格控制生产环境卫生条件，也可采用密闭容器或渗漉筒溶解，以防染菌。冷溶法适用于单糖浆、含挥发油和挥发性成分药物的糖浆及其他原因不适宜加热的糖浆剂的制备。

（陶建生）

hùnhéfǎ

混合法（admixture）

将中药浸提所得浓缩液或药物与糖浆直接混合均匀制备糖浆剂的方法。根据药物的不同性质和状态，可采用不同的混合方式。水溶性固体药物，可先用少量蒸馏水制成浓溶液，再与适量的单糖浆混匀；在水中溶解度较小的药物，可酌加适宜辅助溶剂溶解后再与单糖浆混合；可溶性液体药物，可直接与适量的单糖浆混匀，必要时滤过；药物为挥发油时，可先溶于少量乙醇等辅助溶剂或酌加适宜的增溶剂，溶解后再与单糖浆混匀；药物为含乙醇的制剂（如酊剂、流浸膏剂等），与单糖浆混合时，往往会产生浑浊，可加适量的甘油助溶，或加适宜的助滤剂滤过；药物为水浸出制剂，易发酵、霉败变质，可先加热至沸 5 分钟，使其中含有的蛋白质、黏液质等成分凝固，并滤过除去，滤液与单糖浆混匀即得，必要时浸出液的浓缩物可用乙醇沉淀处理，回收乙醇后的母液加入单糖浆混匀；药物为中药干浸膏，则应先将其粉碎成细粉，再加入少量甘油或其他适宜稀释剂，在无菌研钵中研匀，最后与单糖浆混匀。

（陶建生）

jiāngāojì

煎膏剂（electuary）

中药饮片加水煎煮，取煎煮液浓缩，加炼蜜或糖（或转化糖）等辅料制成的半流体制剂，也称膏滋。煎膏剂所含药物浓度高，成品体积小，稳定性好，服用方便，也便于携带与贮存，但不适宜受热易变质和以挥发性成分为主的中药。

剂型沿革　煎膏剂源于中药汤剂，在中国应用历史悠久，《黄帝内经》和长沙马王堆西汉古墓考古发现的帛书《五十二病方》中就有相关的记载。汉唐时期，膏煎同义，凡煎煮黏稠度较高的药物，如蜜、酥、饴糖、滋腻的药汁、枣膏、动物脂肪及皮骨等都可称为煎。张仲景的《金匮要略》中的大乌头煎（乌头加蜜），猪膏发煎（猪膏加乱发），其制法就类似于现代的煎膏剂。宋元至明清时期，煎膏剂进一步发展并趋于成熟，数量增加，运用普及，如《太平圣惠方》的地黄煎、栝蒌煎、朱丹溪的知柏天地煎，《洪氏集验方》所载的琼玉膏，《赤水玄珠》的补真膏，清代的菊花延龄膏、扶元和中膏、扶元益阴膏、菊花延龄膏等，一直流传沿用至今。当代，煎膏剂在临床的应用得到进一步推广，特别是临方煎膏呈现持续增长，主要用于慢性疾病的治疗和滋补营养保健。

分类　中药煎膏剂按处方的组成不同可分为素膏与荤膏。素膏在加工收膏过程中，仅加入糖制成糖膏，或仅加入蜂蜜等制成为蜜膏。荤膏在加工收膏过程中，除了加入糖或蜂蜜以外，还加入动物来源的胶体物质，如阿胶、龟板胶、鳖甲胶、鹿角胶等。按煎膏加工的方式不同可分为成方煎膏和临方煎膏。成方煎膏是由药品生产企业按照规定的处方，批量生产加工制成的煎膏剂，如在药房中常见的益母草膏、桑椹膏、枇杷叶膏、十全大补膏等；临方煎膏是根据各人不同的身体状况，辨证处方，加工制成的煎膏剂，具有因人而异、个体化给药的特点。

剂型制法 煎膏剂的制备，除炼糖和炼蜜外，一般工艺流程：煎煮→浓缩→收膏→分装→成品。中药饮片加水煎煮 2~3 次，每次 2~3 小时，合并煎液，静置澄清，滤过，浓缩至规定的相对密度，得清膏。继而加入规定量的炼糖或炼蜜，不断搅拌，继续加热熬炼至规定的标准，分装于洁净干燥灭菌的大口容器中，待充分冷却后加盖密闭，即可。煎膏剂制备过程中，炼糖或炼蜜加入的量，一般不超过清膏量的 3 倍。也可根据需要在收膏冷却后，直接加入部分饮片细粉，但应注意搅拌混匀。煎膏剂应无焦臭、异味，并无糖的结晶析出。密封置阴凉处贮存。

质量要求 煎膏剂的质量控制一般应按规定进行相对密度、不溶物、装量和微生物限度等项目的检查，但加饮片细粉的煎膏剂不检查相对密度。

（陶建生）

fǎnshā

返砂（sugar recrystallization） 煎膏剂在贮存过程中，成品表面或内部有蔗糖结晶析出的现象。返砂是糖重结晶的俗称，主要与煎膏剂所含的总糖量和转化糖量有关。总糖量过高，处于过饱和状态，蔗糖结晶核生成的速度与结晶增大的速度都比较快，故一般要求总糖含量控制在 85% 以下为宜。炼糖的转化率控制不当，也会导致煎膏剂出现返砂，经过熬炼的炼糖，转化糖的比例控制在 40%~50%，可有效地抑制糖的返砂。返砂影响煎膏剂的均匀性、稳定性和外观，但不影响煎膏剂的内在质量。若煎膏剂返砂出现大量结晶，可采用适当的方法将结晶分离出来，经重新溶解后再与煎膏剂混匀；如出现的结晶较少，则可将煎膏剂与容器一起置于水浴上加热，使结晶重新溶解。

（陶建生）

liàntáng

炼糖（sugar refining） 煎膏剂制备过程中将糖加热熬炼至一定程度的操作。炼制过的糖称炼糖或转化糖。炼糖可使糖的晶粒熔融，去除杂质，杀灭微生物，减少水分。也能使糖部分转化为葡萄糖和果糖，可有效防止煎膏剂贮存中产生返砂现象。炼糖的方法，按照糖的种类及性质不同，加适量的水，用高压蒸汽或直火加热熬炼，并不断搅拌至糖液泛泡发亮光，显金黄色，并微有青烟产生，即可停止加热，以免焦化。此时水分已全部蒸发，蔗糖也实现部分转化，由于各种糖的含水量有差异，在具体操作时，应根据实际情况，掌握合理的熬炼时间与温度。冰糖本身含水分较少，在开始炼制时可加适量水，以免熬焦，且炼制时间要短；饴糖含水量较多，炼制时不需加水，但炼制时间稍长；白砂糖可加水 50%；红糖含杂质较多，炼制后应静置适当时间，并除去容器底部的沉淀。为促使糖的转化，炼糖时可加入适量的枸橼酸或酒石酸（一般为糖量的 0.1%~0.3%），待糖转化率达 40%~50% 时，放冷到 70℃ 左右，加适量碳酸氢钠中和酸，即可。

（陶建生）

qīnggāo

清膏（clear paste） 中药饮片经提取、浓缩至一定相对密度的浓缩液。清膏一般以水为溶剂，用煎煮法浸提，饮片加水煎煮 2~3 次，每次 2~3 小时，合并煎液，静置澄清，吸取上清液，滤过，将滤液浓缩至相对密度 1.30 左右，即得清膏。也可选择适宜浓度的乙醇为溶剂浸提药材，浸提液回收乙醇后，浓缩至一定相对密度。若药物为新鲜果实类，可将其洗净后，直接压榨取汁，果渣再加水煎煮浓缩，浓缩的煎出液与果汁合并。提取液浓缩程度的控制，传统的经验方法是以搅拌棒趁热蘸取浓缩液滴于桑皮纸上，以液滴周围无渗出水迹为度，也可以搅拌棒挑起的浓缩液呈片状落下为度。现多采用测定浓缩液的相对密度进行控制。清膏主要用于煎膏剂或其他浸出制剂的制备。

（陶建生）

shōugāo

收膏（agitating clear paste with refined sugar to specific density） 在清膏中，趁热加入规定量的炼糖或炼蜜，不断搅拌，使其均匀分散，继续加热熬炼至规定的相对密度的操作工艺。相对密度一般在 1.40 左右。是煎膏剂制备过程中的一个重要操作工艺。除另有规定外，加炼糖和炼蜜的量一般不超过清膏量的 3 倍。收膏时随药液稠度的增加，加热温度可相应调整降低，重点应注意防止膏液溢出与粘底焦化。在收膏行将完成时，根据需要兑入药物细粉或其他物料，搅拌混合均匀，直至成膏。判断收膏过程的完成，除了按照规定进行相对密度测定以外，很多传统的经验方法可以帮助评价。如可用搅拌棒蘸起药汁，药汁应变得浓稠起丝，直至稠厚的膏体在搅拌棒上"挂旗"，呈片状缓慢下落；可用搅拌棒趁热蘸取少量药汁滴入冷水中，入水的药汁不会迅速分散、溶化，在水中仍保持圆珠状态，呈现"滴水成珠"的状况；也可用搅拌棒趁热蘸取少量药汁滴于纸上，液滴周围应无水迹渗出现象。若发现膏体沸腾时呈现"蜂窝状"，也提示可熄火停止加热，收膏操作过程结束。

（陶建生）

jiǔjì

酒剂（medicinal liquor） 中药饮片用蒸馏酒提取制成的澄清液体制剂。又称酒醴、药酒。是中药常用的传统剂型之一。《黄帝内经》载有"上古圣人作汤液醪醴"，"醪醴"即指治病的药酒。酒甘辛大热，能通血脉、行药势，具有行血活络、散寒等功效，易于吸收和发散。通常用于治疗风寒湿痹，发挥祛风活血、散寒止痛作用，小儿、孕妇、心脏病及高血压病人不宜服用。酒剂因含乙醇，蛋白质、黏液质、树胶等成分都不溶于乙醇，故杂质较少，制剂的澄明度好，长期贮存较稳定，不易染菌变质。酒剂常用冷浸渍法、热浸渍法、渗漉法、回流法等方法制备，所用蒸馏酒浓度和用量，浸渍温度和时间，渗漉速度，以及制剂的含醇量，均应根据药物的性质与制剂的品种而定。传统酒剂的制备常用浸渍法，为提高浸提效果与速度，满足规模化生产的需要，除改进浸提设备外，还采用加温与加压技术。制备内服酒剂应以谷类酒为原料，并符合蒸馏酒质量标准的相关规定，酒剂中可加入适量糖或蜂蜜调味。配制后的酒剂须静置澄清，滤过后分装于洁净干燥的容器中，密封，置阴凉处贮存，在贮存期间允许有少量摇之易散的沉淀。含醇量应符合规定要求。为保证酒剂质量，应对酒剂成品进行含醇量、总固体含量、甲醇量、装量、微生物限度检查测定，必要时可增加药物有效成分的定性鉴别和含量测定、色香味检查、pH 值检查等。

（陶建生）

dīngjì

酊剂（tincture） 中药饮片用规定浓度的乙醇提取或溶解而制成的澄明液体制剂。也可用流浸膏稀释制成。多数供口服，少数供外用。酊剂的浓度一般随药物的性质或用途而异，除另有规定外，含有毒性药的，每 100ml 应相当于原饮片 10g；有效成分明确的，应根据其半成品的含量进行调整；其他酊剂，每 100ml 相当于原饮片 20g；也有少数品种，按照历来的成方规定或医疗需要，制成适宜的浓度。酊剂制备工艺简单，常用低温方法浸提或短时间加热提取后静置，适用于含挥发性成分或不耐热成分的药物；同时，由于乙醇对饮片中各成分的溶解具有一定的选择性，采用不同浓度乙醇作为溶剂，蛋白质、黏液质、树胶等成分溶出较少，制备的成品中含有杂质较少，澄明度高，长期贮存也不易染菌变质，具有良好的稳定性；成品中有效成分含量较高，服用剂量减少，使用携带方便。但乙醇本身具有一定的药理作用，临床应用受到一定的限制，如儿童、孕妇、心脏病及高血压等患者不宜口服使用。

制备方法根据药物而异。①溶解法：适用于含中药有效成分、有效部位或化学药物的酊剂的制备，可将药物直接加入规定浓度的乙醇，溶解并调整至规定量。②稀释法：以药物的流浸膏或浸膏为原料，加入规定浓度的乙醇稀释至需要量，混合后静置至澄明，分取上清液，残渣滤过，合并上清液与滤液。③浸渍法：一般用冷浸法制备，以一定浓度的乙醇为溶剂，按规定的时间浸渍饮片，分取浸出液，静置 24 小时，滤过，自滤器上添加相同浓度的乙醇至规定量。④渗漉法：多数情况下，按渗漉法操作，先收集渗漉液达到酊剂全量的 3/4，停止渗漉，药渣压榨，压榨液与渗漉液合并，添加适量溶剂至所需量，静置一定时间，分取上清液，下层液滤过。若原料为毒性药物，收集渗漉液后应测定其相关成分的含量，再加适量溶剂使符合规定的含量标准。

酊剂应为澄清液体，置遮光容器内密封，在阴凉处贮存。久置产生沉淀时，在乙醇量和有效成分含量符合规定的情况下，可滤过除去沉淀，再测定相关成分，并调整至规定标准。为保证酊剂质量，应对成品进行乙醇含量、甲醇量、装量、微生物限度检查测定，必要时可增加药物有效成分的定性鉴别和含量测定。

（陶建生）

liújìn gāojì

流浸膏剂（fluid extract） 中药饮片用适宜的溶剂提取，蒸去部分溶剂，调整至规定浓度而制成的液体制剂。除另有规定外，流浸膏剂的浓度每 1ml 相当于原饮片 1g。含有效成分明确的流浸膏剂，应经含量测定后，用溶剂、稀释剂调整至规定的规格标准。流浸膏剂一般不直接作为制剂直接在临床使用，多作为原料用于配制其他液体制剂，如制备酊剂、合剂、糖浆剂等。

流浸膏剂的制备，除另有规定外，多采用渗漉法制备，其制备工艺流程为：浸渍→渗漉→浓缩→调整含量→成品。渗漉时应先收集药材量85%的初漉液，另器保存；续漉液低温浓缩成稠膏状与初漉液合并，混合均匀。有效成分明确者，需做含量测定及乙醇含量测定；有效成分不明确者需进行含乙醇量测定，再按测定结果，或加适量溶剂稀释，或采用低温浓缩使其符合规定标准，然后静置 24 小时以上，滤过即可。制备流浸膏剂使用溶剂的数量，一般为中药饮片量的 4～8 倍。若原料中含有油脂者应先脱脂，再进行浸提。若渗漉溶剂为水，且有效成分又耐热者，可不必收集初漉液，将全部漉液常压或减压浓缩。流浸膏至少含 20% 以上乙醇，以水为溶剂的，成品中亦需加 20%～25% 的乙醇作防腐剂，以利贮存。以水为溶剂的流浸膏，也可用煎煮法制备，如益母草流浸膏；或以浸膏剂为原料，按溶解法制成，如甘草流浸膏等。

流浸膏剂应置遮光容器内密封，阴凉处贮存。若贮存过程中产生沉淀现象，在乙醇和有效成分符合规定的情况下，可滤过除去沉淀。流浸膏剂质量控制应进行乙醇量测定、装量和微生物限度检查，必要时还可增加药物成分的定性鉴别和含量测定。

（陶建生）

jìngāojì

浸膏剂（extracts）　中药饮片用适宜的溶剂提取，蒸去部分或全部溶剂，调整至规定浓度而制成的制剂。浸膏剂可分为稠浸膏和干浸膏，稠浸膏为半固体，具黏性，含水量一般为 15%～20%；干浸膏为干燥粉状制品，含水量约为 5%。除另有规定外，浸膏剂的浓度每 1g 相当于原饮片 2～5g。含有效成分明确的浸膏剂，应经含量测定后，用溶剂、稀释剂调整至规定的规格标准。浸膏剂中药物成分的含量高，体积小，不含浸出溶剂，性质稳定可久贮，但易吸潮或失水后硬化。浸膏剂的少数品种可直接用于临床（如颠茄浸膏、大黄浸膏），一般多作为原料用于配制其他剂型，如制备流浸膏剂、散剂、颗粒剂、丸剂、胶囊剂、片剂、软膏剂、栓剂等。

浸膏剂的制备工艺主要包括原料浸提、分离、浓缩、稀释、干燥等工序。原料浸提，一般多采用渗漉法、煎煮法，也可采用回流法或浸渍法，应根据成品的要求、中药饮片的性质、生产设备条件等，合理选用适宜的溶剂与方法。提取液可通过水提醇沉、高速离心、超滤等方法分离除去杂质与无效成分。浸提液采用常压蒸发、减压蒸发或薄膜蒸发等方法浓缩至稠膏状。稠膏经含量测定后，应用稀释剂调整至规定的规格标准，稠浸膏常用甘油、液状葡萄糖作稀释剂调整含量，干浸膏常用淀粉、乳糖、蔗糖、氧化镁、碳酸钙或药渣细粉等作稀释剂调整含量。稀释后的稠膏，须经干燥，去除剩余的溶剂，得到干浸膏。浸出物的稠度增大，最后的溶剂不易挥散，且易造成过热现象而引起相关成分的分解，因此，尽可能用真空低温干燥。也可将浸提液分离浓缩后，直接进行喷雾干燥，得到干浸膏粉。

浸膏剂应置遮光容器内密封贮存，特别是干浸膏吸湿性强，干燥后更应立即置于密封遮光容器内，以防吸湿回潮，并宜在阴凉处贮存，温度升高，易使浸膏软化或结块。浸膏剂质量控制应进行装量和微生物限度检查，必要时还应增加药物成分的定性鉴别和含量测定。

（陶建生）

chájì

茶剂（medicinal tea）　中药饮片或提取物（液）与茶叶或其他辅料混合制成的内服制剂。可用沸水泡服或煎服。茶剂制备工艺简单、运输、贮存、使用方便，药物中相关成分容易溶出，特别对于含有挥发性成分的药物，可避免有效成分的损失。茶剂根据形状与服用方法不同分为块状茶剂、袋装茶剂和煎煮茶剂。中药饮片粗粉、碎片与茶叶或适宜的黏合剂压制成块状的为不含糖块状茶剂；药材提取物、饮片细粉与蔗糖等辅料压制成块状的为含糖块状茶剂；茶叶、饮片粗粉或部分饮片粗粉吸附提取液经干燥后，装入袋的为袋装茶剂，其中装入饮用茶袋的称袋泡茶剂；中药饮片经适当粉碎后，装入袋中，供煎服的为煎煮茶剂。

剂型沿革　在中国，中药茶剂是一种传统剂型，有悠久的历史渊源。三国时期的《广雅》、梁代的《神农本草经集注》、唐代的《备急千金要方》中均有记载。唐·王焘的《外台秘要方》中载有"代茶饮方"，详细记载了药茶的制作和服用方法。宋代《太平圣惠方》中载录药茶 10 余种；宋代以后，药茶的应用日益增多，元代忽思慧在《饮膳正要》中记载了多种药茶的制作、功效及主治；清代宫廷医学也有多种药茶的应用，如安神代茶饮、清热代茶饮、利咽代茶饮、平胃代茶饮等。传统的茶剂多用于治疗食积停滞、感冒咳嗽等症。茶剂的种类逐渐增多，使用范围不断扩大，除了临床用于疾病的治疗外，不少也已用于日常的健康保健。

剂型制法 块状茶剂的制备，将处方中的药物粉碎成粗末或碎片，以面糊或将部分中药提取制成稠膏作黏合剂，与其余药物粗末混匀，制成适宜的软材或颗粒，经压制成块状，低温干燥、包装即成。袋装茶剂的制备有 2 种。全生药型袋装茶剂，是将中药（或含茶叶）粉碎成粗末，经干燥、灭菌后分装；半生药型袋装茶剂，是将部分中药粉碎成粗末，部分中药（或含茶叶）煎煮，煎出液浓缩成浸膏后，吸附于中药粗末，经干燥、灭菌后分装。煎煮茶剂的制备，将处方中中药粉碎按规定加工成片、块、段、丝或粗末状，分装入袋即可。茶剂制备过程中，中药饮片应按规定适当粉碎，并混合均匀。凡喷洒提取液的，应注意喷洒均匀。加入其他辅料时，也应注意混合均匀。茶剂应在 80℃以下干燥，含挥发性成分较多的宜在 60℃以下干燥，不宜加温干燥的应采用阴干或其他适宜方法进行干燥。茶剂选用的茶叶和应用茶袋应符合饮用茶标准的有关要求。茶剂应密闭贮存，含挥发性成分、易吸潮药物的茶剂应密封贮存，防止霉败变质。

质量要求 为保证茶剂质量，应根据不同类型的茶剂，分别进行外观、水分、溶化性、重量差异、装量差异、微生物限度检查测定，必要时还可增加药物成分的定性鉴别和含量测定。

(陶建生)

yètǐ yàojì

液体药剂（liquid pharmaceutical preparation）

药物分散在液体分散介质中制成的液态剂型。可供内服或外用。是临床上应用广泛的一类剂型，包括一切以液体状态存在的剂型。其中，注射剂大多是以注射方式给药的液体剂型，在生产制备工艺和质量要求方面有特殊的要求；浸出药剂大多是以浸出法制备的液体制剂，结合了中药传统和现代制备工艺及方法。此条目不包括注射剂和浸出药剂。液体药剂的优点主要表现为：药物的分散度大，吸收快，奏效迅速。给药途径广泛，可内服亦可外用。易于分剂量，服用方便，尤其适用于婴幼儿和老年患者。能减少某些易溶药物的局部刺激性。固体药物制成液体药剂后，能提高生物利用度。流动性大，适用于腔道用药。但是，液体药剂也存在一些不足：液体药剂的药物因分散度较大，受分散介质的影响，易引起药物的化学降解，使药效降低甚至失效。非均相液体制剂中药物的分散度较大，分散粒子具有较大的相界面和界面能，存在一定程度的不稳定性。体积较大，携带、运输、贮存都不方便。易霉变，需加入防腐剂。

分类 ①按分散系统分类（表），根据分散相粒子大小及分散情况的不同，分为真溶液型液体药剂、胶体溶液型液体药剂、乳浊液型液体药剂、混悬液型液体药剂。分散相以分子或离子状态分散于液体分散介质中称为真溶液，其中溶质分子量小呈低分子状态称为溶液，溶质分子量大呈高分子状态称为胶体溶液，分散相质点为多分子聚集体的胶体溶液又称为疏水胶体，如以固体或液滴分散于分散介质中，与分散介质之间有相界面的，前者称为混悬液，后者称为乳浊液。②按给药途径分类，可分为内服液体药剂（如口服乳剂、口服混悬剂等）和外用液体药剂（如洗剂、搽剂、滴耳剂等）。

分散体系的不同表现出不同的热力学和动力学特征，其中热力学稳定体系是体系处于平衡状态，在该条件下体系中的各种可能变化都不能自发进行，其稳定性由热力学因素所控制。反之，则称热力学不稳定体系。动力学稳定体系指体系处于表观上稳定状态，但不处于平衡状态，至少

表 分散体系的分类及特征

类型	分散相大小	特征
真溶液型	<1nm	真溶液；无界面，热力学稳定体系；扩散快，能透过滤纸和某些半透膜
胶体溶液型		
亲水胶体	1~100nm	真溶液；热力学稳定体系；扩散慢，能透过滤纸，不能透过半透膜
疏水胶体		胶体溶液；有界面，热力学不稳定体系；扩散慢，能透过滤纸，不能透过半透膜
乳浊液型	>100nm	热力学不稳定体系；有界面，扩散很慢或不扩散，显微镜可见
混悬液型	>500nm	热力学和动力学不稳定体系；有界面，扩散很慢或不扩散，显微镜可见

有一种可能的变化会自发进行，只是变化的速率十分缓慢，以致不能测量出来，其稳定性由动力学因素——速率所控制。反之，则称动力学不稳定体系。

液体药剂的溶剂对药物起溶解和分散作用，因其本身质量会直接影响制剂的制备和稳定性，所以液体药剂的溶剂应符合化学性质稳定、毒性小、成本低、无臭味、不影响主药的作用和含量测定等条件。但完全具备以上条件的溶剂很少，故应根据药物性质、制剂要求和临床用药合理选择溶剂。常用溶剂有水、乙醇、甘油、丙二醇、聚乙二醇、脂肪油、液状石蜡等。此外，应根据制备各种类型液体药剂的需要，选择不同的附加剂，以起到增溶、助溶、乳化、助悬、润湿以及矫味矫臭、着色等作用。

制备原则 应遵循的一般原则：①应先将药物溶于最大量（一般全量的1/2～3/4）的溶剂中，必要时滤过，然后通过滤器加溶剂至全量，不同药物和溶剂混合制备的次序往往影响制剂的质量和外观。②挥发性液体应于加水至全量以前加入，以免在调配过程中挥发损失。③某些药物在水中溶解很慢，若制剂中有足够的水而药物又稳定时可先溶于热水中。④当制剂的成分较复杂时，必须在调配以前系统地考虑处方中有无任何不当之处，处方中每种药物成分是否超过剂量，总剂量是否有问题（要注意年龄、体重、性别等因素），是否有毒，有无物理、化学治疗的配伍禁忌等，如上述各项都无问题，再按各成分性质和处方要求决定制备方法，加以配制。

质量要求 溶液型液体药剂应澄明，乳浊液型和混悬液型液体药剂应保证分散相小而均匀，且在振摇时应均匀分散；有效成分的浓度准确、稳定，口服液体药剂口感好；外用液体药剂应无刺激性；分散介质最好用水，其次是乙醇，最后考虑其他毒性较小的有机分散介质；制剂应适口无刺激性；应具有一定的防腐能力；包装容器应适宜，方便患者携带和使用。

(傅超美)

zhēnróngyèxíng yètǐ yàojì
真溶液型液体药剂（true solution type liquid preparation）
药物以分子或离子的形式分散于分散介质中形成的供内服或外用的均相液体剂型。分子或离子直径在1nm以下，其特点为：分散度大，溶液呈均匀分布状态，澄明并能通过半透膜，无界面，是热力学稳定体系；真溶液型液体药剂中药物的分散度、总表面积及与机体接触面在液体制剂中最大，吸收迅速、完全，显效快；药物在溶剂中分布均匀，有利于剂量的灵活增减和分剂量的准确。真溶液型液体药剂包括溶液剂、芳香水剂与露剂、甘油剂、醑剂等。

制备方法：①溶解法：一般适用于较稳定的药物，此法操作简便，质量易于控制，应用较为广泛，可用于制备溶液剂、芳香水剂、露剂、甘油剂和醑剂。②稀释法：适用于制备高浓度溶液或易溶性药物的浓储备液，可用于制备溶液剂、芳香水剂和露剂。③化学反应法：适用于原料药物缺乏或质量不符合要求的药物，可用于制备溶液剂和甘油剂。④水蒸气蒸馏法：适用于含挥发性成分的药物，露剂常用此法制备。制备真溶液型药剂时需要注意溶剂的选择。同一浓度的药物

在不同的溶剂里，有不同的用法或用药部位，例如5%的苯酚水溶液，因对机体组织有腐蚀性和麻醉性，常用于衣物浸泡消毒而不用于机体，而5%的苯酚甘油溶液可用于耳部疮疖或中耳炎。还有一些药物如明矾、硫酸镁和硫酸钠等盐在水中的溶解度较大，其离子浓度也高，但由于铝离子、镁离子和硫酸根离子等在胃肠道吸收较困难，增强其浓度并不能有效提高其全身作用，所以选择药物溶剂时也必须考虑药物本身的性质和作用。制备真溶液型药剂时，增加难溶药物的溶解度是一个重要的问题。中药中不少有效成分如丹参酮ⅡA、鱼腥草素等，在水中的溶解度远远低于治疗所需浓度，因此增加难溶性药物的溶解度以满足治疗需要是中药制剂的重要问题。增加药物溶解度可通过增溶、助溶、制成盐类、使用潜溶剂、改变部分化学结构、提高温度、应用微粉化技术、促进和提高药物的溶解度以及使用包合技术等方法实现。制备时常加入增溶剂、助溶剂、潜溶剂、抗氧剂、矫味剂和着色剂等附加剂，在使用附加剂时应注意附加剂的毒副作用以及其对药物作用的影响。质量要求包括：液体应澄清，不得有发霉、酸败、变色、异物、产生气体或其他变质现象；主药含量合格；应密封，置阴凉处贮藏；附加剂品种与用量应符合国家标准的有关规定，不影响产品的稳定性，并避免对检验产生干扰。

(傅超美)

róngyèjì
溶液剂（solution）
药物溶解于溶剂中所形成的澄明液体剂型。大多以水为溶剂，也可以乙醇、植物油或其他液体为溶剂，属于

真溶液型液体药剂。其特点为：杂质少，澄明度好；易于吸收，可供内服和外用；剂量准确，对小剂量或毒性大的药物的量取更有意义。常见的溶液剂品种如风油精，具有消炎、镇痛、清凉、止痒和驱虫的作用，可用于伤风感冒引起的头痛、头晕、牙痛、蚊虫叮咬等。溶液剂常用制备方法可分为溶解法、稀释法、化学反应法等。制备溶液剂时应注意：易溶但溶解缓慢的药物，制备时应粉碎、搅拌、加热等以加速药物溶解；溶解度较小的药物，应先将其溶解后再加入其他药物；难溶性药物可加入适量增溶剂或助溶剂提高药物溶解度；为避免药物损失，易氧化药物在溶解时，应将溶剂加热放冷后再溶解药物，并加适量抗氧剂，挥发性药物应在其他药物溶解后再加入。溶液剂应澄清，不得有沉淀、浑浊、异物等；有效成分的浓度应准确、稳定；口服溶液剂口感应较好，外用溶液剂应无刺激性；具有一定防腐能力；包装容器适宜，方便患者携带和使用。

（傅超美）

fāngxiāng shuǐjì

芳香水剂（aromatic water） 用芳香挥发性药物配制而成的饱和或近饱和澄明水溶液的剂型。芳香挥发性药物多为挥发油，水与乙醇的混合溶剂制成的含有大量挥发油的溶液称为浓芳香水剂。芳香性药物易挥发，在水中的溶解度很小（约 0.05%），故芳香水剂在中药制剂中主要起矫味、矫臭的作用以及作为分散介质使用，有的芳香水剂还有祛痰止咳、平喘和解热镇痛等治疗作用。常见的芳香水剂如薄荷水。薄荷水为驱风矫味药，有缓解胃肠的胀气与绞痛等作用，也可用作药剂

的溶剂。芳香水剂的制备方法包括溶解法、稀释法和水蒸气蒸馏法。其中药物为纯净的挥发油时多采用溶解法或稀释法制备。在采用溶解法制备芳香水剂时，应增大挥发性药物与水的接触面积，以促进其溶解。含挥发性成分的药物常采用水蒸气蒸馏法制备。制备芳香水剂时应注意芳香水剂作为分散介质配制液体制剂时，常因挥发性物质盐析而微显浑浊，如果气味不变，可用适量纯化水稀释，或者添加适量乙醇、增溶剂等进行处理，经过滤至澄明后应用。大多数芳香水剂在制备时通常先制成浓芳香水剂，临用时再稀释。

质量要求：溶液应澄明，具有与原药材相同的气味，不得有异臭、沉淀或杂质等；芳香水剂中挥发性成分多，且浓度较低，容易分解或变质，且易霉变，故不宜大量配制和久贮。

（傅超美）

lùjì

露剂（distillate medicinal water） 含挥发性成分的饮片用水蒸气蒸馏法制成芳香水的剂型。又称药露。主要有矫味、矫臭的作用。常见的露剂品种有金银花露和地骨皮露，其中金银花露有清热解毒的功效，用于暑热内犯肺胃所致的中暑、痱疹、疖肿，症见发热口渴、咽喉肿痛、痱疹鲜红、头部疖肿；地骨皮露有凉营血、解肌热的功效，用于体虚骨蒸，虚热口渴。露剂的常用制备方法为水蒸气蒸馏法，即取含挥发性成分的饮片，置蒸馏器中，加适量水浸泡一定时间，通过水蒸气蒸馏，将收集的蒸馏液及时盛装在灭菌的洁净干燥容器中，除去蒸馏液中过量的挥发性物质，必要时可重蒸馏一次，或以润湿的

滤纸滤过，使呈澄清溶液，即得。露剂应澄清，不得有异物、酸败以及霉变等变质现象，置阴凉处密封贮存。

（傅超美）

gānyóujì

甘油剂（glycerin） 药物均匀分散于甘油中形成的剂型。专供外用。由于甘油（丙三醇）为无色、澄明的高沸点糖浆状的黏稠液体，具有甜味、能与水或乙醇以任意比例混溶、微溶于丙酮、有黏稠性、防腐性和吸湿性等特点，在中药制剂中常用作溶剂、浸提辅助剂和甜味剂等；还对皮肤黏膜有柔润和保护作用，附着于皮肤黏膜能使药物滞留患处而起延效作用；甘油对一些药物如碘、酚、硼酸、鞣酸等有较好的溶解能力，制成的溶液也较稳定。甘油剂常用于口腔、鼻腔、耳腔与咽喉患处，起到抗炎、杀菌等作用。如临床常将碘、碘化钾及甘油等制成复方碘甘油剂用于口腔黏膜消毒，急性扁桃体炎等疾病，将苯酚和甘油制成苯酚甘油剂用于外耳道炎等。甘油剂的制备方法有溶解法和化学反应法，溶解法是药物加甘油（必要时加热）溶解即得，如苯酚甘油；化学反应法是将药物与甘油发生化学反应而制成的甘油剂，如硼酸甘油。

质量要求：应澄清不得有沉淀，若因吸潮或用水稀释后造成药物析出，必要时应用甘油进行稀释后再用；无毒，无局部刺激性；贮藏期间不得有发霉、酸败、异物、变色、产生气体或其他变质现象；甘油剂的引湿性大，应密闭保存。

（傅超美）

xǔjì

醑剂（spiritus） 用挥发性药物制成浓乙醇溶液的剂型。供内服

和外用。挥发性药物在乙醇中的溶解度比在水中溶解度大，所以醑剂中挥发性成分浓度可以比芳香水剂大得多。乙醇为半极性溶剂，溶解性能介于极性与非极性溶剂之间，能与水、甘油、丙酮、三氯甲烷、乙醚完全混溶；此外还因乙醇含量的不同具有不同的作用，当乙醇含量达 20% 以上时有防腐作用，含量大于 40% 时能延缓酯类、苷类等成分的水解。蛋白质、黏液质、树胶等成分都不溶于乙醇，醑剂中乙醇含量达 60%～90%，故醑剂杂质较少，且具有一定的防腐作用。醑剂可作为治疗药，如樟脑醑；可作为芳香矫味剂，如复方橙皮薄荷醑、薄荷醑。醑剂常用溶解法和蒸馏法制备。溶解法是指将挥发性物质直接溶解于乙醇中，如樟脑醑；蒸馏法是将挥发性物质溶解于乙醇后进行蒸馏，或将经过化学反应所得的挥发性物质加以蒸馏，如芳香氨醑。制备时应注意，醑剂是高浓度乙醇溶液，因此所用器械应干燥，滤器及滤纸宜先用乙醇润湿，以防挥发性成分析出而使滤液浑浊；醑剂与水接触，容易发生浑浊现象，故醑剂应贮藏于密闭容器中，置冷暗处保存；醑剂中的挥发油易氧化、酯化或聚合，久贮易变色，甚至出现黏性树脂物沉淀，故不宜长期贮藏；为保证醑剂质量，应对醑剂成品进行含醇量测定、药物含量测定；口服醑剂应进行甲醇量测定，微生物限度应符合要求，必要时可增加色香味检查、pH 值检查等。

(傅超美)

jiāotǐróngyèxíng yètǐ yàojì

胶体溶液型液体药剂（colloid solution） 药物以 1～500nm 大小的粒子均匀分散在分散介质中所形成的液体制剂。分散介质大多为水，少数为非水溶剂。按胶粒与分散介质之间的亲和力强弱，可以分为亲液胶体和疏液胶体。当分散介质为水时，则称亲水胶体和疏水胶体。胶体分散在分散介质中形成的溶液称胶体溶液，中药制剂中应用较多的是胶体水溶液。胶体溶液型液体药剂的特点包括：①分散粒子（胶粒）大小介于真溶液与粗分散体系之间，能穿过滤纸而不能透过半透膜。②胶体微粒具布朗运动，属动力学稳定体系而热力学不稳定体系。有聚结现象，在长期贮存过程中会出现陈化现象。③胶体微粒对光线产生散射作用，即丁达尔现象。④胶体微粒带有电荷，具有双电层结构，存在电位差。⑤胶体溶液型液体药剂的稳定性主要取决于水化作用与胶粒的电荷二因素。早在 1861 年，格雷姆（Graham）就提出了"胶体"这一名词，但长期以来，由于胶体体系的复杂性，研究多停留在定性或半定量的描述阶段。近几十年来，胶体的研究有了明显突破。胶体溶液型液体药剂可采用溶解法、分散法和凝聚法制备。因胶体溶液型液体药剂可能存在热力学的聚集不稳定性，在制备、包装、运输、贮藏等环节，必须尽量减少或避免温度、光线、电解质、重力等不稳定因素对制剂质量的影响。

溶胀 水分子渗入到高分子化合物分子间的空隙中，与高分子中的亲水基团发生水化作用而使体积膨胀，结果使高分子空隙间充满水分子，这一过程称为有限溶胀。由于高分子空隙间存在水分子，降低了高分子分子间的作用力（范德华力），溶胀过程继续进行，最后高分子化合物完全分散在水中而形成高分子溶液，这一过程称为无限溶胀。无限溶胀常需搅拌或加热等才能完成。

凝胶 有的亲水胶体溶液如明胶、阿胶、鹿角胶、琼脂水溶液等，在温热条件下为黏稠性流动液体，但在温度降低时，呈链状分散的高分子形成网状结构，分散介质水可被全部包含在网状结构中，形成不流动的半固体状物。分为：①脆性凝胶。失去网状结构内部的水分后就变脆，易研磨成粉末，如硅胶。②弹性凝胶。弹性凝胶脱水后，不变脆，体积缩小而变得有弹性，如琼脂和明胶。凝胶的制备常采用大分子溶液胶凝法和干燥大分子化合物溶胀法。

胶凝 大分子溶液在适当条件下，可以失去流动性，使整个体系变为弹性半固体状态的过程。这是因为体系中大量的大分子化合物好似许多弯曲的细线，互相连结形成立体网状结构，网架间充满的溶剂不能自由流动，而构成网状结构的大分子仍具有一定柔顺性，所以表现出弹性半固体状态。

(傅超美)

qīnshuǐ jiāotǐ

亲水胶体（hydrophilic colloid） 药物中的胶体化合物的分子结构中含有的亲水基团与水分子发生作用，质点水化后似分子状态分散于水中形成的剂型。药物中的胶体化合物一般指蛋白质及其他高分子化合物。亲水胶体绝大多数为高分子化合物，所以亲水胶体溶液也称高分子水溶液。其特点：真溶液，属于热力学稳定体系；扩散慢，能透过滤纸，不能透过半透膜；具有荷电性；渗透压较高，且与亲水胶体的浓度有关；有黏性、聚集特性和胶凝性。

亲水胶体的稳定性主要与水化作用有关，亲水基团与水形成的牢固的水化膜，可阻碍分子间的相互聚集，使亲水胶体处于稳定状态。水化膜发生改变时，亲水胶体易聚结沉淀。向亲水胶体中加入脱水剂或电解质可破坏胶体水化膜而使其凝结沉淀；带相反电荷的两种亲水胶体混合时，会因电荷中和而发生絮凝；在放置过程中，亲水胶体会因光线、空气、电解质、pH值、絮凝剂等因素自发聚集而沉淀，产生陈化现象。亲水胶体的制备多采用溶解法。溶解要经过有限溶胀和无限溶胀的过程。制备时将药物撒于水面，待其有限溶胀后再搅拌或加热形成溶液，如果将药物撒于水面后立即搅拌则形成团块，因团块周围形成了水化层，使溶胀过程变得缓慢，给制备过程带来困难。亲水胶体应保证在制备和贮藏过程中稳定，避免絮凝和陈化现象的发生，微生物限度应符合要求。

（傅超美）

shūshuǐ jiāotǐ
疏水胶体（hydrophobic colloid）

药物的分散相以多分子聚集体（胶体微粒）的形式分散于溶剂中形成的剂型。又称溶胶。疏水胶体的特点为：光线通过溶胶时会引起光散射，即丁达尔现象；因胶粒本身解离或吸附溶液中某种离子而带电，有双电层构造；质点小，分散度大，布朗运动强烈，具有动力学稳定性；界面能大，药物质点易聚集变大，属热力学不稳定体系，有聚结不稳定性。溶胶的稳定性与电解质作用、高分子化合物对溶胶的保护作用和溶胶的相互作用有关，评价其稳定性的指标常为ζ电位。溶胶在制剂中直接应用较少，通常是使用经亲水胶体保护的溶胶制剂，

如氧化银溶胶就是被蛋白质保护而制成的制剂，用作眼、鼻收敛杀菌药。疏水胶体的制备方法有分散法和凝聚法。分散法分为研磨法、胶溶法和超声波分散法。研磨法适用于脆而易碎的药物，对于柔韧性的药物必须使其硬化后才能研磨。凝聚法分为物理凝聚法和化学凝聚法。制备溶胶过程中常因同时含有分子、离子等杂质，过量的电解质会促使胶体聚集，需经净化处理。溶胶的净化包括渗析法和超过滤法。溶胶的质量控制主要对包括胶体粒子的扩散速度、沉降速度及分散介质的黏度、ζ电位等的测定，在贮藏过程中应稳定，避免聚沉现象的发生。

（傅超美）

hùnxuányèxíng yètǐ yàojì
混悬液型液体药剂（suspension）

难溶性固体药物以微粒状态分散于分散介质中形成的非均相液体药剂。又称混悬剂。混悬剂中药物微粒一般为 $0.5 \sim 10 \mu m$，小者可为 $0.1 \mu m$，大者可达 $50 \mu m$ 或更大。所用分散介质大多为水，也可用植物油。混悬剂的特点为：①混悬液的分散相微粒大于胶粒，微粒的布朗运动不显著，易受重力作用而沉降，属动力学不稳定体系。②因微粒有较大的界面能，容易聚集，又属于热力学不稳定体系。大多数混悬剂为液体药剂，《中华人民共和国药典》2015年版还收载有干混悬剂，使用时加水即可迅速分散成混悬剂，这有利于解决混悬剂在保存过程中的稳定性问题。

混悬剂是临床上常用剂型之一，如合剂、搽剂、洗剂、注射剂、滴眼剂和气雾剂等都可以混悬剂的形式存在。制备混悬剂的条件主要有：①难溶性药物需制

成液体制剂供临床应用。②药物的剂量超过了溶解度而不能制成溶液剂。③两种溶液混合时药物的溶解度降低而析出固体药物。④欲使药物产生缓释作用，可以考虑制成混悬剂。但为了安全起见，毒剧药或剂量小的药物不应制成混悬剂使用。处方设计应考虑微粒的聚集和沉降，以保证混悬剂的物理稳定性，达到临床给药剂量准确、外形美观和使用方便的目的。影响混悬剂稳定性的因素主要有：①微粒荷电与水化。②混悬微粒的沉降。③微粒成长与晶型的转变。④絮凝与反絮凝。⑤分散相的浓度与温度。制备混悬剂时，常加入润湿剂、助悬剂、絮凝剂与反絮凝剂等附加剂，以保持混悬液的稳定。混悬剂的制备方法包括分散法和凝聚法。凝聚法分为物理凝聚法和化学凝聚法。混悬微粒应有适当的分散度，并尽可能分散均匀，以减慢微粒的沉降速度，使混悬剂处于稳定状态。

混悬剂的质量评价包括微粒大小的测定、沉降容积比的测定、重新分散试验、絮凝度的测定、ζ电位的测定和黏度与流变学参数的测定等。其质量要求为：①药物本身的化学性质应稳定，在使用或贮存期间含量应符合要求。②混悬剂中微粒大小根据用途不同而有不同要求。③微粒沉降缓慢，口服混悬剂沉降体积比应不低于0.90，沉降后不结块，轻摇后应能迅速分散。④混悬剂的黏度应适宜，倾倒时不沾瓶壁。⑤外用混悬剂应易于涂布，不易流散。⑥不得有发霉、酸败、变色、异臭、异物、产生气体或其他变质现象。⑦标签上应注明"用前摇匀"。

（傅超美）

rǔzhuóyèxíng yètǐ yàojì

乳浊液型液体药剂（emulsion type liquid preparation） 药物加入两种互不相溶的液体中，经乳化制成的非均相分散体系的液体药剂。又称乳剂。一种液体以细小液滴的形式分散在另一种液体中，分散的液滴称为分散相、内相或不连续相，包在液滴外面的另一种液体称为分散媒、外相或连续相。一般分散相液滴的直径在 0.1~10μm。乳剂的形成原理主要有乳化膜学说和界面张力学说（见乳化技术）。

乳剂应当具有一定的稳定性，但是乳剂制备过程中所用乳化剂的性质与用量、分散相的浓度与乳滴大小、黏度与温度等，都会影响到乳剂的稳定性。此外，由于乳浊液属于热力学不稳定的非均相体系，它会出现以下不稳定现象。①分层：乳剂在放置过程中，体系中分散相逐渐集中在顶部或底部的现象。②絮凝：ζ 电位的降低促进液滴聚集，出现乳滴聚集成团的现象，絮凝时乳滴的聚集和分散是可逆的，但絮凝的出现说明乳剂的稳定性已降低，通常是乳剂破裂的前期。③转相：水包油（O/W）型转变成油包水（W/O）型乳剂或者相反变化的现象，这种转相通常是外加物质使乳化剂的性质改变所致。④破裂：乳剂絮凝后分散相乳滴合并且与连续相分离成不相混溶的两层液体的现象，破裂后的乳剂再加以振摇也不能恢复原来的状态，故破裂是不可逆的。⑤酸败：乳剂受到外界因素如光、热、空气及微生物的作用，使体系中油或乳化剂发生变质的现象，通常可以通过加抗氧剂、防腐剂等方法加以阻止。

乳剂的基本组成包括水相（W）、油相（O）和乳化剂，三者缺一不可。根据乳化剂的种类、性质及相体积比的不同，乳剂主要分为水包油（O/W）型乳剂和油包水（W/O）型乳剂，另外还有水包油包水（W/O/W）型和油包水包油（O/W/O）型复乳等乳剂。常用乳化剂的种类根据其性质不同可分为 4 类，即表面活性剂、天然乳化剂、固体微粒乳化剂及辅助乳化剂，在乳剂的形成、提高稳定性以及发挥药效等方面起着重要的作用。

早在希腊著名医生盖伦（Galen，公元 129~199 年）的著作《论药物学》中已有蜂蜡能被乳化的记载，随着科学的进步、新乳化剂的问世及高压乳匀机等设备的应用，乳化技术不断发展、乳剂产品稳定性逐步提高，在药物新剂型中发挥重要的作用。例如脂溶性维生素 A、维生素 D、维生素 E 的水包油（O/W）乳剂型肌内注射剂，具有吸收快而完全的优点，且基本上没有油注射剂的局部反应。国外从 20 世纪 30 年代起开始研究能提供高能量的静脉注射用脂肪乳剂，美国 1957 年已有商品问世，中国从 1980 年起，也有同类产品问世。

乳剂临床应用广泛，可以口服、外用、肌内注射、静脉注射，其作用特点：乳剂中液滴的分散度很大，有利于药物吸收和药效发挥，提高生物利用度；油性药物制成乳剂能保证剂量准确，而且使用方便，如鱼肝油；水包油型乳剂可掩盖药物的不良臭味，并可加入矫味剂；外用乳剂能改善对皮肤、黏膜的渗透性，减少刺激性；静脉乳剂注射后分布较快、药效高、有靶向性；静脉营养乳剂，是高能营养输液的重要组成部分。

乳浊液的制备方法通常有：干胶法、湿胶法、新生皂法、两相交替加入法、机械法等，使用较多的制备方法为机械法。适宜的乳化剂是制备稳定乳剂的关键。制备乳剂时，常根据需要选择加入具有一定亲水亲油平衡值（hydrophile-lipophile balance，HLB）的乳化剂，其中 HLB 值在 3~8 的表面活性剂适宜于作 W/O 型乳化剂，HLB 值在 7~9 范围的表面活性剂适宜于作润湿剂与铺展剂，在 8~16 范围的表面活性剂适宜于作 O/W 型乳化剂，在 13~18 范围的表面活性剂适宜于作增溶剂。乳剂制备时，药物的加入方法有：能溶于油相药物，可先将其溶于油相再制成乳剂；若药物可溶于水相，可先将药物溶于水相后再制成乳剂；若药物既不溶于油相也不溶于水相，可用亲和性较大的液相研磨药物，再将其制成乳剂；也可先用少量已制成的乳剂研磨药物，再与其余乳剂混合均匀。

乳剂的种类很多，其作用与给药途径各异，因此尚无统一的质量评定标准，多通过测定乳剂粒径、稳定常数和黏度、乳粒合并速度，以及观察分层现象等评价其稳定性。

（傅超美）

pǔtōngrǔ

普通乳（emulsion） 粒径为 1~100μm 的乳浊液型液体药剂。分为水包油型（O/W）和油包水型（W/O）乳剂。不同类型的普通乳剂可通过稀释法、电导法、染色法等予以鉴别。O/W 型乳剂和 W/O 型乳剂的主要鉴别点有以下几个方面：从外观上讲，O/W 型乳剂通常为乳白色而 W/O 型乳剂通常更接近所用油相的颜色；O/W 型乳剂可以用水稀释，而

W/O 型乳剂可以用油稀释；O/W 型乳剂具有导电性，而 W/O 型乳剂不导电或者几乎不导电；O/W 型乳剂接触到水溶性染料时，外相被染色，接触到油溶性染料时，其内相被染色；W/O 型乳剂接触到水溶性染料时，内相被染色，接触到油溶性染料时，其外相被染色。乳剂中液滴的分散度较大，药物的吸收和药效的发挥较快，生物利用度高；油性药物制成乳剂能保证剂量准确；O/W 型乳剂可掩盖药物的不良气味；外用乳剂具有改善对皮肤、黏膜的渗透性，减少刺激性等优点。普通乳的制备，首先应确定油相、水相、乳化剂的种类与用量，其中乳化剂的用量可以通过计算其亲水亲油平衡值（HLB 值）求得，然后按相应的比例，用机械法制备。在生产和使用过程中，测定乳剂粒径、稳定常数和黏度、乳粒合并速度，以及观察分层现象等评价普通乳的稳定性。

（傅超美）

fùrǔ

复乳（multiple emulsion） 初乳进一步乳化而成的复合型乳剂。又称二级乳。初乳又称一级乳，水相、油相和适量乳化剂用力研磨制备而成。粒径一般在 50μm 以下。复乳是热力学不稳定体系，其不稳定性体现在液膜的聚集、内相的聚集等，液膜的聚集是复乳破坏的主要原因，提高复乳稳定性的方法有增强液膜强度及内相和外相的凝胶化等。复乳分为水包油包水（W/O/W）和油包水包油（O/W/O）两种类型，其分散相分别为 W/O 和 O/W 型乳剂。W/O/W 型复乳的液膜由油和乳化剂组成；O/W/O 型复乳的液膜由水和乳化剂组成。早在 1925 年，塞弗里茨（Seifriz）就得到了复乳，公布了复乳的照片，但近几十年来人们才对复乳进行了系统地研究。制备复乳的方法主要有两种：①一步乳化法，将处方中的油溶性成分配成油溶液，水溶性成分配成水溶液，一次加入适当的亲水性和亲油性乳化剂，通过组织捣碎、匀化或超声处理，一次乳化成复乳，此法虽然操作比较简单，但成品的稳定性不易掌握，同时分散相与连续相中的药物不易按预计情况分布，因此很少采用。②二步乳化法，以 $W_1/O/W_2$ 型复乳为例，系指先将水溶性药物配成水溶液，分为 W_1 和 W_2 两部分，脂溶性药物配成油溶液，然后将 W_1 与油溶液用亲油性乳化剂（司盘 80）制成 W_1/O 型初乳，在 W_2 中加入亲水性乳化剂（吐温 20 或吐温 80），将其加入到 W_1/O 型初乳中，边加边搅拌，最后通过乳匀机乳化可得 $W_1/O/W_2$ 型复乳，此法所制得的复乳不仅比较稳定，而且 W_1 与 W_2 中的药物含量可根据释药要求进行调整，用相对应的操作方法可制备 O/W/O 型复乳。将药物制成复乳后具有以下特点：复乳具有两层或多层液体乳膜结构，故可更有效地控制药物的扩散速率，因此药物制成复乳后，可起到缓释或控释作用；在体内具有淋巴系统的定向作用，可选择分布于肝、肺、肾、脾等单核巨噬细胞系统丰富的器官中；复乳中的小油滴与癌细胞有较强的亲和力，可成为良好的靶向给药系统；复乳可以避免药物在胃肠道中被分解，增加药物稳定性；可作为药物超剂量或误服引起中毒的解毒系统，如服用巴比妥类药物可用 W/O/W 型乳剂捕集避免中毒；可以口服也可以注射，通常外水相的 W/O/W 型复乳可用于肌内注射或静脉注射，外油相的 O/W/O 型复乳只可用于肌内、皮下或腹腔注射。测定其粒径、稳定常数和黏度、乳粒合并速度以及观察分层现象等可以评价复乳的稳定性。

（傅超美）

wēirǔ

微乳（microemulsion） 粒径为 10~100nm 的乳浊液型液体药剂。又称纳米乳。外观上是透明液体，乳滴多为球形，大小较均匀，始终保持均匀透明，经加热或离心也不能使之分层，多属热力学稳定体系。微乳由油、水、乳化剂和辅助剂组成。1943 年，舒尔曼（Schulman）等最早对微乳进行了系统研究，20 世纪 70 年代起，人们开始将微乳广泛应用于日用化工、三次采油及酶催化领域，直到 20 世纪 90 年代才有药用微乳的商品问世。微乳受到国内外学者的广泛关注，它主要用作药物的胶体性载体。微乳具有以下优点：界面积大，表面张力低，热力学相对稳定，可滤过灭菌，易于制备与储藏；黏度低，注射时不会引起疼痛；可经淋巴管吸收，从而克服首过效应；在同一体系中可作不同亲脂性药物的媒介物，可用于制备复方制剂，并可促进大分子药物的体内吸收，提高生物利用度；粒径小且分散均匀，能促进药物的透皮吸收；能自发形成，不需加热，工艺简单等，还可用作药物的胶体性载体，增大难溶性药物的溶解性；可提高易水解药物的稳定性，也可作为缓释给药系统或靶向给药系统。制备微乳的方法主要有微流态化法和超声波法。测定其粒径、稳定常数和黏度、乳粒合并速度，以及观察分层现象等可以评价微乳的稳定性。

（傅超美）

yàwēirǔ

亚微乳（submicroemulsion） 粒径为 0.1~1.0μm 的乳浊液型液体药剂。外观不透明，呈乳状或浑浊，虽可热压灭菌，但加热时间太长则会分层，稳定性不如微乳，常用粒径控制在 200~500nm，常作为胃肠外给药的载体。亚微乳由油相、水相、乳化剂和渗透压调节剂等组成。亚微乳的应用始于 20 世纪 60 年代初，瑞典科学家弗雷特林德（Wretlind）用大豆油、卵磷脂、甘油等首次制成商品名为英脱利匹特（Intralipid）的脂肪乳，给临床病人提供高热量、必需脂肪酸、脂溶性维生素等完全胃肠外（静脉内）的营养支持。主要用作静脉输送营养乳剂与靶向性给药乳剂，如将抗癌药物以新型乳剂为载体通过注射或口服给药后导向靶组织细胞，提高抗癌效果，减少用药剂量，降低毒副作用。亚微乳可提高药物稳定性，降低毒副作用，增加体内及经皮吸收，将药物制成亚微乳，可达到缓释、控释或靶向作用的目的。亚微乳常用两步高压乳匀机制备，先用组织捣碎机制成粗乳，再将粗乳反复通过两步高压乳匀机，直到制得合格的亚微乳。测定其粒径、稳定常数和黏度、乳粒合并速度，以及观察分层现象等可以评价亚微乳的稳定性。

（傅超美）

háowēirǔ

毫微乳（millimicroemulsion） 粒径为 100~200nm 的乳浊液型液体药剂。含表面活性剂的量很低，并且具有良好的透皮吸收性。毫微乳与传统微乳液一般有所不同，是一种极小微粒的扩散型乳液，采用物理破碎方法制造，如高压均质器或微射流乳化器。毫微乳是一种处于国际领先地位的功能性化妆品新剂型，中国一家公司于 1997 年上半年推出了毫微乳化妆品。中国一家化妆品公司申请了"以非离子和阳离子两亲类脂物为主要成分的毫微乳化液及应用""以非离子两亲类脂和胺化硅氧烷为主要成分的毫微乳化液及其应用""含两亲类脂和聚乙二醇酯的毫微乳液及其应用"等专利。有学者针对伊维菌素不同剂型的缺陷及毒副作用以及维持药效时间短、不能覆盖寄生虫整个生活史，不能有效防止环境中寄生虫再感染，需要重复给药等问题，研制出可以克服上述缺点的伊维菌素毫微乳注射液，并对其临床药效进行了研究。毫微乳粒径极小，对皮肤局部渗透性强，可使活性物质直接作用于角质层；可提高活性物的均匀分布，特别是它用于防晒产品可提高产品的日光保护指数（SPF）值；另外，毫微乳所含表面活性剂的量较低，可用于敏感性皮肤；与抗衰老、增白等活性物质配合后，制成功能性化妆品，具有更好的功效。毫微乳的制备过程主要为一定比例的油相和水相进行混合乳化，经常压均质机乳化，冷却后，用高压均质机乳化，以减小其粒径，冷却后，出料，即可。测定其粒径、稳定常数和黏度、乳粒合并速度，以及观察分层现象等可以评价毫微乳的稳定性。

（傅超美）

dībíjì

滴鼻剂（nasal drop） 供滴入鼻腔内用的液体剂型。是药物与适宜辅料制成的澄明溶液、混悬液或乳浊液，常以水、丙二醇、液状石蜡和植物油为溶剂。

鼻用水溶液容易与鼻腔内分泌液混合，容易分布于鼻腔黏膜表面，但维持时间短。为促进吸收、防止黏膜水肿，应适当调节渗透压、pH 值和黏度。油溶液刺激性小，作用持久，但不与鼻腔黏液混合。正常人鼻腔液 pH 值一般 5.5~6.5，炎症病变时则呈碱性，有时 pH 值高达 9，易使细菌繁殖，影响鼻腔内分泌物的溶菌作用及纤毛的正常运动，所以碱性滴鼻剂不宜经常使用。滴鼻剂 pH 值应为 5.5~7.5，与鼻黏液等渗，不改变鼻黏液的正常黏度，不影响纤毛运动和分泌液离子组成。滴鼻剂可直接用于鼻腔发挥局部或全身治疗作用，如局部消毒、消炎、收缩血管和麻醉等。

滴鼻剂所用的饮片应按各品种项下规定的方法进行提取、纯化或用适宜的方法粉碎成规定粒度的粉末，并根据主药的性质和剂型要求选用适宜的辅料，必要时可加入增溶剂、助悬剂、乳化剂和防腐剂等。滴鼻剂应无刺激性，对鼻黏膜及其纤毛不应产生副作用，密闭贮存，除另有规定外，每一容器的装量应不超过 10ml 或 5g。溶液型滴鼻剂应澄清，不得有沉淀和异物；混悬型滴鼻剂中的颗粒应均匀分散，若出现沉淀物经振摇应易分散。乳浊液型滴鼻剂应分布均匀，若出现分层，振摇后应易恢复成乳浊液。此外，还应进行沉降体积比、装量、无菌、微生物限度等检查。

（傅超美）

dī'ěrjì

滴耳剂（ear drop） 供滴入外耳道用的液体剂型。是药物与适宜辅料制成的水溶液，或由甘油或其他适宜溶剂和分散介质制成的澄明溶液、混悬液或乳状液，

滴耳剂具有消毒、止痒、收敛、消炎、润滑的作用。慢性中耳炎患者，外耳道内存在黏稠分

泌物，药物很难达到中耳部。制剂中加入溶菌酶、透明质酸酶等，能淡化分泌物，促进药物分散，加速肉芽组织再生。外耳道有炎症时，pH 值为 7.1~7.8，所以外耳道用滴耳剂最好为弱酸性。

滴耳剂的辅料应不影响制剂的药效，并应无毒性或局部刺激性。溶剂（如水、甘油、脂肪油等）不应对耳膜产生不利的压迫。滴耳剂常用溶剂有水、乙醇、甘油、丙二醇、聚乙二醇等。乙醇作为溶剂，虽然具有渗透性和杀菌作用，但是具有刺激性。甘油作为溶剂，作用缓和、药效持久，具有吸湿性，但渗透性稍差；水作为溶剂，作用缓和、渗透性差。所以滴耳剂常用混合溶剂。除另有规定外，多剂量包装的水溶性耳用制剂，应含有适宜浓度的抑菌剂，如制剂本身有足够抑菌性能，可不加抑菌剂。溶液型滴耳剂应澄清，不得有沉淀和异物；混悬液型滴耳剂若出现沉淀物，经振摇应易分散；乳状液型滴耳剂若出现油相与水相分离，振摇应易恢复成乳状液。滴耳剂应密闭贮存，除另有规定外，装量应不超过 10ml 或 5g。此外，还应进行沉降体积比、装量、无菌、微生物限度等检查。

（傅超美）

xǐjì

洗剂（lotion） 供无破损皮肤和腔道涂抹或清洗用的液体剂型。因多借助药液蒸汽热力先熏后洗，故又称为熏洗剂。饮片经适宜方法提取制成的。洗剂一般轻涂于皮肤或用纱布蘸取敷于皮肤上应用。其治法简便、疗效确切、安全可控、价格低廉。按分散体系可分为溶液型、混悬液型、乳剂型以及它们的混合型液体剂型，其中以混悬剂为多。

洗剂源于汤剂，保留了中药汤剂随症加减的特性，药物可经皮肤透入，或经黏膜吸收，或由经络传导，有消毒、消炎、止痒、收敛及保护等局部作用，故可视具体情况用于皮肤病、外伤、妇科疾病、肛周病、内科等临床各科疾病的治疗。用于制备洗剂的常用药物有：菊花、金银花、桑叶、薄荷、藁本、赤芍、当归等。水溶液洗剂一般具有清洁、止痒、杀菌、杀灭寄生虫、收敛及保护作用，适用于糜烂型湿疹、渗出性溃疡及化脓性创面等；乙醇溶液洗剂多用于止痒、消毒、杀灭寄生虫等，乙醇在皮肤上蒸发，有冷却和收缩血管的作用，能减轻急性炎症；乳剂型洗剂因其中含有乳化剂，有利于药物穿透，具有湿润、去污等作用；混悬型洗剂中有不溶性粉末因而常加入甘油作助悬剂，分散介质蒸发后剩余的固形物可在皮肤表面形成一层保护膜，保护皮肤免受刺激，但忌用于破损的创面，以免不溶性粉末与组织渗出液混合结成痂皮或引起继发病变。

洗剂的具体制法可按一般液体制剂中溶液剂、混悬剂或乳剂的制备要求进行。洗剂常用的溶剂为水溶液，必要时可加适宜的附加剂，所加附加剂对皮肤或黏膜应无刺激性。易变质的洗剂应于临用前配制。所有洗剂都要标明外用，不可内服。其中混悬液型洗剂应在标签上注明"用时摇匀"。除另有规定外，以水或稀乙醇为溶剂的一般应检查相对密度、pH 值；以乙醇为溶剂的应检查乙醇量；以油为溶剂的应无酸败等变质现象，并应检查折光率；装量检查、微生物限度检查应符合规定；用于烧伤或严重创伤的洗剂按无菌检查法检查，应符合规

定；除另有规定外，应密封贮存。贮藏时，如为乳浊液若出现油、水相分离的情况，经振摇应易重新形成乳浊液；如为混悬液放置后产生沉淀物，经振摇应易分散，并应有足够稳定性，以确保给药剂量的准确。

（傅超美）

chájì

搽剂（liniment） 供无破损患处搽搽用的液体剂型。其中以油为溶剂的又称油剂。是饮片与乙醇、油或其他适宜溶剂制成。搽剂使用方便、作用迅速、安全有效、价格低廉、患者乐于接受。按照分散体系可分为溶液型、混悬型和乳浊液型。搽剂具有镇痛、收敛、保护、消炎、杀菌、发赤、抗刺激等作用。常用的溶剂有水、乙醇、甘油、植物油、液状石蜡等，应根据其作用类型和有效成分的溶解度不同来选择制备搽剂的溶剂。如发挥镇痛、发赤、抗刺激作用的搽剂，多用乙醇为分散介质，使用时用力揉搽，可增加药物的渗透性；起保护作用的搽剂多用油、液状石蜡为分散剂，搽用时无刺激性，有润滑作用，可以避免皮肤干燥，并有清除鳞屑痂皮的作用；乳剂型搽剂多含肥皂类乳化剂，揉搽时可使皮脂乳化、皮肤变软而有利于药物穿透。搽剂也可涂于敷料上贴于患处，但不能用于破损皮肤，否则可能会引起高度的刺激。搽剂的制法可按一般液体制剂中溶液剂、混悬剂或乳剂的制备要求进行。必要时可加入适宜的附加剂，所加附加剂对皮肤或黏膜应无刺激性。易变质的搽剂应在临用前配制。所有搽剂都要标明外用，不可内服。其中混悬液型搽剂应在标签上注明"用时摇匀"。除另有规定外，以水或稀乙醇为溶剂的

一般应检查相对密度、pH值，以乙醇为溶剂的应检查乙醇量，以油为溶剂的应无酸败等变质现象，并应检查折光率。装量检查、微生物限度应符合规定。除另有规定外，应密封贮存。贮藏时，乳状液若出现油相与水相分离，经振摇后应能重新形成乳状液。混悬液若出现沉淀物，经振摇应易分散，并具足够稳定性，以确保给药剂量的准确。

（傅超美）

guànchángjì

灌肠剂（enema）　由肛门灌入直肠用的液体剂型。是饮片经提取、纯化后制成的水性、油性溶液或混悬液，以治疗、诊断或营养为目的。具有以下特点：①适合中医辨证论治的用药理论及治疗经验，可随证加减及进行冷灌或热灌。②药物透过肠黏膜吸收，大部分药物可不经过肝脏直接进入血液循环，可避免首过作用。③药物不经过胃和小肠，避免了酸、碱、消化液和消化酶对药物的影响和破坏，也减少了口服给药对胃肠道的不良反应。④可多次灌肠，或用类似静脉滴注的方式滴入，以弥补直肠吸收面积小的不足。⑤直肠给药吸收快、生物利用度高，直肠灌注30分钟后即可达到临床有效治疗血药浓度。⑥中药微型灌肠剂使用剂量小（通常每次用量在5ml以下），显效快（其显效速度与注射剂无明显差异），使用方便。按用药目的可分为泻下灌肠剂、含药灌肠剂和营养灌肠剂。

东汉张仲景所著《伤寒杂病论》中记载的"猪胆汁方"："大猪胆一枚右一味，泄汁，和醋少许，灌谷道中，如一食顷，当大便出宿食甚多。"该方详细记载了制法、功能与用法用量，是可追溯到的有关中药直肠给药的最早记载。灌肠剂属黏膜给药系统，药物通过直肠给药，既可产生局部治疗作用，亦可通过吸收进入体循环发挥全身治疗作用，是中医急症治疗的较好途径，可用于高热昏迷、休克、癫痫惊厥、流行性出血热等急症的治疗，同时也能用于治疗哮喘、直肠炎、结肠炎、盆腔炎、泌尿系统炎症等多种慢性病症。临床上常用泻下灌肠剂清除粪便、降低肠压，使肠道恢复正常功能；含药灌肠剂在直肠起局部作用或吸收发挥全身作用；营养灌肠剂可使不能经口摄取营养的患者得到营养成分的补充，该类制剂需在直肠保留较长时间以利于营养物质吸收。

灌肠剂的制备应根据处方药物的组成选择适宜的提取方法，如煎煮法、渗漉法、回流法等。灌肠剂可制备成溶液型、乳浊液型、混悬型，必要时可添加适宜的增溶剂、助悬剂、pH值调节剂等；亦可制成中药丸剂、散剂等，临用时用水调匀后使用。大体积的灌肠剂用前应将药液加热至体温。灌肠剂应无毒、无局部刺激性；除另有规定外，应密封贮存。灌肠剂在贮存期间不得有发霉、酸败、异物、变色、产生气体或其他变质现象，微生物限度应符合规定；允许有少量摇之易散的沉淀。除此之外，还应对灌肠剂相对密度和pH值进行检查。为保证灌肠剂质量，亦可对其中的药物进行定性鉴别和含量测定。

（傅超美）

guànxǐjì

灌洗剂（irrigation solution）　供灌洗阴道、尿道、膀胱等用的液体剂型。是饮片经提取、纯化后制成的。市售灌洗剂批准文号主要分为两种："卫消证字"号，属于卫生消毒产品，常不具治疗作用；"国药准字"号才是具有疗效的药品。灌洗剂以水为溶剂，一般临用时配制或将浓溶液稀释，用前应将药液加热至体温。部分洗剂配备灌洗器后可以用于灌洗腔道。按作用部位不同分为鼻灌洗液、肺灌洗液、腹腔灌洗液、阴道灌洗液等。

灌洗剂主要用于上述部位的清洗和某些病理异物的洗除等。制备灌洗剂的常用中药品种有：蛇床子、大黄、黄柏、黄芩、地肤子、苦参等。如用于阴道灌洗的洁尔阴洗液，具有清热解毒、祛风燥湿、杀虫止痒的功效，主要用于妇科病的治疗；坤复康灌洗液外用灌肠，有助于疏通输卵管，解除粘连和狭窄；电切灌洗液主要用于冲洗尿道手术腔道，能保持手术视野清晰。

灌洗剂的制备应根据处方药物的组成选择适宜的方法对饮片进行提取、纯化、滤过、分装和灭菌。所有灌洗剂都要标明外用，不可内服。灌洗剂应无毒、无局部刺激性；除另有规定外，应密封贮存。灌洗剂在贮存期间不得有发霉、酸败、异物、变色、产生气体或其他变质现象，微生物限度应符合规定；允许有少量摇之易散的沉淀。此外，还应对灌洗剂的相对密度和pH值进行测定。为保证灌洗剂质量，亦可对其中的药物进行定性鉴别和含量测定。

（傅超美）

hánshùjì

含漱剂（gargarisma）　供咽喉、口腔清洗用的液体制剂。包括漱口剂和口腔清洗剂，属于口腔保健类制剂，一般含有氟素、抗菌药物、中草药煎液等一种或几种组分。饮片经提取、纯化后制成。含漱剂外治使用方便，既可单独使用，亦可配合内治或其他外治方法；口腔局部应用安全有效。市售含漱剂按用途不同分为治疗类和化妆品类。

现代含漱剂用于口腔治疗、护理、预防保健已有100多年历史。具有清洗、消炎止痛、消肿止血、芳香除臭、预防龋齿等作用，主要用于口腔炎、齿龈炎、口腔溃疡、出血肿胀、口臭等口腔科常见多发病的治疗。治疗性口腔清洗剂可减少牙斑、牙龈炎或蛀牙。不要求预防或治疗口腔疾病的口腔清洗剂属于化妆品类，其最普遍的作用是减少口臭。中药含漱剂常用药物有金银花、野菊花、蒲公英、藿香、佩兰、香薷、薄荷等。如三黄含漱液通过控制菌斑形成而治疗牙周炎和防止龋齿；厚朴含漱液能有效降低龋病的发生；银花甘草含漱液可使口腔舒适湿润；野菊花、野蔷薇煎液有清洁口腔、治疗口疮的作用。住院病人长期卧床，阴虚津耗、口干口臭者或放疗损伤唾液腺病人可用金银花、甘草等中药煎液含漱。含抗菌成分的含漱液不能长期应用，只可配合临床治疗而不能代替，以免引起口腔菌群失调。

制备含漱剂，饮片应按各品种项下规定的方法进行提取，并可根据需要加入适宜的附加剂，如甘油、山梨醇等润湿剂可以产生良好的口腔感觉；吐温类、泊洛沙姆类等表面活性剂可起到增溶等作用，并有助于除去口腔内的食物残渣；香精可掩盖组分中不良气味；添加着色剂，以示外用漱口，不可咽下，并可在视觉上给人以吸引；含漱剂通常要求微碱性，加入pH值调节剂有利于除去口腔中的微酸性分泌物，溶解黏液蛋白。所添加附加剂的品种与用量应符合国家标准有关规定，不影响成品稳定性，并应避免对检验产生干扰。含漱剂在贮存期间不得有发霉、酸败、异物、变色、产生气体或其他变质现象。质量检查项包括相对密度、pH值、装量、微生物限度等。

（傅超美）

shùkǒujì

漱口剂（collutory）

饮片经提取、纯化后制成的用于口腔、咽喉清洁的液体剂型。是含漱剂的一种，其优点是使用方便、节省时间、安全有效。《礼记》中就有"鸡初鸣，咸盥漱"漱口习俗的记载，中国古人常采用酒、醋、盐水、茶及温水等漱口，以后逐渐发展到采用清热解毒、芳香化湿类中药的煎液漱口，常用药物有金银花、野菊花、蒲公英、藿香、佩兰、香薷、薄荷等。如槟榔漱口液有抑菌健胃作用；由丁香、厚朴、薄荷、金银花组成的口香漱口液对口臭和牙痛有良好疗效。

漱口剂一般为药物的水溶液，亦可含少量甘油和乙醇，或配成浓溶液，临用时稀释，亦可制成固体粉末，临用时溶解使用。简单的漱口剂可以为纯净水、盐水等；有辅助预防与治疗口腔疾病功效的漱口剂，其制备方法见含漱剂。

漱口剂在贮存期间不得有发霉、酸败、异物、变色、产生气体或其他变质现象。一般应进行相对密度、pH值、装量、微生物限度检查。

（傅超美）

mùyùjì

沐浴剂（body lotion）

药物或药材提取物单独或加入适宜的表面活性剂制成的液体或固体中药剂型。沐浴剂始于药浴疗法，中国早在3000多年前，已在宫廷和民间使用药浴疗法。古代闻名的香汤沐浴，把麝香和一些中药配伍，煎成浴汤沐浴，可以消除疲劳，增强体质，有健身治病的作用。古时民间也习惯用花草水煎洗浴，如用菖蒲或艾叶煮水给儿童浴身，以达到防疫和保健的目的。沐浴时浴水的温热之力及药物本身的功效使周身腠理疏通，毛窍开放，以起到温经散寒、疏通经络、调和气血、消肿止痛、祛瘀生新等作用，根据不同病证选择相应的药物配伍可治疗关节炎、神经炎、风湿病及某些皮肤病，并对感冒、高血压、失眠、顽癣等病症有一定的疗效，此外还具有防虫、洁体、香身的作用，如黄芩浴剂、小儿肤康浴剂、蕲艾沐浴膏、绿茶沐浴剂、美肤浴袋等。使用时浸于沐浴用热水或涂于身体，可保健治病，又可清洁皮肤。

固体沐浴剂的制法是取处方中一部分药物粉碎成粗粉，灭菌，备用，另一部分药物经提取制成稠浸膏，用粗粉吸收稠浸膏中的水并降低其黏性，烘干。香性药物可粉碎成粗末，也可提取挥发油喷洒于药物粗末中，分装于特制滤纸袋或纱布包中，再加外包装，密封即得。液体沐浴剂制法是根据药物有效成分，采用适宜的提取方法制成一次用量为10~20ml的水性或醇性液体药剂。兼有洁肤作用的沐浴剂为药物提取物与适宜的表面活性剂制成的具有适当稠度液体。

（傅超美）

xūnzhēngjì

熏蒸剂（fumigant）

药物煎煮后产生蒸汽，供熏蒸机体用的剂型。能达到中医外治作用。中药熏蒸是以热药蒸汽为治疗介质的化学、物理综合疗法，又称中药蒸煮、中药汽浴。具有作用直接、疗效确切、适应证广、无毒副作用的特点。《五十二病方》明确提出用中药煎煮的热药蒸汽熏蒸治疗疾病，其中有熏蒸洗浴八方，骆阮熏治痔疮。东汉张仲景所著《金匮要略》记述了用苦参熏洗治疗狐惑病蚀于妇人下部的药方与手法。中药熏蒸一直不断延续，随着科技进步，师承前人，推陈出新，有一大批有关中药熏蒸治疗的著作出版，如《自然治疗体系大全》《实用中医独特治疗体系大全》《当代中药外治临床大全》《中国医学治疗体系大全》等。中药熏蒸具有净血排毒、清毒杀菌、清除疲劳、活化细胞、强化功能、减肥瘦身、美容除斑、预防冻疮、改善睡眠等作用，广泛应用于风湿类疾病、骨伤类疾病、皮肤类疾病，还用于内科疾病如感冒咳嗽、失眠以及高脂血症、高蛋白血症、糖尿病等，用于妇科痛经、闭经等。

(傅超美)

dīyǎnjì

滴眼剂（eye drop） 供滴入眼内用的无菌液体剂型。药物与适宜辅料制成，也可将药物以粉末、颗粒、块状或片状物的形式包装，另备溶剂，在临用前配成澄明溶液或混悬液使用，属直接用于眼部的外用液体剂型。可分为水性或油性溶液、混悬液或乳状液。如千里光眼药水、复方金银藤滴眼液等。滴眼剂用于眼黏膜，每次用量 1~2 滴，常在眼部发挥杀菌、消炎、收敛、缩瞳、散瞳、降低眼压、局部麻醉等作用，有的还可起润滑、替代泪液等作用。

对于药物性质稳定者，常将主药加适当的附加剂溶解，经过滤，灭菌后，在无菌条件下分装于洗涤灭菌后的容器中；对于主药不耐热的品种，全部按照无菌操作法制备；用于眼外伤或眼部手术的滴眼剂，须制成单剂量包装制剂，按注射剂生产工艺操作。

滴眼剂的质量要求类似于注射剂，在 pH 值、渗透压、无菌、澄明度等方面均有相应的要求。pH 值对滴眼剂有重要的影响，正常情况下眼睛可耐受的 pH 值范围为 5.0~9.0，一般多选择 6.0~8.0，在此 pH 值条件下眼睛无不适感，小于 5.0 或大于 11.4 则有明显的刺激性；眼球可耐受相当于 0.6%~1.5%氯化钠溶液的渗透压，超过 2%就有明显的不适感，在条件允许的情况下，最好将滴眼剂调整成等渗溶液；眼部有无外伤是滴眼剂无菌要求严格程度的界限，用于眼外伤或术后的滴眼剂要求绝对无菌，多采用单剂量包装，且不得加入抑菌剂。一般滴眼剂要求无致病菌，不得检出铜绿假单胞菌和金黄色葡萄球菌，常为多剂量包装，按需要可加入抑菌剂。应澄明无异物，特别是不得有碎玻璃屑。此外，应具有适当的黏度，以延长药物在眼内的停留时间；还应具有较好的稳定性。为保证滴眼剂安全、有效、稳定，满足临床用药的需要，除了主药以外，还可加入适当的附加剂，如 pH 值调节剂、渗透压调节剂、抑菌剂、黏度调节剂等。根据主药性质，也可酌情加入增溶剂、助溶剂、抗氧剂等附加剂。质量检查项主要包括可见异物、装量、渗透压摩尔浓度、无菌等。除另有规定外，混悬型滴眼剂还应进行粒度检查。

(傅超美)

xǐyǎnjì

洗眼剂（eye lotion） 供冲洗眼部异物或分泌液、中和外来化学物质的眼用液体剂型。由药物制成的无菌澄明水溶液。如 0.9%氯化钠溶液、2%硼酸溶液、洗眼蚕茧、败毒洗眼液、柳叶洗眼液、中药退赤洗眼液等。洗眼剂与滴眼剂统称眼用液体制剂。洗眼剂的疗效与其本身的稳定性、渗透压、pH 值、黏度等方面均有较大关系。此外，眼睛的生理组织较为娇嫩，且一旦受到损伤后果严重，因此，对洗眼剂的质量要求远高于普通外用液体制剂，具体包括以下几个方面：应为澄明的溶液（乳状液、混悬液除外），不得混有混悬的异物，特别是不得有碎玻璃屑；不得被微生物污染，应在无菌条件下制备。对用于眼部损伤或眼手术后的洗眼剂，必须要求绝对无菌，且不得加入抑菌剂，常采用单剂量包装，一经打开使用后，不能放置再用；泪液的 pH 值约为 7.4，渗透压为 0.90%~1.02%氯化钠当量，洗眼剂属用量较大的眼用液体制剂，应尽可能与泪液等渗并具有相近的 pH 值。

洗眼剂一般在医院配制，其制备方法见滴眼剂。需要注意的是，用于眼外伤或眼部手术的洗眼剂，必须制成单剂量包装制剂，用输液瓶包装，按输液剂生产工艺处理，多剂量的洗眼剂一般应加适当抑菌剂，且应在使用期内均能发挥抑菌作用。除另有规定外，每个容器的装量应不超过 200ml。质量要求同滴眼剂。

(傅超美)

wàiyòng gāojì

外用膏剂（topical ointments） 药物与适宜的基质制成专供外用的半固体或近似固体的制剂。对皮肤或黏膜起到保护、润滑、局部或全身治疗等作用，因此被广泛应用于皮肤科与外科等。

剂型沿革 外用膏剂在中国应用甚早。最早可追溯到《山海经》，其中用于涂搽皮肤以防皲裂的羯羊脂，可以说是最原始的膏药；在《素问·痈疽》中也有"疏砭之，涂以豕膏，六日已"的记载；史书中东汉末医学家华佗也常习用"神膏"来愈合施用外科手术后的伤口；晋·葛洪所著《肘后备急方》中有用豕脂、羊脂等与药料炼制膏剂的记载。同一时代龚庆宜著的《刘涓子鬼遗方》和齐·褚澄著的《褚氏遗书》中有多种治疗皮肤科疾病的"薄贴"的记载；唐·孙思邈著《千金翼方》中载有由乌头、麻油、黄丹及蜡制成的"乌麻膏"；宋代，由陈承、裴宗元等撰、宋朝廷颁布发行的《太平惠民和剂局方》中，丸、散、膏、丹等中成药已趋完善。在明清两代中外用膏剂更有发展，清·吴尚先著的《理瀹骈文》更是对膏药进行了深入的总结和发展，对膏药的方药、应用和制备工艺上均进行了较完整的总结，并且创造出了白膏药、胶膏药、松香膏药等。近代，随着透皮给药系统的研究迅速发展，外用膏剂的应用范围也更为广阔。

应用　外用膏剂作用比较广泛，因有一定稠度，具有释药速度缓慢、有效成分含量高、作用长期持久、局部疗效切实等优点。清代著名医学家徐灵胎说："今所用之膏药，古人谓之薄贴，其用大端有二：一以治表，一以治里。治表者，如呼脓祛腐，止痛生肌并遮风护肉之类，其膏宜轻薄日换。治里者，或驱风寒，或和气血，或消痰癖，或壮筋骨，其方甚灵，药亦随病加减，其膏宜重厚久贴。"膏药在应用过程中，宋代以前主要用于治疗痈疽、疮疖等外科疾患。明代李时珍述及膏药可贴风湿诸病；汪机谓太乙膏可贴肺痈已破，足证宋元以后膏药已不仅只用于外科治疗；清代《理瀹骈文》中"膏可统治百病"，其道理在于"药不止走一经治一症"，"用药百病一方，月统一合，故其数广而多"，说明膏药可以广泛应用于内、外、妇、儿各科。从现代临床来看也是如此，外用膏剂对多种急、慢性疾病均有治疗作用。

分类　外用膏剂可分为软膏剂、硬膏剂。根据剂型的不同，外用膏剂的制备方法以及质量标准各异，相应也有其各自的功效。①软膏剂：古时称"贴"。药物与植物油、蜂蜡、凡士林或动物脂肪等基质混合制成的应用于皮肤或黏膜的半固体剂型。习称"药膏"，又称"油膏"。常用的基质有油脂性、水溶性和乳剂型3种。其中油脂性基质包括油脂类如植物油、类脂类如蜂蜡及烃类如凡士林等；水溶性基质包括天然或合成的水溶性高分子物质；乳剂型基质包括水包油（O/W）型和油包水（W/O）型两种。软膏剂的制法有研和法、熔和法和乳化法。软膏剂的质量要求应均匀细腻，具有适当的黏稠性，易于涂布于皮肤或黏膜，无刺激性；无酸败、异臭、变色、变硬、有机分离等变质现象，可以加入防腐剂或抗氧剂；用于创面的软膏剂应无菌。现代医学中软膏剂中还加入了外用凝胶剂和眼膏剂。该类制剂作为经皮给药的一种剂型，不仅可以避免药物在胃肠道中的破坏，减少血药浓度峰谷变化，而且已成为克服药物副作用的有效用药途径之一，在医院的普通制剂中占有一定的比重。②硬膏剂：药物溶解或混匀在适宜基质中，摊涂于裱褙材料上制成的供贴敷的外用制剂，通称为"膏药"。根据基质组成不同可分为铅硬膏、松香膏、橡胶膏剂、巴布膏剂（凝胶膏剂）、透皮贴剂，以及相似的糊剂和涂膜剂。松香膏为一类以松香和油脂类为基质，与药物合成的硬膏剂，制作方法有捣碾法和熬制法。凝胶膏剂：以亲水性高分子聚合物为骨架材料，将中药提取物加入到添加增黏剂、保湿剂、充填剂、交联剂及交联调节剂制成的基质中，通过摊涂、切割、包装制成的现代外用膏剂。

硬膏药的贴用部位一般分为两种，一种是贴在患病部位用于治疗痈疖疔疮、肿疡、溃疡等疾病；另一种是以人体经络穴位为贴用部位治疗经络等疾病。贴于体表的膏药刺激神经末梢，通过反射、扩张血管，促进局部血液循环，改善周围组织营养，达到消肿、消炎的作用；贴于穴位处可通过皮肤渗透到皮下组织，在局部产生药物浓度的相对优势，从而发挥较强的药理作用，对创伤、皮肤疾病、黏膜病变均有防腐、消炎、止痛等局部作用。此外，有些刺激性强的药物，强刺激通过神经反射，可以调节机体功能促进抗体形成，提高人体免疫力。同时，药物穿通皮肤及黏膜后，经过血管或淋巴管进入体循环，可产生全身性药物作用，达到治疗疾病的目的。

（邱智东）

ruǎngāojì

软膏剂（ointment）　将药物、饮片细粉、饮片提取物与适宜基质混合制成的半固体外用制剂。油脂性软膏常称为油膏，乳剂型软膏称为乳膏。多用于慢性皮肤病，具有保护创面、润滑皮肤和局部治疗作用。软膏中药物通过透皮吸收，也可产生全身治疗作用。

软膏剂由药物和基质组成。

基质作为软膏剂的赋形剂和药物的载体，对软膏剂的质量及药物的释放、吸收有重要影响。软膏剂应均匀细腻，具有适当黏稠性，易涂布于皮肤或黏膜，无刺激性、无酸败、异臭、变色、变硬、油水分离等变质现象，必要时可加适量防腐剂或抗氧剂。用于创面的软膏应无菌。软膏剂基质可分为油脂性基质、乳剂型基质和水溶性基质，根据主药的性质和临床治疗的要求选用适宜的基质制成软膏剂。①油脂性基质：适用于表皮增厚、角化、皲裂等慢性皮损和某些感染性皮肤病的早期。常用的有凡士林、石蜡、液体石蜡、硅油、蜂蜡、硬脂酸、羊毛脂等。②乳剂型基质：是由水相、油相借乳化剂的作用在一定温度下乳化而成的半固体基质，可分为水包油型（O/W）和油包水型（W/O）两类。乳剂型基质较油脂性基质易涂布、清洗，对皮肤有保护作用，可用于亚急性、慢性、无渗出的皮肤疾病和皮肤瘙痒症，忌用于糜烂、溃疡、水泡及化脓性创面，遇水不稳定的药物不宜制成乳剂型软膏。③水溶性基质：易于涂展，能吸收组织渗出液，一般释放药物较快，无油腻感，易洗除，可用于糜烂创面和腔道黏膜。常用的主要有聚乙二醇（PEG）、甘油明胶、羧甲基纤维素钠等。

软膏剂的制备方法：①研合法。基质为油脂性半固体，可与药物直接研匀，药物不宜加热、为不溶性及少量制备时常用研合法。②熔合法。适用于基质为油脂性且熔点不同，常温下不能混合均匀者，以及主药可溶于基质或中药需用植物油加热浸提的情况。③乳化法。适用于乳剂型基质，一般将处方中的油溶性组分一起加热至80℃左右，另将水溶性组分溶于水中，加热至80℃左右，两相混合，搅拌至乳化完全并冷凝。制备时药物通常按以下方法处理：不溶性药物或不经提取的中药，必须用适宜方法制成最细粉；可溶于基质的药物，用基质组分溶解。油溶性药物，一般溶于油相或用少量有机溶剂溶解，再与油脂性基质混合。中药可用植物油加热提取，再与油脂性基质混合。水溶性药物一般先用少量水溶解，以羊毛脂吸收，再与油脂性基质混合，或直接溶解于水相，再与油脂性基质混合；中药煎剂、流浸膏等可先浓缩至糖浆状，再与基质混合。固体浸膏可加少量溶剂如水、稀醇等使之软化或研成糊状，再与基质混合；共熔组分应先共熔，再与基质混合；挥发性、易升华的药物、遇热易结块的树脂类药物，应使基质降温至40℃左右，再与药物混合均匀。为保证软膏剂成品质量，除另有规定外，应对成品进行粒度、装量、无菌及微生物限度检查。

（邱智东）

yìnggāojì

硬膏剂（plaster） 药物或药材提取物在适宜的基质中溶解或混匀，摊涂于裱褙材料上，供贴敷于皮肤上制成的外用剂型。常用纸、布或兽皮等作为裱褙材料一般在常温时为坚韧固体，无明显黏性（橡胶硬膏除外），使用前预热加温后即软化，可黏附于皮肤上且不易移动。橡胶硬膏则不需加热，只要稍加压力即可紧贴于皮肤上，而发挥治疗作用。硬膏剂疗效可靠，作用持久，价廉易得，贮存与携带方便，但药效缓慢，黏度失宜时易污染衣物。硬膏剂按其基质组成不同可分为三类：以脂肪酸铅盐为基质的硬膏如黑膏药、白膏药；以橡胶混合物为基质的硬膏如橡胶硬膏（俗称胶布）；以树脂（如松香）或合成高分子材料为基质再掺入药料制成的松香膏或贴膏剂；其他尚有动物胶与药料制成的胶膏药等。硬膏剂具备内外兼治的功效，内治用以祛风寒、壮筋骨、和气血、通络止痛、消痞作用为主，主治风湿痹痛、跌打损伤等，以弥补内服药力之不足；外治用以消肿止痛、拔毒生肌，主治痈疽疮疡、皮肤红肿等症。硬膏剂由于其疗效确实，能适应较长时间或多次贴用；穴位贴敷具有针灸穴位的某些特点；闭塞其气，能使药力经毛孔透入皮肤而通经贯络；加之用法简便、价廉、便于运输、携带、保存，使用已有千余年的悠久历史。晋代葛洪《肘后备急方》中已载有制法；宋代之后，硬膏药制备工艺成熟，进入商品化；明清时期硬膏剂的使用更为广泛，提出了不仅可用于皮肤及局部疾病，还可通过皮肤用药达到内治的功效。李时珍指出硬膏剂可治"痈疽风湿诸症"，现代仍广泛应用。硬膏剂以黑膏药用者居多。

（邱智东）

qiānyìnggāo

铅硬膏（diachylon） 药物、食用植物油与红丹（铅丹）或宫粉（铅粉）炼制成膏料，摊涂于裱褙材料上制成的供皮肤贴敷的外用制剂。也称膏药。制作方法有3类：炸药法，掺药法，混合法。分为黑膏药和白膏药两种。

（邱智东）

báigāoyào

白膏药（white plaster） 药物、食用植物油与宫粉炼制成膏料，摊涂于裱褙材料上制成的供皮肤贴敷的外用制剂。属于硬膏剂，是传统膏药中的一种。与植物油化合时氧化作用不如红丹剧烈，生成物为浅黄色，另有小部分过量的铅粉不能皂化或分解，掺合于膏中，故成品一般为黄白色，与黑膏药比较而言称为"白膏药"。宫粉：又称铅粉，主要成分碱式碳酸铅 $[2PbCO_3 \cdot Pb(OH_2)]$。新型白膏药可制作成胶布样，带有网孔，能透空气，防止皮肤过敏，携带使用方便，疗效较好，主要用于消肿散毒等外科症状和湿疹、皲裂等皮肤科疾患。常用制法是先将食用植物油置炼油器内，质地坚硬的药材、含水量高的新鲜药材应适当碎断，以食用植物油炸枯；质地轻泡不耐油炸的药料宜待其他药料炸至枯黄后再入锅，炸至药料表面呈现深褐色，内部焦黄色；含挥发性成分的药料、矿物药及贵重药应研成细粉，于摊涂前加入。将炸过药的油炼至"滴水成珠"，待油冷至100℃左右，缓缓加入宫粉，搅拌使充分混合，视其将要变黑时迅速投入冷水中，一般不需经较长时间去火毒处理，收膏后即可兑入细料摊涂。白膏药采用的裱褙材料大多为吸水性较强的牛皮纸，膏药摊涂得较薄。白膏药的膏体应油润细腻，老嫩适度，滩涂均匀，无白点，无飞边缺口，加温后能粘贴于皮肤上而不移动。为保证白膏药的质量，应对成品进行重量差异限度的检查，并进行软化点的测定。

（邱智东）

hēigāoyào
黑膏药（black plaster） 药材、食用植物油与红丹炼制成膏料，滩涂于裱褙材料上，制成的供皮肤贴敷的外用制剂。属于硬膏剂，是传统膏药中的一种。一般为黑褐色坚韧固体，红丹：又称铅丹、章丹、黄丹，主要成分为四氧化三铅（Pb_3O_4），纯度要求在95%以上。红丹易受潮解聚成颗粒，因此使用前应炒干，并以极细粉应用，以避免下丹时丹沉锅底，导致红丹与油反应不完全。黑膏药中取气、味具厚的药物，并加以引药率领群药，开结行滞直达病所，通过透入皮肤产生消炎、止痛、活血化瘀、通经走络、开窍透骨、祛风散寒等功效；贴于体表的黑膏药刺激神经末梢，通过反射、扩张血管，促进局部血液循环，改善周围组织营养，达到消肿、消炎和镇痛的目的。同时药物在患处通过皮肤渗透达皮下组织，在局部产生药物浓度的相对优势，从而发挥较强的局部治疗作用。此外，常常因黑膏药中有些刺激性强的药物，强刺激通过神经反射，可以调节机体功能促进抗体形成，提高免疫力。药物穿通皮肤及黏膜后，经过血管或淋巴管进入体循环，也可产生全身性药物作用。黑膏药的制备工艺从提取药料、炼油、下丹成膏、去火毒、滩涂等均有着较严格的要求。药料的提取按其质地有先炸后下之分。其中质地坚硬的药材、含水量高的新鲜药材应适当碎断，置于铁丝笼内移至炼油器中，加食用植物油炸枯；质地轻泡不耐油炸的药料宜待其他药料炸至枯黄后再入锅，炸至药料表面呈现深褐色，内部焦黄色；含挥发性成分的药料、矿物药及贵重药应研成细粉，于摊涂前加入。将炸好后的药油加热熬炼，使油脂在高温下氧化聚合、增稠，炼至"滴水成珠"，加入红丹，搅拌使充分混合，反应生成脂肪酸铅盐，铅盐又可进一步促进油脂氧化、聚合、增稠至膏状，之后喷淋清水，使黑膏药成坨状，

油丹化合制成的膏药若直接应用，常对皮肤局部产生刺激性，轻者出现红斑、瘙痒，重者出现发疱、溃疡，可采用水洗、水浸或长期放置阴凉处而除去"火毒"。将已去"火毒"的膏药用文火加热熔化，在不超过70℃温度下加入必要的细料药物，混合均匀，按规定量涂于裱褙材料上。黑膏药的膏体应乌黑光亮，油润细腻，老嫩适度，滩涂均匀，无红斑、无飞边缺口，加温后能粘贴于皮肤上而不移动。为保证黑膏药的质量，应对成品进行重量差异限度的检查，并进行软化点的测定。

（邱智东）

tiēgāojì
贴膏剂（emplastrum） 药材提取物、饮片或（和）化学药物与适宜的基质和基材制成的供皮肤贴敷，可产生局部或全身性作用的片状外用制剂。通过皮肤表面给药，透皮吸收，药物以恒定或接近恒定速度通过皮肤进入血液循环。因此与口服剂型相比，不发生肝脏代谢的首过效应及血药浓度的峰谷现象，不受胃排空速率和肝功能等因素的影响，生物利用度高，可应用于不能口服的患者，亦可消除口服剂的异味；与注射剂相比，无注射的不便与疼痛，患者的负担少，在较长时间内有稳定持续地作用，同时可避免注射不慎时带来的交叉感染；与软膏相比，给药剂量正确，吸收面积固定，故血药浓度稳定。贴膏剂包括3类。①橡胶膏剂：药材提取物或（和）化学药物与橡胶等基质混匀后，涂布于背衬材料上的贴膏剂。制备方法常用的有溶液法和热压法。常用溶剂为汽油、正己烷，常用基质有橡胶、热可塑性橡胶、松香、松香衍生物、凡士林、羊毛脂和氧化

锌等。也可用其他适宜溶剂和基质。②凝胶膏剂：提取物、饮片或（和）化学药物与适宜的亲水性基质混匀后，涂布于背衬材料上经炼合、涂布、剪切等工序，制备而成的贴膏剂。基质主要由黏着剂、赋形剂、保湿剂和透皮吸收促进剂组成。常用基质有聚丙烯酸钠、羧甲基纤维素钠、明胶、甘油和微粉硅胶等。③贴剂：提取物或（和）化学药物与适宜的高分子材料制成的薄片状贴膏剂。主要由背衬层、药物贮库层、黏胶层及防黏层组成。常用基质有乙烯-醋酸乙烯共聚物、硅橡胶和聚乙二醇等。贴膏剂常用的背衬材料有棉布、无纺布、纸等；常用的防黏材料有防黏纸、塑料薄膜、铝箔-聚乙烯复合膜、硬质纱布等。贴膏剂在制备时，药材提取物应按各种项下规定的方法进行提取，除另有规定外，固体药物应预先粉碎成细粉或溶于适宜的溶剂中；贴膏剂必要时可加入透皮促进剂、表面活性剂、保湿、防腐剂或抗氧化剂等；贴膏剂的膏料应涂布均匀，膏面应光洁，色泽一致，无脱膏、失黏现象；背衬面应平整、洁净、无漏膏现象。涂布中若使用有机溶剂的，必要时应检查残留溶剂；贴膏剂每片的长度和宽度，按中线部位测量，均不得小于标示尺寸；除另有规定外，贴膏剂应密封贮存。为保证成品质量，贴膏剂应对其含膏量、耐热性、赋形性、黏附性、重量差异、微生物限度进行检查。

（邱智东）

xiàngjiāo gāojì

橡胶膏剂（rubber ointment）

药材提取物或（和）化学药物与橡胶等基质混匀后，涂布于背衬材料上制成的外用剂型。又称橡皮膏。属于贴膏剂的一种。橡胶膏剂有两种类型：一种是不含药物的，如氧化锌橡皮膏（胶布）；另一种是含药物的，如伤湿止痛膏、神经性皮炎膏等。橡胶膏剂的优点有：黏着力强，用时无需预热软化，使用携带方便，不污染皮肤或衣物，患者依从性强；可保护伤口、防止皮肤皲裂，治疗风湿痛等疾病。但是，由于橡胶膏剂膏层薄，容纳药物量少，药效维持时间一般不如黑膏药长，且橡胶膏剂易老化。橡胶膏剂由膏料层、裱褙材料及膏面覆盖物组成。①膏料层：橡胶膏剂的主要部分，包括基质（橡胶）、辅料（增黏剂、软化剂、填充剂）和药物3部分，橡胶要求具有良好的黏性、弹性、不透气、不透水；常选择软化点为70～75℃、酸价为170～175的松香及松香衍生物作为橡胶膏剂的增黏剂，因为它们具有抗氧化、耐光、耐老化和抗过敏等性能；加入软化剂可使生橡胶软化，增加可塑性，增强成品柔软性、耐寒性及黏性，常用的软化剂有凡士林、羊毛脂、液状石蜡、植物油等。樟脑、冰片、薄荷脑、薄荷油等挥发性药物对橡胶也有一定的软化作用；氧化锌具有缓和的收敛作用，并能增加膏料与裱褙材料间的黏着性，常常加入氧化锌与松香酸生成松香酸锌盐以降低松香酸的刺激性。②裱褙材料：常用漂白细布。③膏面覆盖物：多采用硬质纱布、塑料薄膜及玻璃纸等，以避免膏片互相黏着及防止挥发性成分挥散。橡胶膏剂可采用溶剂法制备，包括药料提取、制膏料、涂膏、加衬、切割及包装等步骤。尚可应用热压法制备橡胶膏剂，将胶片用处方中的油脂性药物等浸泡，待溶胀后再加入其他药物和氧化锌、松香等，炼压均匀，涂膏，盖衬，切片，即得。此法不用汽油，无须回收装置，但成品欠光滑。橡胶膏剂的成品外观应膏面光洁，厚薄均匀，色泽一致，无脱膏、失黏现象，布面应平整、洁净、无漏膏现象，盖衬两端应大于胶布。另外为保证成品质量，橡胶膏剂还应按照有关规定进行含膏量、耐热性、黏附性、重量差异及微生物限度检查。

（邱智东）

níngjiāo gāojì

凝胶膏剂（cataplasma）

药材提取物或化学药物与适宜的亲水性基质混匀后，涂布于背衬材料上制成的贴膏剂。也称作巴布膏剂。属于外用膏剂的一种，于20世纪70年代首先在日本研发成功，早期也称作泥罨（yǎn）剂，一般是将麦片等谷物与水、乳、蜡等混合成泥状，使用时涂布于纱布上贴于患处，又叫泥状巴布剂。新型高分子材料的出现，使得巴布剂的基质组成更加科学合理，给药剂量准确。80年代中国引入凝胶膏剂，始称巴布贴。2000年版《中华人民共和国药典》正式收载了巴布膏剂，2010年版《中华人民共和国药典》将巴布膏剂更名为凝胶膏剂。凝胶膏剂主要以水溶性高分子材料为基质，相较于传统外用制剂而言，凝胶膏剂具有给药剂量可控、与皮肤生物相容性好，透气、耐汗、无致敏、无刺激性，可反复贴敷仍能保持原有的黏性、载药量大、保湿性强、工业化生产中无有机溶媒污染等优点。常用于治疗关节炎、软组织损伤、腰椎突出、肌肉痛、肩周炎、乳腺增生、腹腔疾病、癌症等疾病，尤其较多应用于骨疾，效果显著。凝胶膏剂分为保护层、储药层及支持层共三层，其中保护层为贴剂表面的一层聚酯保护膜；保护层包含水分子和药物的水溶性高分子框架结构；支持层为容许空气流通的无纺布，能够使凝胶膏剂膏体内的药物最大限度地渗透入的皮肤进入局部组织。凝胶膏剂的制备工艺因主药的性质、基质原料类型不同而有差异。不同基质类型及其不同规格，基质与药物的比例，配制程序等均影响凝胶膏剂的成型。因此应根据基质与药物的性质，选择合理的制备工艺。将药材提取、纯化、制成一定稠度的浸膏，以便用于凝胶膏剂的制备。一般先将高分子物质溶胶，按照一定顺序加入黏合剂等其他附加剂，制成均匀的介质后，再与药物混匀，涂布，压合防黏层，分割，包装，即得。为保证成品质量，凝胶膏剂应按照有关规定进行含膏量、耐热性、黏附性、重量差异及微生物限度检查。

（邱智东）

tòupí tiējì

透皮贴剂（transdermal patch）

经皮肤敷贴方式给药，药物经由皮肤吸收进入全身血液循环并达到有效血药浓度，实现疾病治疗或预防的制剂。又称贴片、透皮治疗系统。皮肤组织中有丰富的毛细血管网，全身血循环有三分之一在皮肤进行，使透皮给药成为可能。中国传统的膏药是世界上最早出现的透皮吸收制剂，但现代的透皮吸收制剂在制作方法、所用基质材料和用途范围等方面与传统的膏药有极大差别。

与常用普通剂型，如口服片剂、胶囊剂或注射剂等比较，具有以下特点：①可以避免口服给药可能发生的肝脏首过效应及胃肠灭活；②可维持恒定的最佳血药浓度或生理效应，减少胃肠给

药的副作用；③延长有效作用时间，减少用药次数；④通过改变给药面积调节给药剂量，减少个体间差异，且患者可以自主用药，也可以随时停止用药。另外，皮肤所含蛋白水解酶较少，药物所处环境稳定，皮肤间层兼具药物储库作用，可以避免出现药物浓度明显的峰谷现象。

药物透皮吸收的过程可以包括药物从剂型中的释放、透入皮肤和通过皮肤组织中的微血管和淋巴管、进入体循环 3 个阶段。正常人的皮肤结构主要由表皮、真皮及皮下组织 3 层组成，表皮的最外层为角质层，现多认为角质层是限制化学物质穿透皮肤的主要屏障，药物通常只能以很慢的速度透过表皮，表皮内无血管，药物进入表皮一般不产生吸收作用。此外有些药物也可能通过皮肤附属器如毛囊、皮脂腺以及汗腺途径透过表皮。真皮和皮下组织内有血管及淋巴管，对药物的穿透阻力小，药物透过表皮进入真皮及皮下组织后就易为血管及淋巴所吸收。很多因素可以影响药物的透皮吸收，生物因素方面如皮肤状态、用药面积和部位等，制剂因素方面如药物与赋形剂的理化性质、剂型、用量及释药速度等，还有温度、湿度等环境因素也能影响药物的透皮吸收，在设计生产和应用时都要加以考虑。一般情况，角质层薄、毛囊多的部位渗透性有所增加，皮肤含水量大时渗透性也增加，破损及病变皮肤的渗透性明显高于正常皮肤，不同部位皮肤的吸收也有很大差别。此外皮肤的渗透性还存在较大的个体差异，如年龄、性别、种族差异等。已知药物的透皮吸收机制通常为被动扩散，一般分子量低于 800~1000、在油、

水中有适当溶解度的药物可以通过透皮途径吸收，但药物对皮肤不应有刺激性和过敏性。由于透皮吸收的速度慢，起效时间较迟，透皮吸收制剂一般不宜用于速效制剂，而适于制成缓释或长效制剂，可以发挥其减少用药次数，延长药效及减轻副作用等特点。

（邱智东）

wàiyòng níngjiāojì

外用凝胶剂（gels for external use） 药材提取物与适宜基质制成的具凝胶特性的半固体或稠厚液体制剂。主要供外用。凝胶剂分为单相分散系统和双相分散系统。属于双相分散系统的凝胶剂是小分子无机药物胶体微粒以网状结构存在于液体中，具有触变性，也称混悬凝胶剂，如氢氧化铝凝胶；局部应用的凝胶剂是单相分散系统。根据基质的不同，又可分为水性凝胶剂与油性凝胶剂。水性凝胶基质一般由水、甘油或丙二醇与纤维素衍生物、卡波姆和海藻酸盐、西黄蓍胶、明胶、淀粉等制成；油性凝胶基质由液状石蜡与聚乙烯或脂肪油与胶体硅或铝皂、锌皂制成。药物应根据原料药的理化性质和化学结构和分散系统特点进行选择，如果是复方还应对主药进行配伍研究。基质的质量标准应符合药用要求。基质的作用是促进凝胶体的形成，增加凝胶的黏度及使给药系统更加稳定。外用凝胶剂基质具有外观光滑，透明细腻；稠度、黏度适宜，易于涂布；性质稳定，与主药不发生配伍变化；不妨碍皮肤的正常功能，具有良好释药性能；安全性好，局部无刺激性等特点。水性凝胶剂具有无油腻感，易涂展，易洗除，不妨碍皮肤正常功能，能吸收组织渗出液的优点，临床上应用较多，

但润滑作用较差，易失水和霉变，需添加保湿剂和防腐剂，并用量较大。如果是用于全身治疗或皮肤深部治疗的外用凝胶剂，有时还应进行透皮吸收试验。

水性凝胶剂的制备，一般先按基质配置方法配成水凝胶基质，药物溶于水者，先溶于部分水或甘油中，必要时加热，加于基质中，再加足量水搅匀，即得。药物不溶于水者，可先用少量水或甘油研细，分散后，再与基质混匀，即得。除另有规定外，外用凝胶剂限局部用于皮肤及体腔如鼻腔、阴道和直肠。凝胶剂在生产与贮藏期间应符合混悬型凝胶剂中胶粒应分散均匀，不应下沉结块。凝胶剂应均匀、细腻，在常温时保持胶状，不干涸或液化。外用凝胶剂根据需要可加入保湿剂、防腐剂、抗氧剂、乳化剂、增稠剂和透皮吸收促进剂等。凝胶剂一般应检查 pH 值。凝胶剂基质不应与药物发生理化作用。除另有规定外，凝胶剂应避光，密闭条件下贮存，并且应该防冻。为保证外用凝胶剂的质量，应对其进行粒度，装量差异，无菌，微生物限度等检查。

(邱智东)

yǎngāojì

眼膏剂 （eye ointments）

药物与适宜基质制成供眼用的无菌软膏剂。眼膏剂外观均匀、细腻，易涂布于眼部，对眼部无刺激。具有疗效持久、能减轻眼睑对眼球的摩擦等特点，常作为眼科术后愈合的缓释长效制剂。制备眼膏剂所用的原料药要求纯度高，且不得染菌。常用的基质为凡士林8份、液状石蜡1份、羊毛脂1份混合而成。制备过程与一般软膏剂基本相同，在水、液状石蜡或其他溶剂中溶解并且稳定的药

物，可先将药物溶于最少量溶剂中，再逐渐加入其余基质混匀；不溶性药物应先粉碎成极细粉，用少量液状石蜡或眼膏基质研成糊状，再分次加入基质研匀。眼膏剂与一般软膏剂不同的是：制备环境要求清洁、无菌；基质应熔化滤过后干法灭菌，冷却后备用；配制用具须经70%乙醇擦洗，或用水洗净后再用干热灭菌法灭菌；容器与包材应严格灭菌，应用包装严密的容器，并不应与药物或基质发生理化作用；眼膏剂成品应遮光密封贮存，以免药物降解或基质分层而影响疗效。为保证眼膏剂质量，应对眼膏剂成品进行装量、金属性异物、颗粒细度、无菌（不得检出金黄色葡萄球菌和铜绿假单胞菌）、微生物限度等检查。

(邱智东)

hújì

糊剂 （paste）

为药物细粉与基质混合而成，体温下能软化而不熔化，可在皮肤上保持较长时间的外用制剂。又称薄贴。糊剂由于含有多量粉末，可吸收脓性分泌液，且粉末在基质中形成较多的空隙，一般不妨碍皮肤的正常排泄，不致引起角质层的肿胀，有吸湿、干燥、止痒等作用，用于湿疹等皮肤病。糊剂通常比软膏剂硬，但所含油性较小，二者均有润肤作用。根据糊剂基质组成的不同，可分为：油性糊剂（复方锌糊）和水性糊剂（皮炎糊）。油性糊剂用凡士林、液体石蜡、羊毛脂、脂肪油等作基质。水性糊剂多以甘油明胶、甘油、西黄蓍胶或其他水溶性凝胶为基质。水性凝胶糊剂固体粉末的含量一般较油性糊剂少，常在油性糊剂不适用时使用。如在渗出液较多的创面上使用油性糊剂，

由于分泌液不易混合，甚至阻留分泌液使之形成微生物繁殖的良好条件，因而使用水性凝胶糊剂洁净且极易洗去。通常可采用2种制备方法。①研合法：可先取药物与部分基质或适宜液体研磨成细腻糊状，再递加其余基质研匀至取少许涂布于手背上无颗粒感觉为止。②熔合法：操作时通常先将基质加热熔化，滤过，加入药物，搅匀并至冷凝。熔合法适用于基质熔点较高或一些药材需用基质加热浸取其有效成分者。通常需要对糊剂成品进行粒度、装量、无菌、微生物限度等相关质量检查。

(邱智东)

túmójì

涂膜剂 （plastic）

将高分子成膜材料与药物溶解在挥发性有机溶剂中制成的外用涂剂。用时涂于患处，溶剂挥发后形成薄膜，对患处有保护作用，同时逐渐释放出所含药物而起治疗作用，例如烫伤、痤疮、冻疮、伤湿涂膜剂等。涂膜剂具有制备工艺简单，不需要特殊的机械设备，不用裱褙材料，使用方便等优点。涂膜剂由三部分组成，即药物、成膜材料、挥发性有机溶剂。成膜材料为高分子化合物，涂膜剂的成膜材料可来源于一般成膜材料，但两者有区别。涂膜剂成膜材料的关键在于能在皮肤温度下迅速成膜。某些高分子因聚合度不同，可形成性质各异的多种规格的成膜材料。其中，中等黏度规格的高分子化合物为良好的涂膜剂成膜材料。常用的成膜材料有聚乙烯醇缩甲乙醛、聚乙烯醇缩甲丁醛、聚乙烯醇-124、聚维酮、火棉胶等；挥发性有机溶剂有乙醇、丙酮、醋酸乙酯、乙醚等。常用的增塑剂有甘油、丙二醇、邻苯

二甲酸乙酯等，用于增加膜的柔韧性；透皮吸收促进剂有月桂氮䓬酮、冰片、薄荷脑等，可根据药物的透皮性能加以筛选优化；防腐剂主要是尼泊金酯系列，主要用于增加液体制剂的稳定性。涂膜剂一般用溶剂法制备，操作时视药物的具体情况，药物如能溶于溶剂中则直接加入溶解，如不溶时可先与少量溶剂研细后再加入；如为中药，则应先制备乙醇的提取液或提取物的乙醇-丙酮溶液，再加入到成膜材料溶液中。配制时，高分子化合物需先胶溶后，再与其他药物混合。涂膜剂制剂质量标准研究主要集中在外观、成膜时间，定性，定量方面。从涂膜剂自身特点考虑，增加黏度、涂布性控制指标的研究，同时可参考软膏剂、凝胶剂质量控制标准，对涂膜剂制剂质量进行控制。涂膜剂由于成膜材料种类少，其开发和应用受到严重影响。且涂膜剂剂型自身的特点，不仅要求成膜材料具有良好的成膜性，还要求该材料能在皮肤温度下较迅速成膜。根据中医内病外治理论发展的穴位经皮给药，药物经皮吸收和刺激穴位双重途径可以产生显著治疗作用，临床应用十分广泛。

（邱智东）

wánjì

丸剂（pill）　药材细粉或药材提取物加适宜的黏合剂或其他辅料以适当方法制成的球形或类球形制剂。丸剂是人们长期与疾病作斗争中创造的剂型之一，是中药制剂的主要剂型。

剂型沿革　中国最早医籍《黄帝内经》即有"四乌鲗骨一蘆茹丸"的记载。中国古典医籍《神农本草经》指出："药性有宜丸者"。《玉函经》："丸药者，能逐风冷，破积聚，消诸坚癖"。《苏沈良方》："大毒者须用丸"。汉晋以来提出"丸药以舒缓为治""丸者缓也"。《五十二病方》中也记载了以酒、油脂和醋等为黏合剂制成丸剂供内服的方法。后世医药文献中，有关丸剂制备、应用的资料更为丰富。历代中医在临床上都广泛应用，成为品种繁多、制备精巧、理论趋于完善的一个剂型。随着医学科学和制药工业的不断发展，丸剂的新类型、新工艺、新技术、新辅料等也有了很大发展，2010年版《中华人民共和国药典·一部》收载的各种丸剂占中药制剂的31.67%。丸剂与汤剂、散剂等相比较，服后在胃肠道崩解缓慢，逐渐释放药物，作用持久；对毒、剧、刺激性药物可延缓吸收，减弱毒性和刺激性。丸剂制备时能容纳固体、半固体的药物，还可容纳黏稠性的液体药物；制备成水溶性滴丸具有速效作用；可利用包衣来掩盖其不良臭味。丸剂生产技术和设备较简单，属于较理想的中药剂型之一。一般适用于慢性疾病或久病体虚者。某些作用峻猛，不宜作汤剂等剂型的药物，为使其缓慢发挥药效，可以制成丸剂。对芳香挥发性的药物或有特殊不良气味的药物，可通过制丸工艺，使其在丸剂中心层，减缓药物的挥散、掩盖药物的不良气味。某些新型丸剂可用于急救，如苏冰滴丸、复方丹参滴丸等，此外，一些贵重或难以入煎剂的药物，或经高温煎煮则破坏药效的药物，都宜制成丸剂。

分类　按其制备方法不同，分为塑制丸、泛制丸、滴制丸等。①塑制丸：药物细粉与适宜的黏合剂混合制成软硬适度的可塑性丸块，然后再分割成丸粒。如蜜丸、糊丸、部分浓缩丸、蜡丸等。②泛制丸：以药物细粉用适宜的液体为黏合剂泛制成小球形的丸剂。如水丸、水蜜丸、部分浓缩丸、糊丸等。③滴制丸：用固体分散技术滴制而成的一种新型丸剂，即固体或液体药物与适宜的基质加热熔融后溶解、乳化或混悬于基质中，再滴入不相混溶、互不作用的冷凝液中，由于表面张力的作用使液滴收缩成球状而制成的制剂，主要供口服用。

按所用赋形剂的不同，分为蜜丸、水丸、糊丸、蜡丸、浓缩丸等。①蜜丸：将药物细粉用蜂蜜作黏合剂制成的丸剂。根据大小和制法不同，分为大蜜丸、小蜜丸和水蜜丸3种。大、小蜜丸均是以炼制过的蜂蜜为黏合剂，用塑制法制成的可塑性固体药剂，丸粒较大，如六味地黄丸、牛黄解毒丸等。水蜜丸则以蜜水为黏合剂，用泛制法制成，丸粒小，尤宜于气候较湿润的地区生产和应用，如大补阴丸等。蜜丸一般适用于慢性疾病或调理气血的滋补药剂。②水丸：药物细粉用凉开水或按处方规定的酒、醋、蜜水、药汁等为黏合剂制成的小球形丸剂，又称水泛丸。制备时，还可根据药物的性质、气味等分层泛入，以掩盖不良气味，防止芳香性成分挥发散失。水丸比蜜丸、糊丸易于崩解溶散，故吸收奏效快，如防风通圣丸等。水丸一般适用于清热、解表、消导等药剂。③糊丸：药物细粉用淀粉糊、米糊为黏合剂所制成的丸剂。其崩解迟缓，可延长药效和减少药物对胃肠的刺激，适用于含有一定毒、剧药或刺激性的药剂，如西黄丸、小金丸等。④蜡丸：蜂蜡为黏合剂制成的丸剂。蜡丸在体内药物释放极为缓慢，药效发挥时间较长，可防止药物中毒和对胃肠产生刺激，凡处方中含有较多剧毒或刺激性强的药物，并需要在肠道溶散释放的，均宜制成蜡丸。蜡丸制作较困难，现代应用不多。⑤浓缩丸：药物或部分药物的煎液或提取液浓缩成清膏或浸膏，再同其余药物的细粉或辅料混合干燥，粉碎，以水、酒或部分药液作黏合剂制成。又称粉膏剂。较易溶散吸收，可提高药效，体积小，便于服用，如安神补心丹。浓缩丸的制备、贮存、运输、保管和服用均方便，是丸剂中有发展前途的一种剂型。为保证丸剂的质量，应对成品进行水分、重量差异、装量差异、溶散时限及微生物限度的检查。

（邱智东）

shuǐwán

水丸（water-bindered pills）
将药材细粉以水为润湿剂制成的丸剂。又称水泛丸。常用泛制法制丸，或根据制法用黄酒、醋、稀药汁、糖液、含5%以下炼蜜的水溶液等作为润湿剂。水丸是在汤剂的基础上发展而成的，起始由处方中一部分药物的煎汁与另一部分药物的细粉以滴水成丸的方法作成煎服丸剂，逐渐演变成以水性液体为润湿剂，用泛制法制丸将方中全部或部分药物细粉制成水丸。临床上主要用于解表剂、清热剂及消导剂制丸。水丸以水性液体为润湿剂，服后在体内较易崩解，比蜜丸、糊丸、蜡丸吸收、显效快，且不含其他固体赋形剂，实际载药量高；可根据药物性质、气味分层泛丸，既可掩盖不良气味，又能防止易挥发、性质不稳定的药物散失，也可将缓释药物泛在内层，速释药物泛在外层，或将药物分别包衣，使其在不同部位释放。泛制法制得

的水丸体积小，表面致密光滑，既便于吞服，又不易吸潮，有利于保管贮存。制备水丸时，根据患者病情、中医辨证施治的要求，酌情选用赋形剂，以利发挥药效。赋形剂本身多无黏性，但能润湿药物细粉，诱导其产生黏性，使之利于成型。泛制法制备水丸主要包括原料的准备、起模、成型、盖面、干燥、选丸、质量检查、包装等步骤。水丸生产设备简单，但制备工艺繁难，对成品的主药含量及溶散时限也较难控制，操作过程中易引起微生物的污染，因赋形剂为水性，含水量控制不当易霉变。为保证水丸质量，应对成品进行水分、重量差异、装量差异、溶散时限及微生物限度的检查。

（邱智东）

mìwán

蜜丸（honeyed pill）
药材细粉或提取物以炼制的蜂蜜为黏合剂制成的丸剂。在中国北方用量较大。蜂蜜是蜜丸的主要赋形剂，内含大量营养物质，能补中益气，具滋补作用；止咳润肠，缓急止痛；其甜味能矫正药物不良气味，便于服用；同时蜂蜜中含有大量还原糖，可防止药物中易氧化成分的变质。蜜丸服后崩解缓慢，药力持久，临床上多用于慢性病和需要滋补的疾患。蜜丸分为大蜜丸（即每丸重量在0.5g以上，包括0.5g的丸）与小蜜丸（即每丸重量在0.5g以下的丸）。一般采用塑制法制丸，制备过程包括炼蜜、合药、制丸条、制丸粒、干燥、包装等步骤。由于新鲜蜂蜜中含有水分、死蜂、蜡质、淀粉类等杂质，制丸前需加以炼制，以除去杂质，破坏酶类，杀死微生物，蒸发水分，增强黏合性。蜂蜜按照炼制的程度可分为嫩蜜、

中蜜、老蜜3种。嫩蜜是将蜂蜜加热至色泽无明显变化，含水量17%~20%，稍有黏性，适合于含较多油脂、淀粉、黏液质、糖类及含动物组织等黏性较强的中药制丸；将嫩蜜继续加热出现浅黄色有光泽的翻腾的均匀细气泡，用手捻有黏性，当两手分开时无白丝出现，得到中蜜，含水量14%~16%，适用于黏性中等的中药制丸；将中蜜继续加热至呈棕红色，用手捻之甚黏，能拉出长丝，滴水成珠状得到老蜜，含水量10%以下，多用于黏性差的矿物性和纤维性中药制丸。大部分蜜丸均采用中蜜制丸。为保证蜜丸质量，应对成品进行水分、重量差异、装量差异、溶散时限及微生物限度的检查。

（邱智东）

shuǐ-mìwán

水蜜丸（water-honeyed pill）
将饮片细粉用蜜水为黏合剂制成的丸剂。在中国南方应用较普遍。具有丸粒小、光滑圆整、易于吞服、利于贮存等特点。制备水蜜丸时，应该将蜂蜜炼制然后加水稀释使用。同蜜丸相比，节省蜂蜜，降低成本。补益药剂制小蜜丸者，多用蜜水作黏合剂制成水蜜丸。水蜜丸可采用塑制法和泛制法制备。采用塑制法制丸时，应注意药粉的性质与蜜水的比例用量，一般药材细粉黏性适中，每100g细粉用炼蜜40g，其加水量按炼蜜：水=1：（2.5~3.0）为宜，蜂蜜炼成后加水，搅匀，煮沸过滤即可；如含糖、淀粉、黏液质、胶质类较多的药材细粉，则须用低浓度的蜜水为黏合剂，即100g药粉加10~15g炼蜜，加适量水，搅匀，煮沸过滤；如含纤维和矿物质较多的药材细粉，则每100g药粉须用50g左右炼

蜜。采用泛制法制备时，起模时必须用水，以免黏结。加大成型时先用浓度低的蜜水加大丸粒，待逐步成型时，用浓度稍高的蜜水，已成型后，再改用浓度低的蜜水撞光，以免水蜜丸黏结。由于水蜜丸中含水量高，成型后应及时干燥，防止发霉变质。为保证水蜜丸质量，应对成品进行水分、重量差异、装量差异、溶散时限及微生物限度的检查。

（邱智东）

nóngsuōwán

浓缩丸（concentrated pill）　药材或部分药材经提取浓缩成浸膏，与适宜的辅料或其余药材细粉以水、蜂蜜或两者混合物为黏合剂制成的丸剂。又称药膏丸、浸膏丸。早在晋·葛洪所著的《肘后备急方》中就有记载。根据所用黏合剂的不同，分为浓缩水丸、浓缩蜜丸和浓缩水蜜丸。药材全部或部分经过提取浓缩，体积缩小，有效成分含量高，剂量小，易于服用和吸收，增强药效，节省了大量的赋形剂；利于携带及保存，不易霉变；既符合中医用药的特点，又适于机械化批量生产。在浓缩过程中受热时间较长，有些成分可能会受到影响，使药效降低；且吸湿性较强，包装时需注意密封防潮。浓缩丸可采用泛制法制丸和塑制法制丸。当处方中膏多粉少时，以泛制法制备。取处方中部分药材提取液浓缩成膏作为黏合剂，其余药材粉碎成细粉，搅拌混合均匀，轧成片状或条状，干燥后粉碎成细粉，再用水或不同浓度的乙醇作润湿剂泛制成丸。当处方中膏少粉多时，宜用煎法。取药材煎出液或浸提浓缩的稠膏（可根据需要加入适量炼蜜）作黏合剂，加入药材细粉，混合均匀，制成软硬适度的丸块，

按塑制法制成丸剂，干燥，即得。为保证浓缩丸质量，应对成品进行水分、重量差异、装量差异、溶散时限及微生物限度的检查。

（邱智东）

húwán

糊丸（flour and water paste pill）　药材细粉以米糊或面糊等为黏合剂制成的丸剂。糊丸干燥后质地较坚硬，在胃内溶散迟缓，释药缓慢，可延长药效，避免或减少某些药物对胃肠道的刺激性，适宜于含有毒性或刺激性较强的药物制丸。现代研究与古人论述"稠面糊为丸，取其迟化"理论相一致。但若黏合剂的稠度太大，会出现糊丸溶散时间超限，易发生霉败的现象。常用的制糊方法有3种。①冲糊法：取糊粉加少量温水调匀成浆，冲入沸水，不断搅拌成半透明糊状；②煮糊法：取糊粉加适量冷水混合均匀，置沸水中煮熟，呈半透明状；③蒸糊法：取糊粉加适量冷水混合均匀，置蒸笼中蒸熟后使用。3种方法以冲糊法较方便快捷，应用最多。糊丸可采用泛制法和塑制法制备。以泛制法制备时，起模时必须用水，再逐渐将稀糊泛入；糊粉的用量一般约为药粉总量的5%～10%；若有多余的糊粉，则炒熟拌入药粉中。以塑制法制备糊丸的方法与塑制法制备蜜丸相似，仅用糊代替蜂蜜而已，需保持丸块湿润状态，以免丸块硬化，致使表面粗糙甚至出现裂缝，糊粉的用量一般为药粉总量的30%～35%。糊丸成品需在通风处阴干或低温烘干，切忌高温烘烤和曝晒。外观应圆整均匀、色泽一致。为保证糊丸质量，应对成品进行水分、重量差异、装量差异、溶散时限及微生物限度的检查。

（邱智东）

làwán

蜡丸（wax pill）　药材细粉以蜂蜡为黏合剂制成的丸剂。蜂蜡的主要成分为软脂酸蜂蜡酯，极性小，不溶于水。以蜂蜡制成的丸剂在体内释放药物缓慢，可延缓药物的吸收起到延长药效作用。正如古人所说"蜡丸，取其难化而慢慢取效或毒药不伤脾胃"，调节蜂蜡用量可使丸药在胃中不起作用，而在肠中起效，从而防止药物中毒或对胃的强烈刺激，多用于含有较多剧毒及刺激性强的药物的内服制剂。蜡丸可采用塑制法制丸和泛制法制丸，其中塑制法最常用。蜂蜡本身黏性小，主要利用它熔化后能与药粉混合均匀，当接近凝固时具有可塑性的特点而制丸。蜡丸在配制时，蜂蜡需在入药前精制，除去杂质（蜡的精制有漂蜡、煮蜡两种方法）。将精制后的蜂蜡加热熔化后待稍凉（60℃左右），蜡液边沿开始凝固，表面出现结膜时加入药粉，迅速搅拌，混合均匀，趁热搓制成丸。整个操作过程温度控制十分重要，趁热和药，快速搓制（保持药块温度在60℃左右）。温度过高则发软，不便成形；过低则发硬，难以搓制。蜡丸制成后可用蜡皮封固，盖上品名印戳。根据药物的性质与使用、贮藏的要求，制成后可包衣。为保证蜡丸质量，应对成品进行重量差异、装量差异、崩解时限及微生物限度的检查。

（邱智东）

dīwán

滴丸（dripping pills）　药材饮片经适宜的方法提取、纯化后与基质加热熔融混匀，滴入不相混溶的冷凝介质中制成的球形或类球形制剂。是现代常用的中药剂型之一，具有起效迅速，生物利用

度高的优点；可以将液体药物制备成固体，便于服用及运输；可根据用药需求，制备成内服、外用、缓释等多种类型；滴丸剂生产车间无粉尘，生产设备简单，自动化程度高，成本相对较低；载药量小，相应含药量低，服用剂量大，可供选用的基质和冷凝剂较少，品种的应用受限。根据不同品种可选用水溶性基质或非水溶性基质，常用聚乙二醇类、泊洛沙姆、硬脂酸聚烃氧（40）酯、明胶、硬脂酸、单硬脂酸甘油酯、氢化植物油等。选用的冷凝介质必须安全无害，且与药物不发生作用，常用液状石蜡、植物油、甲基硅油、水和不同浓度乙醇等。滴丸应圆整均匀，色泽一致，无粘连现象，表面无冷凝介质黏附。根据药物的性质与使用、贮藏的要求，滴制成丸后可包衣。为保证滴丸质量，应对成品进行重量差异、装量差异、溶散时限及微生物限度的检查。

(邱智东)

wēiwán
微丸（mini-pill）

药物粉末和辅料制成的直径小于 2.5mm 的圆球状丸剂。将药物制成微丸，使其胃肠道表面分布面积增大，减少局部刺激性，提高生物利用度；多剂量剂型可制成缓控释微丸，以零级或一级或快速释药，无时滞现象；有效成分高，是一般中成药的 10~20 倍，可保证药物稳定性，掩盖不良味道；同时具有外形美观等特点。根据临床需要可将微丸分为速释微丸和缓控释微丸相结合两大类。速释微丸可使药物迅速崩解和溶出；缓释微丸是以长效为目的；根据不同的治疗需要，还可制成不同释药速率的控释微丸。由于体积小，不受胃排空或食物的影响，易通过

幽门进入十二指肠，同时又具有吸收率高、吸收模式均一、服用次数少、可以和流质一起服用等优点。缓释、控释微丸迅速发展。微丸可采用包衣锅滚转法制备，此法是比较传统的制备方法；以挤出滚圆法制备微丸具有制粒效率高、颗粒分布带窄、圆整度高、颗粒表面光滑等优点，还可采用流化床喷涂法，又称空气悬浮包埋法。根据药物的性质与使用、贮藏的要求，制成后可包衣。为保证微丸质量，应对成品进行粒度、圆整度、堆密度、脆碎度、含水量的检查。

(邱智东)

fànzhìfǎ zhìwán
泛制法制丸（processing pills preparation）

在转动的适宜的容器或设备中，向药物的细粉或药材提取物中加入适宜的液体赋形剂后交替润湿、撒布、不断翻滚，逐渐增大制成大小适宜的丸剂的方法。又称泛丸法。根据操作方法不同分为：①手工泛丸法，主要包括起模、成型、盖面三个阶段，使用的工具一般是涂漆光滑的竹匾，在制备时，将适量的润湿剂均匀喷洒于竹匾中，撒入适量的药粉，摇动竹匾使药粉均匀黏附于竹匾上，当药粉被润湿后，用刷尖将药粉轻轻刷下来成细小的颗粒，并在竹匾中反复滚动使小颗粒变成致密的丸模，然后再加适量润湿剂，撒药，使药粉均匀黏附在丸模上，摇动竹匾，滚实，反复几次，直至形成大小合适的丸剂。②机械泛丸法，主要包括起模、加大成丸、盖面、选丸四个阶段。此法的设备主要由糖衣锅、电器控制系统、加热装置组成，在制备时，先将药物粉碎成细粉，置于包衣锅中，转动包衣锅同时向锅内喷洒润湿剂，

继续转动使药物形成坚实的丸模，再喷润湿剂并加药粉，使丸模逐渐增大到适宜大小，及时干燥，并用手摇筛、振动筛、滚筒筛、检丸器等筛选分离。泛制法适用于水丸、水蜜丸、浓缩丸、糊丸等的制备。采用泛制法制备的丸剂体积小，表面致密光滑，在体内易崩解，显效快，利于保存，各种药物分层泛入，既可掩盖不良气味，又可防止芳香成分挥发。

(邱智东)

sùzhìfǎ zhìwán
塑制法制丸（plastic molded method of pill preparation）

药材细粉或药材提取物与适宜的黏合剂混合均匀，制成软硬适宜的可塑性较大的丸块，再经制丸条、分割及搓圆而成丸粒的方法。又称丸块制丸法。塑制法制丸采用现代化生产设备，自动化程度高，工艺简单，丸的大小均匀、表面光滑，而且粉尘少，污染少，效率高。制丸的过程包括原辅料的制备、制丸块、制丸条、制丸粒、干燥五个步骤，在制丸时先将药粉置于混合机中，加入适量的黏合剂如炼蜜混合均匀，制成软材（丸块），也称作合坨，制好丸块后放置一定时间，使蜜等黏合剂充分润湿药粉后，通过制条机制成粗细适宜的丸条，再通过顺条器进入有槽滚筒切割、搓圆成丸，干燥即得。大工业生产多采用全自动制丸机，辅助设备有炼蜜锅、混合机、干燥设备、抛光机。全自动制丸机主要由锥形加料斗、螺旋推进器、出条嘴、自控导轮及制丸刀等部件构成，混合均匀的药料在加料斗内经推送器的挤压作用，通过出条嘴制成丸条，经自动导轮控制下递至制丸刀后，经切、搓，制成大小均匀的丸粒。蜜丸的干燥过程一般在室内放置

适宜时间保持丸药的滋润状态即可包装。应用塑制法制蜜丸因水分较多，须干燥处理，使含水量低于12%，可通过采用微波干燥、红外线干燥，达到灭菌和防止发生虫霉变双重效果。制药企业多采用塑制法制备中药蜜丸、浓缩丸、糊剂等。

(邱智东)

dīzhìfǎ zhìwán

滴制法制丸（dropping pills preparation） 将固体或液体药物溶解、乳化或混悬于适宜的熔融基质中，保持恒温，通过一定口径的滴头等速滴入另一与之不相混溶的冷凝液中，冷却凝固制成丸剂的方法。温度控制在80~100℃。当含有药物的基质滴入另一不相混溶的冷凝液中时，基质中药物溶解度随之减小而产生饱和状态或析出结晶，同时基质在快速冷却中黏度增大且凝固，阻止了药物结晶的形成或者阻止结晶聚集长大，使药物处于饱和或微小结晶形式而分散于基质中，形成高度分散的状态。影响滴制法制丸的工艺因素有滴头管口径、熔融液温度、冷凝液密度、上下温度差及滴头距冷凝液的距离等，这些因素影响着滴丸的圆整度、硬度、融散时间、丸重差异和收率。冷凝液相对密度应轻于或重于滴丸基质，但不应相差太大，以免滴丸上浮或下沉的速度太快，影响滴丸圆整度。为保证滴丸的圆整度，还应使冷凝液有一定的温度差。滴制法制丸所用设备简单，操作方便，最突出优点是能够提高某些难溶性药物的生物利用度。

(邱智东)

rónghéfǎ zhìwán

熔合法制丸（smelting pill preparation） 利用低熔点辅料作熔合剂，将药物与载体材料一同加热、搅拌、熔合，以一定的压力、速度和形状于热熔挤出设备中挤出，在加热状态下滚圆制成丸剂的方法。也称热熔合挤出法制丸。最早于20世纪初被用于塑料工业领域。20世纪70年代，逐渐引入药物制剂领域。熔合法制丸多用于制备微丸。以熔合法制丸的处方主要由药物、载体材料和功能性辅料组成，各组分在受热过程中需具有一定的物理和化学稳定性。载体材料多采用高分子聚合物（如聚乙二醇、乙基纤维素和丙烯酸树脂等）或低熔点的蜡质材料（如鲸蜡醇等）。熔合法制备丸剂主要包括热熔软化、丸剂成型和冷却固化3个步骤。丸剂在被熔合挤出前，先将药物分散到载体材料中，加热呈熔融态，通过机械剪切力作用将功能性辅料和药物逐渐混合均匀，以一定的压力、速度和形状从热熔挤出机中挤出，将挤出物料于滚圆机中加热滚圆，制得丸剂。熔合法制丸与其他制丸方法相比具有载药量大、硬度高、稳定性好、不易受酸碱度和环境水分等因素的影响；制备过程不需要有机溶剂和水，操作流程简单；总成本较低等优点。但仍存在载体材料选择范围小，操作过程耗能高，不适用于热敏性药物的缺点，且处方中载体材料熔点过高易造成药物重结晶或降解。

(邱智东)

wēináng bāoguǒ jìshù zhìwán

微囊包裹技术制丸（microencapsulated pill preparation） 以天然或合成的高分子材料为囊材，将固体或液体药物作囊心物包裹制成丸剂的方法。制备微囊的过程称为微囊化。以微囊化技术制备丸剂可以提高药物稳定性，掩盖药物不良气味；药物在胃肠道表面分布面积增大，微囊化技术处理后可减少对胃的刺激性，防止药物于胃内失活；使药物达到靶向或控释作用；改善某些药物的物理特性；使液体药物固体化；还能够通过将活性物质包裹，使药物于体内发挥生物活性作用，具有较好的生物相容性及稳定性。固体或者液体药物均可作为囊心物进行微囊化，包裹材料可分为天然的高分子材料、半合成的高分子材料、合成的高分子材料。相分离-凝聚法是水不溶性固体或液体药物以微囊化制丸最常用的方法。相分离-凝聚法制备方法包括单凝聚法和复凝聚法两种，制备时需掌握浓度、搅拌速度、温度、药物颗粒大小等制备影响因素；以微囊包裹技术制丸还可以采用溶剂-非溶剂法和复乳包裹法，界面缩聚法及物理机械法进行制备。

(邱智东)

wánjì bāoyī

丸剂包衣（coating of pill） 在丸剂的表面上包一层与外界隔离的物料的操作方法。通过包衣可以掩盖药物不良气味，使丸面美观，便于服用；可以防止丸剂氧化、变质或挥发性成分的散失；可以防潮、防蛀；根据医疗需求，将处方中部分药物作为包衣物料包于丸剂表面，起到速释作用。按照包衣材料的不同可分为：①药物衣：以处方中药物制成的极细粉作为衣料，既美观，又可发挥药效，如朱砂衣、甘草衣等。②保护衣：采用性质稳定且无药理作用的材料，使主药与外界隔绝而起保护作用，如糖衣、薄膜衣。③肠溶衣：选用肠溶材料（丙烯酸树脂、邻苯二甲酸醋酸纤维素等）将丸剂包衣，使之不能在胃液中溶散而能在肠液中溶散发挥作用。除蜜丸外，丸剂包衣用物料应为极细粉（过七至八号筛）；黏合剂一般可用糯米汁、糖浆或 10%～20% 的阿拉伯胶浆等。丸剂包衣时，将干燥丸粒放入包衣锅内，转动锅体，加适量黏合剂并均匀搅拌，使丸粒表面呈毛刺状且丸心润透，加适量包衣粉均匀搅拌，待丸粒表面全部裹附上衣粉，再加入黏合剂，再加粉，反复 5～6 次，直至包衣粉全部上完为止，干燥后，放入包衣锅内，加适量虫蜡粉，使丸粒之间撞击摩擦至表面光亮，取出分装即可。为使丸粒表面的衣粉牢固黏结且丸心充分润湿，在使用黏合剂时首次剂量应多并足量，后逐次减少，以避免干燥时出现"脱壳"现象。包衣后的丸粒需风干或低温干燥，且不断翻动；忌高温烘烤或曝晒，避免丸剂出现泛油变色，形成内外两层或阴阳面。

（邱智东）

wánjì làké bāozhuāng

丸剂蜡壳包装（waxy pill cover packaging）

将丸剂密封于蜡制空壳的包装方法。传统中药大蜜丸一般采用此种包装方法。蜡性质稳定，不与药物发生作用，通透性差，有隔绝空气、光线、水分及防止药物吸潮、氧化、虫蛀及有效成分挥发等作用，适合于含有芳香性、名贵药材的丸剂的包装。用蜡壳包装的大蜜丸，放置数十年依然外表光亮，自唐代创用以来，现代仍在应用。蜡壳一般以蜂蜡或固体石蜡为主要原料，由于石蜡性脆，夏季硬度较差，一般加蜂蜡和白蜡调节，常用 40% 蜂蜡和 60% 石蜡的混合物。蜡壳以"软且不变形、硬而不裂口"为佳，机制蜡壳的配方应由实验优选确定。蜡壳制备时先将

木球用水浸湿备用，再把原料放置锅内，温度控制在 65～75℃，加热融化，并保持熔融状态。取除去表面水分的木球插在铁签上，立即浸入熔融的蜡液中 1～2 秒，取出，待多余蜡液滴尽后，再同法浸入蜡液，重复数次，直至蜡壳厚薄适中，再将其浸入 18～25℃ 的冷水中，凝固后取出，取下蜡球。将蜡制的圆形壳切割成两个相连的半球形蜡壳，取出木球，便得蜡壳，置通风阴凉处干燥。使用时掰开两个半球形蜡壳，装入药丸，再将两蜡壳吻合，用封口钳烫严切口，再插在铁签上浸一次蜡液，熔封切割，整丸成圆球，用封口钳或小烙铁烫严插铁签的小孔。最后在蜡壳的较厚处印刻丸剂名称，即可。

（邱智东）

sǎnjì

散剂（powders）

中药饮片或提取物经粉碎、均匀混合制成的粉末状制剂。又称粉剂。

剂型沿革 散剂在中国已有悠久的应用历史，为历代常用的传统剂型之一。中国早期的医药典籍《五十二病方》《黄帝内经》《神农本草经》《伤寒论》《名医别录》等著作中都有关于散剂的记载，内容涉及散剂应用的特点、制备方法、混合均匀程度和检查、临床应用等内容。如"散者散也，去急病用之""先切细曝燥乃捣，有各捣者，有合捣者……"论述，对于散剂的临床应用与制备具有指导意义，其中不少应用方法与制备技术一直沿用，并随着科学技术的进步，有了进一步的发展。

剂型特点 散剂的特点明显，主要表现为比表面积较大，易分散、奏效快；散剂能产生一定的机械性保护作用；制法简便，剂量可以随症增减，当患者不便使

用丸剂、片剂、胶囊剂等固体剂型时，可使用散剂达到防治疾病的效果，如小儿服用；储存、运输、携带也比较方便。但散剂中药物经粉碎，比表面积增大，药物原有的嗅味、刺激性、吸湿性及化学活性等也相应地增加，容易使部分药物的理化性质发生变化；挥发性成分易散失。故一些腐蚀性强及易吸潮变质的药物，不宜制成散剂。

分类 按医疗用途可分为内服散剂与外用散剂。内服散如乌贝散、益元散等；外用散如金黄散、冰硼散等；有些散剂既可内服，又可外用如七厘散。根据服用方法的不同，内服散剂又可细分为直接冲服散和煮散，外用散剂又可细分为撒布散、吹入散和牙用散等。散剂的分类也可按药物组成分类、按按药物性质分类、按包装类型分类。

剂型制法 散剂的制备一般有粉碎、过筛、混合、分剂量、质量检查、包装等工艺流程。粉碎应根据物料的性质、状态、组成、临床用药的要求及设备条件等，合理选择不同的粉碎方法。常用的方法有干法粉碎与湿法粉碎、单独粉碎与混合粉碎，以及需要特殊设备的低温粉碎、气流粉碎等。粉碎的目的是减小药物的粒径，增大药物的比表面积，从而提高生物利用度，调节药物粉末的流动性，改善不同药物粉末混合的均匀性，降低药物粉末对创面的机械刺激性；粉碎后的药物粉末，应经过过筛处理，对粉末粗细进行分级；混合是为了保证多种固体粉末相互之间能够均匀分散、色泽一致。混合方法一般有研磨混合、搅拌混合和过筛混合。小量制备散剂，多采用先研磨再过筛的方式混合；大量

制备散剂，则多采用搅拌、过筛及先搅拌再过筛的方式混合。对于药物组成特殊的散剂，常采用打底套色法、等量递增法进行混合操作；分剂量是将混合均匀的散剂，按照所需剂量分成相等重量份数的操作，一般根据散剂的性质和数量的不同可分别选用目测法、重量法、容量法；质量检查是根据散剂的质量要求进行针对性的检测；包装是为了保证散剂的质量稳定与贮藏、使用的方便，常用的包装材料有有光纸、玻璃纸、蜡纸、玻璃瓶、塑料瓶、硬胶囊、铝塑袋及聚乙烯塑料薄膜袋等。分剂量散剂可用各式包药纸包装，非分剂量散剂多用纸盒或玻璃瓶包装。

质量要求　除另有规定外，一般应为细粉，儿科及外用散剂应为最细粉；散剂应干燥、疏松、混合均匀，色泽一致；含有毒性药物的内服散剂应单剂量包装，含挥发性药物或易吸潮药物的散剂应密封贮存。散剂质量控制应进行含量测定、均匀度（包括外观均匀度与药物含量均匀度）、粒度、水分、装量差异、微生物限度检查等，用于烧伤或严重创伤的外用散剂，还应进行无菌检查。

（陶建生）

hándúxìng yàowù sǎnjì

含毒性药物散剂（powders containing toxic substance）　处方中含有毒性药物的散剂。毒性药物的剂量小，有效剂量与中毒剂量接近，制备和使用时药物分散不均匀、取用剂量的误差，常易导致发生药物不良反应和中毒。为保证含毒性药物散剂的剂量取用准确和临床用药安全，制剂制备时，常在毒性药物中添加一定比例量的辅料稀释，制成稀释散，也称倍散。稀释散稀释的比例，

一般依据药物剂量的大小而定，剂量0.01~0.1g，可配制成10倍散（取药物1份加入辅料9份混匀）；剂量0.01g以下，则应配成100倍散或1000倍散。稀释散选用的辅料，应为无显著药理作用、与主药不发生反应、并不影响主要含量测定的惰性物质，常用的有乳糖、淀粉、糊精、蔗糖、葡萄糖、硫酸钙等，其中以乳糖为佳。为保证稀释散配制的均匀，应采用等量递增法稀释混合，并可将稀释散着色，以检验散剂的均匀性及与未稀释原料药粉的区别，一般着色选用食用色素胭脂红、靛蓝等，色素应在第一次稀释时加入，随着稀释倍数增大，颜色逐渐变浅。此外，由于含毒性成分的中药，因产地、采收季节及炮制方法等因素，相关成分的含量相差悬殊。为使药物制剂使用有效安全，应先进行毒性中药成分的含量测定，在此基础上再依据测定结果，调整合适的稀释比例。

（陶建生）

yǎnyòng sǎnjì

眼用散剂（ophthalmic powders）　用于眼部的散剂。临床上已较少应用。为减少药物对眼部的机械刺激，配制眼用散剂，应将药物粉碎成极细粉，达到通过九号筛的要求。药物常用水飞法、气流粉碎法等方法粉碎。眼用散剂应无菌，若含有致病微生物，特别是金黄色葡萄球菌及铜绿假单胞菌等容易引起严重的不良反应，甚至导致失明，故配制眼用散剂的过程要求严格，使用的用具应灭菌，配制操作应在清洁、避菌环境下进行。成品可采用紫外线灭菌法灭菌，经灭菌处理后，密封保存。

（陶建生）

hán kěxíngchéng dīgòngróngwù sǎnjì

含可形成低共熔物散剂（powders containing eutectic mixture）　制剂配制处方中含可形成低共熔混合物成分的散剂。当两种以上药物混合时，如薄荷脑与樟脑、薄荷脑与冰片等，出现润湿或液化的现象，称为低共熔现象，这种现象的发生，通常与混合药物的品种与比例有关，并且在药物研磨混合时出现。散剂制备时出现低共熔现象，直接影响制剂的均匀性与质量。配制含可形成低共熔混合物的散剂，主要根据形成低共熔混合物后对药物作用的影响，分别采用不同的处理方法。当药物形成低共熔物后，药理作用增强，宜采用低共熔法混合，并应进行实验研究，适当减少相关药物的剂量；若药理作用减弱，则应先分别用其他成分稀释低共熔组分后再进行混合，避免出现低共熔；若药理作用无变化，可采用先形成低共熔混合物，再与其他固体成分混合，也可分别以固体成分稀释低共熔成分后，再混合，以保证制剂中药物的均匀分散；若处方中含有挥发油或其他能够溶解低共熔混合物的液体，也可先将低共熔混合物溶解，再用适宜的方法如喷雾法，将其均匀地分散于其他固体成分之中。

（陶建生）

hányètǐ yàowù sǎnjì

含液体药物散剂（liquid-containing powders）　配制处方中含有液体药物的散剂。散剂制备时，处方中含有液体药物组分，如挥发油、非挥发性液体药物、酊剂、流浸膏、药物煎汁等，应根据液体组分的性质、剂量及方中其他固体粉末的多少而采用不同的处理方法，以保证制剂成分的混合

均匀，质量稳定。处方中液体组分量较小，可直接利用处方中其他固体组分吸附后研匀；处方中液体组分量较大，处方中固体组分不能完全吸附，则可添加适量的辅料，如磷酸钙、淀粉、蔗糖等吸附后再混匀；液体组分量过大，且所含有效成分具非挥发性，可采用加热浓缩方法去除其中部分液体组分后再用其他固体粉末吸附，或直接加入固体粉末或辅料，低温干燥后研匀。

(陶建生)

kēlìjì

颗粒剂（granules） 提取物与适宜辅料或饮片细粉制成具有一定粒度的颗粒状制剂。中药颗粒剂的创制和应用是建立在中药汤剂和糖浆剂基础上，颗粒剂最早出现在日本，收载于 1960 年药局方（第七改正），中药颗粒剂作为一种固体剂型在中国始于 20 世纪 70 年代，开始称为冲剂，因服用时用开水冲服而得名。1977 年版《中华人民共和国药典》正式收载颗粒剂，以后各版药典不断修订和完善其质量标准。1995 年版《中华人民共和国药典》收载块状颗粒剂，即将单剂量颗粒压制成块状。由于新技术、新工艺、新辅料、新设备的不断应用，颗粒剂得到很大的发展。20 世纪 90 年代以来，配方颗粒、无糖颗粒发展迅速，配方颗粒是以单味中药饮片为原料，进行提取，喷雾干燥制得的颗粒，应用时按照中医理论配伍使用，代替饮片，患者使用方便。其又称为中药颗粒饮片、单味中药浓缩颗粒。无糖颗粒是指辅料中不含有蔗糖的颗粒剂，采用新型矫味剂如甜菊糖、蛋白糖、木糖醇、高果糖等，甜度高，在体内代谢不需要胰岛素参与，能够满足不宜进食糖类成分患者的需求，扩大了颗粒剂的应用范围。颗粒剂的特点主要表现为：具有汤剂和糖浆剂的优点，既保持汤剂吸收快、作用迅速，又克服煎煮不便、易霉变、服用剂量大、味道不好等缺点。具有服用剂量小，服用、携带、贮藏、运输都非常方便，适合于工业化大生产、现代化生产，产品质量稳定，生物利用度比散剂、片剂、胶囊剂等固体制剂高。颗粒剂具有多种医疗用途，按临床医疗使用途径分主要分为内服和外用两种颗粒剂。外用颗粒如一洗舒颗粒，用前加开水，外洗患处。颗粒剂根据其溶解性能和溶解状态，分为可溶颗粒剂、混悬型颗粒剂和泡腾性颗粒剂。可溶颗粒又分为水溶性颗粒剂和酒溶性颗粒剂。其中水溶颗粒应用较为广泛。木瓜酒颗粒、养血愈风酒颗粒为酒溶颗粒，所含有效成分及所加赋形剂应溶于白酒，服用时加入一定量的饮用白酒溶解成药酒饮用。混悬颗粒如橘红颗粒、利胆排石颗粒制备过程中加入了饮片细粉，冲服时呈均匀混悬状。泡腾颗粒如山楂泡腾颗粒需加入泡腾崩解剂，冲服时产生二氧化碳气体，促使颗粒快速溶解。颗粒剂的制备包括饮片提取、纯化、浓缩至规定相对密度的清膏，采用适宜的方法制粒、干燥、整粒、质量检查、包装等工艺流程。因中药成分不同、颗粒剂的类型不同、制备方法也不尽相同。应根据各品种项下规定，采用适宜方法制备。具体见制粒。颗粒剂的质量要求，《中华人民共和国药典》规定：颗粒剂应干燥、颗粒均匀、色泽一致，无吸潮、结块、潮解等现象。为达到上述基本要求，应进行药物含量测定研究，并确定合理的方法和指标，同时要进行粒度检查、水分检查、溶化性检查、装量差异检查等。

(程 岚)

shuǐróngxìng kēlìjì

水溶性颗粒剂（water soluble granules） 水提取物与适宜辅料制成具有一定粒度的可溶于水的颗粒状制剂。对其溶化性要求：取供试品 1 袋（多剂量包装取 10g），加热水 200ml，搅拌 5 分钟，立即观察，颗粒应全部溶化，允许有轻微混浊，不得有焦屑等异物。水溶性颗粒剂的特点是易溶于水，便于贮存和携带，使用方便，吸收快、显效迅速。临床应用比较广泛。水溶性颗粒剂的制备包括饮片提取、纯化、浓缩至规定相对密度的清膏，采用适宜的方法制粒、干燥、整粒、质量检查、包装等工艺流程。提取时以水为溶剂，可采用煎煮法、回流法、双提法、渗漉法等方法提取，纯化时可采用水提醇沉法、澄清剂絮凝沉降法、大孔树脂吸附法、高速离心法等方法去除杂质，浓缩至规定的相对密度的清膏，或直接喷雾干燥成干膏细粉。水溶性颗粒的辅料多采用糖粉、糊精，无糖颗粒的辅料有甜菊糖苷、蛋白糖、木醇糖、山梨糖醇等，应控制辅料用量，一般不超过干膏量的 2 倍，清膏量的 5 倍。水溶性颗粒剂制备的关键工艺技术是制颗粒。制颗粒方法有挤出制粒、高速搅拌制粒、流化喷雾制粒和干法制粒等，需根据设备和品种要求选择适宜的制颗粒方法。湿颗粒应及时干燥，要注意干燥温度，不易过高，以 60 ~ 80℃为宜。逐渐升温，及时翻动。避免颗粒表面干燥过快结成硬壳影响内部水分蒸发。常用水溶性颗粒干燥方法有烘干法、沸腾干燥、红外线干燥、微波干燥等。

如品种中含有挥发油，应均匀喷入干燥颗粒中，密闭至规定时间或用 β 环糊精包合后加入。为防潮、掩盖药物的不良气味，颗粒可以包薄膜衣，必要时包衣颗粒剂需检查残留溶剂。整粒后的干燥颗粒应及时密闭包装，在干燥处贮存，防止受潮。为达到水溶性颗粒剂的质量要求，应进行药物含量测定研究，并确定合理的方法和指标。水溶性颗粒剂应干燥、颗粒均匀、色泽一致，无吸潮、结块、潮解等现象。同时要进行粒度检查、水分检查、溶化性检查、装量差异检查等。

（程 岚）

jiǔróngxìng kēlìjì

酒溶性颗粒剂 （liquor soluble granules） 醇提取物与适宜辅料制成具有一定粒度可溶于酒的颗粒状制剂。其溶化性应达到要求：取供试品 1 袋（多剂量包装取 10g），加白酒 200ml，搅拌 5 分钟，立即观察，颗粒应全部溶化，允许有轻微混浊，不得有焦屑等异物。酒溶性颗粒剂在酒剂基础上发展起来，临床上应用主要体现酒的甘辛大热，通血脉、行药势，具有行血活络、散寒止痛作用，主要治疗风寒湿痹，如木瓜酒颗粒、养血愈风酒颗粒。酒溶性颗粒所含有效成分及所加赋形剂应溶于白酒，服用时加入一定量的饮用白酒溶解成药酒饮用。与酒剂有同样功效，优点易于贮存、携带、使用方便。酒溶性颗粒剂的制备与水溶性颗粒剂的制备工艺流程基本相同，包括饮片提取、纯化、浓缩至规定相对密度的清膏，采用适宜的方法制粒、干燥、整粒、质量检查、包装等工艺流程。不同点在于颗粒剂的类型为酒溶性，饮片提取需以乙醇为溶剂，采用渗漉法、冷浸渍

法、热浸渍法、回流法等适宜方法提取，提取液回收乙醇，浓缩至稠膏状，加糖和其他可溶性矫味剂为辅料，但应控制辅料用量，一般不超过干膏量的 2 倍，不超过清膏量的 5 倍。其他制备方法同水溶性颗粒剂。为保证酒溶性颗粒剂的质量要求，应进行药物含量测定研究，并确定合理的方法和指标，同时要进行粒度检查、水分检查、溶化性检查、装量差异检查等。此外还需测定含醇量。

（程 岚）

hùnxuánxíng kēlìjì

混悬型颗粒剂 （suspension granules） 提取物与适宜辅料或饮片细粉制成具有一定粒度，水冲后不能全部溶解的颗粒状制剂。其溶化性检查应达到：取供试品 1 袋（多剂量包装取 10g），加热水 200ml，搅拌 5 分钟，立即观察，混悬型颗粒应混悬均匀，不得有焦屑等异物。混悬型颗粒剂一般将处方中含挥发性成分、热敏性成分或贵重药材粉碎成极细粉，既起治疗作用，又充当赋形剂，降低成本。具体制备工艺流程：将处方中其他药材饮片提取、纯化、浓缩至规定相对密度的清膏，与药材饮片细粉和其他辅料，采用适宜的方法制粒、干燥、整粒、质量检查、包装等工艺流程。具体制备方法同水溶性颗粒。需控制辅料用量，一般不超过干膏量的 2 倍，不超过清膏量的 5 倍。可采用挤出制粒、高速搅拌制粒、流化喷雾制粒和干法制粒等方法制颗粒，湿颗粒应及时干燥，要注意干燥温度，不易过高，以 60～80℃ 为宜。逐渐升温，及时翻动。避免颗粒表面干燥过快结成硬壳影响内部水分蒸发。常用颗粒干燥方法有烘干法、沸腾干燥、红外线干燥、微波干燥等。

如品种中含有挥发油，应均匀喷入干燥颗粒中，密闭至规定时间或用 β 环糊精包合后加入。为防潮、掩盖药物的不良气味，颗粒可以包薄膜衣，必要时包衣颗粒剂需检查残留溶剂。整粒后的干燥颗粒应及时密闭包装，采用自动颗粒包装机进行分装。在干燥处贮存，防止受潮。为达到混悬性颗粒剂的质量要求，应进行药物含量测定研究，并确定合理的方法和指标，同时要进行粒度检查、水分检查、溶化性检查、装量差异检查等。

（程 岚）

pàoténgxìng kēlìjì

泡腾性颗粒剂 （effervescence granules） 水提取物与泡腾赋型剂制成具有一定粒度的颗粒状制剂。需符合溶化性检查规定：取供试品 1 袋，放入盛有 200ml 水的烧杯中，水温 15～25℃ 应能迅速产生二氧化碳气体并呈泡腾状，5 分钟内颗粒应完全分散或溶解在水中，不得有焦屑等异物。泡腾颗粒剂的特点是服用时加水有二氧化碳气体产生，具有泡腾作用，崩解速度快、溶散性好。临床上多用于治疗胃部疾患。泡腾颗粒剂不同于其他类型颗粒剂，赋型剂由酸、碱两部分组成：一部分是有机酸如枸橼酸、酒石酸，另一部分是弱碱如碳酸氢钠、碳酸钠等。因为两者遇水发生酸碱化学反应，生成二氧化碳气体，产生泡腾作用，可促使颗粒快速溶解。其制备也不同于其他类型颗粒剂，其中饮片提取、纯化、浓缩至规定相对密度的清膏，这部分操作同水溶性颗粒剂，但制备颗粒时通常采用以下两种方法：一种方法是将酸、碱赋型剂分开，分别与精制的稠膏或浸膏粉制粒，分别制得干燥的酸性颗粒和碱性

颗粒，混匀，质检，包装。在实际生产中注意控制温度和湿度，防止吸湿，以免发生胀袋现象。另一种方法是采用无水黏合剂如聚乙烯吡咯烷酮无水乙醇溶液制粒，在制备颗粒过程中避免水分存在，处于无水环境，这样能够保证所制备出来的颗粒遇水发生反应，产生二氧化碳，起到泡腾作用。也可采用聚乙二醇的无水乙醇溶液与碳酸氢钠一起喷雾制备微囊细粉，避免与酸性赋形剂直接接触。制备时应控制辅料用量，一般稠膏制粒不超过干膏量的 2 倍，浸膏粉制粒不超过清膏量的 5 倍。制粒、干燥、质量检查及包装同颗粒剂。泡腾颗粒剂的质量应符合《中华人民共和国药典》规定：为达到上述基本要求，应进行药物含量测定研究，并确定合理的方法和指标，同时要进行粒度检查、水分检查、溶化性检查、装量差异检查等。

(程 岚)

kuàizhuàng kēlìjì

块状颗粒剂（blocky-shaped granules；massive granules）
提取物与适宜辅料制成具有一定粒度的颗粒经压制成块的制剂。分为可溶块状颗粒和混悬块状颗粒。块状颗粒剂除了具备颗粒剂的特点外，因药物总表面积减少，防潮和稳定性能增加，包装整齐美观。但模压成块，使药物坚实、密度增加，溶化性不易合格。块状颗粒剂的制备同水溶颗粒剂，制好颗粒后，需控制一定水分，通过压制的方法压制成块。一般采用模印法和机压法。其中模印法是将中药提取物或饮片细粉与辅料混匀后，制成颗粒，控制一定的水分，用模具压制成块，干燥，包装，如板蓝根块状颗粒。机压法是将制好的颗粒，干燥，

加水溶性润滑剂，采用压块机冲压成块，包装。水分要求与一般颗粒剂不同，含水量不得超过 3.0%。为达到块状颗粒剂的质量要求，应进行药物含量测定研究，并确定合理的方法和指标。块状颗粒剂应干燥、色泽一致，无吸潮、结块、潮解等现象。同时要进行粒度检查、水分检查、溶化性检查、装量差异检查等。

(程 岚)

piànjì

片剂（tablets）
药物与适宜辅料混匀压制或用其他适宜方法制成的圆片状或异形片状的制剂。药物包括中药提取物、中药提取物加饮片细粉或饮片细粉。19 世纪在美洲和欧洲，片剂已经被广泛应用于各种治疗疾病的药物中。1954 年中国第一台仿造压片机问世，1960 年自主知识产权的 Z19、Z33 压片机问世。中药片剂始于 20 世纪 50 年代，在汤剂、丸剂的基础上发展起来。随着现代科学技术和工业药剂学的发展，应用微粉学、药物动力学和材料力学等新理论，对片剂的研究日趋深入，计算机远程监测和诊断系统与压片机结合，使其具有电子记录和电子签名，具有溯源性。中药片剂含有的脂肪油、挥发油、浸膏等，对片剂的形成、崩解、溶出、硬度影响很大。一套适合于中药片剂生产的工艺条件和方法已逐渐形成。片剂的主要特点：剂量准确，剂量小，服用、携带、贮藏、运输都非常方便，适合于工业化、现代化大生产，产品质量稳定，药物溶出、生物利用度比丸剂好。但亦有不足，儿童、昏迷病人不易吞服。片剂具有多种医疗用途，按临床医疗使用途径分主要用来口服片剂、口腔用片剂和外用片剂。其中口服片剂

应用最为广泛，在胃内崩解起效，因制法不同还分为：普通压制片如葛根芩连片、甘草片；包衣片如牛黄解毒片，根据包衣物料分为糖衣片、薄膜衣片、半薄膜衣片和肠溶衣片；咀嚼片如干酵母片；泡腾片如大山楂泡腾片、分散片如丹参分散片；多层片如复方氨茶碱片。口腔用片剂包括口含片如复方草珊瑚片、金嗓子喉宝等；舌下片如异丙肾上腺素片、硝酸甘油片等；口腔贴片如冰硼贴片。外用片包括阴道用片如鱼腥草素泡腾片；外用溶液片如吡诺克辛片、复方硼砂漱口片等。中药因其原料不同，分为以下四种类型片剂：提纯片、全粉片、全浸膏片、半浸膏片。片剂的制备工艺与片剂的类型有关，如提纯片包括饮片提取、纯化、浓缩至规定相对密度的清膏，采用适宜的方法制粒、干燥、整粒、压片、质量检查、包装等。制备方法也因中药成分、片剂的类型而异。应根据各品种项下规定，采用适宜方法制备。片剂包装有单剂量和多剂量两种形式。常用材料有复合铝塑膜、铝箔膜、塑料瓶等不易透气、透湿材料，应根据需要合理选用包装材料和包装形式。《中华人民共和国药典》规定：片剂应外观光洁、色泽均匀，有适宜硬度，以免在包装、贮运过程中发生磨损或破碎。为达到上述基本要求，应进行药物含量测定研究，并确定合理的方法和指标，同时要进行硬度检查、崩解时限检查、重量差异检查等。

(程 岚)

kǒufú piànjì

口服片剂（oral tablets）
口服后在胃肠道内崩解、溶出，通过胃肠黏膜吸收而发挥疗效的片剂。中药口服片剂在 20 世纪 50 年代

开始研究和生产，在汤剂和丸剂的基础上发展，临床上应用广泛，尤其是新技术、新工艺、新辅料对片剂的发展起到至关重要的推动作用，中药口服片剂的生产有一定的特殊性，自20世纪80年代以来逐渐解决了中药片剂硬度和崩解超限等问题。其特点：口感好，质量稳定，剂量准确，片重差异小，适合工业化大生产，服用、携带、运输、贮存均方便。口服片剂包括普通压制片（素片）、包衣片、咀嚼片、泡腾片、分散片、多层片和长效片等。中药口服片剂制备工艺流程多经过提取、精制，在与辅料混合后，采用适宜方法制颗粒，压制成片剂。片剂经过压制过程，药物不易崩解、溶出，在临床使用中应注意片剂的生物利用度。用于制片的药粉与辅料应混合均匀，含量小的或含有毒性药的片剂，应根据药物的性质用适宜的方法使药物分散均匀。按照《中华人民共和国药典》片剂质量规定：片剂应外观光洁、色泽均匀，有适宜硬度，以免在包装、贮运过程中发生磨损或破碎。为达到上述基本要求，应进行药物含量测定研究，并确定合理的方法和指标，同时要进行硬度检查、崩解时限检查、重量差异检查等。

（程岚）

sùpiàn

素片（uncoated tablets） 药物与适宜辅料混合压制而成，不进行包衣的片剂。又称普通压制片。其特点节省包衣工序，药物直接起效，但味苦、易分解、易氧化、不稳定、刺激性强的药物不宜制成素片。素片是最早出现的片剂形式，在临床上应用较为广泛，如甘草片、葛根芩连片。素片还可作为包衣片的片芯。制备时可采用颗粒压片法和粉末直接压片法。因制备方法不同，所需要的辅料不同。制备工艺流程同片剂，辅料一般包括稀释剂、吸收剂、润湿剂、黏合剂、崩解剂、润滑剂等。在制备时根据需要选择不同的辅料。为保证素片的质量，应进行外观检查、崩解时限检查、重量差异检查、主要有效成分定性鉴别、含量测定，原粉素片应在30分钟内崩解，浸膏素片应在1小时内崩解。含有难溶性药物还需要进行溶出度检查。

（程岚）

bāoyīpiàn

包衣片（coated tablets） 在压制片（片芯）外包有包衣材料的片剂。根据包衣材料的不同分为糖衣片、薄膜衣片、肠溶衣片等，片剂包衣从丸剂包衣演化而来，压制包衣始于20世纪50年代，其目的是避免化学性质活泼的药物与其他物质发生化学反应而变质。随着科技的发展，包衣技术由简单的包衣发展到具有特殊功能的药物改性技术，如制备缓释制剂、控释制剂、靶向给药制剂等。美国雅培药厂首先生产出新型的薄膜片剂，随着高分子薄膜材料的发展和新型包衣设备的问世，使薄膜包衣产品迅速增长，80%的片剂均采用薄膜包衣。临床上包衣片应用非常广泛，如牛黄解毒片、元胡止痛片、红药片。包衣片特点突出：因在片剂外包上一层衣膜可起到保护主药不被氧化，增加药物的稳定性，提高片剂质量；可通过衣膜的种类和厚度控制药物的释放部位和释放速度；可掩盖药物的不良气味，便于服用。对一些遇胃液易破坏、刺激胃黏膜或需要在肠道内释放的口服片剂，可包肠溶衣。包衣材料不同，所采用的包衣方法和包衣设备不同。具体制备见包衣。为保证包衣片的质量，应进行外观检查、崩解时限检查、重量差异检查、主要有效成分定性鉴别、含量测定。必要时，薄膜包衣片剂应检查残留溶剂。包衣片中糖衣片、薄膜衣片应在1小时内崩解，肠溶衣片应先在盐酸溶液（9→1000）中检查2小时，每片不得有裂缝、崩解或软化现象，用水洗涤后，在磷酸盐缓冲液（pH 6.8）中检查，1小时应全部崩解。含有难溶性药物还需要进行溶出度检查。规定检查溶出度的品种不需要做崩解时限检查。

（程岚）

tángyīpiàn

糖衣片（sugar coated tablets） 片芯之外包上一层以蔗糖为主要包衣材料的口服片剂。需要经过在胃肠道内崩解、溶出，通过胃肠黏膜吸收而发挥疗效。临床应用广泛，如石淋通片、牛黄解毒片。具有外观美观、防潮、掩盖药物不良气味、味甜便于服用等特点。包衣物料主要包括糖浆、胶浆、滑石粉、虫白蜡等。糖衣片包衣工序：片芯、包隔离层、包粉衣层、包糖衣层和有色糖衣层、打光五个工序。①片芯：要求外形为深弧度片，片面呈弧形，棱角小。硬度偏大，以免在包衣过程中破碎。②隔离层：采用胶浆或胶糖浆，起到隔离、增加硬度的作用，防止糖衣被酸性物质破坏，同时可防止药物吸潮。③粉衣层：采用糖浆、滑石粉，起到包平片面，使药片消失原有棱角，打好基础。④糖衣层和有色糖衣层：分别采用糖浆和有色糖浆，增加衣层的牢固性、美观和区别不同品种，主要是利用糖浆在片面缓缓干燥，蔗糖晶体联结成坚实、细腻的衣膜。⑤打光：

采用虫白蜡在片子表面擦上薄薄的一层，起到片剂表面光亮，同时可防潮。在实际生产过程中需注意：隔离层需包严，防止酸性药物与糖发生反应，注意层层干燥和辅料用量，注意控制水分，否则容易造成片面无光泽、掉渣、打光不亮，易褪色、霉变等问题。为保证糖衣片的质量，应进行外观检查、崩解时限检查、重量差异检查、主要有效成分定性鉴别、含量测定，应在 1 小时内崩解。含有难溶性药物还需要进行溶出度检查。

（程　岚）

bómóyīpiàn

薄膜衣片（film coated tablets）

在片芯之外包有具成膜性的高分子聚合物的口服片剂。薄膜包衣最早诞生于 20 世纪 50 年代，真正推广使用是在 20 世纪 90 年代，薄膜包衣技术不仅应用于片剂，在丸剂、颗粒剂、粉末均有应用，尤其适合吸湿性强、易褪色的中药。薄膜衣片需要经过在胃肠道内崩解、溶出，通过胃肠黏膜吸收而发挥疗效。薄膜包衣片在临床上应用广泛，包衣片中薄膜衣片占 80% 以上，如心舒宝片、感冒清片等。薄膜衣的材料主要有纤维素类、聚乙二醇类、丙烯酸树脂类，除此之外，还需增塑剂、着色剂、掩盖剂。薄膜衣片具有较为突出的优点：可保护片剂不受氧化、增加药物的稳定性、掩盖药物的不良气味，衣膜薄、牢固光滑，增重小，不影响崩解时限，可直接在片剂表面做标记。抗湿抗热，坚固耐磨，不易开裂，提高产品质量。包薄膜衣片的工艺流程：配液、片芯转动、喷包衣液、干燥、固化、再干燥、成品、质量检查、包装。因节省物料、操作简单、降低生产成本，

薄膜衣片逐渐取代糖衣片。薄膜衣片对片芯的要求比糖衣片严格，片芯表面应光滑，无孔隙，硬度和脆碎度应适宜、片面应平整、浅弧形。浸膏片应控制水分在 3% 以内。包薄膜衣的方法可采用滚转包衣法、流化床包衣法、压制包衣法。在制备过程中需注意：干燥速度不能过快，以免衣膜产生"皱皮"或"起泡"，但也不能干燥过慢，以防"粘连"或"剥落"，在实际操作中需吹入 40℃ 左右的热风，使溶剂蒸发，再喷包衣液，再干燥，如此重复操作若干次，直至达到一定厚度为止。为保证薄膜衣片的质量，应进行外观检查、崩解时限检查、重量差异检查、主要有效成分定性鉴别、含量测定。薄膜衣片应在 1 小时内崩解，如是薄膜衣型肠溶衣片应在盐酸溶液（9→1000）中检查 2 小时，每片不得有裂缝、崩解或软化等现象，用水洗涤后，在磷酸盐缓冲液（pH6.8）中检查，1 小时应全部崩解。必要时薄膜包衣片剂应检查残留溶剂。含有难溶性药物还需要进行溶出度检查。

（程　岚）

chángróngyīpiàn

肠溶衣片（enteric coated tablets）

用肠溶性包衣物料进行包衣的口服片剂。对其崩解时限要求：应在盐酸溶液（9→1000）中检查 2 小时，每片不得有裂缝、崩解或软化现象，用水洗涤后，在磷酸盐缓冲液（pH 6.8）中检查，1 小时应全部崩解。药物是否包肠溶衣由药物性质和临床应用决定。为防止药物在胃内分解失效、对胃有刺激、需控制药物在肠道内定位释放，可对片剂包肠溶衣。为治疗结肠部位疾病等，可对片剂包结肠定位肠溶衣。对

结肠定位肠溶片崩解时限要求：应在盐酸溶液（9→1000）及在 pH 6.8 以下的磷酸盐缓冲液中均应不释放或不崩解，而在 pH 7.5~8.0 的磷酸盐缓冲液中 1 小时内应全部释放或崩解。2005 年版《中华人民共和国药典·一部》首次收载中药肠溶衣片，临床应用越来越为广泛，如复方丹参肠溶衣片、血塞通肠溶片、虎地肠溶衣片等。肠溶衣的包衣材料主要有虫胶、邻苯二甲酸醋酸纤维素、丙烯酸树脂类聚合物等。除此之外，还需添加增塑剂、着色剂、掩盖剂。因人体胃液呈强酸性、小肠液不同肠段 pH 值不同，小肠上段呈弱酸性、小肠下段呈弱碱性，要求肠溶衣物料必须在胃液中不溶，到达小肠时能够迅速崩解、溶出。包衣方法和工艺流程同糖衣片、薄膜衣片。为保证肠溶衣片的质量，应进行外观检查、崩解时限检查、重量差异检查、主要有效成分含量测定，如含有难溶性药物还需要进行溶出度检查。

（程　岚）

jǔjuépiàn

咀嚼片（chewable tablets）

在口腔内咀嚼后吞服的口服片剂。需要经过在胃肠道内进一步崩解、溶出，通过胃肠黏膜吸收而发挥疗效。适合于小儿或吞咽困难的患者。与其他类型的片剂不同，缺水可以服用，咀嚼后药片呈碎粒状，能加速药物的溶出、吸收，利于提高药物疗效。在临床上多用于治疗胃病、小儿疾病等，如干酵母片、乐得胃片、维生素 C 咀嚼片、碳酸钙咀嚼片、双黄连咀嚼片等。咀嚼片因在口腔内直接咀嚼，在制备时不需加崩解剂，与普通片剂最大区别在于应具有良好的口感，制备和设计工艺时

需特别注意片剂的口感和硬度，一般应选择甘露醇、山梨醇、蔗糖等水溶性辅料作填充剂和黏合剂，硬度应适宜，硬度过大不易嚼碎，影响口感，硬度过小贮存、携带时易碎。为保证咀嚼片的质量，应对咀嚼片的外观、重量差异、主要有效成分定性鉴别、含量进行测定。《中华人民共和国药典》规定咀嚼片不进行崩解时限检查。

（程 岚）

fēnsànpiàn

分散片（dispersible tablets） 药物在水中能迅速崩解并均匀分散的口服片剂。分散片中的药物应是难溶性的，加水分散后口服，也可将分散片含于口中吮服或吞服。分散片需进行分散均匀性检查：取供试品 2 片，置 15 ~ 25℃ 的 100ml 水中，振摇 3 分钟，应全部崩解并通过二号筛。分散片最早收载于 1993 年版《英国药典》，2000 年版《中华人民共和国药典·二部》首次收载分散片。因分散片在水中迅速崩解并分散均匀，则不需要经过在胃肠道内崩解、溶出，而直接通过胃肠黏膜吸收而发挥疗效。中药分散片在临床上应用越来越为广泛，如板蓝根分散片、清开灵分散片、银杏叶分散片、肺宁分散片，其中板蓝根分散片已经由处方药转为非处方药。分散片的特点：服用、携带方便、吸收快、生物利用度高、不良反应少，兼有片剂和液体药剂的优点，避免两者的缺点。分散片的工艺流程同片剂，但分散片不需加入泡腾崩解剂，一般选择能够迅速崩解的超级崩解剂，如低取代羟丙基纤维素、交联聚维酮、交联羧甲基纤维素钠、交联羧甲基淀粉钠等，因硬度是影响分散片的崩

解和溶出的重要因素，在制备时需注意原料药与辅料的比例、辅料的选择和控制硬度，硬度不能过大或过小。为保证分散片的质量，应进行外观检查、重量差异检查、溶出度检查、分散均匀性检查，主要有效成分定性鉴别、含量测定。

（程 岚）

duōcéngpiàn

多层片（multilayer tablets） 由两层或多层构成的口服片剂。每层含不同药物和辅料，这样可避免复方制剂中不同药物之间的配伍，也可制成不同释放速度的双层，一层为快速释药层，接触体液后迅速释药，达到有效血药浓度或治疗浓度；另一层为缓释层，较长时间维持释放药物，长时间发挥药效。每一层均由单独的质量控制装置或物料框架来控制重量。临床已有应用，如雷公藤双层缓释片、氨茶碱双层片。制备时需注意宜采用标准中凹形或平面斜角形的冲头压制多层片，否则易变形。一般采用较小压力压制片芯或第一层，使其表面不易过分光滑，再进行第二层的压制，这样利于层与层之间的结合。为保证多层片的质量，应进行外观检查、重量差异检查、崩解时限检查、主要有效成分定性鉴别、含量测定。

（程 岚）

chángxiàopiàn

长效片（prolonged action tablets） 能使药物缓慢释放而延长作用的口服片剂。包括缓释片、控释片。缓释片是指在水中或规定的释放介质中缓慢地非恒速释放药物的片剂。控释片是指在水中或规定的释放介质中缓慢地恒速或接近恒速释放药物的片剂。需要经过在胃肠道内崩解、溶出，

通过胃肠黏膜吸收而发挥疗效，缓释片和控释片均需要进行释放度检查。与普通制剂相比，长效片的特点：具有服药次数少，治疗作用时间长等优点。在临床上应用愈来愈广泛，如正清风痛宁缓释片、阿司匹林缓释片、布洛芬缓释片。为保证长效片的质量，应进行外观检查、重量差异检查、释放度检查、主药有效成分定性鉴别、含量测定。

（程 岚）

pàoténgpiàn

泡腾片（effervescent tablets） 含有碳酸氢钠和有机酸，遇水可产生气体呈泡腾状的片剂。根据用药部位分为口服泡腾片和阴道泡腾片。要求药物为易溶性的，加水产生气泡后应能溶解。口服泡腾片服用后直接通过胃肠黏膜吸收而发挥疗效。具有奏效快、生物利用度高等特点。临床应用越来越广泛，如大山楂泡腾片、活血通脉泡腾片等。阴道泡腾片的形状应易置于阴道内。泡腾片所采用的崩解剂为泡腾崩解剂，其中有机酸一般用枸橼酸、酒石酸、富马酸等，遇水后马上与碳酸氢钠发生化学反应，产生大量的二氧化碳气体，起到崩解作用。在生产和贮存过程中一定要严格控制水分，避免泡腾崩解剂与水分接触发生反应，需控制生产车间的温度和相对湿度。生产中制备泡腾片方法：①采用酸、碱分别制粒，压片时再混匀。②采用无水制粒，如采用聚乙烯吡咯烷酮无水乙醇溶液为黏合剂制粒。③干法制粒、压片或直接粉末压片。具体工艺流程见颗粒压片法和粉末直接压片法。为保证泡腾片的质量，应进行外观检查、重量差异检查、崩解时限检查、主要有效成分定性鉴别、含量测定。

其中口服泡腾片崩解时限测定与其他类型片剂不同，取 6 片，置 250ml 烧杯中，烧杯内盛有 200ml 水，水温为 15～25℃，有许多气泡放出，当片剂或碎片周围的气体停止逸出时，片剂应溶解或分散在水中，无聚集的颗粒剩留，应在 5 分钟内崩解。阴道泡腾片应检查发泡量，取 25ml 具塞刻度试管（内径 1.5cm）10 支，各精密加水 2ml，置 37℃±1℃ 水浴中 5 分钟后，各管分别投入供试品 1 片，密塞，20 分钟内观察最大发泡量的体积，平均发泡体积应不少于 6ml，且少于 4ml 的不得超过 2 片。

（程　岚）

kǒuqiāngyòng piànjì
口腔用片剂 （buccal tablets）

置于口腔内使用的片剂。根据使用情况分为舌下片、含片、口腔贴片。因口腔内含有丰富的黏膜，可迅速起效，同时避免肝脏的首过效应，既可局部治疗，又可全身起效。这点是其他口服和外用片剂所不具备的。在临床上应用比较广泛，如盐酸阿扑吗啡舌下片、复方草珊瑚含片、甲硝唑口腔贴片等。口腔用片用于口腔，在选择配方时需注意考察口感和硬度。为保证口腔用片的质量，应分别进行外观检查、重量差异检查、主要有效成分定性鉴别、含量测定。

（程　岚）

hánpiàn
含片 （toroches）

含于口腔中缓慢溶化产生局部或全身作用的口腔用片剂。如复方草珊瑚含片、金嗓子喉宝、华素口含片等。口感好，起局部作用的药物直接作用于病患部位。患者使用时需注意应将含片置于口中含化，不应咀嚼，最好不要同时饮水或服用饮料。药物应为易溶性的。制备工艺流程同其他片剂。制备时需注意口感、稳定性和硬度，口含片的口感很重要，如主药味苦或中药中成分回味偏涩，可采用环糊精包合、粉末包衣，同时要注意选择适宜的稀释剂。多选用糖类、糖醇类调解口感，但这类辅料易吸湿，易引起外观变化和含量降低，要注意优选和增加辅料用量。另外，可采取随配料、随压片、随包装，缩短生产周期。为保证口含片的质量，应进行外观检查、重量差异检查、崩解时限检查、主要有效成分定性鉴别、含量测定，《中华人民共和国药典》要求口含片在 10 分钟内不应全部崩解或溶化。

（程　岚）

shéxiàpiàn
舌下片 （sublingual tablets）

置于舌下能迅速溶化，药物经舌下黏膜吸收而发挥全身作用的口腔用片剂。属于速效制剂，其特点是药物通过舌下黏膜吸收，起到速效作用。临床应用较为广泛，多用于急救，如硝酸甘油舌下片、盐酸丁丙诺啡舌下片。直接通过舌下黏膜吸收，可防止胃肠道消化酶对药物的破坏，同时可避免肝脏的首过效应。制备方法和工艺流程同其他片剂，但注意：因片剂置于舌下迅速溶化，要求主药和辅料应是易溶性的，所选择的辅料溶解性能要好，尤其是崩解剂能起到速崩作用，还要考虑崩解剂的加入方法。为保证舌下片的质量，应进行外观检查、重量差异检查、崩解时限检查、主要有效成分定性鉴别、含量测定，《中华人民共和国药典》规定舌下片应在 5 分钟内全部溶化。

（程　岚）

kǒuqiāng tiēpiàn
口腔贴片 （buccal tablets；oral mucous membrane patches）

粘贴于口腔，经黏膜吸收后起局部或全身作用的片剂。特点：能贴附于口腔黏膜上吸收快，迅速起效，同时避免肝脏首过效应，局部治疗剂量小，副作用少，维持药效时间长，可随时终止给药，此特点其他片剂不具备。临床上应用日益广泛，如甲硝唑口腔贴片、冰硼贴片，用于口腔及咽喉疾病的治疗。制备方法同其他片剂，但口腔贴片需要足够黏着力长时间固定在黏膜上，要求选择聚羧乙烯、羟丙基甲基纤维素、羟丙基纤维素等较强黏着力的辅料。口腔贴片载药量小，制备过程中需对原料药进行精制、纯化。为保证口腔贴片质量，应进行外观检查、重量差异检查、溶出度检查、释放度检查、主要有效成分定性鉴别、含量测定。

（程　岚）

wàiyòng piànjì
外用片剂 （tablets for external use）

主要是指非口服应用的片剂。外用片剂包括外用溶液片和阴道用片。特点突出：可避免肝脏的首过效应，局部起效。其中外用溶液片，贮存时是固体，防止主药氧化、水解，应用时加水或缓冲溶液（药厂提供）制成液体，应用方便。外用溶液片剂的组成成分必须均为可溶物。阴道用片主要用于阴道用药，包括阴道片和阴道泡腾片。为保证外用片剂的质量，应对外观、重量差异、溶出度或释放度进行检查，主要有效成分定性鉴别，含量进行测定。

（程　岚）

yīndào yòngpiàn
阴道用片 （vaginal tablets）

置于阴道内发挥作用的外用片剂。

包括阴道片和阴道泡腾片。实际应用时可借助器具将阴道用片送入阴道。要求在阴道内易溶化、溶散或融化、崩解并释放药物，主要起局部消炎、杀菌、杀精子及收敛等作用。具有局部刺激性的药物，不得制成阴道用片。在临床上应用越来越广泛，如妇炎平阴道泡腾片、苦参阴道泡腾片。制备方法同其他片剂。为保证阴道用片的质量，应对外观、重量差异检查，主要有效成分定性鉴别，含量进行测定。《中华人民共和国药典》规定阴道泡腾片需检查发泡量。

（程 岚）

wàiyòng róngyèpiàn

外用溶液片（solution tablets）

加一定量的缓冲溶液或水溶解后制成一定溶度的非包衣片或薄膜衣片。是外用片剂的一种类型，主要用于滴眼、漱口或冲洗消毒，必须标明不可吞服。如溶液片中药物口服有毒，需标记鲜明，以免误口服中毒。外用溶液片起局部作用，临床有一定应用，如供滴眼用的吡诺克辛片、供漱口用的复方硼砂漱口片、供消毒用的升汞片、供滴鼻用的安乃近溶液片。外用溶液片需要加溶剂溶解，要求选择的辅料必须是可溶的，多数选择葡萄糖、乳糖。实际应用时可采用药厂所提供的配套溶剂，如利福平溶液片，用时直接溶解在 10ml 缓冲液中，供滴眼用。外用溶液片的制备工艺同片剂。为保证外用溶液片的质量，应对外观、重量差异进行检查，主要有效成分定性鉴别，含量测定。

（程 岚）

yāpiànfǎ

压片法（compression method）

根据药物的性质和片剂的类型，选择适宜的辅料，使药物具有良好的流动性和可压性，经混合采用压片机压制成片的方法。压片法伴随着压片机的产生而诞生。压片法主要分为颗粒压片法和粉末直接压片法。颗粒压片法又分为湿法制颗粒压片法和干法制颗粒压片法，其中以湿法制颗粒压片法应用更为普遍。片剂成型是药物颗粒、粉末及辅料在压片机的压力作用下，产生足够的内聚力和辅料的黏结作用而紧密结合的结果。在压片过程中压力通过颗粒进行传递，同时又会产生弹性内应力，即片剂的塑性变形和弹性变形，其中塑性变形产生的结合力，易于成型。在压制过程中原、辅料的理化性质和水分对片剂的成型和质量有重要作用，如水分在加压时自毛细管中挤出，能在颗粒表面形成薄膜，增加药物粒子的可塑性，减少弹性和摩擦力，增大结合力而利于成型。粉末直接压片法是不改变物料本身性质直接把已粉碎的药物和所有辅料混合均匀后直接压片的方法。突出优点体现在省去制粒操作、工序少、简单、省时、节能。特别适用于对湿、热不稳定药物的压片，但应用不广泛，主要原因是粉末流动性差，片重差异大，易裂片、松片等。压片机分为单冲压片机、旋转式多冲压片机、全自动高速旋转式压片机、干压包衣机。其中单冲压片机由一副模具做垂直往复运动的压片机，适合于实验室小量研究和工艺条件考察。旋转式多冲压片机是均匀布于旋转转台的多副模具按一定轨迹作垂直往复运动的压片机，一般为 19 冲、33 冲、55 冲、75 冲模等，有单流程和双流程两种，适合于大生产，最大产量可达 80 万片/小时。全自动高速旋转式压片机是指模具的轴心随转台旋转的线速度不低于 60m/min，自动化程度高，有自动调节压力、控制片重、剔除废片、打印数据、显示故障停机等功能，可自动剔出片重差异超限、松片、裂片、缺角的不良片剂，适合粉末直接压片。干压包衣机又称多层压片机，在已经预压好的片剂周围压上一层其他颗粒，一般用于配伍禁忌药物和在片芯外包肠溶衣。

（程 岚）

kēlì yāpiànfǎ

颗粒压片法（granule compre-ssion）

将药物与辅料制成颗粒后再压片的压片法。包括湿法制颗粒压片法和干法制颗粒压片法。湿法制颗粒压片法应用更为普遍，工艺操作流程如下：主药饮片→洁净、炮制、粉碎、提取（全部粉末、部分粉末加浸膏、全浸膏、提纯物）→过筛→加辅料，混合→加润湿剂或黏合剂，制软材→制颗粒→干燥→中间体检验→整粒→加润滑剂（崩解剂）→压片→包衣→质量检查→包装。压片前制颗粒的目的是增加流动性和可压性。这样可以保证减少细粉吸附和容存的空气以减少药片的松裂，避免粉末分层和细粉飞扬，改善片剂生产过程中压力的均匀传递。颗粒制备主要方法有湿法制粒和干法制粒。湿法制颗粒压片法适合于药物不能直接压片，遇湿、热不起变化的片剂制备。应用时注意该法不适宜用于热敏性、湿敏性、极易溶性物料的制粒。干法制颗粒压片法特别适合于热敏性物料、遇水易分解的药物。

（程 岚）

fěnmò zhíjiē yāpiànfǎ

粉末直接压片法（powder direct compression）

将药物粉末与适宜辅料混合均匀后，不经过制颗粒而直接压片的方法。20世纪60年代开始有研究报道，此法优点体现在工序少、省时节能、无湿无热，提高药物的稳定性、工业自动化程度高。制备工艺流程：原辅料→粉碎→过筛→混合→压片→包装。但应用受到限制，未能广泛应用，原因在于中药粉末的流动性差、片重差异大、易裂片、分层。改善和解决的最主要办法加入具有良好流动性和可压性的新辅料，可选择微晶纤维素、可压性淀粉、喷雾干燥乳糖、微粉硅胶及低取代羟丙基纤维素等以解决粉末的流动性、压缩性和成形性。同时要选择超级崩解剂如低取代羟丙基纤维素、交联羧甲基纤维素钠等。改进压片机械的性能，普通压片机，加料斗内粉末容易出现空洞，流动速度不均匀，可通过振荡器（动力助流伺料器、强制伺粉装置）改善。高速旋转压片机基本能够解决粉末直接压片诸多问题。干粉旋转式压片机已问世，特别适合对湿、热不稳定的药物。

(程 岚)

lièpiàn

裂片（tablets cracking） 片剂在受到振动或经放置后，从腰间开裂或顶部脱落一层的现象。因裂片位置的不同，可分为腰裂（laminating）、顶裂（capping）。在压片开始时就要及早发现、查出，及时补救。检查方法：取数片置小瓶中轻轻振摇或者自高处投入硬板地面，应不产生裂片。压片中取20~30片置于手掌中，两手相合，用力振摇数次，检查是否有裂片产生。造成裂片的主要原因就是压力分布不均匀。在中药片剂生产过程中经常会遇到这种情况，其中处方因素在于颗粒中细粉太多，加压时空气不能

及时排出而使结合力弱，颗粒中富含纤维、油类成分或颗粒过干，有弹性，可塑性差。另外，生产工艺因素多为压力分布不均匀，塑性变形不充分。主要体现在冲模、压力过大、车速过快等。相应的解决办法就要针对不同情况加以处理解决。如果是颗粒细粉多，筛出细粉制粒或增加润滑剂的量或选用黏性较强的黏合剂如明胶、饴糖或糖浆。如果颗粒含水量不当可通过干燥或喷水调整至适宜含水量。生产前应检查压片机，如果是压片机的问题，可更换冲头、模圈或调整车速，增加压力。

(程 岚)

sōngpiàn

松片（loose tablets；loosing） 片剂的硬度不符合要求，将片剂置中指和示指之间，用拇指轻轻加压就碎裂的现象。又称硬度不够。在中药片剂生产过程中经常会遇到这种情况，这是因为中药颗粒中细粉过多，有的含有纤维类、动物角质类、动物皮类、矿石类、挥发油、脂肪油，颗粒缺乏黏性，同时弹性大、松散不易压片。如果颗粒含水量不当，亦会引起松片，如水分过低，完全干燥的颗粒有较大的弹性变形，硬度差，易引起松片。水分过多，易黏冲不易施压，硬度也会下降，易造成现松片。不同品种颗粒应控制最适宜的含水量。因中药的特殊性所在，润湿剂、黏合剂选择不当，或浸膏炭化，都会造成黏性降低，硬度下降。冲头长短不齐，片剂所受压力不同，压力过小，易造成松片。另外，压力不够、车速过快、下冲塞模时，模孔中颗粒不足均会产生松片。

(程 岚)

niánchòng

黏冲（sticking to punch face；sticking） 压片时片剂表面被冲头黏着，造成片面粗糙不平或有凹痕的现象。主要原因：颗粒干燥程度不够，物料容易吸湿，润滑剂选择不当或用量不足。冲头上刻有文字或本身粗糙不光滑或表面锈蚀亦会造成黏冲。中药浸膏片中成分复杂，含吸湿性成分，导致生产过程中经常出现黏冲。室内温度和湿度过高均容易造成黏冲。另外，颗粒含水量不当，如水分过多，易黏冲不易施压，硬度也会下降。润湿剂、黏合剂选择不当、用量不足或分布不均匀，都会造成黏冲。冲头本身长短不齐、粗糙不光、表面锈蚀也会造成黏冲，尤其需印字、刻字的品种。冲头上刻有文字，尤其刻字太深，特别容易黏冲。针对不同情况加以解决：颗粒太潮需重新干燥，增加润滑剂的量时要混合均匀，调节室内温度和湿度；观察和检查冲头，及时调换和注意保养。

(程 岚)

diépiàn

叠片（overlapped tablets；lamination tablets） 压片过程中，两片压在一起的现象。造成叠片主要是压片时因黏冲或上冲卷边等以致片剂粘在上冲，再继续压入已装满颗粒的模孔中压成双片，叠在一起。也有可能出片时下冲上升的位置太低，压好的片剂没有被送出，同时又将颗粒加于模孔中，重复加压成厚的叠片。在中药片剂生产过程中有时会遇到这种情况，这是因为中药成分复杂，易吸潮、黏性强，易造成黏冲，就有可能造成叠片。如果是冲头问题，直接更换或注意保养、维护。具体解决办法见黏冲。

(程 岚)

róngchū chāoxiàn

溶出超限（finite dissolution）

片剂在规定的时间内未能溶解出规定药物量的现象。导致溶出超限的因素有很多，主要是原料的性质、崩解剂的选择，制备工艺如压力过大、水分不易进入片剂内部等。尤其中药以浸膏压片，崩解后小颗粒过硬，水分不易进入，有效成分不易释放，造成溶出超限。辅料配方不同也会导致溶出超限，如崩解剂选择不当、用量不足，润滑剂用量过大等，可改变辅料处方组成，增加亲水性辅料比例、增加崩解剂用量等方法进行调整。但要注意亲水性崩解剂如羧甲基淀粉钠（CMS-Na）用量过大同样会导致溶出超限的情况，必须通过具体的实验数据进行调整。生产操作不规范，会影响溶出超限，如包衣衣层厚度不同、浸膏稠度不同、颗粒大小硬度不同、辅料混合不一等。

（程　岚）

bēngjiě chíhuǎn

崩解迟缓（prolonged disintegration）

片剂的崩解时间超过规定崩解时限的现象。又称崩解超限。影响崩解迟缓的主要原因就是水分难以渗入片剂内部。压片过程中，压力、硬度、制粒方法、崩解剂的选择均对崩解速度有着不同的影响，其中影响最大的是压力和硬度。另外，水分是否能够顺利地渗入，与片剂内部的孔隙状态和物料的润湿性有直接关系。如压力过大，则压缩力过大，片剂内部的空隙小，水分难以渗入。可溶性成分溶解会堵住毛细孔，影响水分的渗入。处方中使用较强塑性物料或强黏合剂，会使片剂的结合力过强，水分也难以渗入，影响崩解。润滑剂和崩解剂的种类和用量对崩解时限影响也很大，选择吸水膨胀能力强的或对结合力瓦解能力强的崩解剂，会保证片剂快速崩解，不影响崩解时限。而润滑剂要注意用量，因为某些润滑剂本身为疏水性物质，会影响片剂的润湿性与毛细管作用，用量越大，影响越大。中药片剂含浸膏或糖类成分，贮存过程中如温度过高发生引湿，则明显影响或延长崩解时间。崩解剂加入的方法（内加法、外加法、内外加法）同样会影响崩解效果。

（程　岚）

jiāojì

胶剂（glue）

以动物的皮、骨、角、甲等为原料，用水煎取胶质，浓缩成稠胶状，经干燥后制成的固体块状内服制剂。胶剂应用历史久远，应用原料种类众多，《周礼·考工记·弓人》中记载有："鹿胶青白，马胶赤白，牛胶火赤，鼠胶黑，鱼胶饵，犀胶黄。"郑玄注："皆谓煮用其皮或用角。"现代多根据熬制胶剂的原料对胶剂进行分类，以驴皮为原料的阿胶，以牛皮为原料的黄明胶，以鹿角为原料的鹿角胶，以狗骨为原料的狗骨胶以及用乌龟背甲、腹甲为原料的龟甲胶等。胶剂主要成分为胶原蛋白及其水解产物，具有较强的补益性作用，如补血养血等。动物骨骼中含有无机盐类，骨胶类还有强筋壮骨作用。龟板、鳖甲中含有微量元素，甲胶类大多还有治疗骨蒸劳热等阴虚症的作用。胶剂的制备过程仍以传统煎煮法工艺为主，一般过程包括：原料的处理、煎取胶汁、浓缩收胶、凝胶切胶、干燥包装。现代制备工艺在传统工艺基础上对设备和方法加以改进，提高生产效率，降低劳动强度，提高出胶率。

剂型制法　制备胶剂时首先要对原料进行处理，取动物的皮、骨、角、甲等，进行适当时间的浸泡，手工方法刮去附着的毛、腐肉、脂肪、筋膜等非药用部位，切成小块供熬制使用。现代多采用蛋白分解酶降解，去除皮类的毛，效率高于手工方法。煎取胶汁过程就是对原料中的物质进行提取的过程，同时一部分蛋白质发生一定程度的水解。采用直火煎煮法、蒸球加压煎煮，后者效率更高，出胶率也有所提高。但采用蒸球加压煎煮时要注意不能压力过高，否则造成蛋白质过度水解，易产生大量挥发性碱性物质，使成品具有较大异味，具有一定毒性。胶汁中混有的固体杂质，如泥沙等，需要进行净化，用明矾进行沉淀，但是沉淀不完全，效果不理想，会增加成品的苦涩味，可用自然沉降法，胶液黏度较大，效率偏低，但可以克服明矾沉淀法的不足。浓缩收胶是为去除其中水分，使其凝胶固化。在浓缩收胶的过程中，随黏度增大，容易产生大量泡沫，加入黄酒和植物油消泡。加入一定量的冰糖、白砂糖，改善口味。浓缩至"挂旗"状态时，强力搅拌下加入黄酒，此时锅底会产生大气泡，俗称"发锅"，待胶液无水蒸气逸出时即可出锅。胶液浓缩程度必须控制，浓缩超过要求，含水量小，称为"过老"。成品容易色泽灰暗，不光亮。浓缩程度不够，称为"过嫩"。因为含水量大，胶剂不易胶凝成型，在干燥时容易出现四周高，中间低的现象，称为"塌顶"。凝胶过程就是将浓缩达到程度的胶液趁热倾入凝胶盘中（凝胶盘中先预涂少量麻油，防止粘连），置10℃左右空调室中，一般经12～24小时，胶液即凝固成凝胶，俗称"胶坨"。然后进行切胶，即将胶坨切成一定规格的小片，称作"开片"。手工切胶要求刀口平，一刀切过，避免出现刀口痕迹。大生产用自动切胶机切胶。切片后需要立即进行干燥，应在微风阴凉的条件下进行，并注意防尘。每隔48小时或3~5日需要将胶片翻动一次，使两面均匀干燥，否则容易出现胶片弯曲现象。数日后，胶片干燥至一定程度时（控制含水量在12%以下），将胶片装入木箱内，密闭闷置，此操作称为"闷胶"或"伏胶"，其目的是为使胶片内部水分向胶片表面扩散，否则如果胶片表面过于干燥，形成硬壳，内部水分就无法去除。闷胶2~3日后，将胶片取出，再进行干燥，数日后再次闷胶，如此反复2~3次，胶片即可达到干燥。采用空调制冷技术对胶片进行干燥，可以缩短干燥所需时间，卫生条件容易控制。干燥后的胶片可用乙醇或新沸过60℃左右的水微湿的布擦拭表面，使之光泽，再晾干后，紫外线消毒，印上品名，装盒即可。

质量要求 胶剂种类众多，质量控制上仍以外观检查为主，色泽均匀、无异常臭味，呈半透明的固体块状。无显著气泡、油泡及其他杂质，质地脆而坚实，平整，拍之即碎裂，碎裂面有光泽，不呈黯浊现象。胶剂入汤药时采用烊化兑入的方式，应有良好的溶化性，要求能溶解在热水中，水溶液几乎近澄清，无不溶物，不应有明显浑浊现象。胶剂应控制含水量，如果过分干燥，胶片在贮存、运输过程中容易碎裂，含水量大又容易发霉、黏结，按照《中华人民共和国药典》规定的方法进行检查，一般不超过

15.0%。另外还应该检查胶剂的总灰分，以及其中所含有的重金属、砷盐、熬制过程中产生的挥发性碱性物质的量。

（程 岚）

píjiāo

皮胶（skin glue） 某些动物的皮用水煎取胶质，浓缩成稠胶状，经干燥后制成的固体块状内服制剂。是胶剂的一种。现广泛使用的皮胶为驴皮胶（见阿胶）。历史上皮胶的使用非常广泛，很久以前先民们发现久烹兽皮，其液汁可浓缩为一种黏稠物，用以粘物件，干燥后坚固难破，于是就发现"胶"这种物质。人们食胶后可增强体力，治疗某些疾病，遂成为一种药物。清·吴谦著《医宗金鉴》"猪肤者，乃外肤皮也，其体轻，味咸。轻则能散，咸则入肾，故治少阴咽痛。"可见皮胶原料来源、应用广泛。应用较多的为牛皮，多取北方黄牛皮，宋之前阿胶原料即为牛皮，之后改用驴皮，牛皮为原料制得的称为黄明胶，后又将用猪皮为原料熬制的称为新阿胶，其他还有用马皮等为原料熬制的胶剂。其中主要成分为胶原蛋白及其水解产物，临床作用类似阿胶，多以补血养血为主。制备工艺流程见胶剂，熬制时将动物的皮刮去脂肪层、去毛、洗净后，在大锅中用文火煎熬，得到的浓厚液体在盘中冷却成块状，切片后放在竹制框筛上阴干或晒干即成皮胶成品。为保证质量，需要对其外观、水分、总灰分、水不溶物及重金属等进行检查。

（程 岚）

ējiāo

阿胶（donkey-hide gelatin） 马科动物驴 *Equus asinus* L. 的干燥皮或鲜皮，用水煎取胶质，浓缩

成稠胶状，经干燥后制成的固体块状内服制剂。是胶剂的一种。所含主要成分为胶原蛋白及其水解产物。阿胶药用始于《五十二病方》，在《神农本草经》中将其列为上品。因主产于山东东阿，故名阿胶。明代《本草纲目》对其描述："阿胶为治疗吐血，衄血，血淋，血尿，肠风下痢，女人血痛血枯，经水不调，无子，崩中带下，胎前产后诸疾……圣药也。"唐代以前阿胶的原料是以牛皮为主，兼用猪、驴、马等皮，宋代以驴皮为主。《本草纲目》中将驴皮胶称为阿胶，牛皮胶称为黄明胶，明确分成两种药。《中华人民共和国药典》规定阿胶以驴皮制胶。用于养血补血，保胎安胎，延缓衰老，防癌抗癌，增强体质和美容等方面。阿胶制备工艺：采用对驴皮进行净化处理，去除毛、脂肪等非药用部位，水煎煮取胶汁，浓缩收胶后，经凝胶切胶、干燥包装制成。为改善外观、口味等，生产过程加入冰糖、黄酒、植物油等辅料。生产过程中现多应用蒸球加压煎煮法替代传统的直火煎煮法，提高工效，降低能耗，提高出胶率。其工艺操作关键是控制适宜的压力、时间和水量。在临床上阿胶入中药汤剂以烊化兑入的方式应用。为避免贮存过程中发霉变质，保证质量，需要对其外观、溶化性、水分、水不溶物、重金属及有害元素等进行检查。对挥发性碱性物质，阿胶有明确要求，样品100g中挥发性碱性物质的含量以氮（N）计，不得超过0.10g。

（程 岚）

gǔjiāo

骨胶（bone glue） 某些动物的骨用水煎取胶质，浓缩成稠胶状，经干燥后制成的固体块状内服制

剂。是胶剂的一种。《医林纂要》中记载虎骨胶"功同骨，而滋益从容"。功能补益气血，强健筋骨。临床主要治疗中风瘫痪，筋骨受风拘挛，四肢麻木，不能屈伸及痿躄。最早动物来源为猫科动物虎的骨骼，后由豹骨代替熬制。取其动物凶猛强壮，具有补益作用。现多以鹿科动物梅花鹿或马鹿骨为原料熬制的鹿骨胶较多，为棕褐色的长方形块，有光泽，质坚而脆，碎片对光照视呈褐色半透明，气微，味微甘，可以补虚，强筋骨。用于久病体弱，精髓不足，贫血，风湿四肢疼痛及筋骨冷痹，肾虚腰痛，行步艰难。因所用原料不同，分别命名，如狗骨胶、牛骨胶、羊骨胶、猪骨胶、牦牛骨胶、鸡骨胶等，均有补肾壮骨，填精化气之功效，用于骨质疏松、骨折等疾病的治疗。工艺流程同胶剂的制备。实验表明用鳄鱼骨为原料熬制胶剂，具有增强机体应激功能及升高血小板的作用。还有应用海洋鱼骨胶治疗骨质疏松的报道。骨胶类多为固体块状，多采用烊化方式兑入药液使用。为保证质量，应对其外观、溶化性、水分、总灰分、水不溶物、重金属等项目进行检查。

（程　岚）

jiǎjiāo

甲胶（shell glue）　龟、鳖等动物的甲用水煎取胶质，浓缩成稠胶状，经干燥后制成的固体块状内服制剂。是胶剂的一种。主要成分为胶原蛋白及其水解产物、无机盐、微量元素等化学物质。根据动物的甲不同，分为龟甲胶和鳖甲胶。龟甲胶临床应用较多，原料为龟科动物乌龟 *Chinemys reevesii*（Gray）的背甲及腹甲，其腹甲习称龟板，极大质厚，颜色鲜明者称血板，产于洞庭湖一带习称汉板，其中对光照之微呈透明，色粉红的称血片，质量最佳。鳖甲胶多取鳖科动物鳖 *Trionyx sinensis Wiegmann* 的背甲为原料。其他同属动物的甲也有应用。龟甲胶、鳖甲胶均可滋阴、养血、止血，临床主要用于阴虚潮热，骨蒸盗汗，头晕目眩，虚风内动，筋骨痿软，心虚健忘，崩漏带下等症。甲胶的制法同胶剂，净化原料，去除附着的腐肉等非药用物质，加水煎煮，浓缩至一定程度凝胶、切胶，干燥包装即可。甲胶类入汤剂需烊化兑入，为防止其不易溶解，也有采用喷雾干燥法将其制成粉末形式应用，干燥时需注意雾化的空气压力及待干燥胶液的稠度。为保证质量，应对其外观、溶化性、含水量、总灰分、水不溶物、重金属等项目进行检查。

（程　岚）

jiāonángjì

胶囊剂（capsules）　将饮片用适宜方法加工后，加入适宜辅料填充于空心胶囊或密封于软质囊材中的制剂。填装的药物可为粉末、液体或半固体。中国早在明代就已有类似面囊包裹药物用于治病的记载，欧洲人默多克（Murdock）和莫特斯（Mothes）分别于1848年和1883年提出软胶囊和硬胶囊，以后随着高速自动化机械生产工艺，胶囊剂无论在品种上和数量上都有了较大的增长，已经成为中药常用剂型之一。胶囊剂可分硬胶囊、软胶囊和肠溶胶囊，一般供口服应用，也有用于其他部位如直肠或阴道。胶囊剂具有如下特点：①药物装在胶囊壳中与外界隔离可避免水分、空气、光线的影响，对具有不良嗅味、不稳定的药物有一定程度的遮蔽、保护与稳定作用。②胶囊剂中的药物是以粉末或颗粒状态直接填装于囊壳中，不受压力等因素的影响，在胃肠道中分散、溶出和吸收比丸剂、片剂等剂型起效快。③含油量高的药物或液态药物可制成软胶囊，使液态药物以个数计量，服药更加方便。④将药物按需要制成缓释颗粒装入胶囊中，可以达到缓释延效作用；制成肠溶胶囊剂可将药物定位释放于小肠；亦可制成定位的直肠给药或阴道给药的胶囊剂；对在结肠段吸收较好的蛋白质、多肽类药物，可制成结肠靶向胶囊剂。但是能使胶囊壁溶解的液体药物、易溶性及小剂量的刺激性药物、容易风化或吸湿性强的药物不宜制成胶囊剂。胶囊剂的制备方法因分类而异。胶囊剂应外观整洁，无异臭，不得有黏结、变性或破裂现象。硬胶囊剂的内容物应干燥、松散，混合均匀；软胶囊内容物应分散均匀。胶囊剂的水分、装量差异或重量差异、崩解时限和溶出度应符合《中华人民共和国药典》制剂通则有关胶囊剂的规定。

（杨　华）

yìngjiāonáng

硬胶囊（hard capsules）　将饮片提取物、饮片提取物加饮片细粉或饮片细粉或与适宜辅料制成的均匀粉末、细小颗粒、小丸、半固体或液体等，填充于空胶囊中而成的制剂。其制备可分为制备空胶囊和药物填充两个步骤。随着药品生产产业分工的细化，空胶囊多由胶囊专业生产厂生产，可根据硬胶囊的生产需要选购不同规格的空胶囊使用。硬胶囊剂内容物的理化性质直接影响胶囊剂的质量，应根据处方中药物的性质、用量及治疗需要进行适当处理。如处方中的贵重药、细料药、依法炮制的毒剧药等可直接粉碎成细粉，与其他药物充分混合均匀后填充。处方中用量大的饮片经提取、浓缩后，与其他药粉或加入适量的吸收剂混匀，干燥，粉碎，混匀后填充。若处方中各组分密度相差较大时，宜制成颗粒、微丸等填充。硬胶囊填充药物之前应按药物剂量所占容积来选用适宜大小的空胶囊。处方中常加入稀释剂如乳糖、糊精、淀粉等减少中药提取物的吸湿性和调整剂量，同时可促进药物分散和溶出。可加入适量的润滑剂提高药粉的流动性，减少分层，保证药粉快速而精确地填入胶囊。填充药物有手工法和自动填充机法两种。大生产时采用自动填充机法，见全自动胶囊填充机。硬胶囊填充后进行套合、封口、包装即可。硬胶囊应外观整洁，不得有黏结、变性或破裂等现象，并应无异臭。内容物应干燥、松散，混合均匀。其水分、装量差异、崩解时限和溶出度应符合《中华人民共和国药典》相关规定。

（杨　华）

kōngjiāonáng

空胶囊（empty capsules）　以药用明胶加适宜辅料制成外观呈圆筒状的帽和体两节，套合而成的质硬且具有弹性的空囊。包括加适宜肠溶材料制成的普通肠溶空胶囊和结肠肠溶空胶囊。空胶囊囊材的主要原料为明胶，辅料有甘油、琼脂、食用色素、防腐剂、遮光剂等。制备胶囊的明胶为淡黄色或微黄色的粉粒或薄片，应清洁、透明、无臭，符合药用规定。甘油可增加胶囊的韧性及弹性，防止成品脆裂。琼脂可增加胶囊的胶冻力，使蘸模后流动性

减小。食用色素可使成品美观及易于识别。遮光剂可避免光线对药物的影响。空胶囊的手工制备，一般经溶胶、蘸胶、干燥、脱模、截割及套合等工序制成。工业上用半自动蘸胶机或自动化生产线来完成。制备环境温度应符合《药品生产质量管理规范》要求。空胶囊应按标准大小制备，有一定的长度及囊壁厚度规定，以适应胶囊填充机的要求。空胶囊大小规格有 8 种，分别为 000，00，0，1，2，3，4，5 号，根据需要可制成各种色泽和透明或不透明的。现多制成锁口胶囊使用。《中华人民共和国药典》规定，明胶空心胶囊应光洁、色泽均匀、切口平整、无变形、无异臭。其松密度、脆碎度、崩解时限、黏度、亚硫酸盐、对羟基苯甲酸酯类、氯乙醇、环氧乙烷、干燥失重、炽灼残渣、铬、重金属以及微生物限度等检查应符合规定。应在温度 10～25℃，相对湿度35%～65%条件下密闭保存。

（杨　华）

ruǎnjiāonáng

软胶囊（soft capsules）　将饮片提取物、液体药物或与适宜辅料混匀后密封于软质囊材中制成的球形或椭圆形的固体制剂。又称胶丸剂。常用的制备方法为滴制法或压制法。软胶囊具有生物利用度高、密封性好、装量准确、外形美观等特点。适用于非水溶性药物、对光敏感、遇湿热不稳定药物，易氧化和挥发性的药物、生物利用度差的药物。软胶囊产品大小不同，形状各异，有圆形、卵形、椭圆形、管状及其他各种特殊形状。软胶囊主要由囊壳与填充物两部分组成。囊壳主要由明胶、阿拉伯胶、增塑剂、防腐剂、遮光剂、色素和肠溶材料等

成分组成，在制备软胶囊时，一般明胶与增塑剂的用量为1.0∶（0.4～0.6）；明胶与水用量比一般为 1∶1。软胶囊的弹性大小取决于囊壳中明胶、增塑剂和水三者的比例。选择软质囊材硬度时应考虑到所填充药物的性质以及药物与软质囊材之间的相互作用。选择增塑剂时亦应考虑药物的性质，对于吸湿性药物应采用冻力高，黏度小的明胶。软胶囊所填充的内容物由药物与附加剂组成，可填装油类、不溶解明胶的液体药物，或填装药物混悬液。中药有效成分复杂，提取物服用量大，吸水性强，内容物制备比较复杂，制剂工艺处方是否合理，直接影响药品疗效和安全性。其中稀释剂的选择很重要，植物油为传统的内容物稀释剂，适用于水不溶性药物或脂溶性药物。聚乙二醇 400（PEG 400）为常用的水溶性基质，无色黏稠液体，有轻微特殊气味，略有吸湿性。比较适用于中药软胶囊的制备。但在应用中也存在一些问题，如贮存期间出现崩解迟缓、溶出不合格、囊壳渗漏、粘连、物料迁移等问题，较为普遍的是囊壳老化造成崩解或溶出延迟现象，应注意合理优化处方配比和制剂工艺。软胶囊的制备需要专用设备，其制备过程为囊皮制备、内容物制备、压丸、定型、干燥、检查和包装。软胶囊外观应整洁，不得有黏结、变形、渗漏或破裂现象，并应无异臭。装量差异、崩解时限或溶出度、微生物限度应符合《中华人民共和国药典》规定。贮藏时应密封。

（杨　华）

yāzhìfǎ

压制法（pressing method）　将明胶、甘油和水按照一定比例溶

解后制成胶板，再将药物溶液或混悬液置于胶板之间，应用钢模压制成一定形状软胶囊的方法。分为 2 种方法。①钢板模压法：用钢板压丸模压制，不能连续生产，先将明胶与甘油、水等溶解后制成胶板（或胶带），再将药物置于两块带有模囊的钢板之间，用油压机压制而成，已很少使用。②旋转模压法：可连续自动化生产，产量高，成品率高，装量差异小。通常采用自动旋转轧囊机，由机器自动制出的两条胶带以连续不断的形式，向相反的方向移动，在达到旋转模之前逐渐接近，一部分经加压而结合，此时药液则从填充泵经导管由楔形注入管压入两胶带之间。旋转模的不停转动将胶带与药液压入模的凹槽中，使胶带全部轧压结合，将药液包于其中而成软胶囊剂，剩余的胶带即自动切割分离，药液的数量由填充泵准确控制。将制成的胶丸经定型后铺摊于浅盘内，在适宜的温湿度条件下进行干燥，使胶壳含水量控制在 6%～10% 范围内。

（杨　华）

dīzhìfǎ

滴制法（dropping method）　将胶液与油状药液两相通过滴丸机喷头使两相按不同速度喷出，使一定量的明胶液将定量的油状液包裹后，滴入另一种不相混溶的液体冷却剂中，胶液接触冷却液后由于表面张力作用形成球形，并逐渐凝固而成胶丸。此法生产的软胶囊称无缝胶丸，产量大、成品率高、装量差异小、成本较低。滴制法生产工艺过程：①制备胶液。取明胶量 1.2 倍的水及胶水总量 25%～30% 的甘油，加热至 70～80℃，混匀，加入明胶搅拌，熔融，保温 1～2 小时，静

置，保温过滤，备用。②提取或炼制药液。如牡荆油由牡荆经提炼制得。③制备胶丸。将药液与明胶液经滴丸机特制的喷头滴入冷却液（常用液状石蜡、植物油、硅油等）中，内收集器收集而成。④整丸与干燥。将制得的胶丸先用纱布拭去附着的液状石蜡，在室温（20～30℃）冷却干燥，再经石油醚洗涤两次，95% 乙醇洗涤后于 30～35℃ 烘干，控制水分为 12%～15%。⑤检查与包装。检查剔除废品即可包装。影响滴制法制备软胶囊的因素有：明胶液的处方组分比例；胶液的黏度；药液、胶液及冷却液三者的密度；胶液、药液和冷却液的温度以及干燥的温度。见软胶囊滴制机。

（杨　华）

chángróng jiāonáng

肠溶胶囊（enteric-soluble capsules）　囊壳不溶于胃液，但能在肠液中崩解释放出药物的胶囊剂。根据药物的性质和医疗的需要，凡遇酸不稳定的药物、对胃刺激性强的药物或需在肠内定向发挥作用的药物等可制成肠溶胶囊剂。

肠溶胶囊制备方法有 3 种。①甲醛与胶囊直接作用：早期制备肠溶空胶囊的方法是采用甲醛浸渍法，甲醛明胶分子中仍含有羧基，能在肠液的碱性介质中溶解并释放药物。但此种肠溶空胶囊肠溶性与甲醛的浓度、甲醛与明胶的接触时间等相关，且贮存后往往会进一步发生聚合作用而溶解性能改变，甚至在肠液中也不能崩解或溶化，所以已不用。②使用肠溶材料包衣：在制好的胶囊外包裹肠溶衣，常用邻苯二甲酸醋酸纤维素（CAP）、虫胶、聚乙烯吡咯烷酮（PVP）、乙基纤

维素等包衣材料，方法与片剂的肠溶包衣方法相同。③使用肠溶性空心胶囊：国内外均有生产多种肠溶空心胶囊产品，如肠溶空心胶囊和结肠肠溶空心胶囊，可根据需要选用。

肠溶胶囊的质量检查除崩解时限的测定方法有特殊要求以外，其他项目如外观、水分、装量差异、含量测定和微生物限度等与普通胶囊剂相同。肠溶胶囊的崩解时限测定按《中华人民共和国药典》制剂通则中有关胶囊剂的规定执行。

（杨　华）

zhùshèjì

注射剂（injections）　将原料药物或与适宜的辅料制成的供注入体内的无菌液体制剂。包括溶液型注射剂、混悬型注射剂、乳浊液型注射剂等。可用于皮下注射、皮内注射、肌内注射、静脉注射、静脉滴注等（见皮内注射剂、皮下注射剂、肌内注射剂、静脉注射剂）。其中，供静脉滴注用的大容量（除另有规定外，一般不小于 100ml，生物制品一般不小于 50ml）注射液称输液剂。中药注射剂一般不宜制成混悬型注射剂。1977 年版《中华人民共和国药典》正式收载中药注射剂 23 种。1993 年国家卫生部颁布了《中药注射剂研制指导原则》（试行），对中药注射剂的研制从处方、制备工艺、药理和毒理、临床、理化性质、质量标准和稳定性等方面作了相关规定，指导中药注射剂的研制。

剂型特点　优点：①药效迅速作用可靠。药液直接注入人体的组织或血管，吸收快速。尤其是静脉注射，用于抢救危重患者。注射给药时药物不经胃肠道，可免受消化液及食物的影响，剂量

准确、作用可靠。②适用于不宜口服的药物。某些药物由于其自身理化性质的原因，往往不易被胃肠道吸收；或容易被破坏，或对胃肠道具有一定的刺激性。③用于不能口服给药的患者。患者不能吞咽或发生昏迷不能口服给药，注射给药则是有效的给药途径。④可产生局部的定位定向作用。如局部麻醉、关节腔给药剂的注射，达到预期的治疗目的。此外，注射剂还常用于能量提供与疾病诊断，某些注射剂还具有延长药效的作用。注射剂的缺点是注射疼痛，使用不便；制造过程比较复杂，需要一定的生产条件与设备，成本较高。

剂型制法　注射剂的生产过程包括原辅料的准备、配制、灌封、灭菌、质量检查和包装等步骤。除另有规定外，饮片应按各该品种项下规定的方法提取、纯化、制成半成品，以半成品投料配制符合规定的注射剂。注射剂所用溶剂必须安全无害，并不得影响疗效和质量。不同类型的注射剂在原料处理、溶剂及附加剂选用和配制方法上有区别。配制注射剂时，可按药物的性质加入适宜的附加剂。注射液的配制应遵守有关规程，容器应洁净干燥灭菌后使用。配制后的药液应立即灌装。易氧化变质的药物，在灌装过程中，可填充二氧化碳或氮气等惰性气体，立即用适宜的方法熔封。熔封后，一般应根据药物性质选用适宜的方法和条件及时灭菌，以保证制成品无菌。熔封的注射剂在灭菌时或灭菌后，应采用减压法或其他适宜的方法进行容器检漏。在注射剂的生产过程中常常遇到澄明度、化学稳定性、无菌及无热原等问题。

质量要求　注射剂在生产与贮藏期间应符合下列规定。溶液型注射液应澄清；除另有规定外，混悬型注射液中药物粒径应控制在 15μm 以下，含 15 ~ 20μm（间有个别 20~50μm）者不超过 10%，若有可见沉淀，振摇时应容易分散均匀。混悬型注射液不得用于静脉注射或椎管注射；乳状液型注射液应稳定，不得有相分离现象，不得用于椎管注射；静脉用乳状液型注射液中乳滴的粒径 90% 应在 1μm 以下，不得有大于 5μm 的乳滴。除另有规定外，静脉输液应尽可能与血液等渗。

在注射剂的生产过程中应尽可能缩短配制时间，防止微生物与热原的污染及药物变质。静脉输液的配制过程更应严格控制。制备混悬型注射液、乳状液型注射液过程中，要采取必要的措施，保证药物粒径符合质量标准的要求。注射用无菌粉末应按无菌操作制备。必要时注射剂应进行相应的安全性检查，如异常毒性、过敏反应、溶血与凝聚、降压物质、热原或细菌内毒素等均应符合要求。

（杨　华）

róngyèxíng zhùshèjì

溶液型注射剂（injectable solution）　药物以溶液形式分散的注射剂。可用于肌内注射、静脉注射或静脉滴注等。根据药物的性质和所用溶剂类型，分为水溶液和非水溶液（含油溶液）两大类，对于易溶于水且在水中稳定的药物，或本身溶解度不大但用增溶剂和助溶剂能增加溶解度的药物，可配成水溶液。水溶液型注射剂最为常用。在水中难溶或需延长药效的药物可制成油溶液，但油溶液型注射剂一般仅供肌内注射使用。注射用溶媒的选择主要是根据药物的性质（如溶解度、稳定性等）及临床要求（加速效、长效、减轻刺激、安全等）而定。最常用的注射用水对机体最为安全且来源广，只有当注射用水对药物的溶解度或稳定性不合要求时才考虑选用非水溶媒。配制注射用油溶液时，应先将精制油在150℃干热灭菌 1~2 小时，并放冷至适宜的温度。溶液型注射剂的质量要求除有效成分的含量以外，还应检查澄明度、pH 值、装量、渗透压摩尔浓度、可见异物、不溶性颗粒、有关物质、微生物、蛋白质、鞣质、树脂、草酸盐、钾离子、热原（或细菌内毒素）、异常毒性、降压物质、过敏反应物质、溶血和凝聚等项。

（杨　华）

hùnxuánxíng zhùshèjì

混悬型注射剂（injectable suspension）　药物以不溶性固体微粒分散于分散介质中制成混悬液的注射剂。无合适溶剂溶解的不溶性固体药物，在水溶液中不稳定而制成的水不溶性衍生物，希望固体微粒在机体内靶向分布及需要长效的药物均可制成混悬液型注射剂，供肌内注射使用。混悬液型注射剂不得用于静脉注射或脊椎腔注射，其制备方法与一般的混悬液型液体药剂相似，包括将药物微晶混悬于溶有分散稳定剂的溶液中、滤过、调节 pH 值、灌封、灭菌、印包等工序，应根据药物的性质及注射给药的要求，选择溶剂、润湿剂与助悬剂。将固体药物制成粒度大小适宜，分散性良好的颗粒是制备混悬液型注射剂的关键之一。固体药物的分散方法常用微粒结晶法、机械粉碎法或溶剂化合物法，制备时将药物微晶混悬于含有分散稳定剂（润湿剂及助悬剂）的溶液中，用超声波处理使分散均匀，滤过，调节 pH 值，灌封，灭菌即得。混悬液型注射剂的灭菌常用流通蒸汽灭菌。混悬液型注射剂应无菌、无热原并应严格控制药物颗粒的大小和均匀性。一般混悬液型注射剂中混悬颗粒应不超过 10%。混悬颗粒还应具有良好的分散性和通针性，不能沉降太快，贮藏时一旦下沉，振摇后即可重新分散而无结块现象。

（杨　华）

rǔzhuóyèxíng zhùshèjì

乳浊液型注射剂（injectable emulsion）　药物以乳浊液形式分散于分散介质中制成的注射剂。根据医疗需要以难溶于水的挥发油、植物油或溶于脂肪油中的脂溶性药物为原料，加入乳化剂和注射用水经乳化制成的乳浊液型注射剂。分为水包油型（O/W）、油包水型（W/O）或水包油包水型复乳（W/O/W）。药物制成乳浊液型注射剂的特点：①增大了油相的表面积，在体内吸收比油溶液快；②制成 O/W 型乳浊液后使油能与体液混溶，药物油溶液的可静脉给药；③乳浊液静脉注射后可使药物的油滴集聚在网状内皮细胞丰富的肝、脾及淋巴系统等部位，使该处的药物浓度增加，提高疗效、延长药效、减小副作用等，为药物的靶向性提供了有效的途径。乳浊液型注射剂制备的原料、辅料均应符合注射用药的要求，选择以天然精制的豆磷脂、卵磷脂及合成的普朗尼克 F68 用于静脉注射的乳化剂，除应有较强的乳化力外，对人体无毒副作用，无热原反应，不溶血，不含降压物质与过敏物质，化学性质稳定，能耐热压灭菌，贮存期内不变质等。为保证乳浊液型注射剂中分散相微粒的大小适当，粒度均匀。

静脉乳剂的制备以湿胶法较多。即先将乳化剂制成胶浆，然后加入油，应用乳化设备制成乳剂，滤过、灭菌即可。常用的乳化设备有胶体磨、高速组织捣碎机、超声波发生器、高压乳匀机。小量制备时，可采用高速组织捣碎机，转速 8000 ~ 12000r/min，制得较稳定的浓缩乳剂，再稀释成乳剂；亦可用高速组织捣碎机制成初乳，再进行超声波处理；或将油、乳化剂、水混合液，通过胶体磨反复匀化而成。大生产常用二步匀化机，反复高压匀化即可。乳浊液型注射剂的质量要求除符合注射剂的一般规定外，特别对乳滴大小、均匀性、稳定性要求高。静脉注射用乳剂的油滴直径一般应小于 $1\mu m$，且大小均匀，不得有大于 $5\mu m$ 的乳滴；应能耐受热压灭菌，在灭菌过程中和贮存期内，各成分应稳定不变；应具备适宜的 pH 值；无热原与过敏反应；无溶血和降压作用等。不得用于脊椎腔注射。

（杨　华）

gùtǐ fěnmòxíng zhùshèjì

固体粉末型注射剂（injectable powder）　供临用前用无菌溶液配制成注射液的无菌粉末或无菌块状物。又称注射用无菌粉末或粉针剂。由原料药或与适宜辅料制成。可用适宜的注射用溶剂配制后注射，也可用静脉输液配制后静脉滴注。适用于在水中不稳定的药物。依据生产工艺不同，固体粉末型注射剂可分为注射用无菌分装产品和注射用冷冻干燥制品。

注射用无菌分装产品　将符合注射要求的药物粉末在无菌操作条件下直接分装于洁净灭菌的小瓶或安瓿中，密封而成。在制订合理的生产工艺之前，首先应对药物的理化性质进行研究，主

要测定：①物料的热稳定性，以确定产品最后能否进行灭菌处理。②物料的临界相对湿度，生产时分装室的相对湿度必须控制在临界相对湿度以下，以免吸潮变质。③物料的粉末晶型与松密度等，使之适于分装。制备工艺流程为原材料的准备→分装→灭菌→质量检查→印字包装。可用溶媒结晶法或喷雾干燥法，在无菌条件下制得的注射用灭菌粉末。安瓿或玻璃瓶以及胶塞的处理按注射剂的要求进行。分装必须在高度洁净的无菌室中按无菌操作法进行。分装的机械设备有插管分装机、螺旋自动分装机、真空吸粉分装机等。无菌分装工艺中存在的问题主要有装量差异、澄明度问题和吸潮变质。

注射用冷冻干燥制品　将灌装了药液的安瓿进行冷冻干燥后封口而得。制备工艺流程：预冻→升华干燥→再干燥→质量检查→印字包装。预冻时温度一般应降至产品共熔点以下 10 ~ 20℃，预冻 2 ~ 3 小时，保证冷冻完全。若预冻不完全，在减压过程中可能产生沸腾冲瓶的现象，或使制品表面不平整。升华干燥法分为一次升华法和反复预冻升华法，一次升华法适用于共熔点范围在 -20 ~ -10℃ 的制品，且溶液黏度不大。反复冷冻升华法预冻过程需在共熔点与共熔点以下 20℃ 之间反复升降预冻，而不是一次降温完成。通过反复升温降温处理，制品晶体的结构被改变，由致密变为疏松，有利于水分的升华。常用于结构较复杂、黏度大及熔点较低的制品。再干燥是在升华完成后，温度继续升高至 0℃ 或室温，并保持一段时间，可使已升华的水蒸气或残留的水分被抽尽。再干燥可保证冻干制品含水量 <

1%，并有防止回潮的作用。冷冻干燥中存在含水量偏高、喷瓶、产品外形不饱满或萎缩及澄明度等问题。多数情况制成粉针的药物稳定性较差，一般没有灭菌的过程，对无菌操作有较严格的要求，灌、封等关键工序，最好采用层流洁净措施，保证操作环境的洁净度。除应符合《中华人民共和国药典》对注射用原料药物的各项规定外，注射用无菌粉末还应无异物，配成溶液后应澄明；粉末细度或结晶度应适宜，便于分装；无菌、无热原。

(杨 华)

pínèi zhùshèjì

皮内注射剂 [intradermal (ID) injection]

小量药液或生物制品注射于表皮和真皮之间的注射剂。主要为水溶液，一般注射部位多在前臂，一次注射量在 0.2ml 以下，常用于过敏性试验或疾病的诊断。①为了预防过敏而进行的药物试验，如青霉素皮试；②手术局部麻醉之前的准备工作，如普鲁卡因皮试；③疫苗接种，如卡介苗。皮内注射时，可能会出现的问题有药物试验引起的过敏反应，如皮疹、面色苍白、冷汗、呼吸困难以至于昏迷休克，其发生比较迅速，所以注射后应观察半小时以上，一旦出问题应迅速处理。过敏体质者皮内注射前应先向医护人员说明。

(杨 华)

píxià zhùshèjì

皮下注射剂 [subcutaneous (SC) injection]

注射于真皮和肌肉间皮下组织的注射剂。注射部位多在上臂外侧，一次注射量为 1~2ml。通常用水溶液，药物吸收稍慢于肌内注射，因为肌肉组织的血管比皮下组织多。影响皮下注射吸收速度的主要因素是注射液的总表面积，故按摩、热敷可增加吸收速度。人的皮下感觉比肌肉敏感，故具有刺激性的药物及油或水的混悬液一般不宜皮下注射。

(杨 华)

jīnèi zhùshèjì

肌内注射剂 [intramuscular (IM) injection]

供注射于肌肉组织中的注射剂。注射部位以臀肌或上臂三角肌为多，一次剂量为 1~5ml，药物吸收比皮下更快。灭菌的水溶液、油溶液、乳浊液及混悬液均可供肌内注射。肌注后，药物从注射部位的扩散、向血流的运转是吸收的限速过程。药物向结缔组织内扩散，透过毛细血管壁向血中运行，其速度的快慢主要取决于药物在组织中扩散的有效总面积和注射部位血管的分布。通常注射液的分布越广，吸收越快。药物水溶液肌注后可在 10~30 分钟吸收，而油性溶剂对组织的亲和力比水性溶剂小，所以油注射液在给药部位的扩散分布慢而少，可形成贮库延缓药物的吸收，起延效作用。

(杨 华)

jìngmài zhùshèjì

静脉注射剂 [intravenous (IV) injection]

供静脉推注或静脉滴注的注射剂。静脉注射两种：①静脉推注，一次剂量 5~50ml；②静脉滴注，用量大，一次可用几毫升至几千毫升，也称为输液。静脉注射剂药效最快，常作急救、补充体液和提供营养之用，多为水溶液。一般油溶液和混悬液能引起毛细血管栓塞，故不宜作静脉注射，静脉注射较皮下注射或肌内注射的副作用多，凡能导致红细胞溶解或使蛋白质沉淀的药物，均不宜静脉注射。大剂量静脉注射时还应考虑药液的 pH 值及渗透压。营养用静脉乳的粒径应小于 1μm。静脉注射剂一般不应加入抑菌剂。

(杨 华)

jǐzhuīqiāng zhùshèjì

脊椎腔注射剂 (vertebra caval route)

供注入脊髓四周蛛网膜下腔内的注射剂。每次注射剂量不得超 10ml。由于注射部位神经组织比较敏感，脊椎液循环又较慢，因此脊椎腔注射剂必须使用注射用水溶液，不得含有任何微粒，pH 5.0~8.0，其渗透压应与脊椎液相等，不得添加抑菌剂和增溶剂。对脊椎腔注射剂的制备与应用需严格要求与慎重，否则被注射者会出现头痛、呕吐，甚至危及生命等不良后果。

(杨 华)

shūyèjì

输液剂 (infusion solution)

将原料药物或与适宜的辅料制成的供静脉滴注用的大容量注射液。除另有规定外，一般不小于 100ml，生物制品一般不小于 50ml。由于使用剂量大，俗称大输液。通常包装在玻璃或塑料的输液瓶或袋中，不含防腐剂或抑菌剂。使用时调整输液器滴速，持续而稳定地进入静脉。输液剂用量大且直接进入血液，故生产工艺和质量要求高。输液剂使用范围广，作用多样，常用于纠正体内水和电解质紊乱，补充必要的营养、热能和水分，维持血容量，在现代医疗中尤其对危重病人的抢救发挥重要的作用。输液剂分 3 种类型。①电解质输液：用于补充体内水分、电解质，纠正体内酸碱平衡等。如氯化钠溶液、复方氯化钠注射液、乳酸钠注射液等。②营养输液：用于补充供给机体热量、蛋白质和人体必需的脂肪酸及水分。如葡萄糖注射液、氨基酸输液、脂肪乳剂输液等。③胶体输液（血浆代用液）：与血液等渗的胶体溶液。由于胶体溶液中的高分子不易通过血管壁，水分可较长时间地保持在循环系统内，增加血容量和维持血压，防止患者休克。此类输液有多糖类、明胶类、高分子聚合物如右旋糖酐、淀粉衍生物、明胶、聚乙烯吡咯烷酮等。输液剂的制备工艺与注射剂几乎相同，输液剂的原辅料有严格的质量要求。配液的方法有浓配法和稀配法两种。药液经过活性炭处理后，滤除除去杂质，经灌封、灭菌后进行质量检查、包装。在生产工艺流程中，一般洗涤、配液、室内洁净度为 10000 级，温度 18～28℃，相对湿度 50%～65%，而洗瓶、传送、灌封、盖膜、盖胶塞等关键部分采用局部层流，洁净度要求 10000 或 100 级，为提高输液的质量提供了保证。输液剂的 pH 值应力求接近人体血液的 pH 值；渗透压应等渗或偏高渗；澄明度应符合有关规定；应无菌、无热原、无毒性；输液剂内不得添加任何抑菌剂。

（杨 华）

zhìyào yòngshuǐ

制药用水 （water for pharmaceutical use）

药物及其制剂生产过程中所用的水，依因其使用范围不同而分为饮用水、纯化水、注射用水及灭菌注射用水。一般应根据药物及其制剂各生产工序或使用目的与要求选用适宜的制药用水。

饮用水 （potable water）

为天然水经净化处理所得的水，其质量必须符合现行中华人民共和国国家标准《生活饮用水卫生标准》。饮用水可作为药材净制时的漂洗、制药用具的粗洗用水。除另有规定外，也可作为药材的提取溶剂，但是不能直接用作制剂的制备或试验用水。

纯化水 （purified water）

为饮用水经蒸馏法、离子交换法、反渗透法或其他适宜的方法制备的制药用水。不含任何附加剂。分为两种：①去离子水，用离子交换法、反渗透法、超滤法等非热处理制备的纯化水。②蒸馏水，采用特殊设计的蒸馏器用蒸馏法制备的纯化水。纯化水可作为配制普通药物制剂用的溶剂或试验用水；可作为中药注射剂、滴眼剂等灭菌制剂所用药材的提取溶剂；口服、外用制剂配制用溶剂或稀释剂；非灭菌制剂用器具的精洗用水。也用作非灭菌制剂所用药材的提取溶剂。纯化水不得用于注射剂的配制与稀释。纯化水有多种制备方法，应严格监测各生产环节，防止微生物污染，确保使用点的水质。

注射用水 （water for injection）

为纯化水经蒸馏所得的水，应符合细菌内毒素试验要求。注射用水必须在防止细菌内毒素产生的设计条件下生产、贮藏及分装。可作为配制注射剂、滴眼剂等的溶剂或稀释剂及容器的精洗。为保证注射用水的质量，应减少原水中的细菌内毒素，监控蒸馏法制备注射用水的各生产环节，并防止微生物的污染，应定期清洗与消毒注射用水系统。注射用水的储存方式和静态储存期限应经过验证确保水质符合质量要求，例如可以在 80℃以上保温或 70℃以上保温循环或 4℃以下的状态下存放。

灭菌注射用水 （sterile water for injection）

为注射用水按照注射剂生产工艺制备所得。不含任何添加剂。主要用于注射用灭菌粉末的溶剂或注射剂的稀释剂。其质量符合灭菌注射用水项下的规定。

注射用水的制备方法一般有以下 3 种。①重蒸馏法：制备注射用水常用方法，制备原理是加热经净化处理的水至沸腾，使之汽化为蒸汽，蒸汽经冷凝成液体。气化过程中，易挥发的物质挥发逸出，原来溶于水的大部分杂质及热原都不挥发，仍留在残液中，因而得到纯净的蒸馏水。经两次蒸馏的重蒸馏水不含热原可作注射用水。蒸馏法是一种优良的净水方法，它可除去水中微小物质（大于 $1\mu m$ 所有不挥发性物质和大部分 $0.09～1\mu m$ 的可溶性小分子无机盐类）。常水经蒸馏后其中不挥发性有机物、无机物质，包括悬浮物、胶体、细菌、病毒、热原等杂质都能除去。但蒸馏水器的结构、性能、金属材料、操作方法及水源等因素均可影响蒸馏水的质量。常用的蒸馏水器主要有塔式或亭式重蒸馏器、多效蒸馏水器和气压式蒸馏水器。②反渗透法：20 世纪 60 年代发展起来的新技术，1975 年版《美国药典》收载该法为制备注射用水的方法之一。具有能耗低、水质高、设备使用与保养方便等优点。其基本原理是当纯水和盐溶液被理想半透膜隔开，该半透膜只允许水分子通过而其他物质不能通过，纯水会自发地通过半透膜扩散至盐溶液一面，使其液面不断上升直至达到渗透的动态平衡，这种现象称为渗透。两液面的高度差为盐溶液所具有的渗透压。若在膜的盐溶液一侧施加大于渗透压的压力，则盐溶液中的水将向纯水一侧扩散，这样水就能从盐溶液中分离，即为反渗透过程，是制备纯化水的基本原理。用反渗透法制备注射用水，所选择的微孔大小在 0.5～10nm 的多孔性半透膜称为反渗透膜，反渗透膜的作用机制因种类而异。常用的反渗透膜有醋酸纤维素膜和聚酰胺等。用反渗透法制备注射用水，一般一级反渗透装置能够除去一价离子 90%～95%，二价离子 98%～99%，同时还能除去微生物和病毒，但其除去氯离子的能力、达不到《中华人民共和国药典》的要求，只有二级反渗透装置才能比较彻底地除去氯离子。采用二级反渗透转置其流程为，水→膜滤过（5μm）→一级泵→一级反渗透装置→二级泵→二级反渗透装置→纯水。③综合制水法：为保证注射用水的质量，药厂一般采用综合法制备注射用水，不同厂家的流程组合略有差异，常见的综合法制备注射用水的流程为：自来水→砂滤器→活性炭滤过器→细滤过器→电渗析装置→阳离子交换树脂床→脱气塔→阴离子交换树脂床→混合树脂床→多效蒸馏水器→热贮水器（80℃）→注射用水。注射用水收集器应采用密闭收集系统。收集前，须检查氯化物、重金属，pH值、铵盐及热原是否合格，并在生产中定期检查。注射用水应在 80℃ 以上保温、70℃ 以上保温循环、4℃ 以下存放或灭菌后密封保存，并在制备后 12 小时内使用。

（杨 华）

róuzhì qùchú

鞣质去除（tannins removal） 中药注射剂精制工艺中需去除鞣质。鞣质是多元酚的衍生物，广泛存在于中药植物药材的茎、皮、根、叶及果实中，既溶于水又溶于乙醇，有较强还原性，其水溶液因加热或长时间放置，会氧化、聚合生成不溶于水的沉淀。所以鞣质未除尽的注射液灭菌制剂常产生沉淀。鞣质有收敛性，能与蛋白质形成不溶性鞣酸蛋白，含有一定量鞣质的注射液肌内注射使局部组织产生硬结，造成压迫痛和牵引痛。鞣质的存在是影响中药注射液的澄明度和稳定性的重要原因之一，必须在精制工艺中尽可能去除干净。除去鞣质的方法通常有 3 种。①明胶沉淀法：利用蛋白质与鞣质在水溶液中能形成鞣酸蛋白的原理除去鞣质的方法。其具体操作是：在中草药水煎浓缩液中，加入 2%～5% 的明胶溶液，至不再产生沉淀为止，静置，滤过除去。滤液浓缩后，加乙醇使含量达 75% 以上，以除去过量的明胶。明胶也可用新鲜蛋清代替，将其配成 50% 的水溶液，加入含鞣质的药液中，搅匀，使充分反应，过量的蛋清可加热使之凝固，一并滤除。蛋白与鞣质的反应，通常 pH 4.0～5.0 时最灵敏，所以最好在此条件下进行。②醇溶液调 pH 值法：将中草药材的水煎浓缩液加入高浓度的乙醇，使其含醇量达 80% 或更高，在冷处放置，滤除沉淀后，用 40% 氢氧化钠溶液调其 pH 值为 8.0，此时因鞣酸生成钠盐不溶于乙醇而析出，经放置，即可滤除。药液经此处理可除去大部分鞣质。一般醇浓度和 pH 值越高，则鞣质除去的越多。但若中药中的有效成分（如黄酮类等）也能与氢氧化钠形成钠盐时，为了减少其损失，pH 值不应超过 8.0。例如黄芩苷，因含有羧基，易形成钠盐，即使在 pH 8.0 左右，也有较多的损失，需注意。③聚酰胺吸附法：聚酰胺（polyamide）是由酰胺聚合而成的一类高分子物质，它是除去鞣质的良好材料。方法：将药材水煎浓缩液，加乙醇除去蛋白质、多糖类等杂质之后将此醇液（约80%浓度）过处理好的聚酰胺柱；这时聚酰胺分子内存在着的很多酰胺键就可与鞣质上的酚羟基形成氢键，而使鞣质被牢牢地吸附，而其他有效成分不被聚酰胺吸附或吸附的不太紧。所以可以用少量乙醇冲洗，即可使其他成分与鞣质分开，达到除鞣质的目的。如果乙醇浓度适当，则鞣质可除去，而有效成分很少损失。但在操作中，必须注意经常检查有效成分（如黄酮苷、蒽苷等）是否被聚酰胺吸附而损失。此外，去除鞣质还可以采用超滤法、铅盐沉淀法等。

（杨 华）

rèyuán qùchú

热原去除（pyrogen removal） 注射剂制备中需去除热原。微生物代谢产物中内毒素是产生热原反应的最主要致热物质。内毒素是由磷脂、脂多糖和蛋白质所组成的复合物，其中脂多糖致热作用最强。脂多糖的化学组成因菌种而异，其分子量越大致热作用也越强。

热原的基本性质 ①耐热性：一般说来，热原在 60℃ 加热 1 小时不受影响，100℃ 也不会发生热解。但在 180℃、3～4 小时，250℃、30～45 分钟或 650℃、1 分钟可使热原彻底破坏。虽然已发现某些热原的种类不同其耐热性有明显差异，但在通常注射剂灭菌条件下热原一般不会遭到破坏。②水溶性：热原含磷脂、脂多糖和蛋白质，能溶于水，其浓缩的水溶液往往带有乳光，因此溶液型注射剂带有乳光，提示可能存在热原。③滤过性：热原体积很小，一般滤器均可通过，不能截留去除。但活性炭可吸附热原，纸浆饼等滤材对热原亦有一定的吸附作用。有报道，采用膜分离技术，选择适宜的超滤膜超滤，去除热原的效果较好。④不挥发性：热原本身不具挥发性，但因有水溶性，在蒸馏时往往可随水蒸气雾滴带入蒸馏水中，故蒸馏水器均应有完好的隔沫装置。⑤其他：热原能被强酸、强碱、强氧化剂如高锰酸钾、过氧化氢等破坏。含有热原的溶液中带有一定的电荷，可被某些离子交换树脂所吸附。超声波处理也能破坏热原。

去除热原的方法　根据热原的基本性质，注射剂药液或溶剂除去热原的方法主要有 5 种。①吸附法：常用的吸附剂是活性炭，用量一般为溶液体积的 0.1%～0.5%。活性炭有较强的吸附作用，加入溶液中煮沸、搅拌 15 分钟，即能除去大部分热原，同时有助滤、脱色作用。用活性炭处理也会吸附溶液中部分药物成分，要注意掌握用量。此外也有活性炭与硅藻土配合应用吸附除去热原。②离子交换法：热原分子上常含有磷酸根与羧酸根，带有负电荷，故容易被强碱性阴离子交换树脂所交换吸附，实践证明强碱性阴离子交换树脂交换吸附热原的效果较好，而强酸性阳离子交换树脂除去热原的能力较弱。用离子交换法除去注射剂中热原已有报道，并用于大生产。③凝胶滤过法：又称分子筛滤过法，是利用凝胶物质作为滤过介质，当溶液通过凝胶柱时，分子量较小的物质渗入凝胶颗粒内部而被阻滞，分子量较大的物质则沿凝胶颗粒间随溶剂流出。当溶液中药物分子量明显大于热原分子时，可应用此法滤过除去热原。④超滤法：利用高分子薄膜的选择性与渗透性，在常温条件下，依靠一定的压力和流速，使小于膜孔的低分子物质透过膜，而截留大于膜孔的高分子物质，从而达到除去热原的目的。滤过速度快，除热原效果明显。⑤反渗透

法：新发展起来的一种方法。通过三醋酸纤维素膜或聚酰胺膜能有效地除去热原，具有较高的实用价值。

注射剂容器上热原除去的方法：①高温法，热原有耐热性，但经 250℃加热 30 分钟以上处理，可以破坏热原。②酸碱法，强酸强碱溶液处理，可有效破坏热原。常用的酸碱液为重铬酸硫酸清洁液或稀氢氧化钠溶液。

上述除去热原的各种方法应根据具体情况选择使用。注射剂中热原的检查方法，常用的有家兔致热实验法和细菌内毒素检查法（鲎试剂法），具体操作方法、判断标准、适用范围必须依照《中华人民共和国药典》执行。

（杨　华）

xīpèifǎ

稀配法（delayed dilution, mixing and filtration）

将全部药物加入溶剂中，一次配成所需浓度，再行滤过的溶液型制剂的配制方法。适用于原料质量较好，溶解后成品澄明度合格率较高的产品。常用于注射剂的配制，操作方法：将原料加新鲜注射用水配成所需浓度，加活性炭（0.02%～0.1%），调整 pH 值，搅拌，放置（必要时加热处理）后，经粗滤、精滤后，即可供灌装。

（杨　华）

nóngpèifǎ

浓配法（concentration preparation method）

将原料溶于新鲜的注射用水中配成浓溶液，加活性炭加热处理，滤过后再稀释至所需浓度的配制方法。适用于原料质量虽符合《中华人民共和国药典》标准，但溶解后澄明度较差的产品。加活性炭加热处理可以吸附除去原料中的热原、色素和杂质，使溶解度较小的杂质在高

浓度时不溶解而加以除去。如葡萄糖可先配成 50%～70% 的浓溶液，氯化钠可先配成 20%～30% 的浓溶液。先煮沸，加活性炭吸附、冷藏、滤过后，再用滤清的注射用水稀释至所需浓度。

（杨　华）

gāowèi jìngyā lǜguò

高位静压滤过（high hydrostatic pressure filtration）

应用高位产生静压而加速滤过的方法。此法适用于生产量不大，缺乏加压或减压设备的情况下，利用药液在滤过介质两侧因高低势能产生的静柱压而加速药液的滤过。此法压力稳定，滤液质量好，但滤速稍慢。操作方法见高位静压滤过装置。

（杨　华）

ānbù chǔlǐ

安瓿处理（ampoule processing）

注射剂灌装用安瓿经切割、圆口、灌水蒸煮、洗涤、干燥或灭菌等步骤的处理方法。

安瓿的切割与圆口：安瓿经过切割，使安瓿的颈具有一定的长度，便于灌药与包装。切割安瓿瓶口应整齐，无缺口、裂口、双线，长短符合要求。切口不好，玻璃碎屑掉入安瓿，增加洗瓶的难度，影响澄明度。颈口截面粗糙，留有细小玻屑，在相互碰撞及洗涤时容易落入安瓿内，因此需要圆口。圆口是利用强烈火焰喷射颈口截面，使熔融光滑。圆口后倒出安瓿内玻屑，储存时不得重压。该工序一般在安瓿生产厂内完成。

安瓿的洗涤：安瓿一般使用离子交换水灌瓶蒸煮，质量较差的安瓿需用 0.5% 的醋酸水溶液，灌瓶蒸煮（100℃、30 分钟）热处理。蒸煮的目的是使瓶内的灰尘、沙砾等杂质经加热浸泡后落

入水中，容易洗涤干净，同时也是一种化学处理，让玻璃表面的硅酸盐水解，微量的游离碱和金属盐溶解。使安瓿的化学稳定性提高。安瓿洗涤设备有3种：喷淋式安瓿洗涤机组、气水喷射式安瓿洗涤机组和超声波安瓿洗涤机组。

安瓿的干燥与灭菌：安瓿洗涤后，一般在置于120~140℃烘箱内干燥。盛装无菌操作或低温灭菌的安瓿在180℃干热灭菌1.5小时。大生产多采用隧道式红外线烘箱，主要由红外线发射装置和安瓿传送装置组成，温度为200℃左右，有利于安瓿的烘干、灭菌连续化。亦可采用远红外线加热技术，一般在碳化硅电热板的辐射源表面涂远红外涂料，如氧化钛、氧化锆等，便可辐射远红外线，温度可达250~350℃。具有效率高、质量好、干燥速度快和节约能源等特点。

(杨 华)

guànfēng

灌封 (filling and sealing) 将药液定量灌装于特定容器中后并进行封口的操作。是注射剂制备工艺中的一个操作单元，包括灌注药液和封口两步操作。灌注和封口应在同一室内进行，已灌注药液的安瓿应立即封口，以免污染。药液灌装时，力求做到剂量准确，药液不沾瓶颈口，不受污染。注入容器的药液量可按规定适当增加，以补偿注射剂使用时药液蘸附容器、注射器、针头造成的药量损失。安瓿封口时采用拉封技术，熔封严密，不漏气，顶端圆整，光滑，无尖头或小泡。安瓿的灌封操作分为手工灌封和机械灌封。手工灌封常用于小试，大生产多采用全自动灌封机，采用洗、灌、封联动机和割、洗、灌、

封联动机，生产效率有很大提高。安瓿灌封中可能出现的问题：剂量不准，封口不严（毛细孔），出现大泡、焦头、瘪头、爆头等。安瓿颈部沾有药液，熔封时炭化导致焦头。灌药给药太急、针头往安瓿里灌药时不能立即回缩或针头安装不正、压药与打药行程不配合等都会导致安瓿颈部沾有药液。无二氧化碳充填的安瓿熔封时容易发生瘪头、爆头。

(杨 华)

zhōngyào zhùshèjì zhōngjiāntǐ

中药注射剂中间体 (intermediate of traditional Chinese medicine injection) 饮片经提取、精制后达到注射用规定质量标准的中药提取物。用于配制中药注射剂。按照《中华人民共和国药典》规定，除另有规定外，中药注射剂要以半成品投料。

中药注射剂中间体是中药注射剂发展过程中的产物，在1985年《药品管理法》颁布实施之前，大多数以饮片为处方的中药注射剂，配制时是以饮片提取的浸膏为原料。由于中药成分复杂，注射剂的质量受到药材来源、产地、采收季节、提取工艺等多种因素的影响，以饮片投料配制的注射剂难以保证质量一致，故以中间体投料配制是保证注射剂质量的重要措施之一。

中药注射剂中间体的制备应根据饮片含有的有效成分的理化性质，结合中医药理论中该药的功能与主治，并兼顾临床使用中的药效及作用时间等因素，设计合理的提取工艺路线，通过试验优选工艺参数，尤其是对于纯化和精制工艺，要达到最大限度地除去杂质，保留有效成分。应用的提取、精制方法主要有：①水蒸气蒸馏法。为提取挥发性成分

的常用方法，适用于含有挥发油及其他挥发性成分的饮片。②水醇法。根据中药中大多数成分既溶于水又溶于乙醇的原理，利用其在水中或乙醇中溶解度不同的特性，先以水提取药材中有效成分，再用乙醇沉淀除去其中杂质以纯化药液的方法。③醇水法：原理与水醇法相同，但操作时先以醇为溶剂提取药材中的有效成分，可减少某些醇中难溶的杂质的提出量，适合于含此类杂质较多的块茎、块根类药材，以免水提取液杂质过多而影响有效成分的溶解。④双提法：将蒸馏法和水醇法结合应用，可兼顾挥发性成分和非挥发性成分的提取。⑤透析法：利用小分子物质在溶液中可透过半透膜，而大分子不能通过的性质，去除高分子杂质，达到纯化药液的目的。⑥超滤法：用于分子分离的方法。应用特殊的高分子膜为滤过介质，在常温、加压条件下，将中药提取液中不同分子量物质加以分离以提取药液的技术。此外尚有离子交换法等，可以根据具体情况选用。

中药注射剂中间体的质量控制要制订适宜的方法和标准，由来源、制法、性状、鉴别、检查、浸出物或总固体、特征图谱和指纹图谱、含量测定、微生物等项组成，还应检查重金属、砷盐。

(杨 华)

shuānjì

栓剂 (suppository) 提取物或饮片细粉与适宜基质制成供腔道给药的固体剂型。又称坐药、塞药。多用于肛门、阴道等，其形状与重量因施用于不同的腔道而异。栓剂在常温下为固体，纳入人体腔道后，在体温下能迅速软化、熔融或溶解，并与分泌液混合，逐渐释放药物而产生局部或全身

作用。与口服制剂相比，栓剂有如下特点：①药物不受胃肠道 pH 值、酶的破坏或影响较小，可减少肝脏首过效应；②可避免药物对胃黏膜的刺激；③栓剂用法简便，剂量准确，适用于不能或不愿口服给药的患者，尤其适宜婴儿和儿童用药；④可在腔道起润滑、收敛、抗菌、杀虫、止痛、止痒、局麻等局部治疗作用；亦可发挥全身治疗作用。

栓剂应用历史悠久，公元前 1550 年埃及的《埃伯斯纸草书》以及中国的《史记·仓公列传》中就有类似栓剂的记载。东汉，张仲景《伤寒论》中载有蜜煎导方，就是用于通便的肛门栓；晋代，葛洪《肘后备急方》中有用半夏和水制成的鼻用栓剂和用巴豆鹅脂制成的耳用栓剂等。随着栓剂新基质的不断出现、机械化生产能力的提高，栓剂类型和品种明显增加，出现了双层栓、中空栓、微囊栓、凝胶缓释栓和泡腾栓等许多新类型。

栓剂按其作用部位可分为两种：在腔道起润滑、收敛、抗菌、消炎、杀虫和止痒等局部作用的栓剂，如甘油栓、蛇黄栓等；主药经腔道吸收至血液起全身作用的栓剂，如吗啡栓、克仑特罗栓等。栓剂按其应用部位可分为肛门栓、阴道栓、尿道栓和牙用栓等，其中最常用的是肛门栓和阴道栓。按其制备工艺与释药特点可分为双层栓、中空栓、控缓释栓。其中双层栓可将药物分隔在内外层或上下层不同层中，可控制各层中药物具有不同的释放速度；中空栓可达到快速释药目的；缓、控释栓有骨架型、渗透泵型和凝胶缓释型等不同类型。栓剂常用基质分为油脂性基质和水溶性及亲水性基质。油脂性基质主

要包括可可豆脂和半合成或全合成脂肪酸甘油酯。多采用半合成椰油酯/半合成山苍油酯/半合成棕榈油酯或硬脂酸丙二醇酯等全合成脂肪酸甘油酯。水溶性与亲水性基质包括甘油明胶和聚乙二醇类。

栓剂是中药传统有效剂型，不但具有局部和全身治疗作用，而且是中药治疗急症的剂型之一，已经显示了明显优势，并受到医药界的重视。随着医学科学技术的不断发展，栓剂的应用与研究前景更加广泛。新型栓剂研究和上市的较多，这些新型栓剂在增加药物生物利用度，提高药物稳定性，减少药品不良反应及在特殊人群中应用有着重要的作用，其开发和应用将成为新的热点。

（萧 伟）

gāngménshuān

肛门栓（rectal suppository） 将药物与适当的基质混合均匀，制成的专供纳入肛门的固体剂型。为栓剂最常见类型之一，东汉·张仲景的《伤寒论》中载有蜜煎导方，就是用于通便的肛门栓。肛门栓的主要形状有圆锥形、圆柱形和鱼雷形等，其中以鱼雷形较好，此形状的栓剂塞入肛门后，由于括约肌的收缩容易压入直肠内。成人栓剂的重量每颗约 2g，儿童栓剂约 1g。

剂型作用 肛门栓在肛门处主要起润滑、缓泻、杀虫、止痛和消炎等局部作用，直肠吸收后也可作用于全身。肛门栓中药物直肠吸收的途径主要有：①通过直肠上静脉，经门静脉进入肝脏，经肝脏代谢后进入大静脉。②通过直肠下静脉和肛门静脉，经髂内静脉绕过肝脏，进入下腔大静脉。③通过直肠淋巴系统吸收。直肠内药物的吸收途径与栓剂纳

入肛门的深度有关，当栓剂距肛门 2cm 时，给药总量的 50% ~ 70% 不经过肝脏；当栓剂距肛门 6cm 时，药物大部分经过直肠上静脉进入门肝系统，此时药物受肝脏首过作用影响。

剂型制法 制备方法有搓捏法、冷压法和热熔法，以热熔法最为常用。

质量要求 肛门栓的质量要求包括：外形完整光滑，药物与基质应混合均匀，有一定的硬度和韧性，便于引入肛门，塞入肛门后应能融化、软化或溶化，并与分泌液混合、逐渐释放出药物且无刺激性。①重量差异：取栓剂 10 粒，精密称定总重量，求得平均粒重后，再分别精密称定各粒重，每粒重量与标示粒重相比较（无标示粒重的栓剂，与平均粒重比较），超出限度的粒数不得多于 1 粒，并不得超出限度一倍。②融变时限：取供试品 3 粒，在室温放置 1 小时后，分别放在 3 个金属架的下层圆板上，装入各自的套筒内，并用挂钩固定。除另有规定外，将上述装置分别垂直浸入盛有不少于 4L 的 37.0℃ ± 0.5℃ 水的容器中，其上端位置应在水面下 90mm 处。容器中装一转动器，每隔 10 分钟在溶液中翻转该装置一次。除另有规定外，脂肪性基质的栓剂 3 粒均应在 30 分钟内全部融化、软化或触压时无硬芯；水溶性基质的栓剂 3 粒均应在 60 分钟内全部溶解。如有 1 粒不符合规定，应另取 3 粒复试，均应符合规定。③微生物限度：包括细菌数、霉菌数、酵母菌数及控制菌检查。微生物限度检查应在环境洁净度 10000 级下的局部洁净度 100 级的单向流空气区域内进行。检验全过程必须严格遵守无菌操作，防止再污染，

防止污染的措施不得影响供试品中微生物的检出。单向流空气区域、工作台面及环境应定期按《医药工业洁净室（区）悬浮粒子、浮游菌和沉降菌的测试方法》的现行国家标准进行洁净度验证。供试品检查时，如果使用了表面活性剂、中和剂或灭活剂，应证明其有效性及对微生物无毒性。除另有规定外，本检查法中细菌及控制菌培养温度为 30~35℃；霉菌、酵母菌培养温度为 23~28℃。检验结果以 1g、1ml、10g、10ml 或 10cm² 为单位报告，特殊品种可以最小包装单位报告。

（萧　伟）

阴道栓（vaginal suppository）

yīndàoshuān

将药物与适宜基质混合均匀，制成的专供纳入阴道的固体剂型。又称阴道弹剂。为栓剂最常用类型之一。阴道栓应用历史悠久，《本草纲目》中有类似阴道栓的记载。阴道栓的形状有球形、卵形、鸭嘴形和梭形等，以鸭嘴形较常用。阴道栓每颗重 2~5g，直径 1.5~2.5cm。随着阴道栓研究和应用的发展，出现了泡腾栓、双层栓和凝胶缓释栓等新类型。阴道栓给药后，在体温能迅速软化、熔融或溶解，并与分泌液混合，逐渐释放药物而产生局部或全身作用。阴道栓在给药部位主要起杀虫、润滑、抗菌、消炎及止痒等局部作用，可用于治疗阴道炎、阴道滴虫等疾病；也可通过吸收用于全身治疗，如急、慢性宫颈炎等疾病。阴道附近的血管几乎都与血液大循环相连，所以栓剂在阴道给药后，药物的吸收不经肝，不受肝脏首过作用影响，且吸收速度较快。阴道栓的药物处理、基质选择、制备操作等与普通栓剂的制备类似，但应注意阴道栓的基质常选用甘油明胶，若含有明胶时，不适用于鞣酸、重金属盐等与蛋白质有配伍禁忌的药物。质量要求同肛门栓的质量要求。

（萧　伟）

鼻用栓（nasal plug）

bíyòngshuān

将药物与适当的基质混合均匀，制成的专供纳入鼻腔内的固体剂型。晋·葛洪《肘后备急方》中有用半夏和水为丸纳入鼻中的类似鼻用栓剂。鼻用栓系中间为空心的固体制剂，以减少对呼吸产生不良影响，可延缓药物的释放，延长作用时间，减少给药次数，其作用特点如下：①鼻腔黏膜有众多的细微绒毛，可大大地增加药物吸收的有效表面积，鼻腔上皮细胞下有大而多的毛细血管，能使体液迅速通过血管壁，促使药物迅速吸收。②药物由鼻腔毛细血管进入体循环，不经门静脉进入肝脏，可避免肝脏首过作用，对在胃肠液与胃肠壁膜中代谢的或首过作用大的药物尤为适用；③鼻腔中黏液纤毛将药物从鼻甲部向鼻咽部清除，这样大大缩短了药物与吸附表面的接触时间，影响药物的吸收及生物利用度。鼻腔是呼吸的门户，而且药物的理化性质如脂溶性、分子量、pH 值和渗透压以及鼻黏膜生理病理状况等均影响鼻腔中黏液纤毛的正常生理功能和药物的吸收。鼻用栓多已被其他剂型替代。鼻用栓主要发挥局部消肿、抗菌、消炎、活血等作用，用于治疗鼻息肉及常年性变异性鼻炎等鼻腔病变。最常用的制法是热熔法，其工艺流程为：熔融基质、加入药物混匀、注模、冷却、刮削、取出成品、包装，应注意鼻用栓模规格、大小与形状的选择。药物处理、基质选择、制备操作等与普通栓剂的制备类似。质量要求同肛门栓的质量要求。

（萧　伟）

耳用栓（aural suppositories）

ěryòngshuān

将药物与适宜的基质混合均匀，制成的专供纳入耳道的传统栓剂。耳用栓应用历史悠久，晋·葛洪《肘后备急方》中载有用巴豆鹅脂制成的耳用栓剂。耳用栓主用于耳道局部给药，逐渐释放药物，产生局部抗菌、消炎或吸收发挥全身作用。耳用栓起效较快，且可避免药物肝脏首过效应。因耳道的特定部位与作用，对耳用栓多有特定要求，临床已极少使用，多已被其他剂型所替代。耳用栓制备时传统多用搓捏法，也有热熔法。热熔法制备时应先将耳用栓模洗净、擦干，用润滑剂少许涂布于模内壁，然后按药物性质以不同方法加入，混合均匀，倾入栓模内至稍溢出模口，放冷，待完全凝固后，用刀切去溢出部分，开启模型，将栓剂推出即可。药物与基质应混合均匀，外形应完整光滑，应无刺激性；应有适宜的硬度，塞入腔道后，应能融化、软化或溶化，逐渐释放药物发挥作用。重量差异、融变时限、微生物限度等规定检查项要求见肛门栓的质量要求，均应符合相关规定。

（萧　伟）

口腔栓（oral suppository）

kǒuqiāngshuān

将药物与适宜的基质及附加剂混合均匀制成的专供口腔内使用的栓剂。口腔栓主用于口腔病变，在使用部位缓缓溶化，逐渐释放药物，产生局部抗菌、消炎或吸收发挥全身作用。因口腔的特定部位，该剂型对口感、黏附性、溶解性等多有特定要求，临床已极少使用。常规制法中最常用的为热熔法，先将栓模洗净、擦干，用润滑剂少许涂布于模型内部；然后按药物性质以不同方法加入药物，混合均匀，倾入栓模内至稍溢出模口，放冷，待完全凝固后，用刀切去溢出部分，开启模型，将栓剂推出即可。药物与基质应混合均匀，外形应完整光滑，应无刺激性、口感较好，应有适宜的黏附性，重量差异、融变时限和微生物限度等见肛门栓的质量要求中相应的检查方法，均应符合规定。

（萧　伟）

shuāngcéngshuān

双层栓（double-layered suppository）

包含有内外或上下两层结构，具有缓释或速释作用，或阻滞药物向直肠深部转移的栓剂。分为：①内外两层栓，内外两层含有不同药物，可先后释药而达到特定的治疗目的。②上下两层栓，有两种：下半部的水溶性基质使用时可迅速释药，上半部用脂溶性基质能起到缓释作用，可较长时间使血药浓度保持平稳；上半部为空白基质，下半部才是含药栓层，空白基质可阻止药物向上扩散，减少药物经上静脉吸收进入肝脏而发生的首过效应，提高药物的生物利用度。

双层栓的制法有3种：①将2种或2种以上理化性质不同的药物分别分散于脂溶性基质或水溶性基质中，制成含有上下两层的栓剂，以便于药物的吸收或避免药物发生配伍禁忌。②将一种药物分别分散于脂溶性基质和水溶性基质中，制备成上下两层，使栓剂在使用时同时具有速释和缓释的作用。③用空白基质和含药基质制成上下两层，利用上层空

白基质阻止药物的向上扩散，以减少药物自直肠上静脉吸收。实验室小量制备时，应先将内模插入外套中固定好，将外层的基质和药物熔融混合，注入内模和外套之间，待凝固后，取出内模，再将已熔融的基质和药物注入内层，熔封而成。为使药物与基质均匀混合，应根据两者性质采用相应的方法。药物与基质应混合均匀，外形应完整光滑，无刺激性；应有适宜的硬度，塞入腔道后，应能融化、软化或溶化，并与分泌液混合，逐渐释放出药物，产生局部或全身作用。重量差异、融变时限、微生物限度等规定检查项要求见肛门栓的质量要求，均应符合相关规定。

（萧　伟）

zhōngkōngshuān

中空栓（hollow type suppository）

将基质制成外层栓壳，栓中的空心部分填充不同类型药物的栓剂。中空栓的空心部分可供填充各种不同类型的药物，如水溶性、脂溶性，固态、液态和混悬态等药物，并添加适宜辅料使药物快速或缓慢释放，具有速释或缓释作用。中空栓可避免药物与基质混合后，比例变化或相互作用造成制剂硬度、熔点和熔融时间等的改变，从而使药物的释放发生变化及部分暴露在表面的药物存储时发生氧化和潮解等。实验室制备少量中空栓常采用普通栓剂模具，可在普通栓模上方插入一个不锈钢管，固定，沿边缘注入熔融的基质，待基质凝固后，拔出钢管，在空腔内注入一定量的药物，最后用同一熔融的基质封好尾部。也有将熔化的栓剂基质注入经润滑剂处理的栓模中，待适当凝固后，迅速翻转栓模，使模孔中央未凝的基质流出，形

成内壁光滑的空腔；再向空腔内加入一定量的药物，尾部用同一熔融的基质封口，放冷，刮除多余基质即得。为提高生产效率同时满足药剂卫生要求，大生产多用特定规格的中空栓模具制备。栓剂要求外形完整光滑，有一定的硬度和韧性，便于引入腔道，塞入腔道后应能融化、软化或溶化，并与分泌液混合、逐渐释放出药物；应无刺激性，其他质量要求见肛门栓中重量差异、融变时限、微生物限度等规定检查项，均应符合相关规定。

（萧　伟）

pàoténgshuān

泡腾栓（effervescent suppository）

在栓剂中加入发泡剂，使用时释放 CO_2 来增加药物与用药部位接触面的栓剂。亦称产气栓。是以速释为目的一种新型栓剂。泡腾栓不仅保持了非口服给药途径避免药物首过效应的特点，同时利用酸碱产气原理，加速药物的释放，增加药物与用药部位接触面，延长药物与黏膜作用时间，提高局部药物浓度，进而增强治疗效果，尤其在儿童制剂和阴道用药方面具有一定优势。制备方法为取适宜适量基质（聚乙二醇或聚维酮碘等）在水浴中加热熔融后，在搅拌下加入药物和泡腾剂（柠檬酸/碳酸氢钠等），混合均匀趁热注入栓模中，冷却，待完全凝固后，用刀切去溢出部分，开启模型将栓剂取出，质检，包装，于30℃以下密闭贮存。重量差异、融变时限、微生物限度等规定检查项要求见肛门栓的质量要求，均应符合相关规定；同时按要求测定泡腾栓的发泡时间、泡沫量、泡沫持续时间及变形温度、药物含量等，应符合规定。

（萧　伟）

渗透泵栓 (osmotic pump suppository)

shèntòubèngshuān

外层为一层不溶性微孔膜，以膜内外的渗透压差为释药动力，以零级恒速释药的长效控释栓剂。渗透泵控释制剂是控释效果最为理想的制剂之一，最外层为一不溶解的刚性微孔膜，利用渗透泵原理，药物分子由微孔中缓慢恒速渗出，达到控释目的。其显著特点在于：①释药行为不受 pH 值、酶、胃肠蠕动、食物等因素的影响，体内外相关性良好；②具有独特的释药方式和恒定的零级释药速率，可以最大限度地减小甚至避免血药浓度波动大的现象，降低全身毒副作用，减少服药次数，提高药物制剂的安全性、有效性和病人的顺应性。直肠型渗透泵给药系统是利用渗透泵原理，兼有直肠给药可避免首过效应和控释给药的优点。使用渗透泵栓剂时，环境介质中的水分经半透性衣膜渗透进入栓剂内，使栓中的渗透活性物质和药物溶解，衣膜内形成具有高渗透压的饱和溶液；由于包衣膜为刚性结构（在一定的压力范围内体积不可变），作为释药动力的栓剂内外的渗透压差将维持水分持续进入栓剂内，同时药物和促渗剂从释药小孔中释出，达到恒速释药的效果。

制备方法：将药物、基质与适宜的渗透活性物质（微晶纤维素、氯化钠、聚维酮 K-30 等）制成栓剂后，用醋酸纤维素等不溶性高分子聚合物对栓剂包衣，然后用激光或机械方式在该膜上制成孔径适宜的释药小孔。栓剂基质的种类与数量、渗透压促进剂的种类与数量、包衣膜的组成、厚度及工艺、释药孔径等对于该制剂的体外释药均有显著影响。

重量差异、融变时限、微生物限度等规定检查项要求见肛门栓的质量要求，均应符合相关规定；同时药物释放度与生物利用度也应符合有关规定和要求。

（萧 伟）

凝胶缓释栓 (sustained-release gel suppository)

níngjiāo huǎnshìshuān

以遇水能逐渐膨胀形成凝胶屏障的基质为载体制成的缓慢释药的长效栓剂。凝胶缓释为缓释制剂的重要类型之一，在口服剂型中多有应用。随着制剂工艺的成熟，这种技术被用于栓剂。凝胶缓释栓在直肠内不溶解、不崩解，通过吸收水分逐渐膨胀，缓慢释药发挥疗效，不仅保持了非口服给药途径可避免药物首过效应的特点，同时利用减缓扩散速度或减小溶出速度原理，延缓药物的释放，延长作用时间，减小给药次数，具有缓释作用。制备关键在于凝胶基质的品种与用量的选择。凝胶基质的溶解及其与药物的混合方法等。常用的基质有羟丙甲纤维素、海藻酸钠、壳多糖和聚乙烯醇等。药物的处理及制备过程与普通栓制备操作相类似，但要确保药物与基质混合的均匀性。以吡咯酮水凝胶栓剂制备为例：称取主药适量，溶解于 95% 乙醇中，加入蒸馏水适量，缓慢加入海藻酸钠，边加边搅拌，将混合物冷却至 4℃；再缓慢加入泊洛沙姆，边加边搅拌，蒸馏水加至 100g。将混合物于 4℃放置过夜，即得。该水凝胶栓剂直肠给药后在体内温度下能很快发生胶凝。重量差异、融变时限、微生物限度等规定检查项要求见肛门栓的质量要求，均应符合相关规定；同时体外释放特性与累积释药量应符合相关要求与规定。此外，水凝胶栓剂应测定胶凝温度。

（萧 伟）

热熔法 (fusion method)

rèróngfǎ

将处理好的药物与微热熔化的基质搅拌均匀，迅速倾入内壁已涂有润滑剂的栓剂模型内，放冷，切去溢出模口部分，形成一定形状和重量均匀制品的制备方法。又称熔合法。是栓剂制备应用最为广泛的方法。工艺流程：基质及附加剂→熔融基质→加入药物（混匀）→熔融混合物→注模→冷却→刮削→取出→包装即得。操作方法：①药物的处理。不溶性药物或饮片一般应粉碎成细粉或最细粉；中药挥发油、冰片等芳香挥发性成分以及药物的亲脂性提取物等可直接溶解或分散于基质中，必要时可加适量蜂蜡和鲸蜡调节；中药水提浓缩液可用适量羊毛脂吸收水后与基质混匀，或制成干浸膏粉后再与基质混匀。②基质的选择。应无毒、无刺激性、无致敏性，具有稳定的物理化学性质，还要求用于局部的栓剂基质释药应缓慢而持久，应用于全身的栓剂基质引入腔道后可以迅速释药；室温时具有适宜的硬度与韧性；易于成型且易于脱模等。③制栓。制备时先将模型洗净、擦干，用润滑剂少许涂布于模型内部（勿过量）。油脂性基质的栓剂常用肥皂、甘油各 1 份与 90% 乙醇 5 份制成的醇溶液（称肥皂醋）作为润滑剂。水溶性或亲水性基质的栓剂，则用油性润滑剂，如液状石蜡、植物油等。将计算量的基质粉末加热熔融，然后以适应药物性质需要的方法加入药物，混合均匀，混合时应尽可能减少气泡带入，必要时应进行脱气。注模时，应将熔融混合液不间断地倾入模孔至稍溢出模口。注模后，应放冷，待完全凝固后，用刀切去溢出部分，开启模型将栓剂取出，质检、包装，于30℃以下密闭贮存。该法适用于油脂性基质及水溶性基质栓剂的制备。

（萧 伟）

lěngyāfǎ
冷压法（cold compression method）

将药物与粉末基质混合均匀，装入制栓模型机内压制成一定形状制品的制备方法。是栓剂的制法之一。采用特殊的机械压制，生产效率较高，成品外观较好。操作方法：①药物的处理。不溶性药物或饮片一般应粉碎成细粉或最细粉；中药挥发油、冰片等芳香挥发性成分以及药物的亲脂性提取物等可直接溶解或分散于油脂性基质中，必要时可加适量蜂蜡、鲸蜡调节；中药水提浓缩液可用适量羊毛脂吸收水后与油脂性基质混匀，或制成干浸膏粉后再与油脂性基质混匀。②基质的选择。应无毒、无刺激性、无致敏性；具有稳定的物理化学性质等要求，尚要求应用于局部的栓剂基质释放应缓慢而持久，应用于全身的栓剂基质引入腔道后可以迅速释药；室温时具有适宜的硬度与韧性；熔点与凝固点的间距不宜过大，易于成型，且易于脱模。③制栓。与搓捏法相似，取药物置适宜的容器内，加入等量的基质研匀后，缓缓加入剩余基质，随加随研，制成团块，冷却后再制成粉末或粒状，然后装置于制栓机的管内，通过模型压成一定的形状，常用于有足够可塑性的基质。与热熔法相比，此法避免了加热对药物与基质稳定性的影响，并可避免不溶性成分在制备过程中的沉降。但易夹带空气，对易氧化的基质和主药可能有一定影响。冷压法对基质和药物的黏合性有一定要求，所施压力亦须一致，且往往存在药物分散不均匀的缺点，故在实际生产中应用较少。该法适用于脂肪性基质栓剂的大量制备，尤适用于所含主药对热不稳定或栓剂中含有较多成分不溶于基质栓剂的制备。

（萧 伟）

cuō-niēfǎ
搓捏法（kneading method）

将药物与适宜基质及附加剂经搓揉或研磨制成软硬适宜、均匀的可塑性团块，分割成一定大小后，经手工搓捏成一定形状制品的制备方法。是一种传统手工制作栓剂的方法。操作方法：①药物的处理：不溶性药物或饮片一般应粉碎成细粉或最细粉；中药挥发油、冰片等芳香挥发性成分及亲脂性提取物等可直接溶解或分散于油脂性基质中，必要时可加适量的蜂蜡和鲸蜡等调节；中药水提浓缩液可用适量羊毛脂吸收水后与油脂性基质混匀，或制成干浸膏粉后再与油脂性基质混匀。②制栓：取药物置乳钵中加入等量的基质研匀后，缓缓加入剩余基质，随加随研，使成均匀的可塑团块。必要时可加适量的植物油或羊毛脂增加可塑性。然后将团块置于瓷板上，用手隔纸揉搓，轻轻加压转动，转成圆柱体，再按需要量分割成若干等分，搓捏成适当的形状。搓捏法制栓剂简便易行，无需加热熔化，无需特殊的器械，尤适用于脂肪性基质小量栓剂的临时制备。

（萧 伟）

zhìhuànjià
置换价（displacement value）

药物的重量与同体积基质重量之比值。置换价是用以计算栓剂基质用量的参数，根据置换价可以对药物置换基质的重量进行计算。不同栓剂用同一模具所制得的栓剂体积是相同的，故栓剂的重量与基质和药物的密度有关，即同药物不同基质，同基质不同药物其置换价均不同，且药物细度不同可影响置换价的大小。用同一模具所制栓剂的容积虽相同，但其重量随药物和基质比重的不同而异，明确置换价可以准确计算基质用量，使栓剂含药量准确。基质的体积随温度变化而不同，应在同一温度条件下测量基质的容积或药物置换基质的体积。实验用取药量应根据其相对密度设定，且其所置换的基质体积不应小于0.5ml，以减小实验误差。计算方法为：①药物与基质的密度已知，可用下式计算置换价（F）：F = 药物密度/基质密度。②基质和药物的密度未知，可用下述方法测定：取基质适量用热熔法制成栓剂（不含药物）若干枚，精密称定，求出每枚空白栓剂平均重量（G）；精密称取适量药物和基质，混合均匀，制成药物浓度为$X\%$的混合物，以热熔法制成栓剂（含有药物）若干枚，精密称定，求出每枚含药栓剂的平均重量（M），置换价公式：

$$F = \frac{W}{G - (M - W)}$$

其中G为纯基质的平均栓重；M为含$X\%$药物的栓剂重量；W为含$X\%$药物的栓剂中药物的重量（$M×X\%$）。③置换价已知或由实验测得，制备每枚栓剂所需基质的理论用量的计算公式：

$$M = G - F×S。$$

式中：M为制备每枚栓剂所需基质的理论量；G为每枚栓剂

基质量；F 为置换价；S 为每枚栓剂所含药物的量。

（萧 伟）

qìwùjì

气雾剂（aerosol）

将药物与适宜的抛射剂封装于具有特制阀门系统的耐压密封容器中，借助抛射剂的压力将内容物喷出的制剂。药物一般指提取物、饮片细粉。其中，按相的组成气雾剂分为两种类型：二相气雾剂由抛射剂的气相和药物与抛射剂混溶的液相所组成。三相气雾剂一般指混悬液型气雾剂（又称粉末气雾剂）与乳浊液型气雾剂（又称泡沫气雾剂），前者由汽化的抛射剂（气相）、液化抛射剂（液相）、固体药物和附加剂的微粉（固相）组成；后者由汽化的抛射剂（气相）、液化抛射剂（油相）和药物水溶液（水相）组成。气雾剂具有速效、高效的特点，在呼吸系统、心血管系统、外科出血、烧伤等临床疾病的治疗中发挥重要作用。

气雾剂概念最早源于 1862 年林德（Lynde）提出的用气体的饱和溶液制备加压包装的设计理念；1931 年罗塞姆（Rotheim）用液化气体制备了具有现代意义的气雾剂的原形；1943 年古德休（Goodhue）用二氯二氟甲烷（商品名 F12）作为抛射剂成功制备了杀虫用气雾剂，并于 1947 年上市，标志着气雾剂取得具有实用意义的重要进展；进入 20 世纪中叶，气雾剂开始用于皮肤病、创伤、烧伤和局部感染等临床病症，并发展成为呼吸道给药系统。随着新的吸入给药装置的完善，以及脂质体、前体药物、高分子载体等新的制剂技术在气雾剂中的应用，气雾剂的新类型新品种不断增加。气雾剂可直接到达吸收

或作用部位，药物分布均匀，奏效快，如吸入气雾剂主要通过肺部吸收，吸收速率快，而且，药物密闭于容器内，能保持药物清洁和无菌状态，喷出的雾粒微小且分布均匀，机械刺激性小，可减少局部涂药的疼痛与感染，特别适用于外伤和烧伤患者，可避免药物在胃肠道被破坏和肝脏首过效应。但气雾剂存在生产成本较高、抛射剂具有高度挥发性、容器内具有一定内压、遇热或受撞击可能引起爆炸等缺点，影响了该制剂的应用。

中药气雾剂，作为中国特色的传统药递送方式，已发展成为中药制剂领域中的一个重要分支。中药气雾剂作用迅速，治疗领域包括活血止痛、跌打损伤、哮喘和气管炎等，且可以作为中医急症用药，特别对于呼吸系统和心血管系统疾病尤为适用，如复方丹参气雾剂和可用于心绞痛急性发作。目前，氟利昂作为抛射剂已全面禁用，中药气雾剂由于质量标准和成分的复杂性，抛射剂替代成为难点。在中医理论的指导下，如何选择使用剂量小且安全可靠的中药有效成分，配以适合中药自身特点的抛射剂，充分发挥其剂型特点和优势，是中药气雾剂研究的重点之一。

（萧 伟）

róngyèxíng qìwùjì

溶液型气雾剂（solution type aerosol）

将药物溶解在抛射剂中，形成均匀溶液，喷出后溶剂挥发，药物以微粒状态直达作用部位的气雾剂。由抛射剂的气相和药物与抛射剂混溶的液相所组成。固体或液体药物溶解在抛射剂（或含潜溶剂）中，形成均相溶液，喷射后抛射剂汽化，药物成为极细的雾滴，以固体或液体微粒状

态达到病变或吸收部位。该剂型不仅对烧、烫伤的创面刺激小，不易交叉感染，而且生物利用度较高。溶液型气雾剂作为气雾剂的主要类型之一，尤其是溶液型吸入气雾剂在临床应用中发挥了重要作用，许多产品颇受欢迎。随着新的吸入给药装置的完善及脂质体、前体药物和高分子载体等新的制剂技术的应用，气雾剂的新品种不断增加。溶液型气雾剂的工艺设计应根据给药部位的要求，结合药物的性质，选择抛射剂、潜溶剂和其他附加剂，制成澄清药液，以满足临床用药的需要。制备工艺流程：容器、阀门系统的处理与装配→药物的配制与分装→填充抛射剂→质量检查→包装→成品。溶液型气雾剂制备关键是配制澄清药液，如药物本身能溶解于抛射剂中，即可制成溶液型气雾剂。但因常用抛射剂多为非极性，多数药物难以与之混溶，一般可加适量乙醇、丙二醇或聚乙二醇等作潜溶剂，使药物与其混溶成均相溶液。同时应注意用量对其毒性、刺激性和稳定性的影响，尤其是口腔、吸入或鼻腔用气雾剂，必要时还需加入抗氧剂和防腐剂。容器应能耐受气雾剂所需的压力，阀门各部件的尺寸精度和溶胀性必须符合要求，并不得与药物或附加剂发生理化反应。除另有规定外，溶液型气雾剂应进行泄漏率（漏气）、装量与异物、微生物限度、有效部位药物沉积量检查；非定量阀门溶液型气雾剂还应做喷射速率和喷出总量检查；定量阀门溶液型气雾剂还应做每瓶总揿次、每揿喷量或每揿主药含量检查；用于烧伤或严重创伤的溶液型气雾剂还应进行无菌检查，均应符合《中华人民共和国药典》相关

标准与要求。

（萧 伟）

rǔjìxíng qìwùjì

乳剂型气雾剂（emulsion type aerosol） 将药物水溶液和抛射剂经乳化形成非均相分散体系的气雾剂。包括：油包水型（W/O）或水包油型（O/W），其中 O/W 型乳剂经阀门喷出后，分散相中的抛射剂立即膨胀汽化，使乳剂呈泡沫状态喷出的气雾剂。又称为泡沫气雾剂。而 W/O 型乳剂在喷射时随着外相抛射剂的汽化而形成液流，较少用。按相组成，乳剂型气雾剂属于三相气雾剂，由汽化的抛射剂（气相）、液化的抛射剂（油相）和药物水溶液（水相）组成。乳剂型气雾剂除了含药物和抛射剂外，还含有乳化剂、水性和油性介质。药物可根据其性质溶解在水相或油相中，抛射剂不能与水混溶，但可与处方中的油性介质混溶，成为乳剂的内相（此时为 O/W 型）或外相（此时为 W/O 型）。O/W 型泡沫气雾剂适用于腔道用药，有利于药物与病变或吸收部位的接触，尤适用于微生物、寄生虫等引起的阴道炎等病症。乳剂型气雾剂的处方设计必须确保制成均匀、细腻、稳定的乳剂。应根据药物的性质，结合给药部位的要求，选择乳化剂与辅料，以免乳剂中乳滴合并、聚集和破裂等。制备工艺流程：容器、阀门系统的处理与装配→药液的配制与分装→抛射剂填充→质量检查→包装→成品。其中乳液制备是关键环节，乳化剂的选用非常重要。乳化剂应达到以下性能：振摇时即可充分乳化并形成很细的乳滴；喷射时能与药液同时喷出，喷出泡沫外观呈白色、均匀、细腻、柔软，并具有需要的稳定性。乳化剂可

选用单一的或混合的表面活性剂。O/W 型乳剂型气雾剂，乳化剂多选用聚山梨酯类、脂肪酸山梨坦类、脂肪酸酯类和烷基苯氧基乙醇等非离子型表面活性剂，一般还需加用防腐剂、香料、柔软剂等。制备工艺中其他相关内容均宜按气雾剂制备常规操作进行。容器要求同溶剂型气雾剂。除另有规定外，乳剂型气雾剂应做泄漏率和微生物限度检查；非定量阀门乳剂型、定量阀门乳剂型气雾剂检查；用于烧伤或严重创伤的乳剂型气雾剂还应进行无菌检查，均应符合《中华人民共和国药典》相关标准与要求。

（萧 伟）

hùnxuánxíng qìwùjì

混悬型气雾剂（suspension aerosol） 固体药物以微粒状态分散在抛射剂中，形成混悬液，喷出后抛射剂挥发，药物以固体微粒状态达到作用部位的气雾剂。又称粉末气雾剂。按相组成，混悬型气雾剂属于三相气雾剂，由不溶性药粉的固相、抛射剂的液相及其产生的气相所组成。在抛射剂中不溶或溶解度差且无合适潜溶剂使之溶解的药物可设计制成混悬型气雾剂。不溶性或难溶性药物微粉均匀分散于抛射剂中，喷射后抛射剂汽化，药物固体微粒直达病变或吸收部位。该剂型不仅对烧、烫伤的创面刺激小，而且作用好，生物利用度较高，沙丁胺醇气雾剂（支气管哮喘用药）即属此类。混悬型气雾剂的处方设计必须注意提高分散系统的稳定性，应根据药物的性质，结合给药部位的要求，选择抛射剂与辅料，以免混悬液中颗粒粒度变大、聚集、结块及阀门系统堵塞等。制备工艺流程：容器、阀门系统的处理与装配→药液的配制

与分装→抛射剂填充→质量检查→包装→成品，其中药液的配制是关键环节，辅料的选用非常重要。常用辅料有：①润湿剂，使药物易于分散，常用司盘85、油酸、油醇和月桂醇等，同时可润滑阀门系统；②水分调节剂，常用无水硫酸钙、无水氯化钙或无水硫酸钠（一般使用浓度 0.1%~0.5%，可使水分控制在 $300×10^{-6}$ 以下）；③比重调整剂，常用氯化钠、硫酸钠、磷酸氢钠、乳糖等的超细粉，调节使药物的比重与抛射剂比重接近。制备要点：①水分控制，应在 0.03% 以下，内控在 0.005% 以下，以免遇水致药物微粒聚结；②药物粒径控制，吸入用药物粒径应控制在 5μm 以下，不得超过 10μm；局部用气雾剂的最大粒径一般控制在 40~50μm；③在不影响生理活性的前提下，选用在抛射剂中溶解度最小的药物衍生物（如不同的盐基），以免在储存过程中药物微晶变粗；④调节密度，可采用混合抛射剂或加入与药物无相互作用的物质混合，尽量使抛射剂与混悬固体密度相等；⑤添加适宜的表面活性剂或助悬剂，以增加制剂的稳定性。容器要求同溶剂型气雾剂。除另有规定外，混悬型气雾剂应做粒度检查与泄漏率和微生物限度检查；非定量阀门乳剂型、定量阀门乳剂型气雾剂检查项参见溶液型气雾剂；用于烧伤或严重创伤的混悬型气雾剂还应进行无菌检查，均应符合《中华人民共和国药典》相关标准与要求。

（萧 伟）

qìwùjì zhìbèi

气雾剂制备（aerosols preparation） 选用适当的溶剂和方法提取中药的有效成分或有效部位，

并根据药物的理化性质、用药部位与用途，设计成临床所需要的类型。工艺流程包括：①容器与阀门的处理与装配。玻璃搪塑：玻璃瓶洗净烘干→预热125℃→浸入塑料液中，使瓶身均匀粘上一层塑料液→倒置后干燥15分钟备用。阀门系统的处理：橡胶制品可在75%乙醇中浸泡24小时，以除去色泽并消毒，干燥备用；塑料、尼龙零件洗净再浸在95%乙醇中备用；不锈钢弹簧在1%~3%碱液中煮沸10~30分钟，用水洗涤数次，然后用蒸馏水洗至无油腻为止，浸泡在95%乙醇中备用。阀门零件的装配：将定量杯与橡胶垫圈套合，阀门杆装上弹簧，与橡胶垫圈及封帽等按阀门结构组合装配。②药物的分装与抛射剂的充填。根据药物的性质及不同类型气雾剂的要求，将处理好的药物与适宜的附加剂定量分装于容器中。

抛射剂充填 包括压灌法和冷灌法两种充填方法。压灌法：将已灌装药液轧紧封帽的气雾剂容器，抽去容器内部空气，然后以压缩空气为动力源，通过压力灌装机将定量的抛射剂压灌于容器内。是国内使用较多的抛射剂充填方法。操作时应注意压力控制，压力太高不安全，压力太低则充填速度慢。当容器上顶时，灌针头伸入阀杆内且压装机与容器的阀门同时打开，液化抛射剂进入容器内。气雾剂旋转式联动压装机见图1，当容器进入压装机后，灌药液、装阀门、轧盖、压装抛射剂等依次操作，效率较高。特点：设备简单，不需要在低温操作，抛射剂耗损较少。但是，抛射剂需经阀门进入容器，生产速度较慢；且受阀形式的影响，抛射剂进入容器后，空气无法排

除，在使用过程中压力的变化幅度较大。

冷灌法：与压罐法的区别是将抛射剂直接灌入容器。事先按要求制备好药液，并先将冷却的药液灌入容器中，随后加入已冷却的抛射剂；也可以同时灌入药液和抛射剂。灌入之后，立即将阀门装上并轧紧。这一操作须迅速完成，以减少抛射剂的损失。药液在制备过程中有时需加入部分较高沸点的抛射剂作为溶剂或稀释剂，以防在冷却中发生沉淀。加入抛射剂的药液，在没有送入热交换器前应做液化气体处理，必须贮在耐压容器内以确保安全，同时防止抛射剂的散失。所用抛射剂如为混合物，可用混合设备

混合后再送到热交换器中。全部操作过程均在低温下进行，药液一般冷却至-20℃左右；抛射剂冷却至低于沸点至少5℃。冷灌法的实验室装置见图2。特点：抛射剂直接灌入容器，速度快，对阀门无影响，容器中的空气易于排出，因而成品压力较为稳定。整个操作需在低温条件下快速进行，抛射剂消耗较大。因在抛射剂沸点之下工作，含水产品不宜采用此法充填抛射剂。

质量要求 除另有规定外，气雾剂应进行泄漏率（漏气）、装量与异物、微生物限度、雾滴（粒）分布、有效部位药物沉积量检查；非定量阀门气雾剂应做喷射速率和喷出总量检查；定量阀

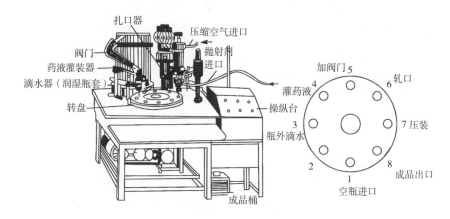

图1 气雾剂旋转式联动压装机示意

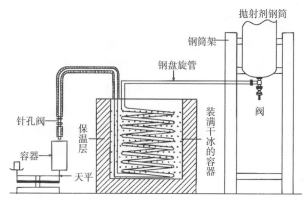

图2 气雾剂冷灌法的实验室装置示意

门气雾剂应做每瓶总揿次、每揿喷量或每揿主药含量检查；用于烧伤或严重创伤的气雾剂还应进行无菌检查，均应符合《中华人民共和国药典》及相关标准的规定与要求。

（萧 伟）

qìyājì

气压剂 （dosage form of air pressure）

将药物封装于具有特制阀门系统的耐压密封容器以罐内产生气体压力为喷射动力的剂型。包括喷雾剂和雾化剂。与气雾剂相比，气压剂一般以惰性气体为动力，不含抛射剂（如氟利昂类），增加对药物的相容性及稳定性，减少大气污染，提高药物安全，尤其适用于咽炎、口腔炎、支气管炎等疾患。此类剂型多用于吸入疗法。药物经肺部吸收后可迅速发挥药效，并可避免首过效应，因而吸入治疗被世界卫生组织推荐为哮喘、慢性阻塞性肺疾病等呼吸道疾病的首选疗法。

（萧 伟）

pēnwùjì

喷雾剂 （sprays）

以压缩空气或惰性气体为动力，非金属喷雾器将药液喷出的剂型。工艺简单，成本较气雾剂低，同时不含抛射剂，可避免对大气层的污染，但随着压力降低，喷射雾粒大小及喷射量难以维持恒定。喷雾剂是在气雾剂的基础上发展起来一种新型的给药技术，与气雾剂相比具有一定优势，在治疗呼吸道疾病和环境消毒方面已有应用产品。喷雾剂可分为：喷气型喷雾剂，喷出的雾粒粒径较大，因此不适用于肺部吸入，多用于舌下、鼻腔黏膜或皮肤等给药；超声波型喷雾剂，可用于肺部吸入治疗哮喘、慢性阻塞性肺疾病等疾病。喷雾剂作为众多药物剂型中

的一个分支，具有剂量小、分布均匀、奏效快、使用方便等特点。中药喷雾剂起步虽晚，但发展较快。随着中药事业的蓬勃发展，喷雾容器日趋完善，中药喷雾剂的制备工艺趋于成熟，在局部、全身、呼吸道疾病治疗以及环境消毒等方面应用更加广泛，充分显示其独到的优势，已成为中药制剂领域中的一个重要分支。喷雾剂制备工艺较易受容器限制，如何保证有效成分均匀稳定地溶于药液是喷雾剂制备工艺的关键。中药喷雾剂主要是以药材提取物为内容物，药材经过水提、醇提、分离、精制等工序，添加适当的辅料制备成不同类型的喷雾剂。通常，以水溶性成分为主要有效成分的喷雾剂将有效成分的水溶液直接灌入压力瓶中即可；而以挥发油类为药效成分的喷雾剂可制备成微乳等，以提高药物的生物利用度。

（萧 伟）

wùhuàjì

雾化剂 （atomizing agent）

将药物制剂经特制的雾化装置雾化后，使药物雾粒或微粒直接沉积于呼吸道和（或）肺部，发挥局部或全身作用的制剂。又称雾化吸入剂。雾化吸入治疗已成为呼吸系统疾病重要的辅助治疗措施，主要用于支气管哮喘和支气管痉挛的治疗。雾化吸入给药作用部位主要为肺部，与其他给药途径相比，拥有明显优势。肺部吸收表面积大，毛细血管网丰富，而且肺泡上皮细胞层薄，药物吸收速度快；且肺部给药可避免肝脏首过效应。随着中药剂型的变革和制剂工艺质量控制的提高，中药雾化吸入剂在呼吸疾病中的运用增多，主要涉及宣肺活血、温肾补气、止咳化痰、祛风通络、降

气平喘等，但多以宣肺止咳、化痰平喘药为主。中医已将雾化疗法引入哮喘的治疗。临床多项研究证实，在常规治疗的基础上结合中药雾化吸入剂比单纯用西药治疗效果好，且能有效减少哮喘复发率。

雾化吸入给药装置：①压力定量气雾吸入器。一般由金属容器、定量阀门和塑料固定座（包含吸口）组成，是临床广泛应用的一种吸入给药装置，具有小巧便携、使用方便、可多剂量给药等优点。装置内各种成分密度相差大，静止后可能出现分层，故每次使用前必须充分摇匀。使用时必须保持喷嘴在下的垂直位，以保证每次喷药剂量的准确性；应在室温保存，切勿冷藏。低温环境下使用时，应先用手捂热吸入器，不可用其他方法加热，以免引起爆炸。②雾化吸入器。又分为喷射式雾化器和超声雾化器。喷射式雾化器为临床最常用的雾化器之一，以压缩空气或氧气为动力，高速气流通过细口，在其周围产生负压，携带贮液罐中药液卷进高速气流并使其形成大小不一的雾滴。该装置以高速气流为动力，无需助推剂，可喷雾多种药物。对无法深呼吸的危重哮喘患者的吸入治疗尤为适用，使用时应注意防止可能的交叉感染。超声雾化器是通过超声波的高频振动，使药液转化成气溶胶雾粒，其产生的气雾量比喷射式雾化器大，但因其产生的气溶胶的密度大，长时间的吸入可引起呼吸道湿化过度而致呼吸困难或支气管痉挛，故该法已很少用于哮喘的治疗。

中药雾化吸入剂的处方通常采用注射用水作溶剂，常用辅料包括盐酸、氢氧化钠、酒石酸等，

必要时加入少量的乙醇。硫酸氢钠可增加药物稳定性，对羟基苯甲酸酯可降低微生物的滋生。

（萧　伟）

fěnwùjì
粉雾剂（powder aerosols）

以特殊给药装置将微粉化的药物送至患者呼吸道深部、腔道、黏膜或皮肤等发挥作用的制剂。粉雾剂有两种。①吸入型粉雾剂：又称为干粉吸入剂，微粉化药物单独或与载体混匀，以胶囊、泡囊或多剂量储库形式，经特殊的干粉吸入装置，由患者主动吸入雾化药物至肺部的制剂。②非吸入型粉雾剂：微粉化药物单独或与载体混合后，采用特制干粉给药装置，将雾化药物喷至腔道黏膜的制剂。粉雾剂是在吸入气雾剂的基础上发展起来的新剂型，具有靶向、高效、速效和毒副作用小等特点。与口服给药比较，无胃肠道降解作用和首过效应、吸收迅速起效快；可用于胃肠道难以吸收的水溶性大的药物。随着药物微粉化技术的发展与应用及新型给药装置的不断出现，干粉吸入剂的类型和数量增加较快。在制备粉雾剂时，应根据粉雾剂的类型结合药物的性质，采用适宜方法使药物微粉化，选用合适的载体等辅料，混合均匀后装入特殊装置，制备关键是药物的微粉化以及载体等的选用。药物的微粉化方法要保证微粉的粒径及其均匀性和卫生学要求，载体能阻止药粉聚集，同时具有改善药粉流动性以及稀释作用。常用载体有乳糖、甘露醇等，必要时可加入润滑剂和稳定剂等其他附加剂。添加附加剂宜少不宜多，若药物剂量较大，宜采用特殊装置。除另有规定外，吸入粉雾剂中所用附加剂均应为生理可接受物质，

且对呼吸道黏膜和纤毛无刺激性、无毒性；含量均匀度限度应为±20%；凡规定检查含量均匀度的粉雾剂，一般不再进行装量差异；排空率应不低于90%；每瓶总吸次均不得低于标示总吸次；每吸主要含量应为每吸主药含量标示量的65%～135%；雾粒药物量应不少于每吸主要含量标示量的10%；药物粒度大小应控制在$10\mu m$以下，其中大多数应在$5\mu m$以下；微生物限度检查包括细菌数、霉菌数、酵母菌数及控制菌检查，均应符合规定。

（萧　伟）

mójì
膜剂（pellicle）

将药物溶解或分散于成膜材料后加工所制成的膜状制剂。厚度多为0.1～0.2mm，一般不超过1mm。可供口服、腔道用、舌下、植入，还可用于皮肤或黏膜创伤、烧伤或炎症表面的敷贴等，主要起局部治疗作用，亦有经口腔、鼻腔或皮肤用药后发挥全身治疗作用的新型膜剂。膜剂的形状、大小、厚度视应用部位、药物性能及成膜材料而定。特点：①药物含量准确，稳定性好，吸收快，疗效快。②应用方便，可适用多种给药途径。③体积小，重量轻，便于携带、运输与贮存。④工艺简单，大量生产易于连续化、自动化和劳动保护。⑤根据不同成膜材料和药物的性质以及临床用药要求，可以制成不同释药速率的膜剂。膜剂的不足体现在其载药量小，只适用于小剂量的药物。

分类　按结构类型分3类：①单层膜：药物分散在成膜材料中所形成的膜剂，分可溶性膜剂和水不溶性膜剂两类。临床应用通常厚度不超过1mm，膜的面积可根据药量来调整。②多层膜：

又称复合膜，为复方膜剂，由多层药膜叠合而成，可解决药物配伍禁忌问题，也可制备成缓控释膜剂。③夹心膜：在两层不溶性的高分子膜中间，夹着含有药物的药膜，以零级速度释放药物，属于控释膜剂。

按给药途径分6类：①口服膜剂：用于口服的膜剂。如地西泮膜剂、丹参膜剂等。②口腔用膜剂：用于口含、舌下给药的膜剂，如硝酸甘油膜剂，还有用于口腔内局部贴敷的膜剂，常用于牙周疾病与口腔内的溃疡等，如甲硝唑牙用膜剂、口腔溃疡双层膜剂等。③眼用膜剂：用于眼结膜囊内，使药物在眼部的停留时间延长，并维持一定的浓度，从而克服滴眼液或眼药膏在眼部作用时间短并影响视力的缺点，如治疗青光眼的毛果芸香碱眼用膜剂等。④阴道膜剂：主要包括局部治疗膜剂与避孕药膜。国内对阴道膜剂研究比较多，在避孕、终止早孕、绝经后阴道疾病、阴道炎等方面均有使用，如克霉唑药膜、避孕膜剂等。⑤植入膜剂：指埋植于皮下可产生持久药效的膜剂，多植于真皮下或真皮与皮下组织（脂肪组织）之间。⑥皮肤、黏膜膜剂：用于皮肤或黏膜的创伤或炎症，膜剂既可起治疗作用又可起保护作用，有利于创面愈合。如止血消炎药膜、冻疮药膜等。另外，膜剂按外观可分为透明膜剂与不透明膜剂。

成膜材料　作为药物载体的成膜材料对膜剂的成型及其质量均有重要影响。理想的成膜材料应符合以下基本要求：①对人体无毒、无刺激性和过敏性，用于皮肤、黏膜等创面时应不妨碍组织愈合；②性质稳定，无不适臭味，不影响药物的疗效，同时不

干扰药物的含量测定。③有良好的成膜、脱膜性能，制成的膜有具有一定的抗拉强度和柔韧性。④根据膜剂的使用目的，如可迅速溶解于水，或能逐渐降解、吸收或排泄；如为外用则应能迅速、完全释放药物。⑤来源丰富，价格低廉。常用的成膜材料主要分为两大类，即天然高分子材料和合成高分子材料。天然高分子材料常用的有明胶、阿拉伯胶、虫胶、琼脂、海藻酸及其盐、淀粉、糊精、壳聚糖及白及胶等，多数可以降解或溶解，但成膜性能较差，故常与其他成膜材料合用；合成高分子材料常用的有聚乙烯醇类化合物、纤维素衍生物、丙烯酸类共聚物、聚维酮、聚乳酸等，合成高分子材料的成膜性能优良，成膜后的抗拉强度和柔韧性均较好。

附加剂　①增塑剂：在膜剂制备中，为改善成膜材料的成膜性能，增加其柔韧性，往往需要加入增塑剂。增塑剂通常是低分子化合物，其能够插入聚合物分子链间，削弱链间的相互作用力，增加链的柔性，从而降低高分子聚合物的玻璃化转变温度，使成膜材料的柔韧性增大，易于形成有一定柔韧度的薄膜。常用的增塑剂可分为水溶性和脂溶性两大类，水溶性增塑剂主要是低分子的多元醇类，如丙二醇、甘油、山梨醇、聚乙二醇（PEG400、PEG600）等；脂溶性增塑剂主要是有机羧酸酯类化合物，如三醋酸甘油酯、邻苯二甲酸酯等。膜剂中增塑剂的选择取决于成膜材料的性质，可以通过相容性试验视增塑效率（包含抗张强度、拉伸率等）而定，一般水溶性成膜材料选择水溶性增塑剂，脂溶性成膜材料选择脂溶性增塑剂。

②其他附加剂：根据不同给药途径、药物与成膜材料的性质、给药剂量及临床要求，膜剂中也可加入着色剂、填充剂（如糊精、淀粉、滑石粉等）以及表面活性剂、促渗剂、抗氧剂、增溶剂、抑菌剂等附加剂，同时在制膜过程中，为了便于脱膜，有时还使用脱膜剂，如甘油、液体石蜡、硬脂酸及其盐类等。

制备方法　主要有匀浆制膜法、热塑制膜法和复合制膜法。

匀浆制膜法：又称流延法、涂膜法，是国内制备膜剂的主要方法。将成膜材料溶于适当的溶剂中，滤过，取滤液，加入中药提取物溶液或细粉及附加剂，充分混合成含药浆液（水溶性的药物可先溶于水中后加入；醇溶性的药物可先溶于少量乙醇中，然后再混合；不溶于水的药物可粉碎成细粉加入，或加适量聚山梨酯80或甘油研匀加入），脱去气泡，然后用涂膜机涂成所需厚度的涂层，干燥，根据面积分剂量，用适宜的包装材料包装，即得。常用于聚乙烯醇（PVA）等为成膜材料的膜剂制备。工艺流程：溶浆→加药→脱泡→涂膜→干燥→灭菌→分剂量、包装。

热塑制膜法：药物细粉和成膜材料如乙烯-醋酸乙烯（EVA）颗粒相混合，利用橡皮滚筒混炼，从而热压成膜，冷却脱膜即得。或将药物细粉在热熔状态下加入成膜材料中如聚乳酸等，使两者溶解或均匀混合，再通过冷却过程使其成膜。此法的特点是可以不用或少用溶剂，且机械生产效率较高。

合制膜法：以不溶性的热塑性成膜材料（如EVA）为外膜，制成具有凹穴的外膜带；另将水溶性的成膜材料（如PVA）用匀浆制膜法制成含药的内膜带，剪切成单位剂量大小的小块，置于两层外膜带中，热封，即得。此法一般用来制备缓释膜剂，如该法制得的毛果芸香碱膜剂比单用匀浆法制得的毛果芸香碱膜剂有更好的控释作用。

质量要求　膜剂外观应完整光洁，色泽均匀，厚度一致，无明显气泡；多剂量的膜剂，分格压痕应均匀清晰，并能按压痕撕开；除另有规定外，膜剂还应进行重量差异、微生物限度等检查，均应符合相关规定。

（萧　伟）

yānjì

烟剂（smokes）　利用药物或药物提取物，掺入烟丝中，卷制成香烟形，供点燃吸入用的制剂。又称药烟。主要用于治疗哮喘和呼吸系统疾病。烟剂具有制备方法简单、使用便捷等特点，烟剂为传统气体制剂，应用历史悠久，药物一般含有挥发性有效成分，但市场上销售的烟剂均未收载于法定的制剂标准中。《外科十三方考》中记载的哮喘烟，即采用曼陀罗花、火硝、川贝、泽兰、款冬花等中药，共研细末，与烟丝和匀，卷制而成的香烟，或采用旱烟筒，按民间吸烟法吸之。烟剂按组成可分为全中药药烟、含中药药烟。一般烟剂在制备时将药物和烟叶切成丝状，混入药物后用手工或机械卷成香烟状，然后包裹香烟纸，即得。全中药药烟在制备时，先将中药切成烟丝状，掺入一定量的助燃物质如硝酸钾（钠），按卷烟的制备方法制备，供点燃使用。含中药药烟制备过程中，将中药采用适当的方法提取，提取物按比例均匀喷洒在基质烟丝中，若提取物是流浸膏，可将烟丝吸附一定量，低温干燥后按照卷烟的工艺进一步制备成卷烟，分剂量，包装，即得。烟剂在燃吸时，将中药提取物不同程度加热，小分子及挥发性有效成分可被蒸发，气化和升华，形成微粒相和气相，作用于呼吸系统，不同粒径的烟气粒子或被肺泡吸收，或于呼吸道沉降，可起到局部或全身治疗作用。

(邱智东)

yānxūnjì

烟熏剂 (smoke fumigant)

借助某些易燃物质经燃烧产生的烟雾达到杀虫、灭菌和预防、治疗疾病的目的，或利用穴位灸燃产生的温热来治疗疾病的制剂。如艾条、艾柱。将药材与木粉混合制成盘香或线香，专供点燃后熏烟消毒、杀虫，也可将药材粗末点燃熏烟用。古代人们就发现野蒿点燃后有驱除蚊蝇的作用，艾叶、苍术、香薷等点燃可以避瘟疫。烟熏剂的特点是不需要器械、不受气候条件限制、扩散性强，附着力好，省工、省力。但是有效期较短，一般3~5天。常用的烟熏剂主要有速克灵烟熏剂、杀虫烟熏剂、百菌清烟熏剂。速克灵烟熏剂、百菌清烟熏剂用于防治黄瓜灰霉病、菌核病等、番茄早疫病、灰霉病、菌核病、叶霉病等、茄子灰霉病、韭菜灰霉病、芹菜菌核病、辣椒灰霉病、菌核病等；杀虫烟熏剂用于防治蚜虫、白粉虱等害虫。

杀虫、灭菌烟熏剂的处方组成包括3个部分，①药物：具有杀虫、灭菌作用的中药；②燃料：有些中药本身具有燃烧性，也有的必须加入燃料，如木屑、纸屑等；③助燃物质：如氯酸盐、硝酸盐、过氯酸盐等氧化剂。燃料和助燃剂混合，经点燃后，开始发生低温的、不冒火焰的燃烧，

所产生的热传导给药物使之升华或导致有效物质的挥发，它们的综合作用是一种烘熏现象，一般将其称为烘熏剂。除上述主要成分外，还可以加入稀释剂和冷却剂，使燃烧缓和（或）防止药物燃烧过猛导致有效成分的分解破坏。在上述杀虫剂、灭菌烟熏剂中要插入导火线，导火线用的导火剂主要由燃料和助燃剂所制成。燃香烟熏剂是民间广泛沿用的家庭常备烟熏剂，如蚊香、含药香、卫生香等。以药物细粉和木粉为主，选用适宜的黏合剂经加工制成盘香或线香，点燃发烟，用于去除蚊蝇，杀虫、灭菌和预防疾病等。

制备过程：①中药的处理，包括净选、洗涤、干燥、粉碎成细粉；②各物料加黏合剂制成软料；③软材机械压制成盘卷状或直条状；④干燥；⑤严密包装，即得。为减少对患者及周围环境的污染、保证在使用中的安全性和有效性，需对烟熏剂进行中药质量要求、烟雾成分的测定、发烟试验、有效量试验、毒性试验等检查。

(邱智东)

xiāngnángjì

香囊剂 (sachets)

将含挥发性成分的中药适度粉碎，装入布制囊中，敷于患处或接触机体的剂型。香囊剂具有调节气机，疏通经络，安神醒脑，安和脏腑，增强免疫，外用达内治的功效。药物香囊是以多种具有杀菌、解毒、防霉、防蛀的芳香性天然药物（中草药）为原料，将其中多种有效成分（如挥发油、醇、酯、烯、萜烯、酮等）组合在一起，经过加工之后，作为内填充物，再用各种布料或绢，绸织物做成香囊或香袋。药物香囊能防疫保健，

治疗各种疾病，主要是其中的药物含有挥发性活性物释放出的香味起作用。药物香囊剂中常含有桂皮酸乙酯，柠檬烯，香草醛，乙酸薰衣草酯等成分，这些药物有清香、驱虫、避瘟、防病的功能，香囊浓郁的药香在口鼻周围就可形成高浓度的小环境。香囊中的药物并没有直接杀死病毒和细菌的作用，而是药物散发出持续的芳香气味起作用。用柠糠油、肉豆蔻油和薰衣草油及含氨和碳酸铵的乙醇溶液组成的嗅盐，该溶液中的芳香油成分有刺激呼吸道受体的作用，加上氨的刺激，具有兴奋呼吸中枢的作用，刺激人体呼吸道黏膜产生了分泌型免疫球蛋白A，这种抗体对病毒和细菌有较强的灭杀作用，使这些微生物在上呼吸道黏膜不能存活，因而起到预防传染病的作用。香囊佩挂在脖子上，或固定于衣襟，香袋距离鼻孔越近则效果越佳，布袋中药粉末每10天更换一次，以保持药效。香囊剂孕妇慎用。传统的香包惯用薄荷、冰片、樟脑、香草、桂皮、香紫苏、高良姜，等中药，还可添加茉莉、石竹、桂花、菊花、防风、香风茶、甘松、乳香、留兰香、麝香、藿香、丁香、零陵香、木香、茴香、冬青油、檀香、茴香褐、槟榔、连香、豆蔻、白芨、没药、艾叶等磨研、提炼成粉状，缝制成香包。将芳香性药物制成香囊剂用药，具有醒脑、安神、祛臭、避秽作用。

(邱智东)

hǎimiánjì

海绵剂 (sponge)

亲水性胶体溶液经发泡、固化、冻干、灭菌制成的海绵状固体灭菌制剂。通常用作创面或外科手术辅助止血剂。海绵剂质软、疏松，吸水性

能强，不溶于水，在水内搓揉不致破裂，能迅速湿润而变软。其作用机制为：组成海绵剂的亲水性高分子材料具有胶原质样性质，当贴敷到血管破损处，胶原性可加速血小板的凝聚，随之形成血小板血栓，继而凝成纤维蛋白栓塞，堵住伤口而达到止血作用。除此之外，具有机械压迫作用，海绵剂吸血膨胀，压迫及堵塞血管，使出血停止。

类型 以药物分类有含药海绵（止血或消炎药物）和吸收性海绵（不含药物）。含药海绵剂可以直接置于出血部位，即将药物定向地浓集而发挥药效，使其具有了靶向制剂的特点，减少用药剂量，减少药物对人体正常组织的副作用，加速产生药效，提高疗效。以组成分类有蛋白质胶原类海绵剂（包括明胶海绵、血浆海绵、纤维蛋白海绵）和多糖类海绵剂（包括淀粉海绵、海藻酸海绵）。

制备 一般制备过程：发泡、固化和冷冻、干燥、灭菌、包装等工序。由于所用高分子材料的不同，制备过程略有差异。明胶海绵是将明胶溶液经发泡、固化、冷冻、干燥、灭菌而制成的海绵剂固体制剂。血浆海绵是用新鲜血液的血浆经分离、发泡、固化、干燥、灭菌而制成的海绵状固体制剂。纤维蛋白海绵是由动物纤维蛋血原与凝血酶混合，经发泡、固化、冷冻干燥、灭菌而制成的海绵状固体制剂。淀粉海绵是由淀粉加水经加热糊化、冷冻、脱水、干燥、灭菌而制成的海绵状固体制剂。海藻酸钠和聚乙烯醇复合海绵，是将海藻酸钠、聚乙烯醇和蒸馏水加热溶解，再加入无机酸、甲醛和发泡剂共混搅拌，将共混溶液加热成型，最后将热

成型的产品进行清洗，即可。

应用 海绵剂中，血浆海绵一般是在医院制剂室制备后供临床应用，因血液来源限制，及可能引起疾病传染、过敏性、抗原性等反应，已较少使用。纤维蛋白海绵也是通过血浆制得，由于原料来源较广泛（采用猪、牛或兔血），制品中仍存在抗原性等问题。淀粉海绵具有局部止血作用，曾广泛用于腹部外科、妇科、产科、泌尿科、耳鼻喉科作为辅助止血。但其质地较硬，吸收性和适用性不佳，基本已被明胶海绵取代。明胶作为海绵剂材料不仅止血作用时间长，吸收水分后质地柔软（无组织机械刺激作用），而且能被组织吸收而无显著的组织反应，显示其手术止血的独特优势。加有止血、消炎、止痛等中西药物的含药海绵剂也相继问世，如替硝唑明胶海绵剂，有效预防拔牙术后干槽症的发生，临床应用方便，疗效确切；血竭明胶海绵剂用于拔牙后止血及预防干槽症，取得良好疗效。海绵剂制造工艺简单，可控，原料易得，成本低，正被积极探索应用。

（邱智东）

dānyào

丹药（Dan medicine） 汞与某些矿物药，在高温条件下经烧炼制成的不同结晶形状的无机汞化合物。丹的含义因在不同中医药书籍里记载不相同，而有广义和狭义之分。广义的丹包括了中药制剂中较为广泛的品种，其中疗效较好者称之为丹。如丸剂中的大活络丹；散剂中的九一丹、紫雪丹等。狭义的丹专指用汞和某些矿物药烧炼制得的无机汞化合物。此处介绍的是狭义的丹。

剂型沿革 中国的炼丹术始于周朝，是炼丹术出现最早的国

家。《周礼·天官篇》就有"疡医疗疡，以五毒攻之"的记载。其炼制方法为将石胆、丹砂、雄黄、矾石、磁石等五种矿物置于瓦器内，烧制三日三夜，待其烟上冒，用鸡毛扫取、收集结晶，用于治疗疮疡，这便是最早的红升丹（氧化汞结晶）。丹药则是在炼丹术的基础上发展而来。晋·葛洪《抱朴子·内篇》"丹砂烧之成水银，积变又还成丹砂"，对炼丹术及后代冶金、化学的发展有很大贡献。唐·孙思邈精炼丹药，著有《备急千金要方》和《千金翼方》等，对丹药也作了相关记载。到了宋代，除了有炉火炼制的丹药外，也开始通过合成制得丹药，《圣济总录》《太平惠民和剂局方》中有相关记载。但是由于丹药内服易于中毒，唐宋以后丹药多用于外科疾病的治疗；明清时期，丹药用于中医临床治疗发展到成熟鼎盛阶段，成为中医外科的重要外用药物。

剂型制法 常用于炼丹的原料药物有汞、火硝、白矾、枯矾、胆矾、黄矾、食盐、朱砂、朴硝、雄黄、磁石、铅粉等。丹药的制备方法主要有升法、降法、半升半降法、研磨法和合成法。其按制法不同可分为升丹和降丹。升丹中最常用的是红升丹，又称三仙丹、红粉；升丹成品呈黄色者则称为黄升丹。红、黄升丹两者的化学成分基本相同。红升丹为红色氧化汞，是在较高温度下炼制而成；黄升丹为黄色氧化汞，是在较低温度下炼制而成。降丹中常用的是白降丹，又称降药、水火丹、白灵药。通常，升丹的提毒、生肌作用优于降丹，主要用于溃疡初起，脓腐未脱，脓水不净，新肉未生；降丹腐蚀性高于升丹，更长于蚀肉与

化腐，主要用于腐蚀组织，浅表脓肿，脓成未溃，脓腐溃后，腐肉不脱，疮口太小，形成窦道者。《医宗金鉴》中阐述："红升丹治一切痈疽疮疡溃后，拔毒去腐、生肌长肉，疮口坚硬，内黯紫黑，丹少许，鸡翎扫上，立刻红活"。丹药按其色泽又可分为红、白丹药两大类型。红丹主要成分为汞的氧化物，白丹为汞的氯化物，其中白升丹又称为轻粉，主要成分为氯化亚汞，白降丹主要成分为氯化汞。

应用 丹药是中医外科要药，有提脓、去腐、生肌燥湿、杀虫等功效，可用于治疗疮疖、疔、痈疽、骨髓炎等。临床上常用于体表急慢性化脓性感染、慢性窦道炎、骨结核、慢性骨髓炎后切口感染、淋巴结核、皮肤恶性肿瘤、银屑病等外科疾病。也有人用白降丹治疗风湿性关节炎、坐骨神经痛等内科疾患。将红粉制成糊剂作为牙髓永久填充，可促进根尖的钙化和闭锁。丹药还具有用量少，价廉易得，药效确切，用法多样，可制成散剂、药线、药条和外用膏剂等特点。丹药为汞类化合物，毒性较大，一般不可内服，在使用过程中需注意剂量和使用部位，避免重金属中毒。氧化汞的成人中毒量为 0.1 ~ 0.2g，致死量为 0.3 ~ 0.5g；氯化亚汞中毒量为 1~3g。

丹药中具有代表性的药物有红丹、白丹和轻粉等。红丹是由水银、火硝、白矾通过升法制备得到，其主要成分是氧化汞。红丹成品为橙红色片状或粉状结晶，片状的一面光滑具光泽，另一面较粗糙，粉末呈橙色；质硬，性脆；无臭；遇光颜色逐渐变深。红丹具有拔毒、除脓、去腐、生肌的功效，可用于痈疽疔疮，梅

毒下疳，一切恶疮，肉暗紫黑，腐肉不去，脓水淋漓，久不收口。使用时取适量研磨成极细粉单用，或与其他药物配成散剂或制成药捻。因红丹有毒，只可外用，不可内服；外用亦不宜久用；孕妇禁服。白丹是由水银、火硝、皂矾、硼砂、食盐、雄黄、朱砂通过降法制备得到，其主要成分是氯化汞。白丹成品为白色针状结晶，有光泽。无异色者为佳品，若呈黄色、黑色或出现落胎、水银析出等情况则不能供药用，需重新炼制。白丹具有拔毒，消肿的功效，可用于痈疽发背及疔毒等症，将起而未化脓者及已成脓而未溃者。用时研末，每次取 0.09~0.15g 撒于疮面上，或制成其他剂型外用。白丹不可内服，外用亦宜少量，临床使用时通常需要稀释。轻粉是由水银、皂矾、食盐、芒硝通过半升半降法制备而成，其主要成分是氯化亚汞。轻粉成品为白色有光泽的鳞片状或雪花状结晶，或结晶性粉末；遇光颜色缓缓变暗；气微。轻粉具有外用杀虫，攻毒，敛疮；内服祛痰消积，逐水通便的功效。外用可治疗疥疮，顽癣，臁疮，梅毒，疮疡，湿疹；内服可治疗痰涎积滞，水肿臌胀，二便不利。外用时需适量，研末后掺敷患处。内服需慎用，每次 0.1 ~ 0.2g，1 日 1 ~ 2 次，多入丸剂或装胶囊服，服后漱口。轻粉有毒，使用时不可过量；孕妇禁服。

质量控制 升丹要求色泽鲜红或橘红，有光泽，为粉末状，凡色黑、色黄、紫黑及水银上碗者需要重新炼制；降丹要求呈白色针状结晶，有光泽，无异色，凡色黄、色黑、水银析出等情况需要重新炼制。

(傅超美)

升法（sublimation） 药物经过高温反应，生成物凝附在上方覆盖物的内侧面而制得结晶状化合物的炼制法。一般流程：配料 →坐胎 → 封口（覆盖物在上，其口向下）→ 烧炼→ 收丹→ 去火毒。

以红丹为例：红丹具有拔毒除脓，去腐生肌的功效。临床上可用于治疗痈疽疔疮，梅毒下疳，肉暗紫黑，腐肉不去，窦道瘘管，脓水淋漓等。其主要成分是氧化汞，基础方由水银、火硝、白矾组成。红丹在烧制过程中，铅和汞在高温条件下被火硝中的硝酸基及氧气所氧化而生成氧化汞等化合物，此类化合物经加热后极易发生升华，而凝聚为霜样的丹药。在较低温度下炼制而成的丹药为黄升丹，较高温度下炼制而成的则为红丹。因黄升丹是在较低温度下炼制而成，烧制过程中产生的氧化汞等化合物故而没有发生升华，因此黄升丹和红丹两者的化学成分都含有大量氧化汞，但含量上存在差异。

下面以红丹的炼制方法简要介绍升法炼丹的主要步骤及操作要点。处方：水银 333.3g，火硝 333.3g，白矾 333.3g。红升丹的反应机制如下：

$$2KAl(SO_4)_2 \cdot 12H_2O \xrightarrow[\triangle]{200\sim250℃}$$

$$K_2SO_4 + Al_2O_3 + 3SO_3 \uparrow + 24H_2O$$

$$SO_3 + H_2O \longrightarrow H_2SO_4$$

$$2KNO_3 + H_2SO_4 \longrightarrow 2HNO_3 + K_2SO_4$$

$$\xrightarrow{\triangle} 2NO_2 \uparrow$$

$$[O] + H_2O$$

$$Hg + [O] \longrightarrow HgO$$

$$Hg + 2H_2SO_4 \xrightarrow{\triangle} HgSO_4 + SO_2 \uparrow + 2H_2O$$

$$\xrightarrow[\triangle]{230℃} HgO + SO_3 \uparrow$$

制法：①配料，按处方准确

称取药材，除水银外，其他药材粉碎成粗粉，过筛。②坐胎，分为冷胎法和热胎法，炼制时可任选一种。冷胎法：先将白矾、火硝粗粉置于研钵中，加入水银共研至不见水银珠为度，铺于锅底，上方用容器覆盖，容器口与锅要严密吻合。或将明矾、火硝粗粉混匀，放锅内摊平，再将水银均匀洒布于药料表面，覆盖容器。热胎法：将明矾、火硝置于研钵中研细，移入锅内摊平，微火加热至有水逸出，待药料表面呈现蜂窝状时，将锅取下放冷，再将水银均匀洒布于表面，覆盖容器。③封口，覆盖容器后及时封口。取约4cm宽牛皮纸条用盐水润湿后，将容器与锅接触处的缝隙封2~3层，以严密为度。再在纸上涂厚约6cm的盐泥，按平压紧至无缝隙，最后用干沙覆盖至容器2/3部位。容器底放大米数粒以观察火候，容器底部压以重物，避免炼制时因气体作用而浮动。④烧炼，将装置完毕的铁锅加热。先用文火烧炼约1小时，再逐渐加大火力，以武火烧炼至大米呈老黄色，以文火继续烧炼至大米呈黑色，停火。⑤收丹，将锅自然冷却后，轻轻除去封口物，将容器小心取出，刮下容器内壁的红色升华物。⑥去火毒，除去丹药炼制过程中产生的杂质，减少副作用。常用方法：用细布将丹药包扎好，投入沸水内煮4小时，取出沥干，低温干燥，研细备用；用油纸或油布将丹药包好，置于潮湿地上，露放三昼夜，再低温干燥，研细备用（图）。

炼制升丹时，需恰当掌握未封炉前的烤胎操作。烤胎应干燥（没有水分和气体）而不要焦枯；开始烤胎时要用文火（微火），然后逐渐加强火力，待白烟尽时再将火力减弱。封炉以后，要特别注意炉体是否有泄气，如在炼药过程中有石膏干燥破裂，裂缝处冒起绿烟，需及时用提前备好的盐泥封住裂口，避免中毒。在烧炼时，温度升至250℃前，需保持40~60分钟，升温过快会导致成品中掺有汞的微粒，影响丹药的质量和用药安全。

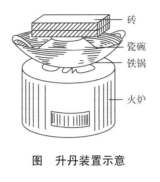

图 升丹装置示意

（傅超美）

jiàngfǎ

降法（descending method） 药物经过高温反应，生成物降入下方接收器，冷却析出结晶状化合物的炼制法。一般流程：配料→坐胎→封口（接收器在下，口向上）→烧炼→取丹→去火毒。

以白丹为例：白丹具有拔毒消肿的功效，在临床上可用于痈疽发背及疔毒等症，或将起而未化脓者及已成脓而未溃者。其主要成分是氯化汞，基础方由水银、火硝、白矾、皂矾、食盐组成。方中火硝、白矾、皂矾是氧化剂，对坐胎操作影响极大。白矾因含结晶水多，各药共热熔融后水分较多，融合物流动性大，则利于溜胎；如果缺少白矾，融合物流动性小，则不能溜胎。白矾和皂矾具有很强的吸附力，可使药料紧贴于罐壁不易脱落，若无白矾则丹底致密，生成物不能升华，收得率低；但只用白矾、皂矾其

氧化力又不足，故以三物共同参与为佳。另外，皂矾使用过多会导致产品色泽不够纯白，且使用时有一定的刺痛感。白丹的处方与用量可略有不同，但历来医家学者都认为凡具此五味原料，易操作，成品质量好，收得率高。而五味中任缺一味都难以成功，或难坐胎，或难升华，或得率低。白丹腐蚀性较强，因此只可外用，禁止内服。此外，《医学金鉴》等古籍中还提示：初生幼儿、面部及关节部位，不宜多用；黏膜等处不宜使用。

下面以白丹的炼制方法简要介绍降法炼丹的主要步骤及操作要点。处方：水银 30g，火硝 45g，皂矾 45g，硼砂 15g，食盐 45g，雄黄 6g，朱砂 6g。白降丹的反应机制如下：

$$Hg+2NaCl+4KNO_3+4FeSO_4 \xrightarrow{\triangle}$$

$$HgCl_2+2K_2SO_4+Na_2SO_4+2Fe_2O_3+4NO_2\uparrow+SO_3\uparrow$$

制法：①配料，按处方准确称取药材，除水银外，其他药材粉碎，过筛。先将火硝、皂矾、食盐三味药与水银共研至不见水银珠为止。再将朱砂、雄黄、硼砂按等量递增法混合均匀，最后与上述火硝等混匀。②坐胎，将研匀的药料装入阳城罐或类似小罐内，用文火加热熔融。用钳夹住罐颈使之转动，让熔融物均匀黏附于罐下部1/3~2/3壁上，底部不能太厚，称为溜胎。溜胎后将盛药罐置于小火上缓缓干燥，直至胎子里外皆坚硬且颜色由黄绿变至全红黄为度，称为烤胎。烤胎之火不能大，否则胎子会再次熔融，且无法重新附壁，同时高热促使汞的蒸发，既损耗原料又污染环境。胎子干燥程度应恰当，以罐底朝上不掉落为度。

否则胎嫩则下流，胎老则脱落，都会影响丹药的质量和产量。③封口及烧炼：将已结胎的罐子倒覆于另一罐上，罐与罐的接触处用湿皮纸封固，卡在带孔的瓷盆中间，罐与盆之间用泥固定连接，然后壅沙至罐口上4cm处，下罐置于冷水碗中，水淹至下罐的2/3处，在上罐四周架燃炭，逐渐加至上罐底，加热3~5小时（罐底应烧红）后停火，待次日卸下装置，取丹，去火毒（与升法相同），置于有色瓶内密封保存（图）。

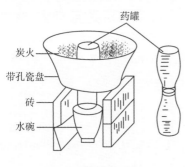

图 降丹装置示意

炭火
药罐
带孔瓷盘
砖
水碗

在炼制降丹时，丹房大小，炉台高低，炉眼大小和装置安装等都很重要，需按规格要求设置。丹房的湿度和炭火的强弱须适宜。如火力太大，则烧制出的成品片厚、体重、色发乌、无光；如火力太小，则烧制出的成品数量少，片小、体轻、色暗无光。

（傅超美）

bànshēng bànjiàngfǎ

半升半降法（half-rising half-descending method）

药材经过高温反应，生成的气态化合物，一部分上升并凝结在上方覆盖物内壁，另一部分散落在加热容器中的炼制法。一般流程：配料 →坐胎 →封口（覆盖物在上，其口向下）→烧炼 →收集（雪花状具有光泽的结晶物）。

以轻粉为例：轻粉具有攻毒，去腐的功效，临床上可用于治疗痈疽溃疡，酒渣鼻，慢性湿疹，神经皮炎等。其主要成分是氯化亚汞（Hg_2Cl_2），基础方由水银、皂矾、食盐、芒硝组成。炼制的关键在于火力的掌控，火候的掌握可通过放大米、棉花来观察。常以大米焦黄、棉花焦黑以示火候已到。轻粉的炼制一般控制在250℃以下。最好控制在150~160℃，温度过高或过低都会影响产品质量。

轻粉的原料配方的组成和比例在不同著作中有所差异。按照《本草纲目》中轻粉的制法，以汞一、（明）矾二、盐一为原料制得了纯净的氯化亚汞。按照《灵妙大丹秘诀》的配方，以等量汞和食盐，按汞与皂矾分子比1:0.4、1:0.6、1:0.8、1:1、1:1.2、1:1.5、1:2的比例加入皂矾，三者共同炼制。其结果表明，在皂矾加入量较少时，产品中有较多灰黑色汞，随着皂矾加入量逐渐增大，游离汞量减少，出现氯化亚汞，当汞与皂矾分子比达到1:1.5时则生成氯化汞，即白丹。

下面以轻粉的炼制方法简要介绍半升半降法炼丹的主要步骤及操作要点。处方：水银50g，皂矾45g，食盐20g，芒硝15g。轻粉的反应机制如下：

$$2FeSO_4 \cdot 7H_2O \xrightarrow[\triangle]{250℃} Fe_2O_3 + SO_2 \uparrow + SO_3 \uparrow + 14H_2O$$

$$SO_3 + H_2O \longrightarrow H_2SO_4$$

$$Hg + 2H_2SO_4 \longrightarrow HgSO_4 + SO_2 \uparrow + 2H_2O$$

$$HgSO_4 + Hg \longrightarrow Hg_2SO_4$$

$$Hg_2SO_4 + 2NaCl \longrightarrow Hg_2Cl_2 + Na_2SO_4$$

制法：①配料，按处方准确称取药材，除水银外，其他药材置于研钵内研细，加入微量水混合均匀，再加入水银和红土搅拌，充分混合，以不见水银珠，抓之成团，松开即散的软泥体状为度。②坐胎，将制备好的软泥体放入已铺好干砂的平锅中间，用铲拍成扁圆形（软泥体不宜过紧，以免生成物难以逸出，过松则又易崩散）。锅上方用容器覆盖，封口（图）。③封口，覆盖容器后及时封口。取约4cm宽牛皮纸条用盐水润湿后，将容器与锅接触处的缝隙封2~3层，以严密为度。再在纸上涂厚约6cm的盐泥，按平压紧至无缝隙，最后用湿润的细砂覆盖至容器2/3部位。容器底部压以重物，避免炼制时因气体作用而浮动。④烧炼：将装置完毕的铁锅加热。先用文火烧炼约1小时，再逐渐加大火力，以武火烧炼8小时后停火。⑤收集：将锅自然冷却后，轻轻除去封口物，将容器小心取出，收集雪花状有光泽的结晶化合物。置棕色瓶中，密塞保存。

轻粉以雪花状薄片，有光泽者为佳，其主要成分是氯化亚汞（Hg_2Cl_2）。炼制加温时，在100℃需稳定1小时左右，升温过快会导致成品掺有汞的微粒。因其遇光易逐渐分解生成有毒物质汞及升汞（$HgCl_2$），故而贮存时应避光保存。其他注意事项参照降法

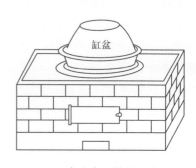

缸盆

图 半升半降装置示意

要求。

(傅超美)

dìngjì

锭剂（lozenge） 饮片细粉与适宜黏合剂或利用药材本身的黏性制成不同形状的固体制剂。属于传统制剂，晋·葛洪著《肘后备急方》记载，用青木香、白芷作"梃"。在此基础上发展成为后世的锭剂。唐代《备急千金要方》中七窍病下有用鹰屎白、白芷等十五味，末之和以鸡子白，作"梃"阴干。宋代《太平惠民和剂局方》记载了紫金锭，形如圣饼，一直应用，具有避瘟解毒、消肿止痛。用于中暑、脘腹胀痛、恶心呕吐、痢疾泄泻、小儿痰厥；外用主要治疗疔疮疖肿、痄腮、丹毒、喉风等疾病。明·王肯堂著《证治准绳》，记载了万应锭等多种锭剂。万应锭一直在临床应用，疗效好。具有清热、解毒、镇惊。用于邪毒内蕴所致的口舌生疮、牙龈咽喉肿痛、小儿高热、烦躁易惊。锭剂主要是根据形状分类：有长方形、纺锤形、圆柱形、圆锥形等。服用时以液体研磨或粉碎后与液体混匀供外用或内服，也有整粒吞服者，如万应锭。具体制备工艺流程采用：药材饮片粉碎、加黏合剂、成型、干燥、质量检查、包装等。药材饮片粉碎成细粉，加适量黏合剂，如糯米糊、蜂蜜等，或利用药材本身黏性合坨，以模制法或捏搓法成型、整修，阴干或低温干燥。也可采用泛制法制备锭剂。药粉的细度影响锭剂的成型，最好采用细粉。黏合剂的选择亦会影响锭剂的成型，应根据药粉的黏性选择，黏性适中利于成型，过黏、不黏均不宜成型。成品干燥要注意不能高温或升温过快，否则会造成干裂、变形等。质量要求：应平整光滑、色泽一致，无皱缩、飞边、裂隙、变形及空心。为保证其质量需测定主药的含量，检查重量差异和微生物限度。

(程 岚)

gāojì

糕剂（medicinal tea cake） 药材饮片细粉与米粉、蔗糖蒸制而成的块状制剂。最早记载于明·陈实功《外科正宗》八仙糕，清·张秉成《成方便读》也有记载。主要用于小儿脾胃虚弱、面黄肌瘦等慢性消化不良等症。如万应神曲糕剂主治食滞吐泻，八珍糕剂主治脾胃虚弱、消化不良。米面在古籍中有如下记载：《本草纲目》中陈者煎汤饮，止虚汗。《本草纲目拾遗》中小麦面，补虚实，入肤体，厚肠胃，强气力。《本草再新》中养心、养胃、和血、健脾。《医林纂要》中除烦、止血、利小便、润肺燥。制备方法类似块状颗粒剂，但有蒸熟过程。即将处方中药物粉碎、过筛，取细粉与米面、蔗糖混匀，加入冷开水适量，揉合成松散颗粒，放入模具制成糕状，经蒸熟、晾干、包装，即得。在制备时应注意，所用辅料为米面和蔗糖，以水为黏合剂，可诱发黏性制粒。应注意使用量。糕剂的质量要求可参考块状颗粒剂，应平整光滑、色泽一致，无皱缩、飞边、裂隙、变形。为保证其质量需测定主药的含量，检查重量差异和微生物限度。

(程 岚)

dīngjì

钉剂（nail formula） 药材饮片细粉加糯米粉混匀后加水蒸制成软材，按要求分剂量后，搓成细长而两端尖锐如钉或锥形、纺锤形的外用固体制剂。规定其长度2.5cm，重0.06g，应具有适宜的硬度。最早记载于宋代《魏氏家藏方》，其制法类似糊丸，用法类似栓剂；属于腔道用药，应用于中医肛肠科治疗瘘管、溃疡性疮疡如痔疮、颈淋巴结核、骨髓炎及疮疡。具体操作采用插药疗法，即将药钉插入痔核中治疗痔疮的方法。该法是利用药物的腐蚀作用，使痔核干枯坏死，脱落痊愈。钉剂制备方法：将药粉与生糯米粉混合均匀，置罐内适量加蒸馏水调匀，密盖，置沸水浴加热30分钟，再加熟糯米粉混匀，制成软硬适宜的软材，搓成锥形或两端尖锐的钉剂，阴干，灭菌，包装，保存。通过调整糯米生熟用量，制成软硬适宜的软材，分剂量时应采用无菌操作，搓成锥形或两端尖锐的钉剂。质量要求应检查重量差异、微生物限度。

(程 岚)

xiànjì

线剂（thread formula） 将丝线或棉线，置药液中先浸后煮，经干燥制成的外用剂型。线剂在外科应用最早，清·吴谦著《医宗金鉴》"顶大蒂小，用药线勒于痔根，每日紧线，其痔枯落"，明·陈实功著《外科正宗》亦记载了煮线方"治诸痔及五瘿六瘤，凡蒂小而头面大者，宜用此线系其患根自效。"线剂的特点：利用所含药物具有轻微腐蚀作用和药线的机械扎紧作用，用来治疗瘘管和痔疮或赘生物等疾患，其原理是切断痔核瘘管，使引流畅通，或萎缩、脱落，利于疮口愈合。在临床中应用线剂结扎治疗毛细血管瘤，可免除手术痛苦。有实用价值，利用药线齐根结扎菜花型宫颈癌，使肿瘤自行枯落，同时具有止血、抗炎作用。牙线牙签具有保健洁齿作用，含药的牙周药线具有抗菌消炎作用，用于

中药制剂学 143

治疗牙周炎。

(程 岚)

tiáojì

条剂 (stripe formula)

将饮片细粉均匀黏附在用桑皮纸捻成细条上的外用制剂。又称纸捻。为中医外科治疗瘘管及溃疡性疮疡的常用制剂，使用时插入疮口或瘘管内，以引流脓液，拔毒祛腐，生肌敛口。由于条剂具有韧性，可以适应弯曲或分岔瘘管的应用，效果较为满意。清·吴谦著《医宗金鉴》记载有用红升丹和白降丹制成捻条，治疗痈疽和青蛇毒。条剂的制备比较简单，一般由医院自制，故操作方法尚难统一。根据加用或不用面糊，分为硬条与软条。不用面糊制成的捻条，称为软条，特点为质软，条短，适用于浅部、不弯曲的瘘管；使用面糊制成的捻条，称为硬条，特点为质硬，条长，适用于深部或分叉的瘘管。使用时插入疮口或瘘管内，露出 2~3mm 在疮口外并剪去多余的捻条，外用拔毒生肌膏等固定，可引脓拔毒，去腐生肌，使疮口逐渐愈合。

(杨 华)

jiǔjì

灸剂 (moxibustion formula)

以艾叶捣、碾成绒状，或另加其他药料制成专供熏灼穴位或体表患处的外用制剂。是中医临床灸法所用的药剂，故名为灸剂。灸剂应用时因点燃后在身体穴位产生温热、灼痛的感觉。可起到通经活络、回阳救逆等作用，达到防治疾病的目的。常用的灸剂按其形状、用途不同，可分为艾头、艾柱和艾条等 3 种，均以艾绒为原料而制得，其原料以蕲艾质量较好。一般制法是取干燥艾叶，拣去杂质及枝梗，筛去灰沙，置石臼内或铁研船内捣碎成绵绒状，除去叶脉，即可制成一定形状的制品。艾头、艾柱多由针灸医师临用时自制，使用艾绒以手捻成圆形（艾头）锥形（艾柱），用时顶于针上，燃着即可应用。艾条采取艾绒以人工或机器卷成长圆柱状外裹桑皮纸制成，故又称艾卷。若制备时加入其他药物，则称为药艾条，有商品出售，是应用最广泛的一种灸剂。贮存时应密闭、防潮。

(杨 华)

yùnjì

熨剂 (compression formula)

药物与铁砂拌匀组成的外用固体制剂。具有祛风散寒，活血止痛的功效。中医临床用于治疗风湿性关节炎、类风湿关节炎、关节疼痛、肩周炎、腰肌劳损、颈椎病、腰椎间盘突出、坐骨神经痛、扭伤疼痛、骨膜炎、滑囊炎、腱鞘炎、关节积液、四肢麻木、脘腹冷痛等。传统制法是将锻制合格的生铁屑，配合治疗风寒湿痹的药物（研粉或煎汁）与米醋拌匀，装入布袋中发热后以烙熨患处。例如坎离砂系将当归、川芎、防风、透骨草等四味中药粉碎成粗粉，加适量铁粉、木粉、活性炭和氯化钠，混匀即得。应用时将布袋抖动至发热后置于患处，一次一袋。质量检查包括外观性状、鉴别、装量差异和热效应等。使用时注意孕妇忌用。贮藏时应密闭，防潮。

(杨 华)

bàngjì

棒剂 (stick formula)

将药物制成小的棒形，直接用于皮肤或黏膜上的棒状固体剂型。一般应用于中医眼科，可起到腐蚀、收敛等治疗作用。如海螵蛸棒，用于治疗沙眼。制备时将乌贼骨（海螵蛸）反复漂洗干净，去除角质层，切成小块，削成略带扁形的圆锥体，用10%黄连溶液煮20分钟，取出，100℃左右烘干。海螵蛸棒表面粗糙，能破除滤泡状沙眼的滤泡，这样伤口易于愈合，药液易于渗入。但必须同其他药物共用，否则无治疗作用。使用时擦用次数视病情轻重而定，一般轻者需摩擦 1~2 次，重者 10 次左右。每次摩擦待反应消失即可进行第二次，一般间隔 2~3 天左右。棒剂应密闭无菌贮藏。

(杨 华)

qūjì

曲剂 (fermented medicine)

饮片与面粉等辅料混合后，在适当的温度下，使其自然发酵后制成含酵母菌等成分的内服固体制剂。中国是世界上应用酵母最早的国家，由于酿酒法的创造，同时发现了曲（酵母）。相传在公元前597年已用曲剂治胃病，因其功效如"神"，故称神曲。曲剂具有健脾胃、助消化、消积导滞的功效，是一种早期应用的复合酶类剂型。由于其制备简便，疗效确切，故在现代中医药实践中和民间仍然广泛应用。曲剂一般用发酵法或混合法制备。①发酵法：将药料和含有淀粉的物质（如面粉、麦麸等）均匀混合，置于适宜条件下，使其发酵发霉，然后经干燥制得，如六神曲等。②混合法：将药料粉末与已经发酵的曲剂的糊相混合，再经分剂量，成型，干燥，即得，如沉香曲、半夏曲等。曲剂内部应坚实，成品为整块而不碎；具有芳香气味，无霉烂、发臭的异味；外貌应布满菌丝体和少数黑色孢子体，曲块边缘应呈黄色，用放大镜观察，则可见到黄色的分生孢子柄的膨大部分，其间也有黑色的孢子体。据现代研究，六神曲中含有淀粉酶、脂酶、B族维生素类、挥发油、苷类及大量酵母菌，酵母中又含有多种酶类。

（杨 华）

yóujì

油剂（oil formula） 以油为溶剂制成的供无破损患处揉擦用的外用液体搽剂。以油为溶剂故称油剂。常用于中医临床外用与轻度烫伤和跌打损伤等。例如清热解毒，凉血止痛的烫伤油，用于Ⅰ度、Ⅱ度烧伤等。一般制备时饮片应按各品种项下规定的方法提取或用适宜的方法粉碎成细粉。必要时可加适宜的附加剂，所加附加剂对皮肤或黏膜应无刺激性。一般应按照《中华人民共和国药典》要求检查相对密度，装量、应微生物限度等，由于以油为溶剂，无酸败等变质现象，并应检查折光率。除另有规定外，应密封贮存。

（杨 华）

zhōngyào zhìjì shèbèi

中药制剂设备（traditional Chinese medicine preparation equipment） 生产一定中药剂型的专用器具和机械。中药传统的制药设备与人们的饮食生活有直接关系，随着中医药学的发展，使某些生活、生产器具被逐渐用来加工药材和制作成药，后来发展成了专门的简单制药工具。据《中国医学简史》考"……烹饪技艺的提高和精制陶器的广泛应用，（使）人们发明了汤液煎剂"，煎煮汤剂所用的器具被认为是最早出现的中药制剂工具之一。接下来出现的药酒制作器具，是随着中国古代酿酒法的发明与发展而产生的。到了商代，贵族阶层饮酒之风已盛行，酒的品种、制法及用具不断多样化，医疗上已普遍用酒作药引或溶媒。到了周代，

出现了专门以医疗为目的而酿造的药酒。药酒酿造工具与曲粟酿酒工具通用。出土的汉墓帛书《养生方》和《杂疗方》，是现存最早记载药酒酿造方的书籍，其中涉及的药酒器具有罂等，之后陆续发展出杵、钵、切刀、捣药罐、药碾子等设备，用于丸、散等剂型的制作，不断提高着中药制剂的制作水平。

在中药制剂生产过程中，根据药材的性质、剂型的特点，结合具体的制药生产工艺，运用现代科学手段，选择合适的制剂设备是确保生产优质制剂的重要内容。中药制剂设备的选择是中药制药理论与中药制药实践相结合的具体应用，中药制药设备的发展水平，标志着一个国家中药制药工艺、药品制剂质量的高低。中药制剂设备的发展经历了规模小、机械化与自动化程度低、非标产品多的过程，近代以来，中药制剂设备取得了巨大发展，大型的制剂设备已广泛应用于中药生产中，中药制剂生产的自动化、机械化程度逐渐提高。

分类 从剂型角度可以将中药制剂设备分为颗粒剂制备设备、片剂制备设备、硬胶囊剂制备设备、软胶囊剂制备设备、丸剂制备设备、微丸剂制备设备、口服液制备设备、注射剂制备设备、输液剂制备设备、水针剂制备设备、粉针剂制备设备等；按中药制备程序分为中药材预处理设备、粉碎设备、筛析设备、混合设备、分离设备、干燥设备、固体制剂生产设备、液体制剂生产设备、气体制剂生产设备、流体输送设备、蒸发设备、蒸馏设备、制剂包装设备等。参考国家标准GB/T 15692.3—2008《制药机械术语》可以将中药制剂设备分为片剂设

备、水针剂设备、输液剂设备、硬胶囊剂设备、软胶囊（丸）剂设备、丸剂设备、软膏剂设备、栓剂设备、口服液剂设备、药膜剂设备、气雾剂设备、滴眼剂设备、酊水设备、糖浆剂设备。其中，片剂设备包括混合机（槽型混合机、锥形混合机、回转式混合机）、制粒机（摇摆式制粒机、旋转式制粒机、挤压式制粒机、混合制粒机、固定缸式制粒机、移动缸式制粒机、干法制粒机、沸腾制粒机、整粒机）、压片机（单冲压片机、旋转式压片机、高速旋转式压片机、自动高速旋转式压片机、粉末压片机）、包衣机（荸荠式包衣机、高效包衣机）；水针剂设备包括安瓿割圆机、安瓿清洗机（直线式安瓿清洗机、安瓿超声波清洗机）、安瓿隧道式灭菌干燥机、安瓿灌封机（直线式安瓿拉丝灌封机、旋转式安瓿拉丝灌封机、安瓿洗灌封机）、安瓿洗烘灌封联动机、安瓿灭菌检漏设备、安瓿擦瓶机；输液剂设备包括玻璃瓶输液剂设备（输液瓶理瓶机、输液瓶清洗机、输液瓶灌装机、输液瓶充氮机、输液瓶塞胶塞机、输液瓶翻塞机、输液瓶压塞翻塞机、输液瓶轧盖机、输液瓶胶塞清洗机、输液剂灭菌柜）、塑料容器输液剂设备（塑料输液袋灌封机、塑料输液瓶成形灌封机）；硬胶囊剂设备包括硬胶囊充填机、胶囊重量选择机、胶囊磨光机；软胶囊（丸）剂设备包括明胶液设备、软胶囊药液配料设备、软胶囊制造机、软胶囊清洗机、废胶囊绞碎机；丸剂设备包括离心式包衣制粒机、制丸机、小蜜丸机、大蜜丸机、丸剂干燥机、滴丸机、擦丸机、选丸机；软膏剂设备包括制膏机、软膏灌封机；栓剂设备包括基质熔

融罐、冷挤压制栓机、热熔式制栓机、栓壳成形灌封机；口服液剂设备包括玻璃口服液瓶清洗机、玻璃口服液瓶隧道式灭菌干燥、口服液剂灌封机、玻璃口服液瓶轧盖机、玻璃瓶口服液剂生产联动线、塑料口服液瓶成形灌封机；药膜剂设备包括纸型药膜机、纸型膜分格包装机、制膜机、制膜包装机；气雾剂设备包括气雾剂灌封机组、旋转式气雾剂联合灌装机、气雾剂冷灌装机；滴眼剂设备包括滴眼瓶清洗设备、胶帽清洗设备、滴眼剂灌装设备、塑料滴眼瓶成形灌封机；酊水、糖浆剂设备包括焦糖液制造设备、清糖浆制造设备、药液配料设备、糖浆配制罐、酊水灌装机、糖浆灌装机、塞内塞机、旋盖机。

现状　中药制剂设备特点：①中药制剂前处理设备、制剂成型机械及管件、阀门等在结构设计上更靠近《药品生产质量管理规范》（Good Manufacturing Practice，GMP）对制药设备关于卫生、防污染、易清洗的要求，设备结构更合理、外形体积和占地面积减小，有利于车间的合理布局。如：片剂包衣机、压片机、全自动胶囊填充机等制剂成型机械及易产生粉尘工艺单元操作机械增加了密封、除尘设置，为制药设备及管路专门设计的配套管件、阀门的结构减少了死角，使之易于清洗。②广泛应用电子技术及超声、电磁感应等先进技术。在制剂及包装机械计量、定量机构的设计上将过去的机械控制改为微电脑控制，大大提高了制剂分剂量及包装量的准确性。如：全自动胶囊填充机、软膏分装机均采用微电脑控制装量，有的机型上还设计有装量不合格自动识别、剔除机构。超声波焊接技术

应用于药品塑料软包装的熔合成型，取代了传统的加热熔合成型和封口，不仅解决了加热熔合成型、封口温度不易控制，废品率高，或熔合面因物料污染造成熔合焊接不牢等缺点，而且熔合面平整均匀，外观好，不会影响包装外表印刷质量和内装药品的化学稳定性。应用电磁感应熔合技术开发的电磁式铝箔封口机取代了传统的软木塞加沾蜡瓶装封口，不仅设备占用空间小，对制剂内包装洁净车间无污染，操作简便，而且封口具有良好的密封防潮、液体制剂防漏和防伪、防偷换性能。③制剂、包装机械由过去的间歇式、半自动或单机自动化趋向发展为微电脑控制全自动生产线，具有工艺参数准确、易调控的优点。如：针剂、口服液的理瓶、洗瓶-烘干、灭菌-灌装、封口生产线；粉针生产联动线；中药动态浸提-连续蒸发生产线；外包装全自动生产线等。④包装机械种类多、发展迅速，以满足不同剂型、规格、要求的包装需要，在机械设计上不仅注重外观包装质量，也兼顾药品包装对内在质量稳定性的特殊要求。⑤中药浸提、浓缩、干燥等制剂前处理设备的研制开发受到重视。中药浸提设备在过去静态浸提设备的基础上开发了动态连续浸提设备；干燥设备在继流化干燥设备被制药企业广泛使用后，有的设备生产企业开始关注冷冻干燥设备的开发；蒸发浓缩设备的开发和技术改造主要是在降低能耗方面进行了改进。

现阶段中国中药制药设备整体上仍处于较低水平，相互仿制、低水平重复现象比较严重，技术水平普遍较低，完全拥有自主知识产权的现代化制药装备仍显不

足。主要有下列问题：①设备技术水平总体偏低。主要表现在耐久性差、配套设备缺乏、同质化严重等几个方面。国产设备不仅较进口设备效率低、耐久性差，且国产设备单机多，生产线少，设备配套的机电组件的配置也缺乏。同时由于多数企业起步低，以仿制国外设备为主，在技术上不求其高，导致同一产品复制现象严重，影响了整体的技术水平。②设备设计及研发的研究机构极少，对中药生产过程缺乏深入的了解，设备研发水平和技术创新能力较低，与中药制造业实际需求严重脱节；而在中药生产设备制造业中，只有几家龙头企业具有一定的研发能力，但多将有限的资金投入仿制国外产品，缺乏自主创新和设计能力。中药企业及中医医院制剂室设备老化，中药提取效率不高，浓缩干燥设备粘壁现象严重，中药成型技术相对于化学药品和食品制造业显得粗糙，中药制药过程的数字化和集成化水平不高，中成药生产过程的质量控制较落后，难以保证产品质量稳定、均一，导致中成药疗效不稳定等等。③主要零部件自我配套能力弱，一些关键部件和控制仪表依赖进口。国产设备与国外品牌相比仍然有一定差距，从设备的外观比较，国产设备多粗糙、笨重，国外品牌则精致紧凑；从内部机构上国产设备在整体组装时联动性差、配合精密度较低、噪声较高、散热量大、故障率高、使用寿命较短。从控制操作手段上，国产设备的电仪一体化、联动化、程控化程度较低。例如膜分离技术的膜、管多数从美国进口，又如冷干机的制冷压缩机需要从丹麦进口，再如大输液生产线的复合膜需要从欧

美进口，装备上的许多控制仪表、元件还需要从欧美发达国家进口，这说明装备的自我配套能力与制药装备发达国家水平还有相当差距，机电仪一体化的能力较弱。

研究目标 推动中药制剂设备发展的直接动力是制药行业GMP认证工作的实施，由此加快了中国制药工业国际化进程的管理举措，在带动制药行业整体发展的同时，也给制药设备的设计和生产提出了一些具体要求。符合GMP要求的设备才会被制药企业认可和采用，从GMP和制药工艺对设备的要求来看，制药设备的研制开发在以下几方面应有所发展：①中药制剂生产过程的蒸发、干燥等前处理工艺对中药制剂的质量至关重要，为了满足对中药浸膏或浸膏干粉的质量要求，低温蒸发设备将会受到中药制药行业的关注。进一步完善多效单程型膜式蒸发器，采用冷冻-高速离心脱水机组等已成为趋势。②中药制剂工程由于受传统中药制剂工艺影响较大，工艺参数往往不明确，不同品种浸提液或浸膏等中间品之间黏度、密度、流变性等差异较大，导致一些较先进设备如喷雾干燥器、沸腾一步制粒机、沸腾干燥器等不易调控而不能充分发挥作用。在这些设备上增加智能电脑自动调控机构，促使了这些设备的使用率大大提高。③中药以提取物制备成制剂的数量占绝大多数，其中的吸潮软化、变色霉变等问题促使了中药提取、精制、灭菌、干燥、包装等设备的改进。④中药制剂设备在机械的设计水平、铸造精度、设备产能、故障率、使用寿命等方面有较大的提升空间，是研究和生产中药制剂设备厂家的工作重点。

（倪 健）

mièjūn shèbèi

灭菌设备（sterilizing equipment）

制药生产中用于产品灭菌的设备。灭菌是指用物理或化学等方法杀灭或除去所有致病和非致病微生物繁殖体和芽胞的过程。制药中的灭菌过程既要杀死或除去药剂中的微生物，又要保证药物稳定性、治疗作用及用药安全性。灭菌是制药生产中的一项重要操作，尤其在中药制剂中，由于采用动植物或矿物为原料，生产环节众多，因而被微生物污染的机会很多，主要包括细菌、真菌、酵母菌、活螨等。

根据灭菌方法将灭菌设备分为物理灭菌设备、化学灭菌设备。物理灭菌设备是采用温度、辐射、声波等物理手段对微生物的化学成分或新陈代谢产生影响而达到灭菌的目的。主要包括：①干热空气灭菌设备，干热灭菌的主要设备有热层流式干热灭菌机、辐射式干热灭菌机、间歇式干热灭菌机。干热灭菌设备一般由下列几个重要部分组成：加热器、高效过滤器、缓冲板、风阀、气流调节器或空气挡板、风机、传送带（仅适用于连续法）、运行连锁控制系统、温度控制器及记录仪等。干热空气灭菌设备可用于能耐受较高温度，却不宜被蒸汽穿透，或者易被湿热破坏的物品的灭菌。由于在相同的温度下，干热对微生物的杀灭效果远低于饱和蒸汽，故干热灭菌需要较高的温度或较长的灭菌时间。②湿热空气灭菌设备，湿热灭菌法的常见设备有高压蒸汽灭菌器（即热压灭菌器）、快速冷却灭菌器、水浴式灭菌器、回转式水浴灭菌器等。湿热空气灭菌设备采用饱和蒸汽或沸水或流通蒸汽进行灭菌。由于蒸汽潜热大，穿透力强，容

易使蛋白质变性或凝固，所以灭菌效率比干热灭菌法高，是中药生产中应用最广泛的一种灭菌方法，它具有灭菌可靠，操作方便，易于控制和经济等优点。③辐射灭菌设备，实行辐射灭菌的装置包括阴极射线管、X射线发生器、放射性核素等。制药企业中一般的辐射灭菌过程在专门的辐射车间进行，主要由钴60射线源、悬挂输送系统组成。辐射灭菌是以放射性同位素（$^{60}C_0$或$^{137}C_S$）放射的射线杀菌的方法。射线可使有机化合物的分子直接发生电离，产生破坏正常代谢的自由基，导致微生物体内的大分子化合物分解。辐射灭菌的特点是不升高灭菌产品的温度，穿透性强，适合于不耐热药物的灭菌，医疗器械、高分子材料、包装材料等的灭菌。④紫外灭菌设备，实行紫外灭菌的核心装置是紫外灯，其发射的紫外线属于电磁波，用于灭菌的波长范围通常为220~290nm，灭菌力最强的是254~257nm的紫外线，可作用于核酸及蛋白质促使其变性，同时空气受紫外线照射后产生微量臭氧，从而起共同杀菌作用。由于紫外线以直线传播，可被不同的表面反射，穿透力微弱，较易穿透清洁空气及纯净的水，但可被普通玻璃吸收，因此广泛适用于物体表面灭菌、无菌室空气及水的灭菌，不适用于玻璃容器中的药液灭菌、固体物质深部的灭菌等。⑤微波灭菌设备，微波能穿透到介质的深部，并且在一定条件下能使物质内部产热，利用这种产热功能对物质加热和干燥，在加热干燥的同时产生生物效应而杀灭微生物。具有升温迅速、均匀的特点，灭菌效果可靠，并且时间短，已应用于中药饮片、中成药等的灭菌。在制药

企业应用的微波灭菌设备主要是智能化微波真空连续干燥灭菌机。

化学灭菌设备是利用化学药品来杀灭细菌或抑制微生物发育与繁殖。主要包括：①环氧乙烷灭菌器，环氧乙烷的杀菌力强，不仅可以杀死微生物的繁殖体，对细菌芽胞也较敏感。可用于对热敏感的固体药物、纸或塑料包装的药物、医疗器械、塑料制品等不能采取高温灭菌的物品。但含氯物品及能吸附环氧乙烷的物品不宜采用本法。②甲醛气体发生器，甲醛是杀菌力很强的广谱杀菌剂。应用甲醛溶液加热熏蒸法灭菌时，一般采用气体发生装置，与环氧乙烷相比，甲醛蒸气杀菌力更强，但由于穿透力差，只能用于空气杀菌。

(倪　健)

rèyā mièjūnqì

热压灭菌器 （autoclave sterilizer）

利用高压蒸汽杀灭微生物的设备。被公认为最可靠的灭菌设备，能杀灭被灭菌物品中的细菌增殖体和芽胞。广泛用于性质较为稳定的耐热、耐压的药物制剂。药品、药品的溶液、玻璃器械、培养基、无菌衣、敷料以及其他遇高温与湿热不发生变化或损坏的物质，均可用此设备灭菌。常用的有手提式热压灭菌器、立式热压灭菌器、卧式热压灭菌柜、热压软包装灭菌器等。热压灭菌设备大多直接通入高压饱和蒸汽加热，也有煤气、电等方式加热。影响热压灭菌设备灭菌效果的主要因素包括微生物的种类和数量、药物与介质的性质、蒸汽性质、灭菌时间等。注意事项：①使用前应认真检查灭菌器的主要部件是否正常完好。②灭菌时必须首先将灭菌器内的冷空气排出。③灭菌时间必须从全部待灭菌物品达到预定温度时算起，并维持规定时间。④妥善放置物品，被灭菌的物品不应放的太挤，以免妨碍蒸汽流通。⑤灭菌完毕后停止加热，应缓慢地降低容器内压力，以免压力骤降而造成容器内玻璃瓶炸裂、药液冲出的事故发生。为确保灭菌效果，一般可采用工艺监测、化学监测、生物监测3种方式进行灭菌过程的质量检测。

(倪　健)

wòshì rèyā mièjūnguì

卧式热压灭菌柜 （horizontal autoclave sterilizer）

制药生产中常用的大型热压灭菌设备。全部由坚固的合金制成，带有夹套的灭菌柜内部备有带轨道的格车，分为若干格。通常装有压力表和温度计，用于指示蒸汽夹套内和柜内室的压力和温度。另外还有进气口、排气口、排水口等装置，此外部分灭菌柜还带有冷水喷淋装置等（图）。卧式热压灭菌柜属于高压设备，使用时必须严格按照操作规程。主要包括3个阶段：①准备阶段（包括灭菌柜的清洗、先用蒸汽加热夹套10分钟、使夹套中的蒸汽压力上升至所需标准）；②灭菌阶段（将待灭菌的物品置于篮中，排列于格架上，推入柜内，关闭柜门，将柜门锁紧，抽尽空气。将纯饱和蒸汽通入柜内，等温度上升至规定温度时，开始记录灭菌时间）；③后处理阶段（到达灭菌时间后，先将蒸汽关闭，排气，当蒸汽压力降至"0"点，开启柜门，冷却后将灭菌物品取出并检漏）。

(倪　健)

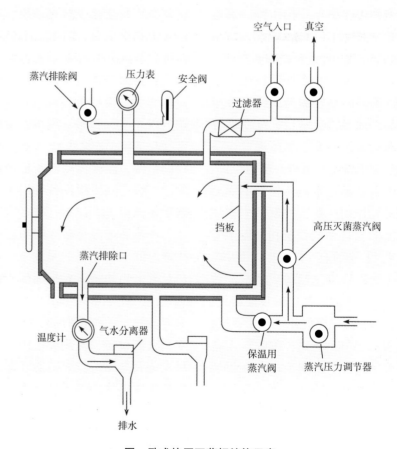

图　卧式热压灭菌柜结构示意

zǐwàixiàn mièjūnqì
紫外线灭菌器（ultraviolet sterilizer）

利用紫外线照射促使核酸及蛋白质变性以及照射空气后产生微量臭氧进行灭菌的设备。设备的核心装置是紫外光源（紫外灯），另外还有照度计等组件。由于紫外线直线传播、穿透力弱等性质，该设备多用于空气灭菌和表面灭菌。影响紫外线灭菌效果的主要因素是紫外线的剂量、受到紫外线辐射照射的面积及微生物的敏感性等。注意事项：①紫外灯管必须保证无尘无油垢，否则会影响辐射强度；②普通玻璃可吸收紫外线，因此装于玻璃容器中的药物不能采用此方法灭菌；③应避免紫外线对人体皮肤的长时间直接照射；④应详细登记使用的起止时间，并在紫外灯的有效使用时限内使用。

（倪 健）

wēibō mièjūnqì
微波灭菌器（microwave sterilizer）

利用微波的热效应和生物效应破坏微生物的活性，进行杀菌的设备。微波是频率范围为300MHz 到 300GHz 的电磁波。此设备主要由干燥筒体、微波发生系统、控制系统、真空系统、传动系统、排湿系统、破碎系统、加料和出料系统、清洗系统等部件组成，具有升温迅速、均匀的特点，而且灭菌时间短，效果可靠。广泛应用于药材干燥与杀菌保鲜；中药丸、颗粒、片剂等固体制剂干燥与灭菌、口服液灭菌等。注意事项：①微波加热灭菌与物料的水分直接相关，因此物料中应含有适量的水分，且物料中的水分应分布均匀，不宜出现局部的过湿或过干现象，否则局部的温度会剧烈升高，导致物料的部分焦化；②微波对不同的物料可能会出现不同的穿透能力，所以在物料的干燥或灭菌时，最好采取动态的物料，比如适宜的搅拌或翻动等。

（倪 健）

fúshè mièjūnqì
辐射灭菌器（radiation sterilizer）

利用放射性同位素放射的射线杀死药品中微生物和芽胞的灭菌设备。常用射线有 γ 射线或 β 射线，辐射灭菌快速高效，穿透力强，均匀可靠。辐射灭菌器使用过程中药品温度变化小，适用于含挥发性成分或不耐热药品的灭菌。医药产品的辐射灭菌，一般在专门的辐射车间进行，主要由^{60}Co射线源、悬挂输送系统组成，多采用^{60}Co 辐射源放出的 γ 射线进行灭菌。γ 射线为高能射线，穿透力强，适用于较厚的样品及已包装密封物品的灭菌，可有效防止二次污染，适合于热敏物料和制剂，常用于维生素、抗生素、激素、生物制品、中药材和中药制剂、医疗器械、药用包装材料及药用高分子材料等的灭菌。辐射灭菌器的缺点是设备费用高，有潜在危险性，需注意安全防护，某些药物灭菌后可能产生药效降低或产生毒性物质和发热物质等情况，对于液体制剂的稳定性也有影响。

（倪 健）

fěnsuì shèbèi
粉碎设备（grinding equipment）

利用机械力对固体物料进行粉碎，使之变为小块、细粉或粉末的设备。包括破碎设备和粉磨设备。中药绝大多数是以植物、动物或矿物的药用部位为原料，入药前一般要炮制成饮片，再将饮片或饮片的提取物粉碎成不同细度的药粉，以供制备各种剂型使用，因此粉碎是中药生产中的基本操作之一，也是药剂制备的基础，特别是制备散剂、丸剂、片剂、胶囊剂等剂型的重要工序。公元前两千多年中国就出现了最简单的粉碎工具——杵臼，杵臼进一步演变为公元前 200～前 100 年的脚踏碓。之后出现了采用连续粉碎动作的粉碎设备，即公元前四世纪公输班发明的畜力磨和辊碾。近代的粉碎设备是在蒸汽机和电动机等动力设备逐渐完善和推广之后相继创造出来的。1806 年出现了用蒸汽机驱动的辊式破碎机；1858 年，美国的布莱克发明了破碎岩石的颚式破碎机；1878 年美国发展了具有连续破碎动作的旋回破碎机，其生产效率高于作间歇破碎动作的颚式破碎机；1895 年，美国的威廉发明能耗较低的冲击式破碎机。与此同时，粉磨设备也有了相应的发展，19 世纪初期出现了用途广泛的球磨机；1870 年在球磨机的基础上，发展出排料粒度均匀的棒磨机；1908 年又创制出不用研磨介质的自磨机。20 世纪 30～50 年代，美国和德国相继研制出辊碗磨煤机、辊盘磨煤机等立轴式中速磨煤机。近代以来，先后创制出按不同工作原理进行粉碎作业的多种粉碎设备，如轮碾机、振动磨、涡轮粉碎机、气流粉碎机、风扇磨煤机、砂磨机、胶体磨等。

常用的粉碎设备，其基本作用力有截切、压轧、研磨、撞击（包括锤击、捣碎）和劈裂，此外还有撕裂和锉削等，各种粉碎作用的力都有其特殊的适应性。为了使粉碎操作达到良好的效果，通常要根据药物的物理特性选择采用适宜方法的设备。质地特别坚硬的药物选择撞击和压轧为作用力的设备效果为好，韧性药物学则截切和研磨为作用力的设备效果为好，脆性药物选择劈裂为作用力的设备效果为好，坚硬而贵重的药物选择以锉削为作用力的设备效果为好。

根据粉碎时的作用力不同，粉碎设备分为以下类型：以截切作用为主的粉碎设备（包括切片机、截切机等）、以研磨作用为主的粉碎设备（包括乳钵、杵棒、铁研船、球磨机、胶体磨等）、以撞击作用为主的粉碎设备（包括冲钵、柴田式粉碎机、万能磨粉机、流能磨等）、锉削作用为主的粉碎设备（如动物角粉碎机等）。参考 GB/T 15692.4—2008 国家标准《制药机械术语》可以分为机械式粉碎机（齿式粉碎机、锤式粉碎机、刀式粉碎机、涡轮式粉碎机、压磨式粉碎机、铣削式粉碎机）、气流粉碎机、研磨机（球磨机、乳钵研磨机、胶体磨）、低温粉碎机等。

中药粉碎、破碎两用机（图）是较常用的粉碎设备，既能粉碎又能破碎，对各种中药材及矿石、贝壳类均可粉碎和破碎，粒度粗细可调。该设备每小时产量：破碎 300～500kg，粉碎 10～25kg，粒度 60～140 目。其主要构造为机壳、锤片、锤片轴、斜风扇、牙板、斜衬等。药料由加料斗加入，经锤片的劈裂与撞击作用使药料被逐渐粉碎，斜风扇处有斜衬，由此而控制排粉速度，被粉碎的物料由正风叶鼓出，经布袋捕料收集。

（倪 健）

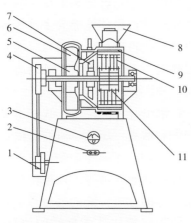

图 中药粉碎、破碎两用机
结构示意

注：1. 机轮；2. 按钮；3. 电流表；4. 机器轮；5. 正风头；6. 正风叶；7. 斜风扇；8. 料斗；9. 牙板；10. 锤片；11. 锤轴

cháitiánshì fěnsuìjī

柴田式粉碎机（sibata pulverizer）

利用活动齿盘和固定齿盘间的相对高速运转，使被粉碎物经齿盘冲击、摩擦及物料彼此间碰撞而获得粉碎的设备。粉碎物粒度大小可由不同目数的筛网决定，可直接从磨腔中排出。在各类粉碎机中的粉碎能力大，应用普遍，故又称万能粉碎机。该机构造简洁、坚固，使用方便，粉碎能力强，运转平稳。应用时首先根据粉碎细度要求选择适宜筛网，并待机械运转平稳后加入被粉碎的物料。广泛适用于黏软性、纤维性及坚硬中药的粉碎，但对油性过多的药料不适用。柴田式粉碎机粉碎室内温度较高，对物料可能产生一定的影响。注意事项：①使用前，先检查机器所有紧固件是否拧紧，皮带是否张紧。②主轴运转方向必须符合防护罩上所示箭头方向，否则将损坏机器，并可能造成人身伤害。③检查电器是否完整。④逐渐由少至多添加药料，添加前须注意清除铁钉等掺杂物，否则会打坏刀具，影响机器运转。⑤物料在粉碎前一定要检查纯度，不允许有金属硬杂物混入，以免打坏刀具或引起燃烧等事故。⑥机器上的油杯应经常注入润滑油，保证机器正常运转。⑦停机前停止加料，如不继续使用，要清除机内遗留物。

⑧定期检查刀具同筛网是否损坏，如有损坏，应立即更换。⑨使用时机体会有微小振动，一定要将机盖连接手柄拧紧，避免事故发生。⑩当更换品种时，应彻底清扫机膛和沉降器及管路，以保证药粉质量。

（倪 健）

wànnéng mófěnjī

万能磨粉机（universal disintegrator）

利用撞击伴撕裂、研磨等作用对物料进行粉碎的设备。是一种应用较广的粉碎机，其主要构造系有两个带有钢齿的圆盘及环状筛组成（图）。装于水平轴的圆盘可以转动，与不动的圆盘之间相合时，两盘钢齿交错排列，药料在钢齿间被粉碎。万能磨粉机可制备各种粉碎度的粉末，并且粉碎与过筛操作可以同时进行。适用于粉碎多种干燥药物，如中草药的根、茎、叶，非组织性块状脆性药物，干浸膏的粉碎等。此设备速度高，粉碎过程中颗粒间摩擦与撞击会发热，不宜用于含有大量挥发性成分和具有黏性的中草药及硬度较大的矿物药。操作时药物自加料斗放入，借抖动装置的抖动，以一定数量连续

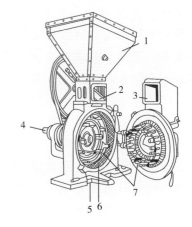

图 万能磨粉机结构示意

注：1. 加料斗；2. 抖动装置；3. 入料口；4. 水平轴；5. 出料口；6. 环状筛板；7. 钢齿

均匀地经由入料口进入机内。在离心力作用下，物料被甩向圆盘的钢齿间，借助钢齿的冲击、挤压、剪切和研磨作用而粉碎。经粉碎至一定细度的粉末，则通过环状筛板经出粉口落入粉末收集袋中。粗料则继续被粉碎。粉末的粗细可以通过更换不同孔眼的环状筛来调节。自筛板筛出的粉末随着强烈的气流而分出。在粉碎过程中，快速转动的圆盘所产生强烈的气流，容易使粉末飞扬，故需装有集尘排气装置，以利安全和收集粉末。注意事项：①在使用时应先关闭室盖，开动机器空转，待高速转动时药物自加料斗加入，以免阻塞于钢齿间，增加电动机启动时的负荷。②加入的药料应大小适宜，最好预先切成段块。③因转盘高速旋转，零部件磨损较大，产热量也大，需要保持整个机器处于良好的润滑状态。

（倪　健）

qiúmójī

球磨机（ball mill）　由不锈钢或瓷制成圆形球罐，内装有一定数量和大小的钢制或瓷制圆球的粉碎设备。球罐的轴固定在轴承上，当罐转动时，物料借圆球落下时的撞击劈裂作用及球与罐壁间、球与球之间的研磨作用而被粉碎（图）。适于粉碎结晶性药物（如

朱砂、皂矾、硫酸铜等）、树胶（如桃胶、阿拉伯胶等）、树脂（如松香）及其他植物中药浸提物（如儿茶）；对具有刺激性的药物（如蟾酥、芦荟等）可防止粉尘飞扬；对具有很大吸湿性的浸膏（如大黄浸膏等）可防止吸潮；对具有挥发性的药物（如麝香等）及其他贵重药物（如羚羊角、鹿茸等），以及与铁易起作用的药物均可用瓷质球磨机进行粉碎。球磨机亦可用在无菌条件下，进行无菌药粉的粉碎和混合。球磨机除广泛应用于干法粉碎外，亦可用于湿法粉碎。如用球磨机水飞制备的炉甘石、朱砂等粉末可达到七号筛的细度，比干法制备的粉末润滑，且可节省人力。球磨机要有适当的转速才能获得良好的粉碎效果。罐转速比较小时，主要发生研磨作用。加大球罐转速，使圆球从最高的位置以最大的速度下落产生圆球对物料的撞击作用；若再增大球罐的转速，使球紧贴于罐壁随球罐旋转则不能粉碎物料。除转速外，影响球磨机粉碎效果的因素还有圆球的大小、重量、数量、被粉碎药物的性质等。圆球须有足够的重量和硬度，使能在一定高度落下具有最大的击碎力。圆球的直径一般不应小于65mm，其直径应是被粉碎物料的4～9倍。操作时圆球

不断磨损，部分圆球须经常更换；球罐中装填圆球的数目不宜太多，通常球罐中装填圆球的体积仅占球罐全容积的30%～35%；球罐的长度与直径应有一定的比例，球罐过长，仅部分圆球具有作用。实际制剂生产中一般取长度：直径＝1.64：1.56较为适宜。被粉碎药料一般不应超过球罐总容量的1/2。

（倪　健）

liúnéngmò

流能磨（fluid-energy mill）　利用高速气流使药物的颗粒之间以及颗粒与室壁之间产生强烈的碰撞与剪切作用而粉碎药物的设备。又称气流式粉碎机。有多种类型，可分为圆盘式气流粉碎机和椭圆式气流粉碎机。生产中常用的有跑道式、圆盘式和对喷式。特点：①压缩气体膨胀时的冷却作用以及粒子-气体间快速的热交换，流能磨在运转时不产生热量。②尤其适用于热敏性物料如抗生素、酶、低熔点物质的粉碎。③对于易氧化药物，可以改用惰性气体进行粉碎。④由于流能磨的设备简单，易于对机器及压缩空气进行无菌处理，可用于无菌粉碎。⑤应用流能磨粉碎药物的同时进行了药物的分级，可得粒径5mm以下均匀的极细粉末。但操作时应注意加料的速度均匀，以免堵塞喷嘴。⑥细度高，将机械式粉碎、气流式粉碎的优点结合于一体，极大地扩展了粉碎范围，可适应用户对粉碎粒度和粉碎物料种类的需求。⑦安全性能好，清理方便，无需过筛，采用全密闭结构，操作人员不与粉碎室直接接触。流能磨（图）外形似空心轮胎，由底部喷嘴、粉碎室、顶部分级器和具有单向活塞作用的送料器构成。高压气流自底部喷

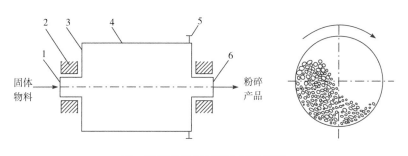

图　球磨机结构与工作原理示意

注：1. 进料口；2. 轴承；3. 端盖；4. 圆筒体；5. 大齿圈；6. 出料口

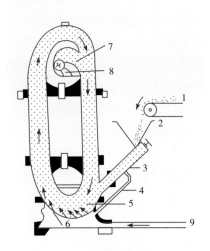

图　流能磨示意
注：1. 输送带；2. 加料斗；
3. 文杜里送料器；4. 支管；5. 粉碎室；6. 喷嘴；7. 分级器；8. 产品出口；9. 高压气流

嘴喷入，在粉碎室下部膨胀并转变为声速或超声速气流于机内高速循环，欲粉碎的物料由加料斗到文杜里送料器进入机内的高速气流中，药物在粉碎室内互相碰撞而迅速粉碎且随气流上升到分级器，极细粉由气流带出并进入收集袋中，较大的颗粒由于离心力的作用沿壁的外侧返回粉碎室，以继续粉碎。流能磨的进料粒度一般要求：20～100目，粉碎后粒径可达 30μm 以下，甚至 1μm。但在操作时一定要注意加料速率的均匀性，以免堵塞喷嘴。

（倪　健）

zhèndòngmò

振动磨（vibro mill）

利用研磨介质在设备筒体内高频振动产生冲击、摩擦、剪切等作用，将物料磨细的粉碎设备。用弹簧支撑机体，带有偏心块的主轴使其振动，运转时介质和物料一起振动将物料进行粉碎（图）。其形状通常是圆柱形或槽形，特点是介质填充率高，单位时间内作用次数高，因而振动能量大，能量利用率高，

可以干法或湿法工作，有较强的机械化学效应，且结构简单，能耗较低，磨粉效率高，易于工业规模生产。广泛用于非金属矿物超微粉碎，亦可用于中药的超微粉碎。振动磨的效率比普通磨高 10～20 倍，其粉磨速度比常规磨机快得多，而且能耗低数倍。振动磨产品的平均粒径可达 2～3μm，对于脆性较大的物质可较容易的得到亚微米级产品。振动磨通过调节运动加速度、振动时间、磨介与料之比控制粉碎的粒度。还可以与冷冻粉碎结合，将温度控制到 0℃以下对中药进行粉碎，特别适合一些对热敏感的药物。将振动磨与低温技术结合联用，不仅可以保持药物的有效成分和组成不变，而且有望提高物料细度、流动性等粉体学特征，从而提高药材的使用质量和效率。高频振动磨的粉碎主要是通过剪切力和正向压力的联合作用进行，在粉碎初期粉碎速度较快，但随时间的延长，粉碎后期粒度分布加大，粒子发生团聚，对粉碎效果也会造成一定的影响。

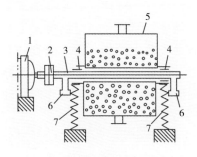

图　振动磨结构示意
注：1. 电动机；2. 挠性轴套；3. 主轴；4. 轴承；5. 筒体；6. 偏心块；7. 弹簧

（倪　健）

shāixī shèbèi

筛析设备（sieving equipment）

为适应临床诊疗和中药制剂生产

的需要，使粗细混合的粉末分离的设备。

筛析是固体粉末的分离技术，筛即过筛，指粉碎后的药料粉末通过网孔性工具，使粗粉与细粉分离的操作，粗的网孔状工具称为筛，细的称为罗。析即离析，指粉碎后的药料粉末借空气或液体（水）流动或旋转的力，使粗粉（重）与细粉（轻）分离的操作。筛析的目的是使粉末粗细分等，获得均匀的粒子群，保证制剂生产的顺利进行和药品的质量。此外，多种物料过筛还有混合的作用。

药筛是指《中华人民共和国药典》规定，全国统一用于药剂生产的筛。药筛分为编织筛和冲眼筛两种。编织筛是由不锈钢、铜丝、铁丝、尼龙丝、绢丝等材料编织而成。编织筛单位面积上的筛孔多，筛分效率高。但编织筛线易于位移而致使筛孔变形，影响筛分的效果。冲眼筛是在金属板上冲出圆形的筛孔而成。其筛孔坚固、不易变形，多用于高速旋转粉碎机的筛板及药丸等粗颗粒的筛分。

筛析设备种类很多，应根据对粉末粗细的要求、粉末的性质和数量来适当选用。在药厂成批生产中，药材粉末、半成品颗粒、提取物粉末及辅料过筛时，多用粉碎、筛析、空气离析、集尘联动装置，对提高粉碎与筛析效率，保证产品质量极为重要。在小批量生产及科学试验中亦常用手动筛、悬挂式偏重筛粉机及电磁簸动筛粉机等。

（王跃生）

zhèndòng shāifěnjī

振动筛粉机（vibrating sieving machine）

偏心轮对连杆所产生的往复振动来带动药筛，从而振

动药筛以筛选药粉的箱式装置。如图，在振动电机的上轴及下轴各装有不平衡重锤，上轴穿过筛网与其相连，筛框以弹簧支撑于底座上，上部重锤使筛网产生水平圆周运动，下部重锤使筛网发生垂直方向运动，故筛网的振荡方向有三维性，物料加在筛网中心部位，筛网上的粗料由上部出料口排出，筛分的细料由下部的出料口排出。振动筛粉机往复振动的幅度比较大，粉末在筛面上平动和振动，故适用于筛析无黏性的植物药或化学药物的粉末。由于在密闭箱中筛析，对毒、刺激性及易风化或潮解的药粉也适宜。该设备操作相对简单，可根据粉末的粒径大小，选择不同孔径的筛网；此外，该设备还可同时安装 10 个左右不同孔径的筛网，以获得不同粒径的粉末或颗粒。操作过程中，应注意筛网安装顺序是从上至下筛网孔径依次减小。

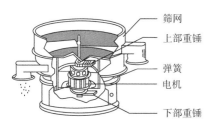

图　振动筛粉机结构示意

（王跃生）

xuánguàshì piānzhòng shāifěnjī

悬挂式偏重筛粉机（suspended lopside sieving machine）

药筛悬挂在装有偏重轮的弓形铁架上，利用偏重轮转动产生的不平衡惯性使药筛产生簸动，进行筛选药粉的装置。如图，操作过程：开动电动机，带动主轴，偏重轮即产生高速的旋转，由于偏重轮一侧有偏重铁，使两侧重量不平衡而产生振动，故药粉加入筛子中，细粉很快地通过筛网而落入接收器中。为了防止筛眼堵塞，筛内装有毛刷，以随时刷过筛网，偏重轮外有保护罩保护。悬挂式偏重筛粉机构造简单，造价低，占地面积小，效率高，易于移动，适用于矿物药、化学药或无显著黏性的药粉过筛。为了防止粉末飞扬，除加粉口外可将机器全部用布罩盖。注意事项：当不能通过的粗粉聚积多时，需停止工作，取出粗粉后，再开动机器添加药粉进行筛析。

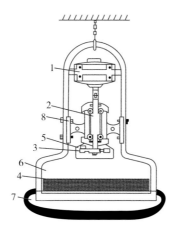

图　悬挂式偏重筛粉机结构示意

注：1. 电动机；2. 主轴；3. 偏重轮；4. 筛子；5. 保护罩；6. 加粉口；7. 接收器；8. 轴座

（王跃生）

diàncí bǒdòng shāifěnjī

电磁簸动筛粉机（electromagnetic vibration sifting machine）

较高频率与较小幅度使药筛往复震荡进行筛选药粉的的装置。振动幅度在 0～1.75mm，频率每分钟高达 3000 次。振幅小，频率高，药粉在筛上跳动，使粉粒散离而加强其过筛效率。如图，在筛网 3 的一边装有衔铁 2，另一边装有弹簧 5，当弹簧将筛接紧时与接触器 4 接触，使来自电源 7 的电流得以通过电路 6，使电磁铁 1 发生磁性而吸引衔铁，使筛向磁铁方向移动。此时接触器被拉脱而断了电流。由于电流隔断与磁铁失去磁性，筛又重被弹簧拉回，接触器重新接触而引起第二次的电磁吸引，如此继续不停而发生簸动的作用。电磁簸动筛粉机具有较强的振荡性能，故适用于黏性较强的药粉，如含油或树脂的药粉等，其筛选效率较振动筛为高。

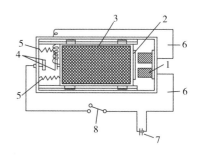

图　电磁簸动筛粉机结构示意

注：1. 电磁铁；2. 衔铁；3. 筛网；4. 接触器；5. 弹簧；6. 电器；7. 电源；8. 开关

（王跃生）

xuànfēng fēnlíqì

旋风分离器（cyclone separator）

利用离心力分离气体中细粉或颗粒的设备。主要部分是一个锥形圆筒，在上段切线方向有一个气体入口管，并在圆筒顶上装有插入内部一定深度的一个排气管，下段锥形圆筒底有接收细粉的出粉口。如图，混有粉末或颗粒的气流通过进气管 4 进入内旋风分离区，气流受导向叶片的导流作用而产生强烈旋转，气流沿筒体呈螺旋形向下进入旋风筒体，密度大的粉末或颗粒在离心力作用下被甩向器壁，并在重力作用下，沿筒壁下落进入接收管 1。旋转的气流在筒体内收缩向中心流动，向上形成二次涡流经设备顶部排

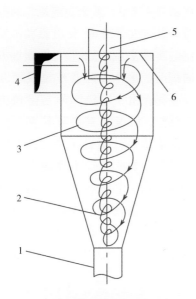

图　旋风分离器示意

注：1. 接收管；2. 内旋气流；3. 外旋气流；4. 进气管；5. 排气管；6. 旋风顶板

气管 5 流出。旋风分离器适用于分离非黏性、非纤维的干燥粉末，常作为喷雾干燥器的分离装置，干燥后的药粉或颗粒随气流进入旋风分离器，达到气固分离。它是一种结构简单、操作方便、耐高温、设备费用和阻力较高（80~160 毫米水柱，1 毫米水柱 = 9.8 帕斯卡）的分离净化设备，在净化设备中应用也非常广泛，此外，改进型的旋风分离器在部分装置中可以取代尾气过滤设备。

（王跃生）

dàilǜqì

袋滤器（bag filter）

筛析过程中用于截留气流中微粒的滤袋装置。在外壳内安装有许多个长为 2~3.5m，直径为 0.15~0.20m 织棉或毛织品布袋。一般结构如图所示。当含有粉尘的气体通过袋滤器后，气体穿过袋状滤布，粉尘保留在袋滤器内，达到气固分离。袋滤器能除去 1μm 以下的微尘、除尘效率高。但投资费用高、清洁麻烦、用于处理湿度高的气体时，应注意气温须高于露点。袋滤器常在旋风分离器后作为收集装置以及粉碎机的收粉装置，还用于流化床制粒机、薄膜包衣机等设备的进风过滤设备。注意事项：该设备不适合含水量大的粉末分离与收集，使用过程中，应密切关注袋滤器的堵塞情况，及时清理，以免影响分离效果。

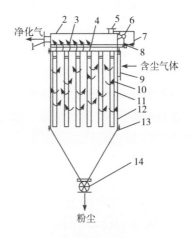

图　袋滤器一般结构示意

注：1. 排气口；2. 上部箱体；3. 喷射管；4. 文氏管；5. 控制器；6. 气包；7. 控制阀；8. 脉冲阀；9. 进气口；10. 滤袋；11. 框架；12. 中部箱体；13. 灰斗；14. 排灰阀

（王跃生）

hùnhé shèbèi

混合设备（mixing equipment）

利用机械力和重力等，将两种或两种以上物料混合均匀的机械。混合容器的形状从最早的滚筒形发展到常用的 V 字形，运动轨迹从简单的单向旋转发展到空间立体旋转，使得混合设备得到了较大的发展，出现了一批混合精度高、效率高、能耗小的新型混合机，如高速混合机、多维混合机等。在科学试验和药厂生产时，混合过程是必不可少的工艺过程，物料混合的均匀性直接决定试验的成败及药品的质量，甚至影响药品临床应用的有效性和安全性。

（王跃生）

cáoxíng hùnhéjī

槽形混合机（trough type of blender）

由混合槽、搅拌桨、水平轴及转动装置组成的用于混合和制软材的设备（图）。混合槽、搅拌桨一般是由不锈钢制成，可绕水平轴转动，根据使用要求，搅拌桨形状略有区别。该设备常用于粉末混合以及片剂、丸剂制软材，亦用于软膏剂基质的混合。①混合：将待混合物料加入至混合槽内，启动按钮，待物料混合均匀后停止即可。②制软材：将待制软材物料混合均匀后，逐步加入适量的黏合剂，继续搅拌均匀即可。此设备便宜，容量大，生产效率高；结构简单，操作方便，安全可靠。混合时，应注意混合物料的加入量，物料太多，在搅拌过程中，易洒出损失；物料太少，容易产生死角，造成混合不均匀的情况。制软材时，应视软材的干湿程度分次加入适量的黏合剂，加入太多，易使软材发黏，严重时易卡死搅拌桨，造成安全事故；加入太少，软材太干，影响后续制剂工艺。

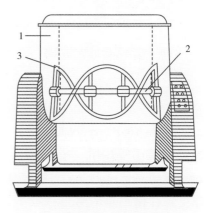

图　槽形混合机结构示意

注：1. 混合槽；2. 水平轴；3. 搅拌桨

（王跃生）

shuāngluóxuán zhuīxíng hùnhéjī
双螺旋锥形混合机（conical double-worm mixer）

由锥体、螺旋杆、转臂、传动装置等附件组成的用于粉末混合的设备（图）。该设备可用于粉末混合的各个领域，特别适合于中药粉末的混合。操作流程：将粉末由加料口加入至螺旋叶片顶部，启动电源，二根螺旋杆以108r/min速度自转搅拌和提升物料，并以5r/min速度带动转臂作公转，粉体随双螺旋的快速自转自上而下提升，形成两股对称的沿壁上升的螺柱形粉体流，公转使螺柱体外的粉体逐渐混入螺柱形粉体流内，使粉体不断混掺错位，由锥体中心汇合向下流动，达到混合均匀。此设备结构较新颖合理，无粉尘，清理方便；混合效率高，能耗低，装载系数高，较易大型化。使用过程中，应尽量避免混合湿物料，特别是遇湿易发黏的物料，黏性物料易造成螺旋杆卡死，造成电机过载损坏。

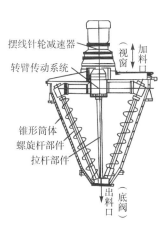

图 双螺旋锥形混合机结构示意

摆线针轮减速器
转臂传动系统
锥形筒体
螺旋杆部件
拉杆部件
（视窗）
加料口
出料口
底阀

（王跃生）

hùnhétǒng
混合筒（mixing barrel）

由各种形状筒体、水平轴、转动装置等附件组成的用于粉末混合的设备。如图，混合筒有圆形、立方形、双圆锥形、V字形等形状。混合筒装在水平轴上，使其绕轴旋转，随着混合筒位置的改变，粉体由于重力作用在容器中翻动混合，混合效率主要取决于旋转速度和混合筒形状。筒形状以V字形较理想，因其在旋转过程中，可将粉体分成两部分，再使两部分混合在一起，如此循环往复，混合效率较高。V字形混合筒是药厂大生产中常用的混合机械。此设备价格便宜，生产投入低；操作简便，筒形状、容量可根据实际需求灵活选择。注意事项：①转速一般采用临界转速的30%～50%，若过快，旋转产生的离心力可能使粉体附于筒壁，降低混合效能；过慢，产生的离心力小，粉体翻转受限，混合效率降低；②注意加入物料的量应适宜，太多或太少均影响其均匀性；③在工业化生产大型混合筒周围应设立围栏，以免产生安全事故。

（王跃生）

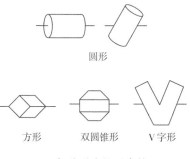

a 各种形式的混合筒

圆形
方形 双圆锥形 V字形

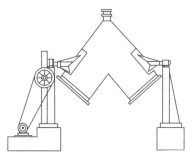

b V字形混合筒
图 混合筒结构示意

zhìlì shèbèi
制粒设备（facility for granulating）

将粉末、熔融液、水溶液等状态的物料加工制成一定形状与大小的粒状物的设备。该类设备在固体制剂，特别在颗粒剂、片剂中应用最为广泛。常用的制粒设备主要包括三大类型。①湿法制粒设备：主要有摇摆式制粒机、高速搅拌制粒机，是将药物粉末、黏合剂或润湿剂通过外力制成一定形状和大小颗粒的设备；该设备操作简便、生产能力大，是工业化生产最常用的设备；因制粒前需要加入一定的黏合剂或润湿剂，且制得的颗粒需要干燥过程，所以不适合热敏性及遇湿不稳定的物料制粒。②干法制粒设备：主要有干挤制粒机，是将药物与辅料粉末混合均匀后压成大片状或板状，然后再粉碎成所需大小的颗粒的设备。制粒过程中不加入任何黏合剂，靠压缩力的作用使粒子间产生结合力。制粒过程不需要加入黏合剂或润湿剂，且不经过加热过程，故该设备常用于遇湿、热不稳定的药物制粒；此外，因其生产能力不及其他设备，且制备的颗粒质量相对较差，故在实际生产中并不常用。③流化床喷雾制粒设备：将药物溶液或混悬液用雾化器喷于干燥室内的气流中，使水分迅速蒸发以制成球状干燥细颗粒的设备；该设备将混合、制粒、干燥在一套设备内完成，自动化程度高，劳动强度低，操作周期短，从而提高了生产能力；通过粉体造粒，可改善流动性药物的溶解性能；设备无死角，装卸物料轻便快速，易清洗干净。

（王跃生）

yáobǎishì zhìlìjī

摇摆式制粒机（oscillating granulator）

由料斗、筛网、滚轮、传动装置等附件组成，将潮湿粉末或软材，在旋转滚轮的正、反旋转作用下，强制性通过筛网而制成颗粒的设备（图）。该设备主要适用于医药、化工、食品等工业中制造各种规格的颗粒，亦可用于粉碎凝结成块状的干料。操作流程：①将物料粉末与适量润湿剂混合均匀，或制成软材；②检查摇摆制粒机各部件并按程序消毒；③依次安装好滚轮、保护瓦、筛网、筛网夹辊，并调松紧至适当；④开空机运转约20秒，根据"听、摸、看"，判断该设备是否正常，运行正常时，则可以加物料制粒；⑤物料在滚轮的输送及挤压作用下，通过筛网，形成颗粒。

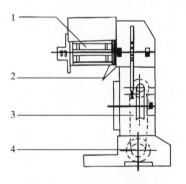

a 整机外形结构

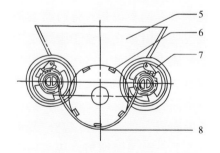

b 料斗-筛网-滚轮局部结构

图 摇摆制粒机结构示意

注：1. 滚轮；2. 出料口；3. 传动装置；4. 电机；5. 加料口；6. 滚轮上的凸棱；7. 筛网固定装置；8. 筛网

设备特点：制粒前多需要制软材，所以需要和药工序，工序脱节不连贯，因此能效比差，产能不高，物料损失较大；所得颗粒的紧实、密度较大，适用于填装量较大时的颗粒生产，同时颗粒溶散也较慢；可更换筛网以调整形状及大小，从而制得各种规格的颗粒。注意事项：①试机或制粒时，不要将手接近滚轮，以防伤手；②料斗中的物料架桥时，可用不锈钢铲去翻动，使软材能顺利制粒，但要注意防止铲子打坏设备；③加入的物料量要适当，太少不利于成粒，太多，负荷则太大，影响设备寿命；④注意控制物料黏度，黏度过大易形成长条，黏度过小则颗粒易散。

(王跃生)

xuánzhuǎnshì zhìlìjī

旋转式制粒机（rotary granulator）

由筒状筛网、压料刀、制粒刀、颗粒接收盘、传动部分等附件组成，在压料刀、筛筒共同作用下，使物料向外被强制挤出成条，并被制粒刀适时切断而形成颗粒的设备（图）。适合半干式粉末与带有一定黏性的物料制成颗粒，适合用于中药颗粒剂、食品类、固体饮料、鸡精及其他带有一定黏度物料的制粒，也可用于压片后不合格片剂的破碎，然后重新制粒，继续压片。操作流程：①物料粉末或团块加入适量润湿剂，与其他制粒辅料混合均匀；②运行旋转制粒机，根据物料性质调整压料刀和制粒刀转速；③从料斗加入物料，物料在压料刀的旋转作用下进入筛筒，并产生向下的压力，将物料从筛筒内向外挤压；④制粒刀旋转时，通过离心力和曲线推力，将物料挤出网孔，在各个刀片之间挤出的物料条断开而形成颗粒，完成造

粒任务；⑤从颗粒接受板出口收集制成的颗粒。

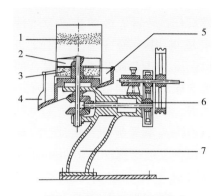

图 旋转制粒机结构示意

注：1. 筒状筛网；2. 压料刀；3. 筛孔；4. 出料口；5. 颗粒接收盘；6. 传动部分；7. 支架

此设备特点：不出现轮与模的错位摩擦，减少了阻力，降低了动能损耗，延长了模具的使用寿命；采用螺杆中心调压机构，模具间隙可调整，适用不同物料，保证压制效果；压轮体大槽宽，承压耐磨，压轮多个均布，运转平稳，生产效率高；"锥轮平模"使其具有可任意加大压轮优势，这是其他设备不及之处；制得颗粒结实、均匀、无孔洞。注意事项：①不适用于半固体、流体、浆状物料制粒；②勿用于坚硬物质的研磨；③压料刀与制粒刀的转速需配合，制粒刀过快则颗粒不完整，过慢则制得条状物。④需控制物料黏度，可用于黏度较大物料的加工，如黏度过小则颗粒易散。

(王跃生)

gāosù jiǎobàn zhìlìjī

高速搅拌制粒机（high speed mixing granulator）

由混合筒、搅拌桨、切割刀和动力系统组成的可将药物粉末、辅料和黏合剂靠高速旋转的搅拌桨的作用迅速完成混合并制成颗粒的设备（图）。动力系统包括搅拌电机、

制粒电机、电器控制器和机架等。该设备可用于黏性较强的中药提取物制粒，可同时完成混合和制粒过程，亦可根据对颗粒的具体要求，串联摇摆式制粒机应用。操作流程：①将原辅料按处方量加入混合筒中，密盖，开动搅拌桨将干粉混合1~2分钟；②待混合均匀后加入黏合剂或润湿剂，再搅拌2~5分钟，物料即被制成软材；③开动切割刀，将物料切割成颗粒。此设备将混合和制粒过程在同一设备完成，操作方便；混合和制粒过程速度快，整个过程在几分钟之内完成；搅拌桨及切割刀所需速度快，大型设备搅拌桨长，电机负荷过大，设计困难，故批产量相对较小。注意事项：①搅拌桨和切割刀速度快，在操作未设计保护装置的设备时，应注意安全；②在对遇湿易发黏的中药提取物制粒时，应特别注意黏合剂和润湿剂的加入量，防止加入过量造成提取物黏结，卡死搅拌桨；③在对遇热易发黏的中药提取物制粒时，应特别注意搅拌时间，防止搅拌产热造成提取物黏结，卡死搅拌桨，电机过载烧毁。

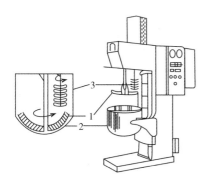

图　高速搅拌制粒机结构示意
注：1. 搅拌桨；2. 混合筒；3. 切割刀

（王跃生）

liúhuà pēnwù zhìlì zhuāngzhì

流化喷雾制粒装置（fluidized bed spray granulator）　使药物在自下而上的气流作用下保持悬浮的流化状态，液体黏合剂向流化层喷入使粉末聚集结成颗粒，同时进行干燥的制粒设备。因在同一台设备内即可以完成混合、制粒、干燥的操作，又称一步制粒；又因物料的状态类似液体沸腾，生产上也称沸腾制粒。流化喷雾制粒机可分为四部分组成：空气过滤加热部分；物料沸腾喷雾和加热部分；粉末捕集、反吹装置及排风机构；输液泵，喷枪管路、阀门和控制系统。

流化喷雾制粒机是以沸腾形式进行混合、制粒、干燥的一步制粒设备，是将制粒用粉末状物料投入流化床，在引风机拉动下物料在床内呈流化态，制粒用黏合剂有输液泵送入双流体雾化器，经雾化后喷向流化的物料，粉末相互架桥聚集成粒并长大，水分挥发后由风机带出机外。流化喷雾制粒的特点是操作周期短、占地面积小、制得的颗粒质量较佳，成品颗粒较松，粒度一般在40~80目，生产效率高、劳动强度低、受外界污染低和成品颗粒整齐。缺点是电耗较高、清洗相对困难。

（吴清）

pēnwù gānzào zhìlì zhuāngzhì

喷雾干燥制粒装置（spraying and dry granulator）　结合喷雾干燥和沸腾制粒两项技术的制颗粒装置。具有物料混合、喷雾干燥、制粒等多种功能。基本结构主要由流化制粒室、气体分布板、喷雾室、喷雾器、捕集室、袋滤器、进风机构、排风机构等部件组成（图）。操作流程：①辅料混合，将各种辅料加在气体分布板上。

空气进入鼓风机，经过滤器和加热器后，热空气由气体分布板底部吹入，自下而上的热气流使辅料在流化状态下进行充分混合。②药液雾化，待物料混合均匀后，将药物浓缩液送至喷雾器，利用过滤净化过的压缩空气将浓缩药液雾化，喷入流化制粒室中。③喷雾制粒，流化状态下混合均匀的各种辅料颗粒与药液充分接触，进行传热和传质，黏结完成后停止喷洒雾化药液，继续由下方通入热空气进行干燥直至出料。最终的产物由设备底端的收集装置进行收集。颗粒粒径受药液的浓度，喷雾速度，喷雾器喷出雾滴的直径等因素的影响。干燥速度受进口、出口温度及空气流中药液的浓度等因素的影响。

喷雾干燥制粒装置的特点：①利用喷雾干燥制粒装置制出的颗粒呈多孔状，粒径均匀，外形圆整，流动性、可压性及溶解性好，可直接进行压片；②适用于热敏性物料的制粒。液体状物料被分散成小液滴，在数秒内即被干燥，可避免药物因受热时间过长而分解变质；③多用于不加糖

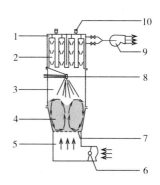

**图　喷雾干燥制粒装置
结构示意**
注：1. 捕集室；2. 袋滤器；3. 喷雾室；4. 流化制粒室；5. 送风管；6. 送风调节阀；7. 气体分布板；8. 喷雾器；9. 引风机；10. 过滤袋抖动器

或低糖型颗粒剂的制备，制粒用料粒度在 40～60 目；④操作简单，可连续操作，将中药加工中药液的"浓缩—多效浓缩—造粒—干燥"四步合一，大大简化和缩短了中药提取液到成品或半成品间的工艺步骤和生产时间，有效提高了生产效率，能够适应工业化大规模生产的要求；⑤制粒生产过程在密闭容器中进行，可避免干燥过程中造成的扬尘，避免环境污染。⑥动力消耗大，体积传热系数和热效率较低，设备体积大，结构复杂，一次性投资大，生产中易发生粘壁现象。

注意事项：①影响因素相对较多，操作过程中，应密切关注各参数间的关联；②设备结构相对复杂，清洗时应彻底，防止交叉污染；③对此装置的操作人员技术、经验要求较高，应对其进行长期培训。

（王跃生）

gānjǐ zhìlìjī

干挤制粒机（dry squeezing granulator） 由加料斗、螺旋推进器、滚筒、粉碎机构、制粒机构、筛网等部件构成的制粒设备（图）。又称滚压造粒机或干压造粒机。是进行干法制粒的设备，该设备的基本工作原理为将药物与辅料混合均匀，依靠其自身的结晶水，压制成条片后，经摇摆式制粒机粉碎成适宜大小的颗粒，过筛后即得成品。操作流程：①加料混合：具有一定可压性、成形性的药物粉末无需加入辅料；但含水量低、黏性差的药物粉末则需加入黏合剂，以帮助挤压成型。常用的黏合剂有：微晶纤维素、糊精、动物胶粉等；相反，如果药物粉末含水量大，黏度高，则需要加入适当量的润滑剂，防止药物黏附在滚筒上。常用的润滑剂有：硬脂酸、硬脂酸镁、滑石粉、微粉硅胶等。②强制送料：将混合好的药粉加入料斗，螺旋推进器对药粉进行强制性压缩态送料，使滚筒上方药粉密度明显增加，形成紧密的药粉区域，并随着滚筒的转动进入滚压部位。操作中通过调节螺旋推进器旋转速度，控制强制送料过程。③滚筒重压：药粉经强制送料后进入一同向内旋转的两只重压滚筒之间的间隙，经滚筒滚压形成硬质条片，以呈连续状为佳。实际应用中通过调节两滚筒间的压力控制硬质条片的质量。④粉碎过筛：硬质条片下落到粉碎装置内，靠一只左右双向摆动的转轴或两个一同向内转动的破碎齿轮将条片粉碎成小片，然后两个摇摆滚动的转筒将小片研碎，通过筛网后制成颗粒。干挤制粒机价格低廉、

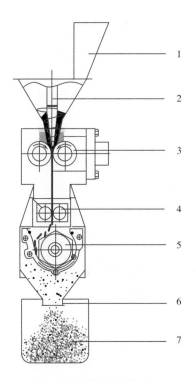

图　干挤制粒机结构示意
注：1. 进样器；2. 螺旋推进器；3. 重压滚筒；4. 破碎齿轮；5. 粉碎转筒；6. 筛网；7. 成品收集装置

维护成本低、占地面积少；工艺简单，中间环节少，可控制粉尘飞扬又可减少药粉浪费，同时无废气排放，减少了环境污染。干挤制粒所得颗粒粒度均匀、堆密度大、流动性好，便于后序加工、贮存和运输。加料系统缓慢加料可使药物粉层厚度易于控制，硬质条片的硬度均匀，且粉末间空气可顺利逸出。利用此设备制出的颗粒进行压片时片剂鲜有松片现象，颗粒偏硬，相对而言，制得的片剂崩解较慢。注意事项：①操作过程中如碰到药物粉末黏附滚筒的现象，应及时清理，防止因黏附过多出现安全事故；②生产型设备应配备循环水冷却装置，防止设备长时间碾压产热而影响制粒效果。

（王跃生）

jìntí shèbèi

浸提设备（extraction equipment） 用于提取中药有效成分或有效部位的浸提装置。中药的浸提是中药制药过程的重要环节，它直接关系到最终制剂的质量、疗效、产量、成本以及制药业的现代化水平。传统的中药浸提方法及其设备，如煎煮、浸渍、渗漉、回流提取、水蒸气蒸馏等，具有操作工艺简单、符合中医传统用药习惯等特点，在中药制药业发展过程中发挥了重大作用。中国古代医籍中就有用水煎煮、酒浸渍提取药材的记载，20 世纪 50 年代兴起的中药剂型改革高潮中，也基本上采用煎煮、浸渍、回流、渗漉等浸提手段和设备制备合剂或口服液。近几十年来，随着对浸提原理、过程不断深入研究以及科学技术的进步，一些新的浸提技术相继产生，如超临界流体萃取技术、半仿生提取技术、超声提取技术、微波提取技术、旋

流提取技术、加压逆流提取技术、酶法提取技术等，也因此出现了相应的新型浸提设备。

根据浸提方法的不同，常见的浸提设备有如下几类：①煎煮设备：传统的煎煮器有砂锅、陶器、铜罐等，采用直火加热。现代煎煮设备一般为不锈钢制成，采用蒸汽加热。医院药房多使用自动煎药机，而药厂小量生产常采用敞口倾斜式夹层锅，大生产常采用多功能提取罐。另外，还有为特殊需求研制的煎煮器，如阿胶生产中驴皮煎煮多用球形煎煮器，该设备借鉴造纸行业的蒸球研制而成，在煎煮过程中，球罐不停地转动，起到翻动搅拌作用。②浸渍设备：一般由浸渍器和压榨器组成，前者是中药浸渍的容器，工业中常用不锈钢罐、搪瓷罐或陶瓷罐等；后者用于挤压药渣中残留的浸出液，小量生产采用螺旋压榨机，大量生产时多采用水压机。该类设备适宜于黏性药物、无组织结构的药材（如安息香、没药等）、新鲜及易于膨胀、价格低廉的芳香性中药（如大蒜、鲜橙皮等）的提取。③渗漉设备：包括常规渗漉提取罐、加压式多级渗漉装置及螺旋式连续逆流提取器。渗漉灌有圆柱形、圆锥形两类。前者适用于以乙醇为溶剂或膨胀性小的药材，后者适用于以水为溶剂或膨胀性大的药材。罐体上部有加料口、下部有出渣口，底部安装筛板、筛网等用来支持药粉底层。大型渗漉提取罐设有夹层，可以通蒸汽加热或加水冷却，并能进行常压、加压及强制循环渗漉操作。加压能够克服溶剂通过药粉柱的阻力，使渗漉顺利进行，加压式多级渗漉装置具有渗漉效率高、溶剂耗量小，总提取液浓度大等

特点。逆流渗漉提取器的类型很多，加料和排渣均可自动完成，规模大，效率高。④回流设备：主要用于有机溶剂提取中药的设备，实验室常用索氏提取器，生产上常用多功能提取罐、循环回流冷浸装置、循环回流热浸装置等。由于此类浸提装置在浸提过程中需连续加热，浸提液在蒸发锅中受热时间较长，故不适用于受热易被破坏的中药成分的浸提。⑤水蒸气蒸馏法设备：此类浸提设备适用于具有挥发性、能随着水蒸气蒸馏而不被破坏，与水不发生反应，又难溶于或不溶于水的成分的提取。根据蒸馏方法不同有水中蒸馏设备、水上蒸馏设备和蒸汽蒸馏设备。

根据浸提工艺的不同，浸提设备还可以分为：①单级浸提设备，由一个浸提罐组成，如中药多功能提取罐。②多级浸提设备：由多个浸提罐组成，有效利用固液两相的浓度梯度，减少药渣吸液引起的成分损失，提高浸提效果，如多级逆流渗漉器。③连续逆流浸提设备：该类设备使药材与溶剂在浸提罐中沿反向运动并连续接触提取，加料和排渣都自动完成。是一种动态提取过程，具有稳定的浓度梯度，提取率高，提取速度快。如U型螺旋式提取器、平转式连续逆流提取器等。

用新技术改善浸提效率的研究取得了很好的成效，也就相应产生了一些新型提取设备，如超临界流体提取设备、超声波辅助浸提设备、微波辅助浸提设备等。这些浸提设备与传统的浸提设备相比，具有提取速度快、能耗低、产率高、杂质清除率高及质量可靠等优点，尤其适合于成分复杂且含量很低的贵重有效成分的浸

提。在中药行业的浸提生产中主要还是采用传统工艺和设备，新型浸提技术的应用方兴未艾，显示了良好的前景。

（吴　清）

duōgōngnéng tíqǔguàn

多功能提取罐（multifunctional extractor）　由提取罐、除沫器、冷凝器、冷却器、油水分离器、过滤器、气缸控制台等附件组成的可调节压力、温度的密闭间歇式提取蒸馏设备（图）。该设备可进行常压常温提取、加压高温提取或减压低温提取。可单独使用，也可串联成罐组式逆流提取。

操作流程：①加热：如属水提，水和中药装入提取罐后，向罐内通入蒸汽进行直接加热，当温度达到规定的温度后，停止向罐内通蒸汽，而改向夹层通蒸汽，进行间接加热，以维持罐内温度稳定在规定范围内；如属醇提，则全部用夹层通蒸汽的方式进行间接加热。②回流循环：提取过程中产生的蒸汽经泡沫捕集器进入热交换器进行冷凝，再进入冷却器冷却，然后进入气液分离器进行气液分离，使残余气体逸出，液体回流到提取罐内，如此循环，直至提取终止。③强制循环：在提取过程中，为提高浸提效率，开启水泵，对药液进行强制性循环提取，即药液从罐体下部排液口放出，经管道滤过器滤过，再用水泵打回罐体内，直至提取完毕。含淀粉多和黏性大的中药不宜强制循环提取。④放出提取液：提取完毕后，提取液从罐体下部排液口放出，经管道滤过器滤过，用泵将药液输送到浓缩工段，浓缩至一定的密度。⑤提取挥发油（吊油）：加热方式和水提操作相似，但既要收集罐中的提取药液，又要收集挥发性成分（通常称为

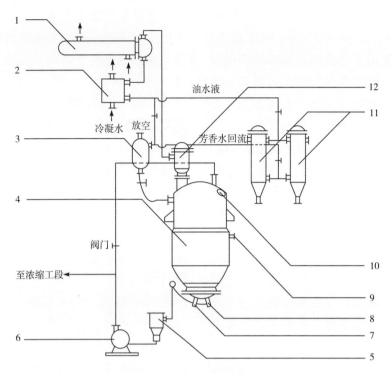

图 多功能提取罐结构示意

注：1. 热交换器；2. 冷却器；3. 气液分离器；4. 提取罐体；5. 管道过滤器；6. 强制循环泵；7. 直接加热蒸汽进口；8. 排液口；9. 间接加热蒸汽进口；10. 加料口；11. 油水分离器；12. 泡沫捕集器

双提法）。提取时药液蒸汽经冷却器冷却后，直接进入油水分离器进行油水分离，使所需要的油从油水分离器的油出口放出；芳香水从回流水管经气液分离器进行气液分离，残余气体放入大气，液体回流到罐体内。两个油水分离器可交错轮流工作，挥发油提取完毕，对油水分离器内最后残留且回流不了的部分液体，可从其底部放水阀排出。此设备与其他提取设备相比的特点：①提取时间短，生产效率高；②采用气压自动排渣，操作方便，安全可靠；③设有集中控制台，控制各项操作，大大降低劳动强度，利于流水线生产。注意事项：①提取挥发油时注意药材装量应与罐体积适应，以免受热不均而使提取不完全或导致损失，一般药材量为罐容积的二分之一时较好；

②提取对热比较敏感的成分时，采用多罐组串联逆流提取；③提取时注意打开强制循环泵，使罐内温度均匀。

（吴 清）

luóxuánshì liánxù nìliú tíqǔqì

螺旋式连续逆流提取器 （spiral continuous countercurrent extractor）

由倾斜式单/双螺旋结构浸出舱（带加热夹层）、物料定量送料器、溶媒定量加入器、连续固-液分离器、连续排渣器及传动机构，以及配套的提取过程智能控制系统等构成的提取设备。提取器中的螺旋推进器为多孔螺旋板式，或是由几十块桨片组成的螺旋带式推进器。药材在提取器中由螺旋板推动与提取溶媒逆向流动。该提取器主要特点是保证物料与溶媒始终逆流并相对均匀运动，保持较大的连续浓度梯度，

有效成分提取速度快，提取率较高；溶媒用量比罐式提取大为减少，既降低溶媒的消耗，又降低浸出液浓缩时消耗的热能。操作流程：①将提取物料进行适当粉碎处理，以提高提取效率，从送料器上部料斗加入，通过螺旋推进器定量控制加料速度，并将物料不断地送至浸出舱低端。②在浸出舱中，螺旋推进器将物料平稳均匀地由低端推向高端，在此过程中有效成分被连续地浸出，残渣由高端排渣器排出。③溶媒从浸出舱高端定量加入，在重力的作用下，溶媒渗透物料流向低端，提取液经浸出舱低端固液分离机构导出。提取工艺参数如提取时间、处理量、出液系数、浸出温度、加热蒸汽压力等可以进行精确地控制。该设备广泛适用于各类中药、天然植物有效成分提取，适用于各种溶媒（水或乙醇、石油醚、丙酮等有机溶剂）。注意事项：物料颗粒不能太小，否则不易与液体分开，且吸附溶剂量增大，导致提取率下降。

（吴 清）

jiāyāshì duōjí shènlù zhuāngzhì

加压式多级渗漉装置 （pressurized multilevel percolator）

由多个渗漉罐、加热器、溶剂罐、贮液罐等组成的多级浸出提取设备（图）。一般为 5～10 个渗漉罐。该设备使每份溶剂依次流经各个渗漉罐，最终流出的浸出液的浓度达到最大，药材浸出充分，溶剂总用量减少，从而提高提取效率，降低能耗及生产成本。操作流程：将药材经粉碎、润湿处理后按顺序均匀装入 1～5 号渗漉罐（以 5 组为例），将溶剂从贮罐泵入 1 号罐，1 号罐的渗漉液经加热器后流入 2 号罐，依次送到 5 号

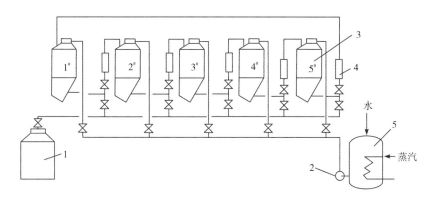

图　加压式多级渗漉装置示意

注：1. 贮液罐；2. 泵；3. 渗漉罐；4. 加热器；5. 溶剂罐

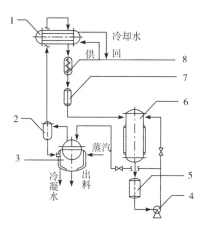

图1　循环回流冷浸装置示意

注：1. 冷凝器；2. 气液分离器；3. 浓缩罐；4. 泵；5. 缓冲罐；6. 提取罐；7. 中间贮罐；8. 冷却器

罐，药液达到最大浓度，最后进入贮液罐。1 号罐内的药材渗漉完全后，用压缩空气将 1 号罐内液体全部压出，1 号罐即可卸渣装新料成为最末一罐。此时来自溶剂罐的新溶剂装入 2 号罐，依次流经后面几罐，最后重新成为末罐的 1 号罐出液至贮液罐中。待 2 号罐渗漉完毕后，即由 3 号罐注入新溶剂，重新成为末罐的 2 号罐引出渗漉液，以此类推。提取过程中，始终有一个渗漉罐进行卸料和加料，渗漉液从新加料的渗漉罐流出，新溶剂从尾端渗漉罐中加入。此设备特点：①渗漉液浓度高，渗漉液量少，便于蒸发浓缩，适于大批量生产；②克服了普通渗漉器操作周期长，渗漉液浓度低的缺点。注意事项：提取罐串联的级数应根据药材的特性和实际需要来确定。批量大、价值高的品种宜用较多级数；品种多，批量小，价值低的药材宜用较少级数。热敏性药材以及药渣因受热会膨胀结团，导致堵塞筛网的药材不宜应用。

（吴　清）

xúnhuán huíliú zhuāngzhì

循环回流装置（circulating reflux device）

由提取罐、浓缩罐、气液分离器、冷凝器、冷却器以及缓冲罐、中间贮罐、泵、管路等附件组成的提取设备。主要分为循环回流冷浸装置（图 1）、循环回流温浸装置（图 2）和循环回流热浸装置（图 3）。3 种装置结构相似，但管路安排存在差别，另外循环回流热浸装置中配置有油水分离器，可进行挥发油提取。

循环回流冷浸工艺流程：①将粗碎或切片的药材和一定量的溶剂置于提取罐中，充分润湿药材，排出空气，进行常温浸提。②浸提过程中，提取液不断进入提取罐下方的缓冲罐。浸提初始阶段，低浓度浸提液经泵通过阀门反复送回到提取罐。③待提取液浓度达到要求后经阀门进入浓缩罐进行浓缩，浓缩罐排放出的蒸汽经气液分离器分离后，溶剂蒸气经冷凝器、冷却器后冷却成常温液体，不断回流到提取罐中，反复浸提。④浓缩液最后经浓缩罐排出。循环回流温浸工艺流程与循环回流冷浸法工艺流程相似，区别在于温浸时在提取罐的夹套中通入一定量的加热蒸汽或热水，使罐内温度维持在 40～50℃。温浸提取生产中提取罐内产生的少量溶剂蒸汽，经冷凝器、冷却器再回流到提取罐中。该法操作比较复杂，药酒生产中有应用。

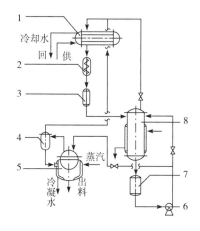

图2　循环回流温浸装置示意

注：1. 冷凝器；2. 冷却器；3. 中间贮罐；4. 气液分离器；5. 浓缩罐；6. 泵；7. 缓冲罐；8. 提取罐

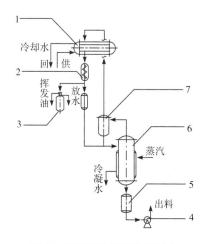

图3　循环回流热浸装置示意

注：1. 冷凝器；2. 冷却器；3. 油水分离器；4. 泵；5. 缓冲罐；6. 提取罐；7. 气液分离器

循环回流热浸工艺流程：将粗碎或切片的药材和一定量的溶剂置于提取罐中，充分润湿药材。提取罐夹套中通入蒸汽加热，使罐内温度在 60~90℃。溶剂蒸汽经过气液分离器后，通过冷凝器、冷却器、中间贮罐回流到提取罐中，再次进行提取，使溶剂得到循环利用。提取完成后，经缓冲罐泵出提取物。该设备还可在冷却器和中间贮罐间加装油水分离器，进行挥发油提取。提取过程中药液蒸汽经冷却器冷却后，直接进入油水分离器进行油水分离，使所需要的油从油水分离器的油出口放出；芳香水从回流水管经气液分离器进行气液分离，残余气体放入大气，液体回流到罐体内。挥发油提取完毕，对油水分离器内最后残留而回流不了的部分液体，可从其底部放水阀排出。

该类设备可用于有机溶剂回流法提取中药成分，特点：溶剂既可循环使用又可不断更新，故溶剂用量少，浸提完全，提取效率高。利用回流热浸装置进行提取时溶剂可循环但不能更新，为提高提取率，通常需要更换新溶剂 2~3 次，溶剂用量较回流冷浸、温浸法大，但此法可提取挥发油。注意事项：3 种循环回流装置连续加热，浸提液受热时间长，不适用于热敏性中药成分的提取。

（吴　清）

chāolínjiè CO₂ liútǐ cuìqǔ zhuāngzhì

超临界 CO₂ 流体萃取装置

（supercritical-CO₂ fluid extractor）由 CO_2 升压装置、萃取器、分离器、CO_2 储罐、热交换器、夹带剂供给系统、控制及检测系统等设备组成的萃取装置（图）。利用 CO_2 在超临界条件下变为流体作为萃取剂，从液体或固体中萃取出

有效成分并进行分离。主要特点：溶剂黏度小，传质速率较快，萃取效率高；CO_2 临界温度接近于室温，适合于含热敏性组分原料的萃取；无须溶剂回收，节约热能；安全无毒，无残留，无污染。

超临界 CO_2 流体萃取按其分离方式的不同可分为等温变压萃取法、等压变温萃取法、吸附萃取法等。常见的是等温变压萃取法，该方法以改变压力为主要分离手段，操作流程：①将待萃取固体或液体物料装入萃取器中，CO_2 经升压处理变为超临界流体进入萃取器萃取；②萃取后的超临界流体从萃取器到分离器，经降压处理变成气体，流体中溶解的目标组分析出，经分离器底部取出；③CO_2 气体经分离器顶端引出，又被压缩成为超临界流体，再进入萃取器循环使用。

超临界 CO_2 流体萃取装置已广泛应用于中药挥发油、生物碱类、黄酮类、醌类、香豆素、木质素等有效组分的提取中。CO_2 超临界流体的非极性和低分子量特点，较适合于脂溶性和相对分子质量较小的物质，不适于强极性

和分子量较大的成分的萃取。若选择合适的夹带剂，可增加该方法的萃取范围。注意事项：整套装置系统属于高压系统，使用时应符合压力容器的安全操作规程，并经常检查维护。

（吴　清）

chāoshēngbō tíqǔqì

超声波提取器（ultrasonic extractor）

由提取罐、超声装置、加料口、冷凝器、冷却器、出料口、控制系统等组成的提取设备。超声装置包括超声波发生器、超声波振荡器及高频电缆线。一般分为外置式及内置式两类，超声换能器安装在提取罐外壁上的为外置式超声波提取器，其内部可安装搅拌装置以强化提取过程，但噪声较大；将超声波换能系统浸没在溶剂中的为内置式超声波提取器，又称浸没式超声波提取器。如图所示。该设备利用超声波的空化效应、机械效应及热效应，通过增大介质分子的运动速度，增大介质的穿透力以加速中药有效成分的浸出。提取时常用的超声频率范围 20~80kHz。

该方法特点：提取温度低、能

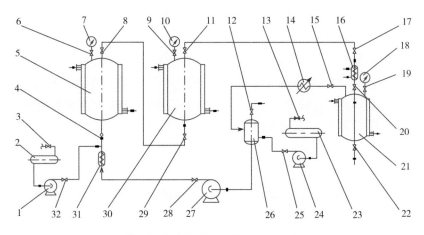

图　超临界 CO_2 流体萃取装置示意

注：1、24、27. 泵；2. 夹带剂储罐；5、30. 萃取器；7、10、18. 压力表；14. 可调节式冷凝器；16. 加热器；21. 分离器；23. CO_2 储罐；26. 中间储罐；31. 热交换器；32. 混合罐；3、4、6、8、9、11、12、13、15、17、19、20、22、25、28、29、33. 阀门；25、29、32. 调节阀

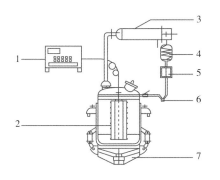

图　超声提取设备结构示意

注：1. 超声波发生器；2. 超声波振荡器；3. 冷凝器；4. 冷却器；5. 油水分离器；6. 排水口；7. 出渣门

耗低，超声波强化提取的升温温度仅达到40~60℃，适于对热不稳定及易水解成分的提取；提取效率高、时间短，10~40分钟即可获得最佳提取率；工艺简单，操作方便。工艺流程：①将粉碎到一定粒度的药材粉末置于超声波提取罐中，加入适量的溶剂，打开电源，调节超声波的频率及强度，利用超声波的空化效应、机械效应及热效应等作用来提取药材中的可溶性成分；②将提取时产生的溶剂蒸汽经过冷凝冷却后（可分离其中的挥发油）再返回提取罐中以实现回流提取，提取过程中要监测提取液的温度；③达到提取时间后关闭超声波发生器，倾出提取液及残渣。

注意事项：①药材粒度、含水量、提取溶剂的种类与用量、提取时间、次数、温度、超声频率、超声声强、空占比等是影响超声提取效率的主要因素。其中，声学参数（超声频率、超声强度、超声作用方式、空占比等）是特有因素，所以在超声提取中要找到适宜的参数以提高提取率。②适当的超声辐射可以增强酶活力，使酶促反应速率提高，而高强度的超声波则会抑制酶的活性，由于中药植物中含有苷类及多糖

的水解酶，因此在提取苷类及多糖时应注意。③超声提取过程中会产生很多具有较强活性的自由基，能与抗氧化性物质反应，破坏活性成分，影响超声提取物的稳定性，应注意。

（吴　清）

wēibō tíqǔqì

微波提取器（microwave-assisted extractor）

由微波提取罐、泡沫捕集器、冷凝器、气液分离器、控制与检测系统组成，利用微波能加热与样品接触的溶剂，从中药中提取有效成分的提取设备。微波提取罐由内萃取腔、微波源、微波抑制器、进液口、回流口、微波加热腔、搅拌装置、排料装置组成。根据提取罐的类型，提取体系可以分为密闭式微波提取体系和开罐式聚焦微波提取体系两大类。微波提取系统基本流程见图。其提取原理一般认为有以下几方面：①植物细胞内的水等极性物质吸收微波能，细胞内部温度迅速上升，压力增大，细胞膜（壁）破裂，细胞内有效成分流出，进入提取溶剂并溶解；②微波所产生的电磁场加速了目标组分由药材内部向提取溶剂界面的扩散速度，缩短其扩散时间，从而大幅度提高提取效率；③微波导致细胞内物质的物理或者化学结构、性质发生改变，原有的细胞结构遭到破坏变得疏松，从而使目标组分快速溶出；④微波能使细胞内水分气化、一些蛋白质和酶失活以及提高溶剂的活性。微波提取工艺流程大致如图：药材适当粉碎并加入提取溶剂浸泡一定时间，然后放入微波提取器中辐射提取，提取后分离除去药材残渣，得到提取液。

与传统提取方法相比，其主要特点是：升温迅速、均匀，热

效率高，提取快速，节能并且节省溶剂；避免长时间高温引起物质的分解，有利于提取热不稳定性物质。基于以上优点，已应用于生物碱、多酚、黄酮、有机酸、多糖、挥发油、皂苷、萜类等成分的提取。注意事项：药材含水量、粒度、有效成分特性、溶剂极性/介电常数、溶剂用量、操作温度、压力、微波功率、微波频率、微波密度、提取时间、提取器尺寸等都会影响到提取效率，应合理选择工艺参数；操作人员必须采取有效的安全防护措施，以消除微波辐射的不良影响，尤其要避免微波泄漏。

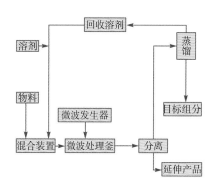

图　微波提取系统基本流程示意

（吴　清）

fēnlí shèbèi

分离设备（separating equipment）

中药生产中将固-液、液-液、液-液-固非均相物系以及中药不同化学成分进行分离的一类设备。中药提取得到的粗提取物含有大量的溶剂、无效成分或杂质，传统的工艺一般需要通过浓缩、沉淀、萃取、离子交换、结晶、干燥等多个纯化步骤才能将溶剂和杂质分离出去，使最终获得的中药原料产品的纯度和杂质含量符合制剂加工的要求。由于各种固-液和液-液-固非均一物系的组成以及不同的化学成分的物化特性千差

万别，分离要求各不相同，各种分离设备的应用范围和使用条件也各有限制，分离设备使用的好坏在很大程度上取决于工艺参数和操作参数的确定，因此分离设备的选型和参数设定非常重要。根据分离原理，分离设备可分为3大类。①过滤设备：利用过滤介质的截留作用把固-液分离，分滤饼过滤设备（如重力过滤器、真空过滤机）、深层过滤设备和膜过滤设备（如微滤、超滤、纳滤和反渗透等）。②沉降设备：利用非均相物系中两相之间的密度差使物系分离，分为重力沉降设备（如气浮机和重力沉降器）、离心沉降设备（如沉降离心机、碟式分离机、离心萃取机和旋流器）和磁分离设备。③吸附分离设备：利用药物不同组分与吸附剂吸附性能的差异进行吸附、洗脱分离的机械设备，分为搅拌罐，固定床吸附设备，流化床吸附设备和移动床和模拟移动床设备。分离设备已广泛应用于中药有效成分的粗分与精制，单味中药有效部位的制备以及中药复方有效部位的制备等，提高有效成分的含量的同时，降低了服用剂量。

（张保献）

líxīn shèbèi

离心设备 (centrifuge equipment)

利用离心力分离液体与固体颗粒或液体与液体的混合物中各组分的分离设备。分为两种类型。①过滤离心机：转鼓壁上有许多孔，转鼓内表面覆盖过滤介质。悬浮液随转鼓一同旋转产生巨大的离心压力，在压力作用下悬浮液中的液体经过滤介质和转鼓壁上的孔甩出，固体被截留在过滤介质表面，从而实现固体与液体的分离。②沉降离心机：转鼓壁上不开孔，加入转鼓中的悬浮液

在离心力作用下形成环状液层，固体颗粒沉降到转鼓壁上，形成滤饼后用人工或机械方法卸出，澄清的液体经溢流口排出。衡量离心机性能的主要指标是分离因数，它是离心机转鼓内的料液在离心力场中所受的离心力与其重力的比值，即离心加速度与重力加速度的比值，该值越大，离心分离的推动力就越大，离心机的分离性能也越好。离心分离设备对分离固体颗粒很小或液体黏度很大，过滤速度很慢，甚至难以过滤的悬浮液十分有效；对忌用助滤剂或助滤剂使用无效的悬浮液的分离，也能得到满意的结果。离心不但可以用于悬浮液中液体或固体的直接分离，而且用于两种互不相溶液体的分离。离心设备大量应用于生物工程领域，同过滤分离技术相比，离心分离的速度快，效率高，设备占地面积小，能实现自动化、连续化控制，适合于大规模的分离过程，但是设备的投资和能耗都比较高。中药制剂常见的离心设备有三足式离心机、上悬式离心机、管式超速离心机、碟式离心机和真空冷冻离心机等。主要用于将中药提取液的固体杂质与液体分开，也可用于排除湿固体中的液体，例如用晶体与结晶母液的分离。

（张保献）

sānzúshì líxīnjī

三足式离心机 (three-column centrifuge)

机体用摆杆悬挂在三根柱脚上的立式离心机。借高速旋转产生的离心力，使滤液中固体被截留在滤布上，滤液通过滤布在外壳中收集，从而将悬浮液中固体和液体分离。主要部件：底盘、外壳及装在底盘上的主轴和转鼓，借三根摆杆悬挂在三根支柱的球面座上（图）。摆杆上套有

缓冲弹簧。这种支承方式使转鼓因装料不均而处于不平衡状态时能自动调整，减轻了主轴和轴承的动力负荷。该机由电动机通过皮带驱动。滤液出口设在底盘下部。外壳侧面设有刹车把手。三足式离心机适于分离含固体颗粒粒径≥0.01mm的悬浮液。优点：①结构简单、操作平稳、占地面积小、滤渣颗粒不易磨损，适用于过滤周期长、处理量不大且滤渣含水量要求较低的生产过程；它对于粒状的、结晶状的、纤维状的颗粒物料脱水效果好；②它可以通过控制分离时间来达到产品湿度的要求，比较适宜于小批量多品种物料的分离。缺点：①上部出料，间隙操作，劳动强度大，除非有自动卸料装置；②滤饼上下不均匀，上细下粗，上薄下厚，纯度不均匀；③下部传动，维护不便，且可能有液体漏入传动系统而发生腐蚀。

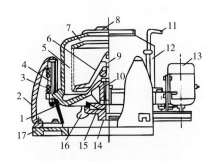

图 三足式离心机结构示意

注：1. 底盘；2. 支柱；3. 缓冲弹簧；4. 摆杆；5. 转鼓体；6. 转鼓底；7. 拦液板；8. 机盖；9. 主轴；10. 轴承座；11. 制动器把手；12. 外壳；13. 电动机；14. 三角带轮；15. 制动轮；16. 滤液出口；17. 机座

（张保献）

shàngxuánshì líxīnjī

上悬式离心机 (top suspended centrifuge)

转鼓悬挂于长主轴下端的立式离心机。原理和适用

范围同三足式离心机，其转鼓为上置的电动机所带动（图）。上悬式离心机的转鼓必须保持垂直，进料必须均匀，且一般在转鼓缓慢旋转时才能加料。为了洗涤滤饼，多装有喷洒管，将洗涤液喷洒于滤饼洗涤完毕，卸料时先将离心机停止转动，由转鼓底部卸出滤饼。上悬式离心机克服了三足式离心机的缺点。其优点是：转鼓在旋转时较平稳，卸除滤饼较方便，支承和转动装置在上部不与液体相接触，不易遭受腐蚀，较易检修。

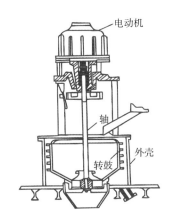

图　上悬式离心机结构示意

（张保献）

wòshì zìdòng líxīnjī
卧式自动离心机（horizontal automatic centrifuge）

利用转鼓高速旋转产生离心力使中药提取液实现液固分离的离心机。它能在全速运转下自动循环进行加料、过滤、洗涤、甩干、刮料、洗网（筛网再生），各工序的持续时间可自动调整或人工调整，操作时物料经加料管进入转鼓，滤液经筛网和转鼓壁上的小孔甩出鼓外，截留在筛网上的滤渣在洗涤和甩干后，由刮刀卸下，沿排料槽卸出，在下次加料前必须清洗筛网以使其再生。优点：产量高，可

自动操作，适于中细粒度悬浮液的脱水及大规模生产，该机适于分离含固体颗粒粒径≥0.01mm的悬浮液。缺点：刮刀寿命短，设备振动剧烈，晶体破损率大（主要由刮刀卸料造成），转鼓可能漏液到轴承箱。

（张保献）

guǎnshì chāosù líxīnjī
管式超速离心机（tubular-bowl ultracentrifuge）

由机身、传动装置、转鼓、集液盘、进液轴承座组成，能产生高强度离心力场的管式结构的离心机。结构和工作原理见图，电动机通过传送带将动力传递给被动轮从而使转轮绕自身轴线高速旋转形成强大的离心力场，料液在一定压力下经底部加料管进入转鼓，鼓内设置3块隔板（互成120°）旋转的料液自下而上运动，并靠拢鼓壁而分成两层环状液层，轻相在内，重相在外，分别经上部轻、重液出口引出。管式分离机主要分为澄清型和分离型两种，澄清型主要用于分离各种难分离的悬浮液，特别适用于浓度稀、颗粒细、固

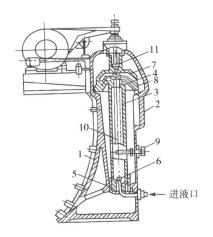

图　管式离心机结构示意

注：1. 机座；2. 外壳；3. 转鼓；4. 上盖；5. 底盘；6. 进料分布盘；7. 轻液收集器；8. 重液收集器；9. 制动器；10. 桨叶；11. 锁紧螺母

液两相比重差甚微的悬浮液的液固分离；分离型主要用于分离工业上各种难分离的乳浊液，特别适用于两相密度差甚微的液-液分离。管式超速离心机具有结构简单、分离效果好、产量高、占地小、操作方便分离因素高等优点。缺点：容量小，分离能力较碟式离心机低，固-液分离只能为间隙操作。主要用于中药制剂的固-液分离及液-液分离。

（张保献）

diéshì líxīnjī
碟式离心机（disc centrifuge）

在转鼓内装有多层倒锥形碟片的离心机。原理与管式超速离心机相似，结构如图所示。以轴带动复叠的钢制碟盘，每个碟上有数个孔眼，物料从下面通过碟上的孔向上移动，经离心力作用将轻、重液分离。重液沿机壁出口流出，轻液沿内侧的出口流出。其转速一般为10000 r/min以上。碟片直径一般为0.2～0.6m，大者可达1m。碟片数为50～100片。转鼓以4000～7000 r/min的转速旋转，分离因数可达4000～10000。此机可使乳浊液之轻、重两相分层，亦可使悬浮液中的少量细小固体颗粒沉积，获得澄清的液体。

（张保献）

zhēnkōng lěngdòng líxīnjī
真空冷冻离心机（vacuum refrigerating centrifuge）

配有抽真空系统、制冷系统的超高速离心机。转速可达60000 r/min以上，离心温度可降到-40℃。真空离心管的容量1L左右，离心机在真空、密闭的条件下高速运转，避免与空气摩擦产热，避免蛋白、多肽等成分的破坏，适用于对热极敏感的物料的分离。真空冷冻离心机为超高速离心机，要求特别注意防止转头因金属或机械疲劳造成

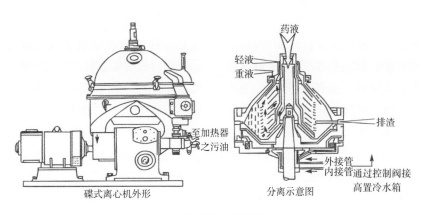

轻液
重液
药液
排渣
至加热器
之污油
外接管
内接管通过控制阀接
高置冷水箱

碟式离心机外形　　　　　分离示意图

图　碟式离心机示意

的损坏。

（张保献）

guòlǜ shèbèi

过滤设备 （filtering equipment）

中药生产中通过推动力的作用使固液、固气混合物或含不同组分的流体通过能截留固体颗粒的多孔性介质以达成固-液、固-气或不同组分分离的机械设备或装置。多孔性介质通常称为过滤介质或滤材，待过滤的混合物称为滤浆，截留于过滤介质上的固体颗粒称为滤饼，通过过滤介质的液体称为滤液。过滤的目的：滤除不溶性固体颗粒以获得澄清流体，如液体制剂的过滤和洁净间的空气净化；获取被截留的固体，如结晶操作中从母液中分离结晶和中药材的洗涤；也可以是两者兼而有之。完整的过滤操作包括过滤、洗涤、去湿和卸料，可连续完成上述 4 个步骤操作的设备称为连续式过滤设备，分步完成的称为间歇式过滤设备，可连续进行前 3 个步骤，卸料工作间歇完成的称为半连续型过滤设备。中药生产中多采用间歇式过滤设备。根据推动力的不同，过滤设备可分为：①重力过滤设备。以滤浆本身的液体静压为推动力，操作压力一般不超过 50kPa，如高位静压滤

过装置。②加压过滤设备。以压缩空气、加压泵等对滤浆施加正压力或对湿料施加机械压榨力为推动力，操作压力一般在 300 ~ 500kPa，甚 至 可 达 1000kPa。③减压过滤设备。以在过滤介质一方抽真空产生的压力差为推动力，操作压力一般不超过 85kPa。④膜分离设备。以过滤介质两侧浓度差、电位差为推动力，如反渗透膜、纳滤膜、电渗析膜等。根据过滤机制，过滤设备可分为：①表面过滤设备。利用过滤介质和沉积在介质表面的滤饼来拦截滤浆中的固体颗粒，只能除去粒径大于滤饼微孔直径的颗粒，但过滤介质的微孔直径不必小于被截留颗粒的直径，过滤初期少量小颗粒可穿过过滤介质进入滤液，但大小不等的颗粒很快在介质表面堆积发生"架桥"现象，减小过滤介质微孔的有效直径，颗粒在介质表面形成滤饼，此时滤饼起到过滤作用，过滤介质仅起支撑滤饼的作用，此类设备操作压力可由真空至 200mPa 或更高，主要用于固体颗粒含量较高（质量分数>1%）的悬浮液过滤，当固体颗粒质量分数低于 0.1%时，不适用表面过滤设备。②深层过滤设备。滤浆中固体颗粒直径远小

于过滤介质微孔直径，固体颗粒在重力、惯性力和扩散作用下进入介质微孔，在分子间作用力和静电作用下沉积在孔壁，从而与流体分离，由于固体颗粒不断地沉积，深层过滤器的压降受降增高，因此必须定期更换或再生过滤介质，此类设备适用于固体颗粒质量分数在 0.0001% ~ 0.01%的低浓度悬浮液，过滤精度可达数十微米。

（张保献）

gāowèi jìngyā lǜguò zhuāngzhì

高位静压滤过装置 （high hydrostatic pressure filtering equipment） 利用液位差形成的静压为推动力进行过滤的装置。通常利用楼房以获得较高的静压，配液间和储液罐设于楼上，贮液装置设于楼下，待滤液通过管道自楼上流入滤器，滤液流入贮液器或直接灌装。此装置简单、压力稳定、质量好，但滤速较慢，多用于注射剂或其他液体制剂的澄清过滤，适用于生产量不大、缺乏加压或减压设备的情况。

（张保献）

jiǎnyā liánxù lǜguò zhuāngzhì

减压连续滤过装置 （vacuum continuous filtering equipment） 以负压为推动力可连续操作的过滤设备。常见的有转筒真空过滤机、转台真空过滤机、真空带式过滤机等，其中以转筒真空过滤机（图）应用最广。设备的主体为一个水平安装的空心转筒，沿径向分成若干扇格，表面有一层金属网，网上覆以滤布，转筒下半部浸于滤浆槽中。转筒各扇格均有单独的孔道通至分配头上。转筒转动时，通过分配头的作用各孔道依次与真空管及压缩空气管相通，可使每个扇形格在回转一周的过程中依次进行过滤、洗涤、

脱水、吹松、卸渣等操作。此类设备可连续操作、省人力、生产能力大、管理简单，适用于量大、悬浮颗粒较粗、黏性不大、易于过滤的滤浆。缺点是减压操作的推动力有限，过滤面积不大，滤饼洗涤不充分且不适于过滤高温滤浆。

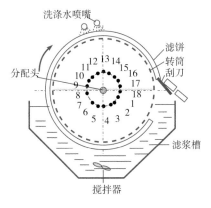

图 转筒真空过滤机结构示意

（张保献）

jiāyā lǜguò zhuāngzhì

加压滤过装置（positive pressure filtering equipment）

以压缩空气、加压泵等对滤浆施加正压力或对湿料施加机械压榨力为推动力的过滤设备。按工作方式可分为间歇式和连续式两类。间歇操作常用的有板框压滤机、加压叶滤机等，应用较广，常用于低浓度悬浮液过滤；连续操作的有转鼓加压过滤机、圆盘加压过滤机和螺旋压榨过滤机等，在密闭壳体内进行压力过滤，结构复杂，应用受到限制。此类设备适用于要求压力差较大的悬浮液过滤和配液、过滤和灌装操作在同一平面的情况，具有设备紧凑、过滤面积大、压力稳定、过滤速度快、质量稳定、产量高的特点，适用于药厂大生产操作。通过选用适合的过滤介质，可用于初滤、半精滤和精滤等不同生产工艺，

又因整个装置处于正压下，外界空气不易进入过滤装置，特别适用于无菌过滤。无菌过滤使用前应检查整个过滤系统的密封性。

（张保献）

bǎnkuàng yālǜjī

板框压滤机（plate-and-frame filter press）

由多块滤板和滤框交替排列组装而成的间歇式加压过滤设备（图1）。为便于区分，在滤板与滤框的边上作不同的记号，过滤板为1钮，框为2钮，洗涤板为3钮，装合时按钮数1-2-3-2-1-2-3……的顺序排列，共同支撑在支架上并可在架上滑动，用螺栓或手动、电动或液压传动压紧装置（图2）。板和框上方两角均开有圆孔，装合、压紧后即构成了滤浆或洗涤水进入的通道。每块滤板两侧均覆有滤布，与框围合形成容纳滤浆及滤饼的滤室。过滤操作时，滤浆由料液通道压入各滤室，滤液穿过两侧滤布，沿滤板面上沟槽流至滤液出口排出，滤饼留在框内。当滤饼充满滤室后，停止过滤，开始洗涤，将洗涤水压入洗涤水通道，进入板面与滤布之间，在一定压力下先穿过一层滤布再穿过滤饼，再横穿另一层滤布，最后由过滤板下部的滤液出口排出。洗涤结束后打开板框，卸去滤饼，清洗滤布，重新组装，进入下一个操作

循环。板框压滤机结构简单，拆装方便，过滤面积大，有较高的操作压力，即使颗粒细小而液体黏度较大的滤浆也适用，并可根据需要更换不同的过滤介质以满足生产工艺需要，因而在药厂中得到广泛应用。但由于间歇操作，生产能力较低，卸渣洗涤和组装需用人力操作，劳动强度大是其缺点。

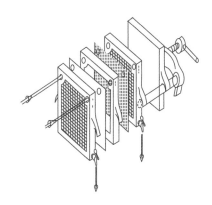

图1 板框压滤机结构示意

（张保献）

wēikǒng mólǜqì

微孔膜滤器（microfiltraion membrane filter）

以微孔滤膜为过滤介质，以膜两侧压力差为推动力的过滤设备。由滤芯与滤器外壳组成，工作压力差一般为50～100kPa。过滤机制主要为筛分机制，此外吸附和电性能也对截留有影响。微孔滤膜为多孔性薄膜，

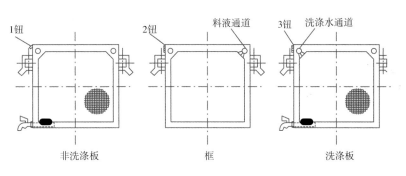

图2 板框压滤机的滤板和滤框示意

多采用对称膜结构，具有以下特点：①孔径从 $0.05 \sim 10 \mu m$，有多种规格，可根据需要选择；②孔径大小均匀，过滤精度高；③孔隙率高，可达 80%，过滤速度快；④滤膜厚度薄，吸附量小，药液损失小；⑤无介质脱落，不会产生二次污染。滤芯按材质可分为高分子膜、陶瓷膜、金属膜等，高分子膜包括聚四氟乙烯、尼龙、聚丙烯、聚砜、聚偏二氟乙烯等，具有化学性质稳定，能耐 125℃ 以下干热的特点，在中药生产中最为常用；金属膜、陶瓷膜应用较少，具有比高分子膜更强的耐高温、耐酸碱、耐有机溶媒的特点，且易于再生，展现出良好的应用前景。微孔膜滤器按操作模式可分为：①常规过滤器，又称死端过滤器，包括平板式和筒式，适用于固含量小于 0.1% 的滤浆或小批量过滤，当滤浆固含量在 $0.1\% \sim 0.5\%$ 时，需进行预处理；②错流过滤器，包括板框式、卷式、管式、中空纤维式等，适用于固含量大于 0.5% 的滤浆或大量过滤。微孔膜滤器通过选择适当规格的滤膜，可去除悬浮颗粒、粗胶团颗粒和大部分细菌，广泛用于制药用水的制备、药液的澄清过滤并可作为超滤、纳滤、反渗透等过程的前处理。中药提取液含有蛋白质、多糖、鞣质和胶体等成分，易造成膜污染和堵塞，微滤前宜采用适当方法进行预处理去除部分杂质。

（张保献）

chāolǜqì

超滤器（ultrafilter） 以超滤膜为过滤介质，以压力差为推动力的过滤设备。压力差较微孔过滤为高，一般为 $100 \sim 500 kPa$，可分离相对分子量 $500 \sim 1\,000\,000$ 的大分子和微粒。超滤膜一般为非对称膜，由极薄（$0.1 \sim 1 \mu m$）的多孔性表皮和较厚（$120 \sim 250 \mu m$）的海绵状或指状结构的底层组成，表皮层起分离作用，底层起支撑作用，表皮具有孔径从 $1 \sim 100 nm$ 规格不等的微孔，通常以分子截留量表示其截留能力。按膜材质可分为醋酸纤维素、聚偏氟乙烯、聚砜、聚苯乙烯、聚碳酸酯、聚丙烯腈等高分子膜和金属膜、无机陶瓷膜。超滤器按结构可分为板式、卷式、管式和中空纤维型等，以中空纤维型最为常用。超滤操作通常在常温下，通过压力差的推动使药液通过滤膜表面，溶剂和小分子溶质透膜成为滤液，大分子溶质和微粒被截留但不形成滤饼，仍以分子或微粒形式存在于截留液中，既可用于滤除杂质也可用于富集、浓缩组分。过滤机制主要为筛分机制，此外膜表面和膜孔的吸附作用和停留作用（阻塞）对截留也有影响。超滤器具有结构简单、操作简便快速、工作条件温和等优点，可滤除病毒、菌丝、热原和胶体、蛋白质等大分子化合物，主要用于无菌水的制备和药液的除杂、澄清，有效组分的分离、提纯、浓缩以及纳滤、反渗透等过程的前处理。

（张保献）

fǎnshèntòumó

反渗透膜（reverse osmosis membrance） 以高于溶液渗透压的压力差为推动力，使水或具有氢键的溶剂通过而溶质不能通过的半透膜。工作压力一般为 $1.0 \sim 10 MPa$。反渗透膜为非对称膜或复合膜结构，表面孔径在 0.5nm 左右，按材质分为：醋酸纤维膜、聚酰胺膜和 HC 复合膜、磺化聚砜膜等。反渗透膜的表皮层为一很薄的致密层（$0.1 \sim 1.0 \mu m$），称为脱盐层或活性层，下部为较厚的（$100 \sim 200 \mu m$）多孔支撑层，分离性能取决于活性层，支撑层只起载体作用。其过滤机制主要有溶解－扩散理论、优先吸附－毛细孔流理论、氢键理论等，溶解－扩散理论能够较好地说明膜透过现象。过滤操作中对膜一侧的溶液施加压力，当工作压力超过溶液的渗透压时，溶剂即逆自然渗透方向作反向渗透，从膜低压侧获得渗透液，从高压侧获得浓缩液。其特点是反渗透膜仅能透过水或具有氢键的溶剂，其他有机物分子、无机盐和金属离子均不能通过，可以有效去除溶剂中的病毒、热原、细菌和有机物等，达到溶液脱盐的目的。主要用于制备高品质的医用水、注射用水，对药液进行浓缩，有效成分的提纯、分离等。

（张保献）

nàlǜmó

纳滤膜（nanofiltration membrane） 允许溶剂与某些小分子溶质或单价盐透过的纳米级带电微孔膜。又称疏松反渗透膜、超低压反渗透膜或选择性反渗透膜。纳滤膜为非对称膜或复合膜结构，按材质分为：①有机膜，为工业化纳滤膜的主要材质，如醋酸纤维素、聚酰胺、磺化聚醚砜、磺化聚砜等；②无机膜，有三氧化二铝（Al_2O_3）、二氧化锆（ZrO_2）、碳化硅（SiC）和玻璃等；③有机无机膜。纳滤膜有两个显著特征：①截留相对分子量为 $200 \sim 2000$，介于反渗透膜和超滤膜之间；②纳滤膜表面分离层由聚电解质构成，对无机盐有一定的截留率，但对单价盐有较大通透性，膜两侧不同离子浓度造成的渗透压差远低于反渗透膜，因此工作压力较反渗透膜低，在 $0.5 \sim 1.5 MPa$。其过滤机制对中性不带电荷的粒子主要为筛分机制，对盐的分离由于纳米膜为荷电型膜，则不仅受化学势梯度的控制，也受电势梯度的影响，确切的传质机制尚未明确，代表性的传质模型有空间电荷模型、固定电荷模型、Donnan 平衡模型和杂化模型等。纳滤膜主要用于超纯水的制备，药液的浓缩、脱盐、脱色、有效成分的分离纯化等领域。

（张保献）

diànshènxīmó

电渗析膜 (electrodialysis membrane)

对溶液中的离子具有选择透过能力，可交换离子基团的网状结构高分子膜。又称离子选择透过性膜、离子交换膜。操作时在直流电场的作用下，以电位差为推动力，利用电渗析膜的选择透过性，使膜一侧溶液失去电解质成为淡化液，另一侧成为浓缩液。常用的电渗析膜有阳离子交换膜（阳膜）和阴离子交换膜（阴膜），此外新型电渗析膜如两性膜、镶嵌膜、聚电解质复合物膜等的出现，使电渗析应用日益广泛。电渗析膜的离子选择透过性主要取决于膜上的离子基团，其电离后可吸引带异种电荷的离子，使其在电位差或同时存在的浓度差推动下透过膜体，同时排斥同种电荷的离子，阻止它进入膜内。阳膜可交换离子基团主要有磺酸、羧酸、磷酸、亚磷酸、砷羧酸和硒羧酸基团等，电离后带负电荷，易于透过阳离子；阴膜可交换离子基团主要有伯胺、仲胺、叔胺和季铵等，电离后带正电荷，易于透过阴离子。电渗析膜具有高离子选择性和低电阻，有良好的机械强度和一定的化学稳定性，可去除溶液中电解质成分，而非电解质成分仍然保留，可利用这一性质制备医药用超纯水，这是该技术在医药工业中最主要的用途。此外，可利用电渗析膜将药液中的酸、碱和盐类成分与蛋白质等成分分离，用于中药提取液的脱盐、分离、提纯和纳滤、反渗析前的预处理等。

（张保献）

xīfù fēnlí shèbèi

吸附分离设备 (adsorption and separation equipment)

利用药物不同组分与吸附剂吸附性能的差异将中药提取液进行吸附、洗脱分离的机械设备。吸附分离设备包括：①搅拌罐。吸附主要在搅拌容器内进行，溶液和吸附剂在搅拌罐中通过搅拌充分接触，在操作温度下吸附一定时间后，通过沉降或过滤等方式将吸附剂与液体分离，再进入下一道解吸工序，从而分离不同组分。②固定床设备。吸附剂在容器中堆成床层，待吸附分离的溶液从床层流过时被吸附，从吸附柱顶部进入，底部流出，吸附的物质被不同 pH 值的水或不同的溶剂从洗涤床洗脱下来，又称吸附柱或吸附塔，优点是固定床吸附流体在介质层中基本上呈平推流，返混小，柱效率高，缺点是固定床无法处理含颗粒的料液，因为它会堵塞床层，造成压力降增大而最终无法进行操作。③膨胀床设备。整个吸附剂层吸附剂颗粒在通入液体后彼此不再相互接触，而按自身的物理性质相对地处在床层中的一定层次上，实现稳定分级，流体保持以平推流的形式流过床层，由于吸附剂颗粒间有较大的空隙，料液中的固体颗粒能顺利通过床层，膨胀床吸附除了可以实现吸附外，还能实现固液分离。④流化床设备。料液从床底以较高的流速循环输入，使固相产生流化，同时料液中的溶质在固相上发生吸附或离子交换作用，利用流化床的吸附过程可间歇操作或连续操作，连续操作中吸附粒子从床上方输入，从床底排出，料液在出口仅少量排出，大部分循环返回流化床，以提高吸附效率，与膨胀床不同的是床层膨胀状态不同，流化床内吸附粒子呈流化态，流化床不需特殊的吸附剂，设备结构设计比膨胀床容易，操作简便，压降小，可处理高黏度或含固体微粒的粗料液，同时流化床中固相的连续输入和排出方便，缺点是床内固相和液相的返混剧烈，特别是高径比较小的流化床，吸附剂利用率远低于固定床和膨胀床。⑤移动床和模拟移动床设备。在该设备中，固相连续输入和排出吸附塔，与料液形成逆流接触流动，从而实现连续稳态的吸附操作，在稳态操作条件下吸附床内吸附质的轴向浓度分布从上至下逐渐升高，再生床内吸附质的轴向浓度分布从上至下逐渐降低。

（张保献）

dàkǒng shùzhīchuáng

大孔树脂床 (macroporous resine column)

由大孔树脂吸附剂与交换柱组成的吸附分离设备。大孔吸附树脂既能通过表面作用和形成氢键来产生吸附作用，同时其本身的多孔状结构又具有分子筛作用，吸附和分子筛作用以及本身的极性使得大孔吸附树脂具有吸附、富集、分离不同母核结构化合物的功能。大孔树脂在水溶液中吸附力较强且有良好的吸附选择性，适用于从水溶液中分离低极性或非极性的化合物，成分间极性差别越大，分离越好。混合组分在大孔树脂吸附后，一般依次用水、不同浓度的乙醇依次洗脱，最后用浓醇或丙酮洗脱。

大孔吸附树脂是一类不含交换基团的高分子吸附剂，理化性质稳定，不溶于水、酸、碱及常用有机溶剂（如乙醇、丙酮及烃类等），对有机物有分离富集作用，它具有选择性好、吸附容量大、解吸容易、机械强度高、耐污染、流体阻力小、可以多次反复使用、再生比较容易等优点。在中药制剂工艺中的应用主要在以下 4 个方面：①中药有效成分的粗分与精制，主要用于分离纯化中药皂苷类、生物碱类、黄酮类、多肽类、糖类等水溶性成分或极性化合物；②单味中药有效部位的制备；③中药复方有效部位的制备；④中药复方制剂中除去糖、氨基酸、多肽等水溶性杂质，以降低服用剂量或吸湿性。

（张保献）

guījiāozhù

硅胶柱（silica gel column）

由硅胶吸附剂与交换柱组成的吸附分离设备。硅胶色谱的基本原理是硅胶色谱具有吸附色谱及分配色谱的双重性质。商品硅胶多为半透明或乳白色块状物，块状物经粉碎、过筛可得不同大小的粉状或颗粒产品。采用一定加工工艺可得到球形硅胶，力学强度大，不易粉化，按孔径大小分类，硅胶可分为细孔、中孔和粗孔等几类。硅胶的化学组成为（$mSiO_2 \cdot nH_2O$），硅胶的基本结构单元是硅氧四面体，硅氧四面体以不同方式联结、堆积成 SiO_2 胶粒，并进而形成硅胶的骨架（即为硅酸凝胶的网状结构），SiO_2 胶粒联结、堆积时形成孔隙可成为硅胶的孔隙，SiO_2 胶粒和硅酸凝胶形成的条件及凝胶的后处理步骤决定了硅胶的比表面积、比孔容、孔径分布等宏观参数。硅胶的化学稳定性较好，耐酸，但不耐碱；

硅胶耐热性好，高纯硅胶在低于 700℃ 处理时比表面和孔结构无明显变化。硅胶柱优点是吸附选择性很高，适用范围广，不论是非极性化合物还是极性化合物都可以得到很好的分离，如芳香油、萜类、甾体、生物碱、强心苷、蒽醌类、酸性或酚性化合物、磷脂类、脂肪酸、氨基酸以及一系列合成产物等的分离等，缺点是处理能力较低。

（张保献）

lízǐ jiāohuàn shùzhīzhù

离子交换树脂柱（ion-exchange column）

由离子交换树脂与交换柱组成的吸附分离设备。离子交换技术是根据某些溶质能解离为阳离子或阴离子的特性，利用离子交换剂与不同离子结合力强弱的差异，将溶质暂时交换到离子交换剂上，然后用合适的洗脱剂或再生剂将溶质离子交换下来，使溶质从原溶液中得到分离、浓缩或提纯的操作技术。常用的离子交换树脂有强酸型（磺酸型）、强碱型（季铵型）、弱酸型（羧酸型）、弱碱型（三级胺型）。离子交换工艺过程一般包括：原料液中的离子与固体交换剂中可交换离子间的置换反应；饱和的离子交换剂用洗脱剂进行逆交换的反应过程；树脂的再生与循环使用等步骤。当目标物质有较强的碱性或酸性时，应选用弱酸性或弱碱性的树脂，这样可以提高选择性，利于洗脱；当目标物质是弱酸性或弱碱性的小分子时，可以选用强碱性树脂或强酸性树脂；对弱酸性和弱碱性树脂，为使树脂能离子化，应采用钠型或氯型；对强酸性和强碱性树脂，可以采用任何形式；对于偶极离子，应采用氢型树脂吸附。离子交换法在工业上用途很广，在中草药有

效成分的分离方面，可用于氨基酸、肽类、生物碱、有机酸、酚类等的分离。

（张保献）

nóngsuō shèbèi

浓缩设备（concentrator）

中药生产中加热药液使溶剂汽化而将药液浓缩的机械设备。又称蒸发器。早期浓缩设备是直火加热的锅，现在多采用蒸汽作为热源，加热面可采用夹套式、管式和板式。浓缩设备均由加热室和分离室组成。加热室又称沸腾室，通过蒸汽在间壁提供热量使药液沸腾，要求药液在加热管内具有较大的流动速度，以增加传热系数。分离室又称蒸发室，要求具有足够大的空间和横截面积，将药液沸腾汽化后产生的二次蒸汽中夹杂的大量液滴凝聚沉降，与蒸汽完善分离。分离室顶端通常还设有除沫装置。

分类　浓缩设备有多种分类方法，按操作压力可分为：①常压蒸发器。药液在常压条件下进行蒸发浓缩，常用的有敞口夹套蒸汽锅，为一圆底敞口容器，底部设有夹层，内可通蒸汽加热。设备结构简单，清洗方便，对药液黏度范围适应广，浓缩液相对密度可达 1.35～1.40，但加热面积小，加热温度高，浓缩时间长，药液中有效成分易被破坏，能耗高，应用范围受到限制；②减压蒸发器。药液在密闭容器中在减压条件下进行蒸发浓缩，一般药液温度在 40～60℃ 即可沸腾，具有加热温度低、浓缩速度快、可防止热敏性成分破坏等优点，在中药生产中应用较广。按浓缩设备的效数可分为：①单效蒸发器：药液蒸发产生的二次蒸汽通过冷凝后排出，不再利用；具有传热系数高，热能利用率高，结构简

单、操作方便等优点，但二次蒸汽未充分利用，传热面积小，生产能力低，料液循环差，盘管表面易结垢，清洗困难等；②多效蒸发器：二次蒸汽重复利用，通往另一个蒸发器作为加热蒸汽，以降低能耗。按浓缩设备的工作原理可分为：①循环蒸发器：药液在蒸发器中循环加热蒸发，药液器内滞留量大，加热时间长，不适用于热不稳定成分的浓缩；又可分为自然循环式和强制循环式蒸发器，自然循环式常用的有水平列管式、中央循环式、外循环式、列文式蒸发器等，药液循环速度除列文式膜蒸发器可达2.5m/s 以上，其他均小于1.5m/s；强制循环式蒸发器增设了循环泵，药液循环速度可达 1.5～3.5m/s。②薄膜式蒸发器：又称单程型蒸发器，药液在蒸发器内呈薄膜状流动，从而使蒸发面积增加，加热时间短，往往只通过加热面一次即可达到规定的浓度要求，常用的有升膜式薄膜蒸发器、降膜式薄膜蒸发器、刮板式薄膜蒸发器、离心式薄膜蒸发器等。此外还可按操作方式分为间歇式和连续式蒸发器。

辅助设置 浓缩设备的辅助设置主要有：①除沫装置。安装在二次蒸汽出口前，用于使二次蒸汽携带的液滴和雾沫与二次蒸汽分离，以减少料液的损失，并防止污染管道及其他浓缩器的加热面，有环型、丝网型和离心式除沫器等。②蒸汽冷凝器。利用冷却将减压浓缩产生的二次蒸汽进行冷凝，分离其中的不凝性气体（如空气、二氧化碳等），以减轻真空系统的容积负荷，同时保证达到所需的真空度，常用的有混合式冷凝器和水力喷射器等。③真空泵。通常设置于冷凝器后，

用于抽出不凝性气体，维持蒸发器的正常工作压力，一般真空度维持在 680～710mmHg 即可，常用的真空泵有往复式、水环式和喷射式等。

应用 选择浓缩设备时，需根据药液的性质进行选择：如浓缩液易结垢或易析出结晶时，宜选用药液流动速度较快的强制循环式或列文式蒸发器；如有热敏性成分时，宜选用减压蒸发器或薄膜蒸发器；药液黏度的范围在0.01～0.1Pa·s，可选用自然循环式蒸发器，如黏度较大，则应选用强制循环式蒸发器、降膜式薄膜蒸发器或敞口夹套蒸汽锅等；如分离室内液面发泡剧烈时，可选用强制循环式和升膜式薄膜蒸发器，其流速较快，有利于消除泡沫；如药液具有腐蚀性，则应选用加热管为玻璃、不透性石墨等防腐材料或有耐酸搪瓷加层的蒸发器。

（张保献）

jiǎnyā zhēngliú zhuāngzhì

减压蒸馏装置（vacuum distillation unit） 在密闭的蒸发器内抽气减压使药液在较低温度下浓缩的设备。又称减压浓缩装置。

操作时先开启真空泵（抽气泵），抽出蒸发器内部分空气，待浓缩药液自进料口吸入；通入蒸汽开始加热，保持加热室内液体适度沸腾，待浓缩药液产生的二次蒸汽经分离室后进入冷凝器，冷凝液流入接收器内。浓缩完毕后先关闭真空泵，打开放气阀使空气进入蒸发器内，待恢复常压后，浓缩液即可放出。优点是抽气减压降低了药液的沸点，可减少热敏性物质的分解，增大了传热温度差，提高了传热系数，可缩短蒸发或蒸馏时间，蒸发器操作温度较低，对材料的腐蚀和对外界的热损失均较小；缺点是需要真空泵，能耗高于常压蒸发。此设备适用于含热敏性成分药液浓缩和含乙醇或其他有机溶剂的药液的溶剂回收。

（张保献）

zhēnkōng nóngsuōguàn

真空浓缩罐（vacuum concentrating tank） 在密闭的蒸发器内通过抽气减压使药液在较低温度下沸腾浓缩，二次蒸汽直接进入冷却水槽的浓缩设备。结构如图所示。操作时先开启真空泵，待罐内真空度达 86kPa 左右抽入待浓

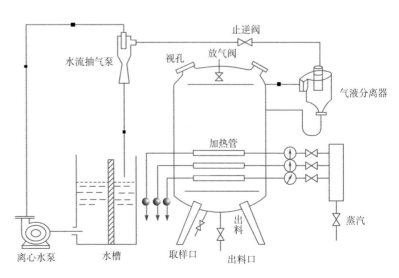

图 真空浓缩罐结构示意

缩药液，至药液浸没加热管后，停止抽入，通入蒸汽开始加热，保持罐内液体适度沸腾，待浓缩药液产生的二次蒸汽经分离室后，其中夹带的液滴流回罐内，二次蒸汽经水流抽气泵抽走进入冷却水槽，装置内即形成减压浓缩。浓缩完毕后先关闭水流抽气泵，再关闭蒸汽停止加热，打开放气阀使空气蒸发器内，待恢复常压后，打开出料阀放出浓缩液。操作时注意控制真空度不可太高，以免药液随二次蒸汽进入水流抽气泵造成损失。此设备和减压蒸馏装置均属于减压蒸发器，区别是真空浓缩罐二次蒸汽会直接进入冷却水槽，不再回收。此设备适用于以水为溶剂的药液浓缩。

（张保献）

升膜式薄膜蒸发器

shēngmóshì bómó zhēngfāqì

升膜式薄膜蒸发器（upward thin film evaporator） 预热的药液从蒸发室底部进入，被二次蒸汽形成的蒸汽柱拉引沿管壁呈环状薄膜上升的浓缩设备。结构如图所示，由高位液槽、预热器、蒸发室、分离室及冷凝器等组成，蒸发室由多根垂直加热长管组成，管长可达 3~10m。操作时药液由离心泵送入高位贮液器中，在高位静压下流入预热器，经预加热器加热后从蒸发室底部进入加热管，液面维持在较低位置，药液在加热管内受热迅速沸腾汽化，产生大量二次蒸汽泡沫，在加热管中部形成蒸汽柱，发生向上的推进作用，拉引药液沿管壁形成环状薄膜快速向上运动。在此过程中薄膜继续以泡沫内外表面为蒸发面快速蒸发，气液混合物从管口高速冲出，在分离室中分离，浓缩液从分离器底部排出，流入接收器内，二次蒸汽进入预热器夹层供预热药液用，多余的废气进

入冷凝器冷凝后排出。此设备可采用常压或减压蒸发，常压蒸发时二次蒸汽泡沫在加热管内的流速可达 20~50m/s，减压蒸发时可高达 100~160m/s，这种高速流动可增加传热系数。因药液在加热管内呈薄膜状上升需克服自身的阻力，因此该设备不适用于黏度大于 0.05Pa·s、易结晶和易结垢以及浓度过大药液的浓缩。中药提取液经升膜式薄膜蒸发器蒸发后可浓缩到相对密度 1.05~1.10，一般用作含热敏性成分、黏度小于 0.05Pa·s 和不易结晶药液的浓缩或蒸发量较大药液的初步浓缩，如需进一步浓缩可使用刮板式薄膜蒸发器。

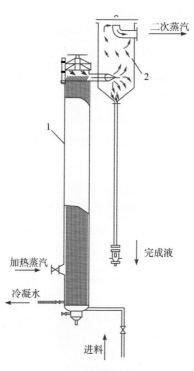

图　升膜式薄膜蒸发器结构示意

注：1. 蒸发室；2. 分离室

（张保献）

降膜式薄膜蒸发器

jiàngmóshì bómó zhēngfāqì

降膜式薄膜蒸发器（downward thin film evaporator） 预热至沸点的药液从蒸发室顶部进入，在

重力作用下沿管壁呈膜状下降的浓缩设备。结构如图所示，主要由预热器、蒸发室、分离室及冷凝器等组成，结构与升膜式薄膜蒸发器相似。操作时药液由经预加热器加热后从蒸发室顶部进入，经液体分布装置分布后均匀进入每根加热管，在重力作用下呈膜状流下，在加热管内受热迅速沸腾汽化，气液混合物从蒸发室底部流入分离室中分离，浓缩液从分离室底部排出，流入接收器，二次蒸汽从分离室顶部进入冷凝器冷凝后排出。如一次浓缩达不到要求，可用泵将药液循环再次进行蒸发。为保证药液均匀分配，在每一根加热管内形成均匀连续的薄膜，并防止二次蒸汽从加热管上方冲出，因此加热管顶部必须设置液体分布装置。与升膜式薄膜蒸发器相比，降膜式薄膜蒸发器的传热系数高、能耗低、冷凝水用量小，药液停留时间短

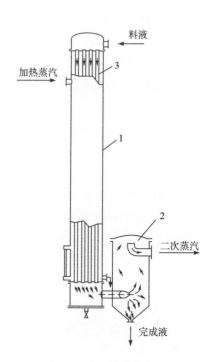

图　降膜式薄膜蒸发器结构示意

注：1. 蒸发室；2. 分离室；
3. 加热管

（5～10秒或稍长），受热影响更小，故特别适用于含热敏性成分或黏度较大的药液，但不适用于易结晶或难以形成均匀液膜、传热系数不高的药液。

（张保献）

guābǎnshì bómó zhēngfāqì

刮板式薄膜蒸发器（scraper type thin film evaporator）

利用旋转的刮板使药液均匀分布在加热面上形成薄膜的浓缩设备。结构如图所示，蒸发室的加热管为一直立圆筒，外壳设有加热夹套，圆筒中心设一转动轴，上装刮板。刮板有两种形式，一种为固定间隙式，刮板外沿与加热管内壁留有0.75～1.5mm的间隙；另一种为可摆动转子式，刮板靠旋转离心力紧压于液膜表面。操作时药液

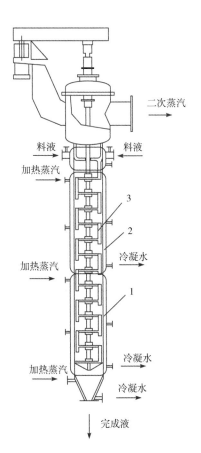

图 刮板式薄膜蒸发器
结构示意
注：1. 蒸发1室；2. 蒸发2室；
3. 刮板

自蒸发室顶部进入，经由离心式液体分布装置均匀洒在加热管内壁，在重力、离心力和旋转刮板的共同作用下在内壁上形成旋转下降的液膜，液膜厚度小于内壁与刮板的间隙，液膜在下降过程中不断蒸发浓缩，浓缩液从底部流出，二次蒸汽从顶部经过除沫装置后进入冷凝器冷凝后排出。液膜下降时不断被刮板搅动刮拉，因而传热系数很高，刮板的剪切作用能降低药液的表观黏度，可满足高黏度药液蒸发的需要，缺点是结构复杂、加热面积有限、能耗较大、处理量不大。此设备适用于高黏度、易结晶结垢和含热敏性成分药液的浓缩，含热敏性成分药液浓缩时可先以升膜式薄膜蒸发器作初步浓缩，再以刮板式薄膜蒸发器作进一步处理。

（张保献）

líxīnshì bómó zhēngfāqì

离心式薄膜蒸发器（centrifugal thin film evaporator）

利用高速旋转的离心力使药液分散形成均匀分布的薄膜进行蒸发的浓缩设备。结构如图所示，由稀药槽、管道过滤器、平衡槽、离心薄膜蒸发室、浓缩液收集器、水力喷射泵等组成，其中离心薄膜蒸发室的核心部分为一组固定于转鼓可随空心轴旋转的锥形盘，每个锥形盘内的夹套通加热蒸汽，内侧外壁为蒸发面。操作时蒸汽经夹层药液从稀药槽经管道过滤器过滤后，自蒸发器顶部进入，经分配管均匀喷到每个锥形盘的蒸发面上，锥形盘高速旋转，药液在旋转离心力作用下迅速分散形成厚度小于0.1mm的均匀薄膜加热蒸发，在离心力作用下二次蒸汽和浓缩液分离，浓缩液甩至锥形盘外缘流至浓缩液汇集槽，二次蒸

汽通过转鼓和蒸发室外壳的间隙，经二次蒸汽出口排出；加热蒸汽释放热量后冷凝成液滴，经锥形盘的径向孔甩至转鼓内壁，汇集在转鼓底部的凝水槽里，通过凝水排出管排出。离心式薄膜蒸发器综合薄膜蒸发和离心分离两种原理，在强大的离心力作用下，具有液膜厚度薄（0.1mm）、传热系数高、蒸发强度大、药液受热时间短（1秒左右）、不易起泡、蒸发室易于拆洗、设备体积小、浓缩比高等优点，适用于含热敏性成分药液的浓缩，但不适用于黏度高、易结晶或结垢的药液。

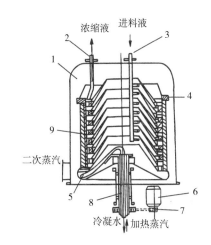

图 离心式薄膜蒸发器
结构示意
注：1. 蒸发室；2. 浓缩液出口；3. 料液进口；4. 转鼓；5. 凝水排出管；6. 电机；7. 皮带；8. 空心转轴；9. 输液管

（张保献）

duōxiào zhēngfāqì

多效蒸发器（multi-effect evaporator）

多个蒸发器串联，每个蒸发器称为一效，将前一效产生的二次蒸汽作为后一效的热源进行蒸发操作的浓缩设备。流程如图所示。中药生产中以双效、三效蒸发器最为常见。操作时，第一效热源为加热蒸汽，第二效至最

后一效的热源是前效产生的二次蒸汽，末效引出的二次蒸汽进入冷凝器，既可节省加热蒸汽，又有效利用了二次蒸气中的热量，并减少了进入末效冷凝器中的二次蒸汽量，降低能耗和生产成本。为维持一定的温度差，多效蒸发器一般在真空下操作，特别适用于水溶液的浓缩，浓缩液的相对密度可达 1.2～1.3。根据药液的流程，多效蒸发器可分为：①并流流程（图 a）。药液和加热蒸汽的流向相同，都是从第一效开始按顺序流到末效，浓缩液由末效底部排出，其优点为由于前效压力高于后效，料液可利用压差流动，辅助设备少，流程紧凑，温度损失小，操作简便，其缺点为后效温度降低后，溶液黏度逐效增大，传热系数低。②逆流流程（图 b）。药液与蒸汽走向相反，药液从末效加入，再用泵将依次送入前一效直至末效，得到浓缩

液，其优点为随着浓缩液浓度增大而温度逐效升高，所以各效的黏度相差较小，传热系数大致相同，其缺点为辅助设备多，需用泵输送原料液，各效在低于沸点下进料，必须设置预热器，能耗大，主要应用于黏度较大的液体的浓缩。③平流流程（图 c）。药液分别加入各效，浓缩液分别从各效引出，此法主要用于黏度大、易结晶的药液或两种及两种以上不同药液的同时蒸发过程。

（张保献）

gānzào shèbèi

干燥设备（drying equipment）

用于湿物料干燥操作的设备。又称干燥器和干燥机。利用热能除去含湿的固体物质或膏状物中的水分或其他溶剂达到干燥的目的。干燥是物料使用或进一步加工的必要步骤，干燥的好坏，将直接影响到中药的内在质量。另外，干燥后的物料也便于运输和贮存。

a 并流流程

b 逆流流程

c 平流流程

图 多效蒸发器流程示意

形成发展 远古以来，人类就习惯用天然热源和自然通风来干燥物料，完全受自然条件制约，生产能力低下。随着社会的发展，自然干燥远不能满足生产发展的需要，各种机械化干燥设备得到越来越广泛的应用。自然干燥逐渐被人工可控制的热源和机械通风除湿手段所代替。开始使用的干燥设备是间歇操作的固定床式干燥器。19 世纪中叶，隧道式干燥器的使用，标志着连续操作干燥机开始普及。回转圆筒干燥器则较好地实现了颗粒物料的搅动，干燥能力和强度得以提高。20 世纪初期，乳品生产开始应用喷雾干燥器，为大规模干燥液态物料提供了工具。20 世纪 40 年代开始，随着流化技术的发展，高强度、高生产率的沸腾床和气流式干燥器相继出现；冷冻升华、辐射和介电式干燥器则为满足特殊要求提供了新手段。20 世纪 60 年代开始发展了远红外和微波干燥器，干燥设备的科技含量初显出主导作用。到了 21 世纪，干燥设备的发展更趋向于高品质、低能耗、环保型，以此为标准进行调整干燥设备的产品结构，越来越符合社会的发展需要。

研究内容 在对流干燥过程中，湿物料与热空气接触时，热空气将热能传至物料表面，再由表面传至物料内部，这是一个传热过程；与此同时，湿物料得到热量后，其表面水分首先汽化，物料内部水分继而以液态或气态扩散透过物料层而达到表面，并不断向空气中汽化，这是一个传质过程。因此，物料的干燥是传热和传质同时进行的过程。

在中药制剂生产过程中，新鲜药材除水，原辅料除湿，以及片剂、颗粒剂、胶囊剂、水丸等

的制备过程中均用到干燥设备。根据操作压力、操作方式、传热原理、加热方式、构造等的不同可以将干燥设备归于不同的类别。按操作压力可以分为常压式和真空式；按操作方式可以分为间歇操作和连续操作；按传热原理可以分为传导加热式、对流加热式、辐射传热式和高频加热式等；按加热方式可以分为直接加热和间接加热；按构造可以分为喷雾干燥器、流化床干燥器、气流干燥器、桨式干燥器、箱式干燥器及旋转闪蒸干燥器等。在中药制剂生产中常用的干燥设备有烘箱、烘房、减压干燥器、喷雾干燥器、沸腾干燥器、冷冻干燥器、微波干燥器、振动式远红外干燥机、隧道式红外线烘箱、鼓式薄膜干燥器（见单鼓式薄膜干燥器、双鼓式薄膜干燥器）、翻板带式干燥器等。干燥设备适用于中药半成品（如药液和浸膏等）或者成品（如颗粒剂、片剂和丸剂等）。

（李范珠）

hōngxiāng

烘箱（oven） 利用热的干燥气流使湿物料水分汽化进行干燥的小型干燥设备。又称干燥箱。主要由隔板、加热器、鼓风机、气流调节器等组成。适用面广，属宽架式间歇通用干燥设备。由于是间歇式操作，向箱中装料时热量损失较大。若无鼓风装置，则上下温差较大，应经常将烘盘位置上下对调。为获得更好的干燥效能，将烘箱的自然气流改为强制气流，在烘箱上安装鼓风装置，如图所示。有鼓风装置烘箱的工作原理：待干燥物料放在搁板上，自入口进入的空气经鼓风机送至加热器加热。干燥室用隔板隔成交叉的五层，热空气按箭头方向所示的路线通过，先从左侧加热

器的上部预热后，通过上层达到右侧加热器上部被第二次预热，再从第二层流向左侧加热器的中部被第三次预热，以后依次流过各层，经过几次的干燥及预热过程，最后从空气出口排出。排出的热湿气若未饱和，仍有部分利用价值，可利用气流调节器使其中一部分回入进气道与新鲜空气混合后重新被利用。在物料干燥的最后阶段，如果干燥室内湿度过低，致使物料出现假干现象，可调节气流调节器的蝶形阀，使部分湿热空气返回到干燥室中，以保证被干燥物料内外干燥程度的一致。

烘箱的特点是：①构造简单，设备投资少；②对物料适应性强，物料破损及粉尘少；③装卸物料劳动强度大，设备利用率低；④速度慢，热效率低，物料不易干燥均匀。烘箱适用于各类物料的干燥或干热灭菌，小批量生产，如原料药、中药饮片、浸膏、散剂、颗粒剂、水丸等。

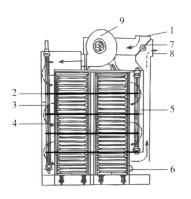

图 有鼓风装置的烘箱结构示意

注：1. 空气进口；2. 隔板；3、5. 加热器；4. 搁板；6. 搁板架子；7. 气流调节器；8. 空气出口；9. 鼓风机

（李范珠）

hōngfáng

烘房（drying room） 利用热的干燥气流使湿物料水分汽化进行

干燥的大型干燥设备。烘房主要由烘架车、鼓风机、加热器、蒸气管等装置组成。烘房的一般结构如图所示。烘房容量大，在结构设计上更注意温度、气流路线及流速等因素间的相互影响，以保证干燥效率。烘房的工作原理和操作流程为：操作时将待干燥的物料置烘架车上送入烘房，打开废水排出开关和蒸汽加热开关排出废水，关闭烘房门，进行加热，打开鼓风机使空气在烘房内循环加热1.5～2小时，停止鼓风，然后打开闸门，使烘房内湿空气自然排出。5～10分钟后，关闭闸门，再开鼓风机继续循环加热。如此反复操作，直至物料干燥。关闭鼓风机及蒸汽进口开关，取出物料。烘房占地面积小，物料上下受热均匀，温度可达106℃左右，且温度高低可用蒸汽开关来调节。烘房的特点与烘箱相同。烘房适用于各类物料的干燥或干热灭菌、大批量生产，如原料药、中药饮片、浸膏、散剂、颗粒剂、水丸等。

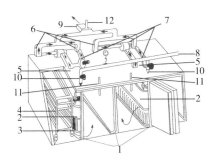

图 烘房结构示意

注：1. 烘架车轨道；2. 加热器罩；3. 加热器；4. 烘架车；5. 空气进口；6. 空气出口；7. 鼓风机；8. 蒸气管；9. 废气出口；10. 蒸气进口；11. 温度计；12. 闸门

（李范珠）

jiǎnyā gānzàoqì

减压干燥器（vacuum dryer） 将物料置于真空条件下进行干燥

的设备。又称真空干燥器。由干燥器、冷凝器、储液灌和真空泵组成。一般结构如图所示。工作原理：在干燥器密闭的夹层中通入热能源（如热水、低压蒸汽或导热油），热量经内壳传给待干燥物料；然后，在动力驱动下，罐体作缓慢旋转，罐内物料不断地混合，强化干燥；最后，将物料处于真空状态下，蒸汽压下降，物料表面的水分（溶剂）达到饱和状态而蒸发，并通过冷凝器冷却后由真空泵及时排出到储液罐回收。

减压干燥器根据其干燥方式可以分为静态减压干燥器和动态减压干燥器；根据其器械结构可以分为减压箱式干燥器、减压圆形干燥器和减压带式干燥器等。减压箱式干燥器和减压圆形干燥器属于静态减压干燥器，减压带式干燥器属于动态减压干燥器。待干燥物料在静态干燥器内干燥时，处于静止状态，形体不会损坏，干燥前还可以进行消毒处理，物料在动态干燥器内干燥时不停地翻动，干燥更均匀、充分。减压干燥器的特点是：①显著地减少干燥介质所带走的热量损失，节省了能源；②容易收集从物料中所分出的、有价值的（或有害的）蒸汽；③生产能力小，劳动强度大。适用于干燥热敏性或高温下易氧化的物料以及有爆炸危险性的物料；能减少粉尘飞扬，

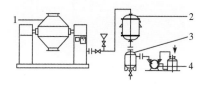

图　减压干燥器结构示意

注：1. 干燥器；2. 冷凝器；3. 储液灌；4. 真空泵

也可用于回收溶剂。

（李范珠）

pēnwù gānzàoqì

喷雾干燥器（spray dryer）

将稀溶液喷成雾滴，并分散在热气流之中，使得水分迅速蒸发的干燥设备。由加热器、干燥塔、旋风分离器、袋滤器、风机、喷嘴、导向板组成。一般结构如图所示。工作原理：空气进入加热器后进行预热，热空气进入干燥塔与喷嘴喷出的雾滴相接触，雾滴中的水分迅速蒸发，生成粉状或颗粒状的成品。废气和干粉在旋风分离器中得到分离，成品从旋风分离器底部回收，最后废气从风机排出。热风进入塔内时，经过导向板使其均匀分布于塔中，干燥效果较好。风机安装在流程末端，使整个系统在负压下操作，以免粉尘飞扬。喷雾器（喷嘴）是喷雾干燥器的关键部件，它对生产能力、产品质量、干燥器的尺寸以及干燥过程的能量消耗均有影响。常用的喷雾器有3种基本类型：气流式喷雾器、压力式喷雾器、离心式喷雾器。

喷雾干燥器的特点是：①干燥速率快，时间短（3~10秒），适用于热敏性物料的干燥；②所得的喷雾干燥制品质地松脆，溶解性能好，能保持原来的色泽和

图　喷雾干燥器结构示意

注：1. 加热器；2. 干燥塔；3. 旋风分离器；4. 袋滤器；5. 风机；6. 喷嘴；7. 导向板

香味；③能避免干燥过程的粉尘飞扬，可由液体直接获得均匀的干燥产品；④生产过程简单，操作方便且稳定，可连续、自动化生产；⑤有效地控制和调节产品的粗细度和含水量等质量指标；⑥能耗较高，进风温度较低时，热效率只有 30%~40%；⑦控制不当常出现干燥物粘壁现象，器械清洗麻烦；⑧成品收率较低。适用于微型胶囊、固体分散体以及中药提取液的干燥。

（李范珠）

fèiténg gānzàoqì

沸腾干燥器（ebullated dryer）

借助沸腾床进行干燥的设备。又称流化床干燥器。由热风发生器、流化床干燥室、旋风分离器、风机、加料及卸料器组成。卧式多室沸腾干燥器的一般结构如图所示。工作原理：湿物料通过料斗连续送入干燥室内的多孔筛板上，空气经加热炉加热后吹入干燥室底部的气体分布板（多孔筛板），当气体穿过物料层时，物料呈悬浮状并在上下翻动的过程中得到干燥，干燥后的产品由卸料口排出落入干料桶，废气经旋风分离器回收其中夹带的粉尘后由干燥器的顶部排出。根据待干燥物料以及干燥要求的不同，沸腾干燥

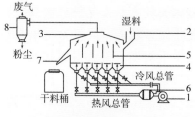

图　卧式多室沸腾干燥器结构示意

注：1. 风机；2. 料斗；3. 流化床干燥室；4. 多孔筛板；5. 挡板；6. 加热炉；7. 卸料口；8. 旋风分离器

器在形式上，有立式单（多）层床、卧式单（多）层床；在操作方法上，有间歇操作和连续操作；在构造上，有圆筒、卧式和喷雾气流等类型。

沸腾干燥器的特点是：①物料和干燥介质接触面积大，对流传热效果好，干燥速度快；②沸腾床内物料激烈搅拌，纵向返混，床层内温度分布均匀，干燥成品质量较好；③物料在床层内犹如沸腾的液体，便于输送，有利于机械化和自动化；④根据物料的含水量不同，可以任意调节干燥温度与干燥时间；⑤构造简单，操作和维修方便；⑥待干燥物料的颗粒度有一定的限制，一般要求颗粒直径 30~6000μm，不宜过大或过小；⑦物料颗粒在相互碰撞过程中，存在着较大的磨损，不能保证成品颗粒直径均匀；⑧当不同物料的混合物进行干燥时，各种物料的密度应当接近，否则不宜采用沸腾干燥。适用于粉粒状物料的干燥，如原料药、压片的颗粒、中药颗粒剂、化工原料和其他粉状、颗粒状物料的干燥除湿，食品饮料冲剂、粮食加工等的干燥。

（李范珠）

lěngdòng gānzàoqì
冷冻干燥器（freeze dryer）

将含水物质，先冻结成固态，再使其中的水分从固态升华成气态，以除去水分的干燥设备。简称冻干机。由冷冻干燥箱、冷凝器、制冷机组、真空泵组和加热装置等组成。一般结构如图所示。工作原理：将待干燥的物料先冻结到三相点温度以下，然后在真空条件下使物料中的固态水分（冰）直接升华成水蒸气，从物料中排除，使物料干燥。物料经前处理后，被送入速冻仓冻结，再送入干燥仓升华脱水，最后在后处理车间包装。真空系统为升华干燥仓建立低气压条件，加热系统向物料提供升华潜热，制冷系统向冷阱和干燥室提供所需的冷量。

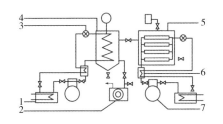

图　冷冻干燥器
注：1. 水冷却器；2. 真空泵；3. 膨胀阀；4. 冷凝器；5. 冻干箱；6. 热交换器；7. 制冷压缩机

冷冻干燥器的特点是：①物料在低温条件下干燥，许多热敏性的物质不会发生变性或失活，物质中的一些挥发性成分损失很小；②干燥在真空条件下进行，氧气极少，因此一些易氧化的物质得到了保护；③干燥制品多孔疏松，加水后溶解迅速而完全，并立即恢复原来的性状；④含水量低，一般为 1%~3%，有利于物料在常温条件下长期储存；⑤需要高度真空与低温，耗能大，成本高，而且高真空下气体的导热系数很低，物料干燥时间较长，相应的设备生产能力较低。注意事项：冻干样品一般为水样，尽量不含有酸和有机溶剂。否则会损坏真空泵。仪器禁止使用有机溶剂。

冷冻干燥器适用于某些极不耐热物料的干燥，如注射用双黄连粉针剂、注射用血栓通粉针剂、注射用血塞通粉针剂、注射用脑心康粉针剂、注射用蜂毒粉针剂、注射用灯盏花素粉针剂、注射用丹参粉针剂和注射用清开灵粉针剂等中药制剂。

（李范珠）

wēibō gānzàoqì
微波干燥器（microwave dryer）

利用微波的电磁感应对物料实施加热干燥处理的设备。由微波发生器、电源、波导装置、加热器、冷却系统、传动系统、控制系统等组成。一般结构如图所示。用于加热干燥的微波管主要是速调管和磁控管；加热器主要有箱式、极板式和波导管式等类型。微波干燥器工作原理：不断改变方向的微波高频交变电场使水分子随着电场方向不断地迅速转动，在此过程中水分子之间剧烈地碰撞和摩擦，部分能量转化为热能，湿物料中的水分子获得能量而汽化，从而物料得到干燥。

微波干燥器的特点是：①操作控制灵敏、方便；②穿透力强，可以使物料的表面和内部能够同时吸收微波，使物料受热均匀，因而加热效率高，干燥速度快；③有杀虫和灭菌的作用，实现无污染、均匀干燥物料，同时可大幅降低干燥温度；④成本较高，对有些物料的稳定性有影响，并需增加劳动保护措施。适用于含水量较高、具有一定黏性且对热稳定的物料，如中药饮片、散剂、水丸、蜜丸等制剂与物料的干燥。

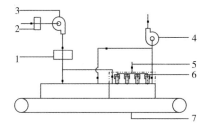

图　微波干燥器结构示意
注：1. 换热器；2. 空气过滤器；3. 鼓风机；4. 引风机；5. 电流；6. 微波管；7. 传送带

（李范珠）

zhèndòngshì yuǎnhóngwài gānzàojī

振动式远红外干燥机（vibrating far-infrared dryer）

带有振动装置载料，利用远红外线对物料进行干燥的设备。由加料系统、主机加热干燥系统、排气系统及电器温度控制系统组成。一般结构如图所示。干燥原理见红外线干燥。

振动式远红外干燥机的特点是：①干燥速率快，药物成分不易被破坏，适用于热敏性物料的干燥，特别适宜于熔点低、吸湿性强的物料；②物料表面和内部的分子同时吸收红外线，受热均匀，产品的外观色泽鲜艳、均匀，质量好，特别适用于大面积的干燥；③有灭菌作用；④能耗小。适用于大面积、物料表层的干燥以及熔点低、吸湿性强的物料的干燥，如中药固体粉末、湿颗粒及水丸等薄料层、多孔性物料。

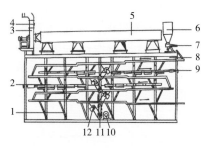

图　振动式远红外干燥机
结构示意

注：1. 弹簧板；2. 辐射源；3. 风机；4. 蝶阀；5. 排风管；6. 加料斗；7. 喂料机；8. 振槽；9. 升降装置；10. 电动机；11. 链轮振动装置；12. 偏心振动装置

（李范珠）

suìdàoshì hóngwàixiàn hōngxiāng

隧道式红外线烘箱（tunnel-type infrared oven）

在隧道式烘箱中利用红外线对物料进行干燥的设备。由干燥室、红外线发生器、机械传动装置及辐射线的反射集光装置等组成。一般结构如图所示。干燥原理见红外线干燥。隧道式红外线烘箱一般是在碳化硅电热板辐射源表面涂上远红外涂料（如氧化钛、氧化铬等），隧道温度可达 250～350℃。

隧道式红外线烘箱的特点是：①利于连续自动化生产；②使用红外线传感装置加热，升温快，干燥均匀；③易造成安瓿污染。由于物料在隧道式红外线烘箱中升温迅速且均匀，干燥速度快，故适用于热敏性固体物料干燥，也可用于某些物体表层的干燥。隧道式红外线烘箱略加改造，在其左上方安装加料系统，右下方设有物料出口，也可用于湿颗粒的干燥。

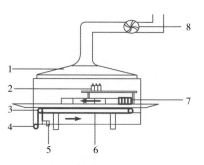

图　隧道式红外线烘箱
结构示意

注：1. 排风罩；2. 红外线发生器；3. 止逆链轮；4. 偏心轮；5. 垂锤；6. 链带；7. 安瓿倒置盘；8. 排风机

（李范珠）

dāngǔshì bómó gānzàoqì

单鼓式薄膜干燥器（single-barrel thin film dryer）

仅含一个干燥鼓，对物料实施鼓式干燥的设备。又称单滚筒式干燥器。将物料涂布在被加热的金属转鼓上，通过热传导方式进行干燥。由干燥鼓、干燥物接收器、传动装置、冷凝装置等组成。一般结构如图所示。工作原理：光滑表面的金属鼓为干燥鼓，鼓内由蒸汽导管引入蒸汽或用电阻丝加热，已浓缩至一定程度的药液用离心泵经导管不停地送入凹槽后，再流入储液槽，当转鼓转动时，从储液槽中蘸取一层药液，然后受热迅速蒸发。当鼓转动一圈，薄层药液已经干燥而被刮刀刮下，落入干燥物接收器中。转动第二圈时再次蘸取药液，如此连续转动，使浓缩液全部干燥。鼓的转速根据药物干燥情况进行调节，若转速固定不变时，干燥情况可以根据待干燥药液的浓度来控制。

单鼓式薄膜干燥器的热能耗少，其干燥速率与鼓面大小、鼓的转速、鼓面的温度、药料的浓度及药膜的厚度有关。用于干燥时，调节很重要，要求以物料转到刮刀处已充分干燥为度。干燥器转速一般 4～10r/min，必要时还可调节药液浓度或药膜厚度，鼓内凝集的水分必须随时由吸液管排除，否则会降低干燥效率。

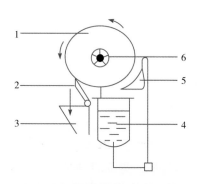

图　单鼓式薄膜干燥器结构示意

注：1. 鼓；2. 刮刀；3. 干燥物接收器；4. 储液槽；5. 凹槽；6. 蒸汽导管

单鼓式薄膜干燥器适用于液体、浆状及膏糊状物料的干燥，湿物料经干燥后可以直接得到粉状或片状产品。同时，它可通入冷却介质用于物料的冷却结片。若将单鼓式薄膜干燥器装上密封外壳，连接真空泵，便可在减压条件下操作，适用于热敏感药料的干燥。

(李范珠)

shuānggǔshì bómó gānzàoqì

双鼓式薄膜干燥器（double-barrel thin film dryer）

含两个干燥鼓，对物料实施鼓式干燥的设备。又称双滚筒式干燥器。将物料涂布在被加热的金属转鼓上，以间接传导加热方式使物料加热、水分汽化。由两个干燥鼓、干燥物接收器、传动装置、冷凝装置等组成。一般结构如图所示。工作原理见单鼓式薄膜干燥器，只是有两个同样的转鼓，浓缩液从两鼓上方呈 V 字形中间部分加入，两鼓朝相反方向转动，转速一般为 4 r/min，干燥产品被刮刀刮下后，落入干燥物接收器，从下口放出后被传送带输送到盛器中，即得到干燥产物。

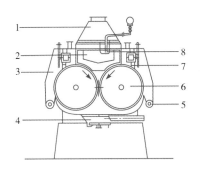

图　双鼓式薄膜干燥器结构示意
注：1. 集气罩；2. 加料器；
3. 侧罩；4. 底滚筒；5. 输送器；
6. 鼓；7. 刮刀；8. 原料入口

双鼓式干燥器的特点是：①产品质量稳定，干燥时间短，热利用率高（与烘房、烘箱等相比）；②适合热敏性物料干燥，滤饼不加水打浆可直接干燥，节省热源，后处理完毕不残存物料，对品种的适应性强（与单鼓式相比）；③加料容易，清洗方便，更换品种快捷（与喷雾干燥器相比）；

④减少污染，降低成本。此设备适用范围同单鼓式薄膜干燥器。

(李范珠)

fānbǎn dàishì gānzàoqì

翻板带式干燥器（turnover type belt dryer）

能够自动控制，无级调速的连续进行带式干燥的设备。主要由进料装置、输送带、空气循环系统和加热系统等组成。一般结构如图所示。翻板带式干燥器的工作原理为：物料从该机的料门进入箱内第一层，然后从第一层翻到第二层连续进行，到底部冷却后出料。风向经过冷却段吸风，再经加热器送进第一干燥室，回转送风进入第二干燥室，一部分热风从出风口进入风机再循环，从而节约了能源。

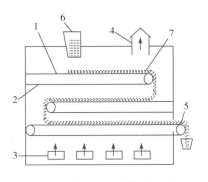

图　翻板带式干燥器结构示意
注：1. 链式输送器；2. 翻板；
3. 热空气入口；4. 废气出口；
5. 卸料口；6. 加料口；7. 物料

翻板带式干燥器的特点是：①结构简单，安装及维修方便；②热空气在干燥室外部经加热器后由各入口进入干燥室，并与物料成错流，有利于干燥；③空气以垂直方向穿过物料，能使干燥时间缩短；④物料由一层带子落到另一层带子时，分散更加均匀，这对于容易结块和变硬的物料特别重要，能使物料干燥均匀；⑤能实现连续作业，节省人力，生产量大。

翻板带式干燥器适用于中药

制药、食品、粮食加工等行业的片状、条状、颗粒状物料的干燥除湿。如中药饮片、脱水蔬菜、颗粒饲料等。对物料湿度的适用范围广，并可配用多种热源，如蒸汽、电、煤气、热风炉。

(李范珠)

zhìyào yòngshuǐ shèbèi

制药用水设备（pharmaceutical water processing equipment）

采用不同的原理和方法制备制药用水的设备。制药用水设备包括电渗析器、离子交换器、蒸馏水器、反渗透器及超滤器等，既可单独使用，也可联合应用。制药用水的制取从系统设计、材质选择、制备过程、贮存、分配和使用均应符合药品生产质量管理规范的要求，整套设备应经过验证，并建立日常监控、检测和报告制度，有完善的原始记录。同时制药用水设备应定期进行清洗与消毒，采用的消毒方法也需要经过验证。

在制药生产中，不同的生产用途对水质的要求不同，因此需要根据不同的要求选用合适的制药用水设备来生产制药用水。制药用水包括：饮用水、纯化水、注射用水、灭菌注射用水四类。

(李范珠)

diànshènxī shèbèi

电渗析设备（electrodialysis equipment）

利用电场作用，经离子交换膜制取制药用水的设备。又称电渗析器。电渗析设备由阳离子交换膜、阴离子交换膜、隔板、电极及其他辅助部件构成。离子交换膜是电渗析设备中的核心部件，具有选择性、透过性、良好导电性，是一种高聚物电解质薄膜。离子交换膜按照能透过离子带电性的不同，可分为阳离子交换膜（阳膜）和阴离子交换膜（阴膜）两大类。电渗析设备中有多个阳膜和阴膜交错排列，配对成许多组合，在每对阴膜和阳膜之间，离子从它的两侧进入，形成离子集中的浓水区，在它们的外侧形成淡水区。电渗析设备中各离子交换膜之间用隔板隔开，隔板上的过水通道构成隔室。通过电场力对水中离子的吸引和离子交换膜的选择通过，相邻的两个隔室分别成为浓室和淡室，组成最基本的脱盐单元。由一对阴阳膜和一对隔板组成的一对浓室和淡室为一个膜对，多个膜对叠在一起称为膜堆。电渗析设备的紧固装置由夹紧板和紧固螺杆构成。把电极板、阳离子交换膜、阴离子交换膜、隔板等按顺序排列好，然后夹紧就构成了电渗析设备。电渗析设备的工作原理见图1。电渗析设备的附属设备包括直流电源、仪器仪表、水泵水槽。仪器仪表包括电流表、电压表、压力表、流量计、电导仪及其他水质分析仪器。

典型的电渗析设备是三槽型电渗析器（图2），它两侧分别放置阳、阴两块极板并通以直流电，在槽内则形成直流电场，靠近阴极极板处装一支能通过阳离子的阳离子交换膜，在靠近阳极极板处装一支能通过阴离子的阴离子交换膜，水槽则被两膜分成阳极室、中间室和阴极室三部分。当原水从圈中下方向上流过时，水中电解质电离出的阴阳离子与所有带电的小分子有机物在直流电场的作用下发生定向迁移，阴阳离子分别通过阴阳离子交换膜进入阳极室和阴极室，两室水中的离子浓度迅速增高，故称浓水室。中间室水中的离子可分别通过两膜向浓水室迁移，故离子浓度很快降低，故称淡水室，从淡水室

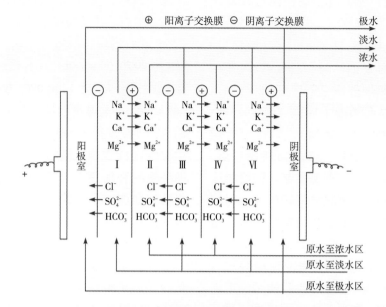

图1 电渗析工作原理示意

排出的水即为纯化水。

电渗析设备净化处理原水，主要是去除原水中带电荷的某些离子或带电杂质，对于不带电荷的物质去除能力较差，所以原水在用电渗析设备净化处理前必须用适当的方法去除水中含有的不带电的杂质。

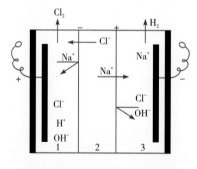

图2 三槽型电渗析器结构示意
注：1. 阴极室；2. 中间室；
3. 阳极室

（李范珠）

lízǐ jiāohuàn hùnhéchuáng xìtǒng

离子交换混合床系统（ion-exchange mixed equipment system）

采用离子交换器制备去离子水的设备。将阴、阳离子交换树脂

按一定的比例填充在同一个交换器中，均匀混合后形成离子交换器。离子交换混合床系统制备去离子水的关键在于离子交换树脂。离子交换树脂是一类疏松的、具有多孔的网状固体，既不溶于水也不溶于电解质溶液，但能从溶液中吸取离子进行离子交换。离子交换树脂是由一个很大的带电离子和另一个可置换的带电离子组成，在溶液中它能将本身的离子与溶液中的同号离子进行交换。按交换基团性质的不同，离子交换树脂可分为阳离子交换树脂和阴离子交换树脂两类。阳离子交换树脂大都含有磺酸基、羧基或苯酚基等酸性基团，其中的氢离子能与溶液中的金属离子或其他阳离子进行交换。如苯乙烯和二乙烯苯的高聚物经磺化处理得到强酸性阳离子交换树脂，其结构式可简单表示为 $R-SO_3H$，式中 R 代表树脂母体，其交换原理为：$2R-SO_3H+Ca^{2+}\rightarrow(R-SO_3)_2Ca+2H^+$。阴离子交换树脂含有季铵基、胺基或亚胺基等碱性基团。它们在水中能生成 OH^- 离子，可

与各种阴离子起交换作用，其交换原理为：$R-N(CH_3)_3OH+Cl^- \rightarrow R-N(CH_3)_3Cl+OH^-$。离子交换作用是可逆的，因此用过的离子交换树脂一般用适当浓度的无机酸或碱进行洗涤，可恢复到原状态而重复使用，称为再生。

离子交换混合床系统如图所示，将阳、阴树脂按2:1的比例混合使用，填充量一般占交换柱高的3/5。纯化水制备时，将原水经过滤器处理，除掉水中的有机物、固体不溶性杂质及细菌等，再低速输入交换柱；先通过阳柱，水中阳离子被树脂的氢离子交换，生成盐并吸附在阳树脂上；经脱气塔，使水中的二氧化碳随空气排出（氢离子与水中的碳酸根离子、碳酸氢根离子反应生成二氧化碳）；脱气处理后的水流入阴柱，水中的阴离子被树脂的氢氧根离子置换，阴离子附于固体树脂上，氢氧根离子进入柱中，与氢离子结合生成水；从阴柱流出的水即为初步净化的去离子水，再进入混合柱进行再次离子交换，使水得到进一步纯化。

离子交换混合床系统用途广泛，适用于分离和纯化，可以除去绝大部分阴、阳离子，并且对热原、细菌也有一定的清除作用。用离子交换混合床系统制取纯化水最大的优点是除盐率高，一般为98%~100%。对于深度除盐，离子交换混合床系统是不可替代的，其水质化学纯度高，所需设备简单，耗能小，成本低，如用于硬水软化、制取去离子水、分离和纯化中药提取液等。但其最大的缺点是树脂再生时耗用的浓盐酸和氢氧化钠的量较大，使制水成本提高、污染环境。

（李范珠）

tǎshì zhēngliúshuǐqì

塔式蒸馏水器（tower-type water distiller）

通过蒸发、冷凝、再蒸发、再冷凝的过程除去各种不挥发性物质的制药用水制备设备。主要由蒸发锅、隔沫装置和冷凝器三部分组成。一般结构见图。工作原理为：首先在蒸发锅内放入纯化水，打开进气阀，由锅炉来的蒸汽经蒸汽选择器除去夹带的水珠后进入蛇型管，进行热交换放出热量的同时本身变成回汽水喷入废气排出器（装有中性硬质短玻璃管），用来增加回汽水与空气的接触面积，有利于不

冷凝气及废气（二氧化碳、氨等）从废气排出器的小孔排出，回汽水流入蒸发锅补充已蒸发的水量，过量的水由溢流管排出。蒸发锅中的单蒸水被蛇型管加热，产生二次蒸汽并通过隔沫装置（由中性玻璃管及挡板组成），蒸汽中夹带的沸腾泡沫及大部分的雾滴首先被玻璃管阻挡，流回蒸发锅内，继续上升的蒸汽，其中的雾滴被挡板再一次截留而蒸汽则绕过挡板上升至第一冷凝器。蒸汽在第一冷凝器冷凝后落于挡板并汇集于挡板周围的凹槽而流入第二冷凝器中继续冷却为重蒸馏水。

塔式蒸馏水器的特点：①以一次蒸馏水为水源，制得二次蒸馏水；②以蒸汽为热源改善环境；③隔沫装置可阻止蒸汽中夹带的沸腾泡沫和大部分雾滴使其回流至蒸发锅内，以除去热原；④在收集一次蒸馏水时设置废气（二氧化碳、氨等）排出器，从而确保重蒸馏水质量；⑤热能未能充分利用，并需耗费较多的冷却水，拆洗和维修困难。生产能力可达100升/时。适用于对注射用水的

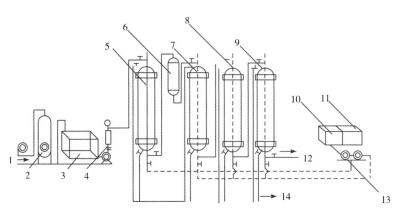

图 离子交换混合床系统

注：1. 原料水；2. 过滤器；3. 贮水箱；4. 转子流量计；5. 阳离子交换树脂柱；6. 二氧化碳脱气塔；7. 阴离子交换树脂柱；8. 混合离子交换树脂柱；9. 再生柱；10. 酸贮箱；11. 碱贮箱；12. 纯化水；13. 真空泵；14. 污水

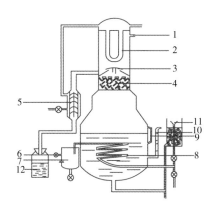

图 塔式蒸馏水器结构示意

注：1. 排气孔；2. U型管第一冷凝器；3. 挡板；4. 隔沫装置；5. 第二冷凝器；6. 加热蒸汽阀门；7. 蒸气选择器；8. 加热蛇管；9. 水位管；10. 溢流管；11. 废气排出器；12. 蒸馏水收集器

制备。

（李范珠）

tíngshì zhēngliúshuǐqì

亭式蒸馏水器（pavilion-type water distiller）

通过蒸发、冷凝、再蒸发、再冷凝的过程除去各种不挥发性物质外形似亭的制药用水设备。主要由蒸发锅、隔沫装置和冷凝器3部分组成。一般结构见图。亭式蒸馏水器的工作原理为：冷却水进入冷凝器而向上流，将管内蒸汽冷凝并冷却，而本身温度逐渐上升，当流到冷凝器顶部时温度已经接近沸点，水中含有的挥发性杂质从排气孔排出，部分热水由侧管流入汽锅中作为原水，多余的热水由溢流管溢出。汽锅中有蒸汽加热蛇管，汽锅中产生的蒸汽经过隔沫装置进入冷凝器，冷凝后得到的蒸馏水汇集于收集器即成为重蒸馏水，冷凝废水则通过废水排出口排出。

亭式蒸馏水器的特点是：①构造简单，体积小，易于拆洗；②热能的利用较合理；③出水量低，水质不够稳定，若用一般常水作水源，汽锅及冷凝器中易生锅垢。生产能力可达50~100升/小时。适用于制备注射用水。

（李范珠）

duōxiào zhēngliúshuǐqì

多效蒸馏水器（multi-effect water distiller）

由多个蒸馏水器单体垂直或水平串接组成的制药用水设备。每个蒸馏水器单体即为一效，目的是充分利用热能，提高生产能力，是制备注射用水的重要设备，主要由圆柱形蒸馏塔、冷凝器及控制元件组成。一般结构见图。

多效蒸馏水器的效数不同，但工作原理相似，以五效蒸馏水器为例：进料水（纯化水）进入冷凝器被塔5进来的蒸汽预热，再依次通过4级塔、3级塔、2级塔及1级塔上部的盘管而进入1级塔，这时进料水温度可达130℃或更高。在1级塔内，进料水被高压蒸汽（165℃）进一步加热而迅速蒸发，蒸发的蒸汽进入2级塔作为2级塔的热源，高压蒸汽被冷凝最后由器底排出。在2级塔内，由1级塔进入的蒸汽将2级塔的进料水蒸发而本身冷凝为蒸馏水。3级塔、4级塔和5级塔经历同样的过程。最后，由2、3、4、5级塔产生的蒸馏水加上5级塔的蒸汽被冷凝器冷凝后得到的蒸馏水（80℃）均汇集于收集器即成为重蒸馏水。

多效蒸馏水器根据组装方式可分为垂直串接式和水平串接式2种型式；根据换热单元结构又可分为列管式、盘管式和板式3种形式。国内常用列管式蒸馏水器。多效蒸馏水器的特点是：①节能效果显著，热效率高，能耗仅为单蒸馏水器的三分之一；②出水快、纯度高、水质稳定，配有自动控制系统。多效蒸馏水器的生产能力一般有6000升/时。多效蒸馏水器的性能取决于加热蒸汽的压力和效数。压力越大则蒸馏水的产量越大，效数越多则热能的利用率越高。从对出水质量控制、能源消耗、辅助装置、占地面积、维修能力等因素考虑，选用四效以上的蒸馏水器较为合理。

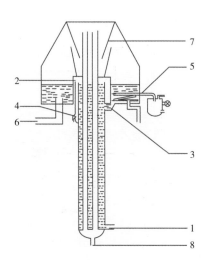

图 亭式蒸馏水器结构示意

注：1.冷却水进口；2.排气孔；3.侧管；4.溢流管；5.加热蛇管；6.冷凝废水排出口；7.隔沫装置；8.蒸馏水出口

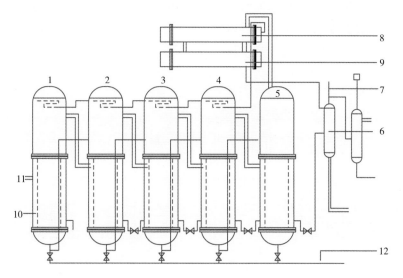

图 多效蒸馏水器结构示意

注：1.1级塔；2.2级塔；3.3级塔；4.4级塔；5.5级塔；6.蒸馏水收集器；7.废气排出口；8.第一冷凝器；9.第二冷凝器；10.加热室；11.高压蒸汽入口；12.排污水管

此设备适用于对注射用水的制备。

（李范珠）

zhùshèjì chéngxíng shèbèi

注射剂成型设备（injection manufacturing equipment）

用于各种类型注射剂的小试、中试或大生产，具有一定配置标准的成套设备。该设备一般应符合国家或行业标准，有别于按照用户特殊用途订制的非标准化设备。通常包括药液配制系统、洗瓶系统、灌装封口系统、干热/湿热灭菌系统以及配套的公用系统和包装系统组成。按使用性质和单批产量可分为小试研究成型设备、中试成型设备和大生产成型设备。此类设备是随着注射剂这一剂型的诞生，为满足行业发展和用户需求，按照特定的标准和法规，运用现代科学技术手段，不断完善和发展起来。各类注射剂设备由生产厂家按标准制造完毕后，均需进行设备的系统功能验证或性能确认，以保障成型设备到制剂生产厂家后能在符合行业法规要求的前提下生产出合格的产品。

（李范珠）

ānbù zìdòng guànfēngjī

安瓿自动灌封机（ampoule automatic filling and sealing machine）

将一定剂量的药液灌入经清洗、干燥和灭菌后的安瓿，并加以封口的自动化灌封设备。主要有 1~2ml、5~10ml 和 20ml 三种机型。安瓿自动灌封机适用于制药、化工行业对安瓿瓶灌装液进行灌装密闭封口。现以 1~2ml 灌封机为例介绍安瓿自动灌封机。

安瓿灌封工艺过程一般包括：安瓿的排整、灌注、充氮、封口等工序。安瓿的排整是将密集堆排的灭菌安瓿依照灌封机的要求，即在一定时间间隔的灌封机工作周期内，将定量固定支数的安瓿按一定的距离间隔排放在灌封机的传送装置上；灌注是将净制后的药液经计量，按一定体积注入到安瓿中去，由于安瓿颈部尺寸较小，经计量后的药液需使用类似注射针头状的灌注针灌入安瓿，又因灌封是数支安瓿同时灌注，故灌封机相应地有数套计量机构和灌注针头；充氮是为了防止药品氧化，需要向安瓿内药液上部的空间充填氮气以置换空气。此外，有时在灌注药液前还需预充氮，提前以氮置换空气，充氮的功能也是通过氮气管线端部的针头来完成的；封口是用火焰加热将已灌注药液且充氮后的安瓿颈部熔融后使其密封，为确保封口不留毛细孔隐患，现代的灌封机均采用拉丝封口工艺。

传送部分 由灌注区和封口区组成。安瓿斗与水平呈 45°，底部设有梅花盘，盘上开有轴向直槽，槽的横截面尺寸与安瓿外径相当。梅花盘由链条带动，每旋转 1/3 周即可将 2 支安瓿推至固定齿板上；固定齿板由上、下两条齿板构成，每条齿板的上端均设有三角形槽，安瓿上下端可分别置于三角形槽中，此时，安瓿与水平仍成 45°；移瓶齿板由上、下两条与固定齿间距相同的齿形板构成，但其齿形为椭圆形，移瓶齿板通过连杆与偏心轴相连，在偏心轴带动移瓶齿板向上运动的过程中，移瓶齿板先将安瓿从固定齿板上托起，然后超过固定齿板三角形槽的齿顶，接着偏心轴带动移瓶齿板前移两格并将安瓿重新放入固定齿板中，然后移瓶齿板空程返回，随着偏心轴的转动，安瓿将不断前移，并依次通过灌注区和封口区，完成灌封过程。在偏心轴的一个转动周期内，前 1/3 个周期用来使移瓶齿板完成托瓶、移瓶和放瓶动作；后 2/3 个周期，安瓿在固定齿板上滞留不动，以便完成灌注、充氮和封口等工序。完成灌封的安瓿在进入出瓶斗前仍与水平呈 45°倾斜，但出瓶斗前设有一块舌板，该板呈一定角度倾斜。在移瓶齿板推动的惯性力作用下，安瓿在舌板处转动 40°，并呈竖立状态进入出瓶斗。安瓿灌封机传送部分结构见图 1。

灌注部分 主要由凸轮杠杆装置、吸液灌液装置和缺瓶止灌装置组成。结构见图 2。凸轮杠杆装置主要由压杆 15、顶杆座 17、顶杆 18、扇形板 19 和凸轮 20 等部件组成。扇形板的作用是将凸轮的连续转动转换为顶杆的上下往复运动。当灌装工位有安瓿时，

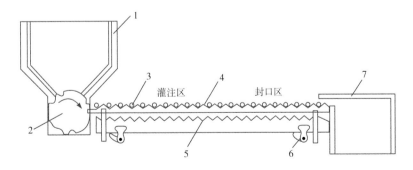

图 1 安瓿灌封机传送部分结构示意

注：1. 安瓿斗；2. 梅花盘；3. 安瓿；4. 固定齿板；5. 移瓶齿板；6. 偏心轴；7. 出瓶斗

上升的顶杆顶在电磁阀 16 伸入顶杆座的部分，使与电磁阀连在一起的顶杆座上升，从而使压杆一端上升，另一端下压，当顶杆下降时，压簧 9 可使压杆复位。吸液灌液装置主要由针头 4、针头托架座 6、针头托架 7、单向玻璃阀 8 及 12、压簧 9、针筒芯 10 和针筒 11 等部件组成，针头固定在托架上，托架可沿托架座的导轨上下滑动，使针头伸入或离开安瓿，当压杆 15 顺时针摆动时，压簧 9 使针筒芯向上运动，针筒的下部将产生真空，此时单向玻璃阀 8 关闭，12 开启，药液罐中的药液被吸入针筒，当压杆 15 逆时针摆动而使针筒芯向下运动时，单向玻璃阀 8 开启，12 关闭，药液经管路及伸入安瓿内的针头 4 注入安瓿，完成药液灌装操作。此外，灌装药液后的安瓿常需充入氮气或其他惰性气体，以提高制剂的稳定性。充气针头（图中未示）与灌液针头并列安装于同一针头托架上，灌装后随即充入气体。缺瓶止灌装置主要由摆杆 1、拉簧 2、行程开关 5 和电磁阀 16 组成。当由于某种原因而使灌液工位出现缺瓶时，拉簧将摆杆下拉，并使摆杆触头与行程开关触头接触。此时，行程开关闭合，电磁阀开始动作，将伸入顶杆座的部分拉出，这样顶杆 18 就不能使压杆 15 动作，从而达到停止灌封的目的。

封口部分 主要由压瓶装置、加热装置和拉丝装置组成。结构见图 3。压瓶装置主要由压瓶滚轮 2、拉簧 3、摆杆 4、压瓶凸轮 5 和蜗轮蜗杆箱 10 等部件组成。压瓶滚轮的作用是防止拉丝钳拉安瓿颈丝时安瓿随拉丝钳移动；加热装置的主要部件是燃气喷嘴 1，所用燃气是由煤气、氧气和压缩

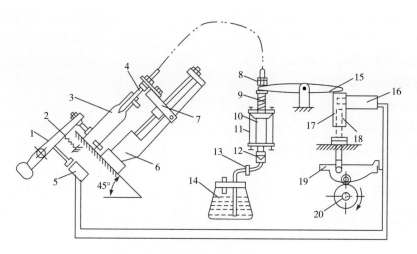

图 2　安瓿灌封机灌注部分结构示意

注：1. 摆杆；2. 拉簧；3. 安瓿；4. 针头；5. 行程开关；6. 针头托架座；7. 针头托架；8. 单向玻璃阀；9. 压簧；10. 针筒芯；11. 针筒；12. 单向玻璃阀；13. 螺丝夹；14. 贮液罐；15. 压杆；16. 电磁阀；17. 顶杆座；18. 顶杆；19. 扇形板；20. 凸轮

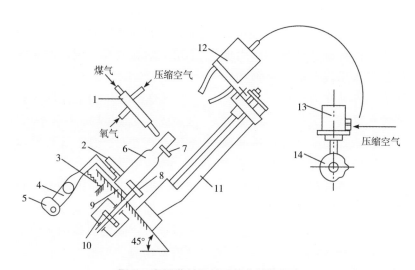

图 3　安瓿灌封机封口部分结构示意

注：1. 燃气喷嘴；2. 压瓶滚轮；3. 拉簧；4. 摆杆；5. 压瓶凸轮；6. 安瓿；7. 固定齿板；8. 滚轮；9. 半球形支头；10. 蜗轮蜗杆箱；11. 钳座；12. 拉丝钳；13. 气阀；14. 凸轮

空气组成的混合气，燃烧火焰的温度可达 1400℃ 左右；拉丝装置主要由钳座 11、拉丝钳 12、气阀 13 和凸轮 14 等部件组成。钳座上设有导轨，拉丝钳可沿导轨上下滑动，借助于凸轮和气阀，可控制压缩空气进入拉丝钳管路，进而可控制钳口的启闭；当安瓿被移瓶齿板送至封口工位时，其颈部靠在固定齿板的齿槽上，下部放在蜗轮蜗杆箱的滚轮上，底部

则放在呈半球形的支头上，而上部由压瓶滚轮压住。此时，蜗轮转动带动滚轮旋转，从而使安瓿围绕自身轴线缓慢旋转，同时喷嘴的高温火焰对瓶颈加热。当瓶颈需加热部位呈熔融状态时，拉丝钳张口向下，到达最低位置，拉丝钳收口，将安瓿颈部钳住，随后拉丝钳向上将安瓿熔化丝头抽断，从而使安瓿闭合。拉丝钳运动至最高位置，钳口启闭两次，

将拉出的玻璃丝头甩掉。安瓿封口后，压瓶凸轮 5 和摆杆 4 使压瓶滚轮 2 松开，移瓶齿板将安瓿送出。

（李范珠）

xǐ-guànfēng liándòngjī
洗灌封联动机 （cleaning-filling-sealing interlocking machine）

将安瓿洗涤、干燥灭菌以及药液灌封三个工序组合起来的生产设备。洗灌封联动机的一般结构如图所示。

洗灌封联动机的特点是：①全机结构清晰、紧凑，不仅节省了场地投资，而且减少了半成品的中间周转，使药物受污染的可能性降低；②通用性强，适合于 1ml、2ml、5ml、10ml、20ml 五种安瓿规格；③实现机电一体化，整个生产过程自动平衡、自动控温、自动记录、自动报警。此设备适用于制药企业医用塑料瓶大输液的生产。

（李范珠）

mièjūn-jiǎnlòu liǎngyòngqì
灭菌检漏两用器 （sterilization and leakage detector）

灭菌与检漏操作在同一灭菌锅中按先后顺序完成的设备。又称灭菌检漏两用灭菌器。即产品灭菌结束后，仍留在灭菌锅内，随之进行检漏程序。一般结构见图。使用时先将安瓿送入灭菌室，对其进行灭菌（在一定蒸汽压力下保温一定的时间）。在灭菌完成后稍开锅门从进水管放进冷水淋洗安瓿使温度降低，然后密闭锅门并开启抽气阀，降低灭菌室内压力。当真空度达 85.12 ～ 90.44 kPa 时，停止抽气，向室内注入与药液不同颜色的水（如0.05%曙红），受高温蒸汽灭菌后的安瓿是热的，此时与有色的冷水相遇，凡是封口不好的安瓿产生真空时有色水即进入安瓿内，

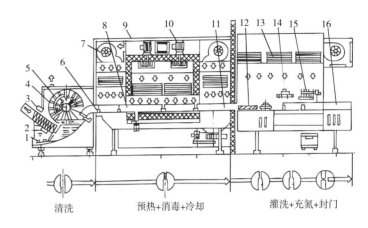

图　洗灌封联动机结构示意

注：1. 水加热器；2. 超声波换能器；3. 喷淋水；4. 冲水、气喷嘴；5. 转鼓；6. 预热器；7、10. 风机；8. 高温灭菌区；9. 高效过滤器；11. 冷却区；12. 不等距螺杆分离；13. 洁净层流罩；14. 充气灌药工位；15. 拉丝封口工位；16. 成品出口

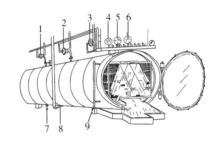

图　灭菌检漏两用机结构示意

注：1. 进水阀；2. 色水阀；3. 抽气阀；4. 真空表；5. 压力表；6. 温度表；7. 自来水出口；8. 蒸汽管；9. 水位计

而封口好的安瓿有色水进不了安瓿，从而能检查安瓿封口的好坏。

（李范珠）

shūyè zìdòng guànfēngjī
输液自动灌封机 （automatic fluid infusion filling-sealing machine）

集灌装和封口于一体的注射剂成型设备，主要由洗瓶机、灌封机两部分组成，既可分开又可联机使用。灌装步骤可使用量杯式负压灌装机，该机由药液量杯、托瓶装置及无级变速装置 3 部分组成。量杯式负压灌装机一般结构见图。盛料桶中装有 10 个计量杯，量杯与灌装套用硅橡胶管连

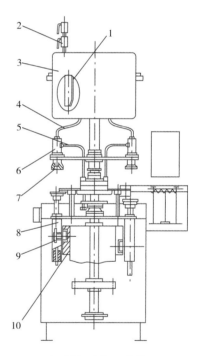

图　量杯式负压灌装机结构示意

注：1. 计量标；2. 进液调节阀；3. 盛料桶；4. 硅橡胶管；5. 真空吸管；6. 瓶肩定位套；7. 橡胶喇叭口；8. 托；9. 滚子；10. 升降凸轮

接，玻璃瓶由螺杆式输瓶器经拨瓶星轮送入转盘的托瓶装置，托瓶装置由圆柱凸轮控制升降，灌装头套住瓶肩形成密封空间，抽真空使药液负压流进瓶内。药液

灌装后必须在洁净区内立即封口，免除药品的污染和氧化。用"T"形橡胶塞塞住瓶口，胶塞的外面再盖铝盖并轧紧，封口完毕。

输液自动灌封机的特点是：①实现灌装自动化，缩短生产时间，大大提高灌装速度和工作效率；②结构紧凑，占地面积小，灌装精度高，运行稳定，降低了能耗和成本；③灌装与封口两个步骤一步完成，减少输液染菌的机会，保证产品质量。此设备适用于医疗行业大输液的生产。

（李范珠）

wàiyòng gāojì chéngxíng shèbèi

外用膏剂成型设备 （externally used paste manufacturing equipment）

将药物与适宜的基质和基材制成的供皮肤贴敷的外用制剂的设备。原始社会贴膏剂已开始萌芽，在公元前 1300 年的甲骨文中出现了最早的文字记载。到了晋代出现了最早的药物贴膏剂，葛洪著《肘后备急方》中记载了用生地黄或栝楼根捣烂外敷治伤，用膏剂敷贴治疗金疮，并收录了大量的外用膏药，且注明了具体的制用方法。唐·孙思邈著《千金翼方》、宋·王怀隐著《太平圣惠方》均收载了很多黑膏药的应用膏方。古代生产膏药多为手工作坊式，生产设备简陋，多靠经验控制质量。18 世纪 70 年代，美国人约翰逊兄弟最先制成了橡皮膏。20 世纪 60 年代，中国也开发出了一系列早期的橡胶膏剂。生产设备逐步实现了从手工加工到半机械半自动化生产设备的发展。炼药机、制胶机随后研制成功。20 世纪年代末随着科学技术的发展，半自动控制的切胶机、炼胶机、制胶机、密炼机、用于自动化生产的橡胶膏剂涂布设备等成功的应用到现代贴膏剂的生产中，

提高生产效率，降低生产成本，保证贴膏剂的产品质量和临床安全用药。大型全自动外用膏剂设备的联合应用，推动贴膏剂快速发展，对保障人民生活健康起着较好的作用。

（解素花）

gāoyào tíqǔqì

膏药提取器 （plaster extractor）

膏药制备过程中用于药材粗料提取的设备。膏药的制备设备主要由提取系统、炼油系统、下丹系统、消烟系统组成（图）。提取与炼油系统包含内层、加热层、保温层和外层；下丹系统包含下丹器、内层、加热层、保温层、外层和搅拌器；消烟系统包含一至三级的消烟器、喷淋机和引风机。其中，提取器又称炸药器。工作原理及工作流程：制备时先将粗料药材破碎，装入提取器中，泵入植物油或适宜的溶剂，然后加热提取。当温度达到200℃时，控制温度直至药材熬透为止，炸好后，通过输油泵将药油输到炼油器中。注意事项：①提取过程中严格控制温度，防止油或泡沫外溢；②控制提取药材的外部呈深褐色而内部焦黄色，但不得炭化变黑；③不同性质的药材可分别熬炼，如穿山甲等质地坚硬的

药材可先熬炼，植物花、叶、果、皮不耐热的药材后加为宜。设备特点：通过过滤网和输液泵将提取的药油输送至下一步操作工序，与旧有的铁丝笼相比，效率更高；设有消烟系统，减少有害气体的排放，有利于环保。适用范围：膏药的提取制备。

（解素花）

gāoyào liànyóuqì

膏药炼油器 （plaster refining device）

用于将提取药材后的药油继续熬炼的设备。是膏药提取制备的重要组成部分，包含炼油系统和下丹系统（见膏药提取器的膏药制备设备结构示意图）。工作原理及工作流程：①加热炼油器使温度升高；②控制油温保持在270~320℃继续加热熬炼；③炼油使其在高温下氧化聚合、增稠，至达到"滴水成珠"的程度为止；④药油炼好后由阀门放出，经泵输入至下一罐中；⑤下丹成膏，加热至罐中油温约300℃时，在不断搅拌下，经由下丹器缓缓加入红丹，使药油与红丹在高温下充分反应，直至成为黑褐色稠厚状液体。特点：膏药的炼油及下丹成膏过程中产生大量刺激性浓烟，经过消烟系统后，减少了有害物质的排放，洁净环境。适用范围：膏药

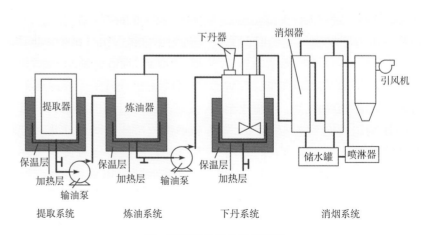

图　膏药制备设备结构示意

的炼油与下丹成膏的制备。

（解素花）

xiàngjiāogāo túliàojī

橡胶膏涂料机（rubber paste coating machine）

将膏药定量涂于背衬材料或防黏层材料上的设备。通常包含：拉布装置、涂料装置、冷却干燥装置、纠偏装置、切割装置和收卷装置。设备外观及涂料原理示意见图1、图2。工作原理：将已炼制好的膏剂基质置于装好无纺布的涂料机上，在经过涂布刮刀加热到设定温度后，通过涂布辊转动驱动无纺布向前运动，利用涂布刮刀及涂布辊形成的间隙将膏剂基质展平且均匀地涂覆于无纺布上。每次涂料前，依据设定的涂布厚度，通过调整涂布辊及涂布刮刀的间隙控制涂料量，达到设定的涂料厚度。涂覆完成后经过冷却干燥装置以及纠偏装置进入切割装置，将大宽幅的无纺布切分至规定的宽度。再进入收卷装置，使膏剂

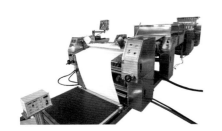

图1 橡胶膏涂布机外观图

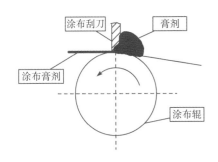

图2 涂布原理示意

表面覆上脱脂硬纱布或者塑料薄膜，最后切割为若干一定规格的小宽幅涂布膏剂。工作流程：送布→添料→加热基质→涂料→冷却干燥→纠偏→切割→收卷→包装。在间隙调整过程中，各种误差的存在所致间隙不均匀，会影响涂布厚度的均匀性，使得贴膏的使用效果不良，因此应该采取措施消除该过程中产生的间隙误差。特点：中药橡胶膏涂料设备不完全等同于其他领域里的涂布设备，在涂布厚度、均匀度、效率以及卫生条件等方面较其他涂布设备有更高要求，且中药橡胶膏剂是中国的一个特色药品，其设备在国际市场也较罕见，因此多为中国设备厂家自行设计制造。在生产过程中涂布质量的控制是关键，其中药膏的涂布厚度无法精确控制是现存突出问题。适用范围：用于中药橡胶膏剂的成型制备。

（解素花）

shuānjì chéngxíng shèbèi

栓剂成型设备（suppository manufacturing equipment）

用于栓剂生产，通常由基质熔融、混合、挤压、成型等部件组成的设备。根据栓剂生产工艺不同，栓剂成型设备的工作原理及组成均不相同。除用传统制备工艺制成的普通栓剂外，随着制剂技术的发展，为适应临床治疗疾病的需要或不同性质药物的要求，出现了双层栓、中空栓、泡腾栓、微囊栓等新型栓剂，栓剂成型设备的类型也在不断丰富。常用的栓剂成型设备包括：基质熔融罐、冷挤式制栓机、热熔式制栓机、栓壳成型灌封机等。全自动栓剂成型设备通常是将成卷的包装用膜（PVC、PVC/PE、双铝复合膜）经设备制壳成型后被送入灌注工序，已经搅拌均匀的药液通过高

精度计量泵自动灌装入栓剂空壳中，然后联成一条栓条，按照预先设定的长度自动裁剪成段并送入冷却装置降温，在通过冷却装置的时间内使药液凝固，成段的栓剂颗粒通过冷却装置后（即药液凝固后）进入封口阶段，同时整形，打批号，最后进一步包装。随着相关领域技术的发展，栓剂成型设备也在不断发展衍化。如在栓剂药品灌装前的混合设备，除采用传统的搅拌方式外，还可采用高效均质机进行混合，该设备不仅适用性广，且混合均匀，药物与基质经高效均质后得以混合充分，使栓剂成形后不分层，有利于提高生物利用度。

（解素花）

shuānmó

栓模（suppository mould）

将药物制备成定量栓剂的模具。常见的栓模为子弹头形，异形栓（special-shaped suppository mould）又包含鱼雷形、鸭嘴形等。工作原理：将药物乳化或悬浮在熔化的基质中，然后倾入预热过的金属、塑料等模具中，经冷却完全凝固后，削去溢出的部分，开启模具，推出栓剂，晾干、包装即得。工作流程：①清洁模具后在模具的表面上喷洒些脱模剂，然后拧紧模具上的紧固螺栓；②浇注药液，待药液冷却后用铲子铲平模具表面，去除多余的药液，使模具面向下，用螺栓顶松上片模具，然后翻过面（使模具的螺栓向上）；③松开螺栓，分开上下两片模片，顶出所浇注的栓剂药物。特点：栓模采用高级铝合金材质制作，抗腐蚀性能好，操作简单。适用范围：适合大中专院校、科研单位、药厂试制室、医院（制剂科、肛肠科、妇科）等单位制造各种规格的栓剂。注意事项：栓剂模必须

放在平坦的桌面或地面上进行操作。操作时将螺丝拧紧后再进行操作，以免会出现栓剂重量差异。栓模在操作后不能直接用水进行清洗；可在上面涂上一层食品级润滑油，以便下次操作时使栓剂表面光滑、无裂痕；并保存在干燥通风、清洁的地方；不能在阳光下进行操作和存放；不能放在潮湿或带有腐蚀性气体的环境中。

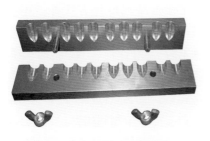

图 1　实验用子弹头形模

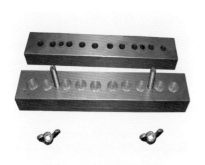

图 2　小型鱼雷形栓模

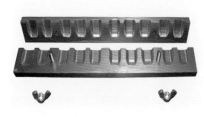

图 3　鸭嘴形栓模

（解素花）

zìdòng xuánzhuǎnshì zhìshuānjī

自动旋转式制栓机（automatic rotary type suppository manufacturing machine）

进行热熔法制备栓剂，包括灌注、冷却和取出等过程全部是连续和自动控制的设备。自动旋转式制栓机外形示意和操作主要部分示意如图。操作工序：①栓剂软材加入料斗，斗中保持恒温并持续搅拌，模具的润滑通过涂刷或喷雾来进行；②软材凝固后，削去多余部分；③当凝固的栓剂转至抛出位置时，栓模即打开，栓剂即被一个钢制推杆推出，模具再次闭合，而转移至喷雾装置处进行润湿，开始新的工作循环。设备特点：这种栓剂生产自动化连续过程易于保证无菌生产，贮存中无须冷冻；即使栓剂熔化，模型包装仍能使其保持原形，再经冷却后药物形状不变，不影响患者使用。典型

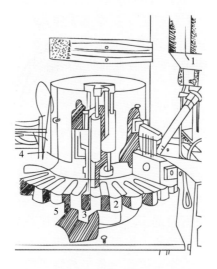

a　外形示意

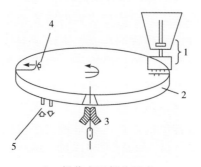

b　操作主要部分示意

图　自动旋转式制栓机示意

注：1. 饲料装置及加料斗；
2. 旋转式冷却台；3. 栓剂抛出台；
4. 刮削设备；5. 冷却剂出入口

的自动旋转式制栓机的产量3500~6000 粒/时。常用的栓剂生产自动机有双塑包装和双铝包装两大类。制栓机的操作工序通常都是自动的，一般只需调换铝塑带及添加料液，其他诸如料桶的恒温、液位控制、热封温度控制成型带的平衡及各个工位的动作均由电器箱和程序控制器自动控制，因此具有很高的生产效率。

（解素花）

jiāonángjì chéngxíng shèbèi

胶囊剂成型设备（capsule manufacturing equipment）

将药物装入胶囊而制成软胶囊或硬胶囊的制剂设备。根据胶囊硬度和封装方法的差异，将药物直接装填于胶壳内而制成的制剂称为硬胶囊；用滴制法或滚模压制法将加热熔融的胶液制成胶皮或胶囊，并在囊皮未干之前包裹或装入药物而制成的制剂为软胶囊。填装的药物可为粉末、液体或半固体。中国明代就已有类似胶囊的应用，欧洲人默多克（Murdock）和莫特斯（Mothes）分别于 1848 年和1883 年提出软胶囊和硬胶囊，以后随着高速自动化机械化生产工艺，胶囊剂无论在品种上或数量上以及产量上都有了较大的增长。胶囊制剂的填充分为手工胶囊分装机、自动填充机及半自动填充机。通常小量制备时（教学实训），用手工填充。大量生产时（药厂生产制备），多采用自动填充机。半自动胶囊充填机，在设备满负荷生产情况下，无法满足生产的需求。手工胶囊分装机是由人工将胶囊壳分开，然后在排囊机上排囊，再进行手工填充和合囊等工序，需耗用大量的人力，且胶囊装量精度不稳定，囊壳损耗大，无法确保成品的质量，而且也不符合《药品生产质量管理

规范》（GMP）要求。全自动胶囊填充机是将过去对胶囊的帽体分离与充填药料、胶囊的锁合与输出等原始的手工操作，设计成微电脑与机械控制技术融为一体的整机，对胶囊的自动传送、拨插、分离、充填、锁合与输出等工序在一整机上全过程间隙循环作业。软胶囊剂生产设备包括明胶液熔制设备、药液配制设备、软胶囊压（滴）制设备、软胶囊干燥设备、回收设备等。中国软胶囊制剂在20世纪70年代前期均采用模压法生产，产品质量差。80年代以来，软胶囊剂生产厂纷纷引进软胶囊机，生产能力、技术水平、产品品种有了发展和提高，逐步摆脱了落后的手工操作，向机械化自动化方向发展。软胶囊的制备常采用压制法和滴制法。压制法是将胶液制成厚薄均匀的胶片，再将药液置于两个胶片之间，用钢板模或旋转模压制软胶囊的一种方法。生产上主要采用旋转模压法（见自动旋转轧囊机），模具的形状可为椭圆形、球形或其他形状。滴制法由具双层滴头的滴丸机完成。以明胶为主的软质囊材（一般称为胶液）与药液，分别在双层滴头的外层与内层以不同速度流出，使定量的胶液将定量的药液包裹后，滴入与胶液不相混溶的冷却液中，表面张力作用使之形成球形，并逐渐冷却、凝固成软胶囊，如常见的鱼肝油胶丸等。胶囊填充机的发展迅速，为医院制剂室与药厂提供自动化程度更高、功能更全、性能更稳定的设备。

（解素花）

yìngjiāonáng fēnzhuāngqì

硬胶囊分装器（hard capsule filling device）

制备小量硬胶囊时，手工填充法所使用的填充分装装置。硬胶囊分装器由有机玻璃板加工而成的导向排列盘 1 块（四边有边框的）、帽板 1 块（两层浅的）、体板 1 块（两层深的带弹簧的）、中间板 1 块（单层的）、刮粉板 1 个（用于将粉末均匀地分布到胶囊体里）组成，有 7 种常用规格，分别适用 00$^{\#}$、0$^{\#}$、1$^{\#}$、2$^{\#}$、3$^{\#}$、4$^{\#}$、5$^{\#}$ 胶囊。体板上具有比下节囊身直径稍大一些的无数圆孔，使用时，将导向排列盘轮回放置于帽板或体板上，使定位销定位于定位孔中。放上适量胶囊（太多易出现较多反向胶囊）来回倾斜轻轻筛动，待胶囊基本落满后，倒出多余胶囊，补上空缺胶囊，将下节囊身插入体板的模孔中，其囊口与体板模孔保持平齐。然后将适量所需填充的药粉倒在装满胶囊的体板上，使药粉分布于所有囊口上，并手持分装器左右摇摆振荡，用刮板来回刮动，看情况如黏性药粉可轻轻振动几下使药粉装满胶囊。待药粉填满囊身后，刮净多余药粉，将两侧的活动槽向外移，使体板扣在装满胶囊的帽板上，（中间板分 A 面和 B 面，A 面扣在帽板上，两端有缺口为附号），然后再将扣在一起的帽板和中间板反过来扣在体板上，对准位置轻轻地边摆动边下压使胶囊在预锁合状态，再将整套板翻面（使帽板在下）用力下压到底，使体板与帽板压实使胶囊锁合成合格长度的产品，拿掉帽板端出中间板（可再把胶囊帽向上的中间板放在其他平面的地方下压一下中间板可使拉囊一次倒完）。将装好的硬胶囊倒在筛里，筛去多余药粉，拭净即可。硬胶囊分装器解决了小批量加工、生产、自制胶囊剂时胶囊填充的问题，适用于科研院校的实验室以及药厂、医院制剂室、保健品等生产小批量胶囊制剂和灌装（填充）空心胶囊，也是胶囊自动充填机的备用替代工具，可满足对少量胶囊填充的需求。

（解素花）

bànzìdòng jiāonáng tiánchōngjī

半自动胶囊填充机（semi-automatic capsule filling machine）

可自动完成排囊、定向、分离囊体囊帽、填充物料及锁紧囊壳等工序，而各工序之间的连接需人工辅助的制药设备。工作原理：胶囊壳在排囊板中，利用囊身比囊体略小而在送囊槽中完成定向，利用负压作用完成排囊与分离囊体囊帽，定量计量装置填入物料，最后锁紧囊体、囊帽形成一个完整胶囊。一般结构示意如图。操作流程：①排序与定向。胶囊壳在调节搁板控制下由胶囊斗滑入硬胶囊，填入器中的胶囊依次落入排囊管中，由于囊帽略大于囊身，囊身首先下落，胶囊完成定向。②空胶囊帽体分离。由硬胶

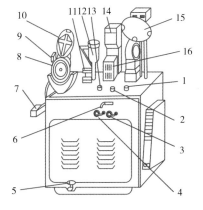

图　半自动硬胶囊填充机结构示意

注：1. 托盘钮；2. 抽气口；3. 速度调机器；4. 粉量调节器；5. 踏板；6. 离合器；7. 出口；8. 出囊槽；9. 顶囊气缸；10. 盖；11. 气缸；12. 填料斗；13. 托盘钮；14. 胶囊斗；15. 置放架；16. 硬胶囊填入器

囊填入器将空胶囊一排排地插入填充盘内，抽气口抽气使囊帽和囊体在上、下填充盘内分离。手动将上下填充盘分离，将留有囊帽的上填充盘取下，把留有囊体的下填充盘放在可旋转的填充盘。③填料。填料斗填入药粉，按下充填启动键时，料斗由气缸作用推向模具，模具在加料嘴下面运转一周，药料通过料斗在螺旋钻头推压下充填入空心胶囊中。当下模具盘旋转一周后自动停止转动，同时气缸拉动料斗退出模具，完成了药料的充填工作。④闭合胶囊。用刮粉板刮平药粉，把上、下填充盘重新合在一起并插入出囊槽内，脚踏动顶囊气缸阀踏板，顶囊气缸从而推动顶针盘将填充盘里的胶囊锁紧，并排出填充盘，当脚松开时，气缸活塞回缩，用手推动模具，让顶针复位，将胶囊顶出。⑤收集。盛放胶囊的容器中填充好的成品胶囊由出口排出。充填好的胶囊挑出废品后，用胶囊抛光机进行抛光，用洁净的物料袋或容器密封保存。半自动胶囊填充机是早期投入使用的药品生产设备，采用开放式设计，具有经济，适用性强的特点。但由于粉尘大，容易污染，且效率低，主要用于实验或实训。

(解素花)

quánzìdòng jiāonáng tiánchōngjī

全自动胶囊填充机（fully-automatic hard capsule filling machine）通过自动分离胶囊壳，自动填充物料并锁紧囊壳完成整个硬胶囊制备过程的设备。工作原理：在自动旋转的带动胶囊板工作的主工作盘上，将空胶囊排序与定向，由真空将上下囊壳分开，定量计量并填入物料，剔出空胶囊，最后锁紧囊体、囊帽形成一个完整胶囊。操作流程：

①空胶囊排序并定向，空胶囊的定向排列可由定向装置完成。②空胶囊壳体帽分离，空胶囊被推入囊板孔，并与之严密贴合，真空接通后，帽体分离，上囊板孔中有一台阶，可挡住囊帽下行，下囊板孔中同样有一台阶，可使囊体停留在台阶前。③填充药物，根据药物的流动性、吸湿性、物料状态等性质选择药物填充装置，常见的有插管定量装置、模板定量装置、活塞-滑块定量装置及真空定量装置。填充装置分为计量填充和送粉两部分，可定量将药物送入囊壳中。④剔除，与囊板孔相对应的顶杆在上行的过程中，将囊板孔中未拔开的空胶囊顶出。⑤闭合，上、下囊板的轴线对准，弹性压板下行，将囊帽压住，顶杆上行伸入下囊板孔中顶住囊体下部。随着顶杆的上升，胶囊体、帽闭合并紧锁。⑥出囊，当携带闭合胶囊的上下囊板旋转至出囊装置上方并停止时，出料顶杆上升，将闭合胶囊顶出囊板孔。优

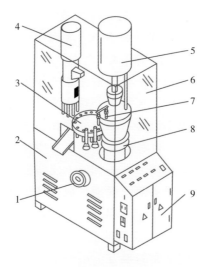

图 全自动胶囊填充机
外形示意

注：1. 手轮；2. 机座和传动部件；3. 回转台；4. 空胶囊盛装罐；5. 带搅拌器料斗；6. 玻璃门防护罩；7. 填充器；8. 药粉充填盒；9. 电控箱

点是操作简单，使用方便，能自动剔除次品胶囊，将次品胶囊中药物回收，避免浪费，可自动吸尘，使工作台面保持清洁。适用的制药药物广泛，包括头孢克肟胶囊、止渴养阴胶囊、珍珠粉胶囊等。

(解素花)

zìdòng xuánzhuǎn zhánángjī

自动旋转轧囊机（auto-rotary capsule manufacturing machine）采用自动旋转的工作台将包衣材料塑造成形并将药物包裹其中压制成软胶囊的设备。生产上主要采用旋转模压法，其设备及模压制胶囊过程见图。首先要配制囊材胶液；将囊材溶液搅拌混合均匀后，涂在平坦的板表面上，使厚薄均匀，然后用90℃左右的温度加热，使表面水分蒸发，成为有一定韧性、有一定弹性的软胶片；药液借填充泵的推动，由储液槽经导管流入楔形注入器，定量地落入两胶片之间两模的凹槽中，呈两个半球形或其他形状的胶囊，剩余的胶片被切断分离，药液的数量由填充泵准确控制。自动旋转轧囊机可连续生产，产量大，物料损耗极少，装量差异不超过理论量的±3%。

(解素花)

ruǎnjiāonáng dīzhìjī

软胶囊滴制机（dropping type soft capsule machine）将药液包裹明胶后，滴入与明胶不相混溶的基质中而制得软胶囊的设备。一般结构见图。工作原理：将明胶与药液通过滴制机的喷头，外层明胶喷出时间较长，药物喷出的过程位于明胶喷出的过程的中间时段，依靠明胶的表面张力将药滴完整包裹，滴入另一种不相混溶的冷却液中。明胶液滴入冷却液后，在冷却液中因表面张力

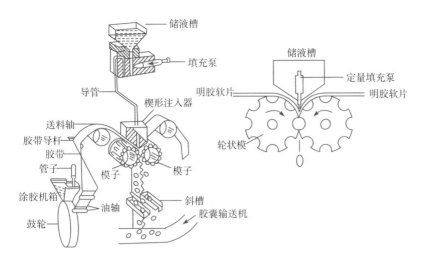

图　自动旋转轧囊机结构示意

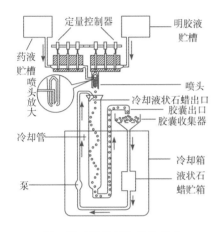

图　软胶囊滴制机结构示意

作用而形成球形，并逐渐凝固成软胶囊剂。操作流程：①将明胶液和药液分置于两个贮液槽中；②调节柱塞泵压力使两种液体通过喷头按不同速度喷出，使药物包裹到明胶膜中以形成球状颗粒；③球状物滴入冷却液中使冷却成型，凝固成软胶囊；④沥尽冷却液，干燥软胶囊。特点：用此法生产的软胶囊称无缝胶丸，优点有产量大、成品率高、装量差异小、成本较低，且生产过程中几乎不产生废胶。适用范围：具有较低熔点药物、生物利用度差的疏水性药物、不良苦味及臭味的药物、微量活性药物及遇光、湿、热不稳定及易氧化的药物适宜制

成软胶囊。

（解素花）

wánjì chéngxíng shèbèi

丸剂成型设备（pill forming equipment）

将药物细粉或浸膏与赋形剂混合物制成丸剂的机械设备。丸剂成型设备主要有制丸机、检丸器和滚筒筛。中国最早医籍《黄帝内经》即有丸剂的记载，在20世纪以前一直采用手工或水泛丸再塑的加工形式。自20世纪70年代出现机制丸以来，丸剂成型设备有了快速发展。从最初的半自动螺旋式和挤压式丸条机，到双滚筒式制丸机、三滚筒式制丸机、联合制丸机、多功能中药制药丸、自动制丸机，自动化程度越来越高，大大减少了工作人员的工作量，提高了丸剂的生产效率。滚筒筛和检丸器在生产过程中的使用，保证了丸剂生产质量的稳定和均一，这些丸剂成型设备使丸剂这一中药传统剂型的生产重新焕发了活力。特点突出的滴丸剂发展较快，品种和产量日益增加，滴丸机也从半自动人工控制发展到大型的自动化滴丸机，所具有的五大系统：触屏控制系统、药物调剂供应系统、动态滴制系统、冷却收集系统和

循环制冷系统，使该设备性能可靠、成型圆滑、产量大，适应当前滴丸技术的需要。

（解素花）

gǔntǒngshāi

滚筒筛（cylinder sifter）

中药水丸、小蜜丸、水蜜丸及滴丸生产过程中的筛选设备。主体为不锈钢皮卷成的表面布满筛孔的圆筒。结构见图，操作工序：①由带除粉尘的吸料机将制成成品丸剂吸入上料斗内；②药丸借助上料斗内的电振系统振动进入筛丸滚筒；③筛筒通常分为三节，在两个主动摩擦轮带动下，顺时针转动来完成药物粒度的筛选，分别选出不合格品和合格品。设备特点：丸剂沿滚筒的坡度边由高向低向前运动，完成筛选的目的；在筛选过程中会出现丸剂直径正好与筛孔直径大小一致，而夹在筛筒孔上，在滚筒筛上部安装有主动毛刷，将其挤出。常用于丸粒状物料筛选和分类，可自动完成对药丸直径大小的分选，保证成品丸剂的计量允差及均匀度。结构简单，操作方便。

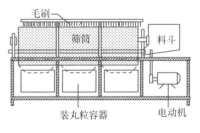

图　滚筒筛示意

（解素花）

jiǎnwánqì

检丸器（pill detector）

丸形物料联动生产流水线上的配套设备，对于丸粒形状不圆、缺损或多粒粘连等不合格产品可以自动选出。又称选丸器。检丸器设备结构见

图：为螺旋式塔形机构，属于无机械动力的设备。工作原理：利用重心力产生的速度差将符合圆度的药丸与不合格产品自动分开。操作工序：①将药丸置于检丸器上端的漏斗内；②药丸靠自身重力作用顺螺旋轨道向下自然滚动，利用优劣丸的转速差别对药丸进行筛选，将不规则的异形丸、双丸分离出来；③药丸由底部分别流入成品容器和坏粒容器内。特点：适用于筛选形状不圆或多粒粘连等不合格中药丸，特别适合干丸的筛选。

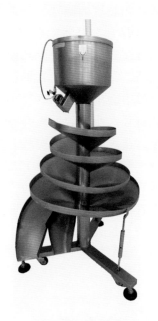

图 检丸器外观

（解素花）

zhìwánjī

制丸机 （pill making machine）

进行塑制法将药料与辅料混合，再塑形制成球形药丸的机器。工作原理：药料在加料斗内经旋转推进器的挤压作用制成均匀药条，药条经过制丸刀，切成均匀大小的丸粒。操作流程：①制药条。启动推料开关，调整推料速度，药坨在加料斗内经螺旋推进器的挤压作用制成药条，药条通过自

控导轮，经过分条架及导条轮喂入导条架。②制药丸。待药条光滑后启动切丸开关，调整好切丸速度，打开乙醇喷头开关，乙醇经喷头流出给制丸刀润滑，使制丸刀不粘药。药条经导轮引入制丸滚轮，制丸滚轮在回转的同时还利用其上的螺旋斜线使药条切口被挫平，从而连续制成大小均匀的药丸。进入制丸刀中便可连续制成药丸。特点：运行平稳，操作简单，生产周期短；丸重差异小，质量较稳定。适用范围：用塑制法生产小蜜丸、水丸、浓缩丸、糊丸等不同丸剂。如六味地黄丸、逍遥丸等。

（解素花）

dīwánjī

滴丸机 （dropping pill machine）

将原料与基质混合后滴入冷凝液中制成球状滴丸的设备。从滴制方式分类有3类：自重自然滴制、脉冲式滴制和柱塞式滴制。生产设备原理：原料及适当熔融的基质混合并分散均匀后，得到固-液、液-液分散体，将分散体用一定大小管径的滴头按计量快速、连续地滴入相应的冷凝液中，滴丸受表面张力和内应力的作用凝固成形，根据药液与冷凝液相对密度不同，凝固成形的丸粒缓缓沉于底部或浮于冷凝液表面。操作流程：①分散，将药物溶解、混悬或熔化，分散于熔融的基质中，并保持恒温。②均质，为了保持生产过程中分散体的稳定，避免发生固-液、液-液分离，在保温系统中需安装调速搅拌设备。③滴制，将药液用一定大小管径的滴头等速滴入冷凝液中，药液相对密度大于冷凝液时应由上向下滴，反之则由下向上滴。④冷凝，药物滴入冷凝液中冷却成形，冷凝液需保持一定的冷凝温度，

凝固成形的丸粒缓缓沉于底部或浮于冷凝液表面。⑤分离，将滴丸与冷凝液分离，冷凝液回流至冷凝系统。特点：滴丸机的机械化程度高、工序少、产量大、成本低、可控性好，更换滴头即可滴制从几毫克到几百毫克大小不同的滴丸。缺点是应用范围较窄，尤其是在中药制药中。适用范围：如丹参滴丸、银杏滴丸、藿香正气滴丸等。

（解素花）

piànjì chéngxíng shèbèi

片剂成型设备 （tablet forming equipment）

将颗粒或粉状物料置于模孔内由冲头压制成片剂的机器。压片机在欧美出现的较早，有近百年的历史。1949年中国仿造英国式33冲压片机上市。1980年，中国制造出了ZP-21W型压片机，达到国际80年代初的先进水平，属国内首创产品。进入21世纪，随着《药品生产质量管理规范》（GMP）认证的深入，完全符合GMP的ZP系列旋转式压片机相继出现，高速旋转式压片机在产量、压力信号采集、剔废等技术上有了长足的发展，最高产量一般都大于300000片/时。随着制造加工工艺水平、自动化控制技术的提高以及压片机使用厂家各种不同的特殊需求，各种特殊用途的压片机也相继出现。如实验室用ZP5旋转式压片机、用于干粉压片的干粉旋转式压片机、用于火药片剂的防爆型ZPYG51系列旋转式压片机等。最早的压片机是由一副冲模组成。冲头作上下运动将颗粒状的物料压制成片状，此机器称单冲压片机，以后发展成电动花篮式压片机。两种压片机的工作原理仍然是以手工压模为基础的单向压片，即压片时下冲固定不动，仅上冲

运动加压。这种压片的方式，上下受力不一致造成片剂内部的密度不均匀易产生裂片等问题。旋转式多冲压片机可弥补单向压片机的一些缺点。这种压片机上下冲同时均匀地加压，使药物颗粒中的空气有充裕的时间逸出模孔提高了片剂密度的均匀性，减少了裂片现象。除此以外，旋转式多冲压片机还具有机器振动小、噪声低、耗能少、效率高和压片重量准确等优点。旋转式多冲压片机是由均布于转台的多副冲模按一定轨迹作圆周升降运动，通过压轮将颗粒状物料压制成片剂的机器。冲杆随转台旋转的线速度≥60m/min 的压片机称为高速旋转压片机。这种高速旋转压片机，具有强迫供料机构，机器由可编程控制器（PLC）控制，有自动调节压力、控制片重、剔除废片、打印数据、显示故障停机等功能。除能控制片重差异在一定的范围内以外，对缺角、松裂片等质量问题，能自动鉴别并能剔除。压片机所压的片形，最初多为扁圆形，以后发展为上下两面的浅圆弧形和深圆弧形，这是为了包衣的需要。随着异形压片机的发展，椭圆形、三角形、长圆形、方形、菱形、圆环形等片剂随之产生。另外，随着制剂的不断发展，因复方制剂、定时释放制剂的要求，而制成双层、三层、包芯等特殊的片剂，这些都需在特殊压片机上完成。中国的压片机设计、生产制造水平的发展，为推动片剂成型设备的发展起到了重要的作用。

（解素花）

dānchōng yāpiànjī

单冲压片机（single-punch tablet press） 只有一副冲模，将颗粒或粉状物料置于模孔内，由冲头作垂直往复运动并压制成片剂的机器。结构示意见图 1，由转动轮、中模、上下两个冲头、3 个调节器（压力、片重、出片）和一个能左右移动的加料器组成，利用偏心轮及凸轮机构等在其旋转一周的过程中完成充填、压片及出片等动作，通常为手动和电动兼用。压力调节器附在上冲连杆上，用于调整上冲下降的距离。在充填一定的情况下，上冲下降越多，上下冲之间的距离越近，压力就大，反之就小。片重调节器附在下冲的下部，用于调整下冲下降的深度（即下冲的最低位置），其目的是控制中模孔内物料的容积即片重；出片调节器附在下冲的上部，用于调整下冲升起的高度位置，一般调整至与中模上缘相平。工序过程（图 2）：①上冲升起，加料器推进至中模孔之上位置。②下冲下降到适宜的深度，即片重调节使中模孔中容纳的颗粒重量等于片重，振动将加料器内的颗粒填充于模孔中。③加料器由模孔上部移开，使加入中模孔中的颗粒平齐于中模孔的上缘。④上冲下降，即将颗粒压缩到位。⑤上冲升起，下冲也随之上升将已压实的片剂顶出，加料斗再推进至中模孔之上，将药片推开落于接收器中，同时下冲又下降，使模孔内又填满颗粒，如此周而复始，完成压片。若改变药物的填充容积，则通过调节下冲在中模孔中的伸入深度。下冲下移，模孔内容积增大，药物填充量增加，片重增大。相反，下冲上调，模孔内容积减少，片重也减少。片重经调节后，所受压力改变，因此上冲的压力也需相应进行调整。压力的大小，主要靠压力调节器连接于上冲杆内，可调节上冲升降，调节上冲与下冲间的距离，上冲下降得越低，上、下冲头距离越近，则压力越大，因而片剂也越硬；反之，片剂则越松。单冲压片机属于早期的压片设备，主轴最大转速 100r/min，最大压片直径 12mm，最大填充深度 11mm，产量 80～100 片/分，是间歇式生产，生产效率较低，不适合大生产时采用。因其原理是以手工压模为基础的单向压片（即压片时下冲固定不动，仅上冲运动加压），片剂单侧受压、受压时间短、受力分布不均匀，造成药片内部密度和硬度不一致，易产生松片、裂片或片重量差异大等质量问题；并且压片过程中，噪声较大。但其结构简单、操作维护方便，故适用于实验室及车间中少量多品

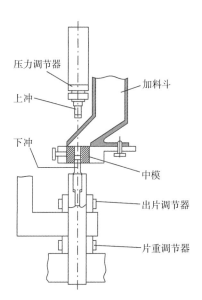

图 1 单冲压片机结构示意

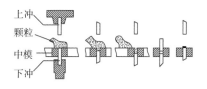

图 2 单冲压片机工序过程示意

种的生产及新产品试制。随着技术的创新单冲压片机被不断改进，自动化、数控等技术的应用可将重量、硬度和厚度这3个相关的参数保持在预先设置的范围内，其仍将在实验室和小规模生产中占有重要作用。

(解素花)

xuánzhuǎnshì duōchòng yāpiànjī

旋转式多冲压片机（rotary multiple punch tablet press）

在旋转的工作台上，通过自动完成填充药粉、多冲头轮流压片、推片等工序生产片剂的机器。工作原理：自动旋转的操作转盘在垂直轴内等速旋转，下冲旋转到低位时，加料器填入物料，回转至压片部分时，上、下冲在压轮作用下将药粉制成片，最后下冲上升将药片推出。操作及生产流程：①加料：下冲杆转动到加料器时，下冲杆处于低位。加料器将颗粒填充于中模孔中，同时上冲杆升起让开刮粉器与进料斗，刮粉器将下冲往上推出的颗粒以及刮粉器内多余的物料刮去。②压片：用片厚调节器调节所需片剂的厚度，转到上下压轮之间的冲杆在压轮的作用下，将物料颗粒压制成片。③出片：上冲杆上移，下冲杆向上转到顶部将药片从中模内推出，药片被刮粉器上的圆弧从侧边推出转盘，从出料口出片。旋转式多冲压片机与单冲压片机相比，其特点包括：①产量大，例如33冲压片机每小时可生产5万~10万片，75冲压片机每小时可生产66万片；②加料斗固定，机器振动小，粉末不易分层，加料面积大，加料时间长，片重准确均一；③逐渐加压，颗粒间的空气有充分时间逸出，可以减小裂片率。适用范围：小批量、大批量、多品种生产中压制圆形、椭圆形、心形、三角形等的各种形状的药片，冲头的端面还可以刻上药品的名称、重量及过直径的等分线等。

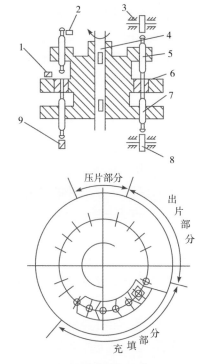

图 旋转式多冲压片机原理示意

注：1. 加料器；2. 上冲导轨；3. 上压轮；4. 转盘；5. 上冲；6. 中模；7. 下冲；8. 下压轮；9. 下冲导轨

(解素花)

bāoyījī

包衣机（coating machine）

片剂包衣设备，包括包衣锅、空气悬浮包衣锅、埋管式包衣锅、干压包衣设备。

包衣锅 由不锈钢或紫铜等性质稳定且有良好导热性的材料制成的最基本的滚转式包衣设备，由包衣锅、动力部分、加热和鼓风装置等组成。片剂包衣时常采用荸荠形，构造见图1。工作原理：包衣锅的轴与水平成一定角度（25°~45°），使片剂在锅内既能随锅的转动方向滚动，又能沿轴的方向运动，有利于将包衣材料均匀地分布于片面。轴的转速根据包衣锅体积、片剂性质和不同包衣阶段加以调节，使片剂与包衣材料充分混合。加热装置用以加速包衣液中溶剂的挥发，常用电热丝或通入干热空气。鼓风装置用于防止粉尘飞扬和加速溶剂挥散。工作流程：①将片芯置于转动的包衣锅内；②加入包衣材料溶液，使均匀分布在片剂的表面，必要时加入固体粉末或高浓度的材料混悬液以加快包衣过程；③加热并通风使干燥；④按上法包若干次，至达到规定要求。特点：普通包衣锅常用于小试或实验室、医院制剂室小量生产。但劳动强度大、生产周期长、效率较低。适用范围：除用于包衣外，还可用于片剂的滚制、混合、打光。

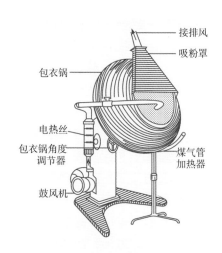

图1 包衣锅结构示意

标注：接排风、吸粉罩、包衣锅、电热丝、包衣锅角度调节器、鼓风机、煤气管加热器

空气悬浮包衣锅 利用急速上升的空气使片剂在包衣室内悬浮并上下翻动，而将其包衣的设备。结构见图2，工作原理及流程：①将片芯置于包衣室内；②热空气流直接通入包衣室后，把片芯向上吹起呈悬浮状态；③用雾化系统将包衣液喷洒在片芯上，片芯在一段时间内要保持悬浮状态；④当到达气流的顶峰，

此时接近干燥，包衣室底部的片剂不断进入主气流被悬浮包衣，已包过衣的片剂从顶部沿着包衣室内壁落下，再次进行包衣。特点：操作连续，系统密闭有利于安全地使用和回收有机溶剂。适用范围：小规模生产中采用空气悬浮包衣。

口引出，经集尘滤过器滤过后排出。特点：雾化过程是连续进行，故包衣时间缩短，且避免粉尘飞扬。适用范围：包薄膜衣和糖衣的大生产。

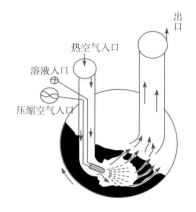

图3　埋管包衣锅结构示意

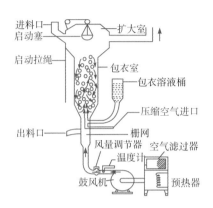

图2　空气悬浮包衣锅结构示意

埋管式包衣锅　在普通包衣锅底部装有通入包衣溶液、压缩空气和热空气的埋管包衣设备。工作原理及流程见图3，包衣时，该管插入包衣锅中翻动着的片床内，包衣材料的浆液由泵打出经气流式喷头连续地雾化、直接喷洒在片剂上，干热空气也伴随雾化过程同时从埋管吹出，穿透整个片床进行干燥，湿空气从排出

干压包衣设备　将两台旋转式压片机用单传动轴配成一套的包衣设备，主要构造见图4。工作原理及流程：①先用压片机压成片芯；②再由特制的传递装置将片芯传递到另一台压片机的模孔中，传递时通过吸气泵除去片面的细粉，在片芯到达第二台压片机之前，模孔中已填入部分包衣物料作为底层；③然后片芯置于其上，再加入包衣物料填满模孔并第二次压制成包衣片。特点：较新的包衣工艺。适用范围：对

湿热敏感药物的包衣。

（解素花）

气雾剂制备设备（aerosol preparation equipment）　气雾剂制备涉及的相关设备，包括气雾剂容器、气雾剂阀门系统及灌装设备等。

气雾剂容器　气雾剂的容器应对内容物稳定，并且有一定的耐压安全系数和冲击耐力。用于制备耐压容器的材料包括玻璃和金属两大类。玻璃容器的化学性质比较稳定，但耐压性和抗撞击性较差，故需在玻璃瓶的外面搪以塑料层；金属材料如铝、马口铁和不锈钢等耐压性强，但对药物溶液的稳定性不利，故容器内常用环氧树脂、聚氯乙烯或聚乙烯等进行表面处理。国内医用气雾剂的容器多选用玻璃搪塑。

气雾剂阀门系统　阀门系统的基本功能是在密闭条件下控制药物喷射的剂量，有定量和非定量之分。阀门系统使用的塑料、橡胶、铝或不锈钢等材料必须对内容物为惰性，所有部件需要精密加工，具有并保持适当的强度，其溶胀性在贮存期内必须保持在一定的限度内，以保证喷药剂量的准确性。阀门系统一般由阀门杆、橡胶封圈、弹簧、浸入管、定量室和推动钮组成，并通过铝制封帽将阀门系统固定在耐压容器上。

灌装设备　气雾剂灌装设备由手动设备发展到半自动、全自动气雾剂生产机组。全自动灌装机灌料、充气、增压全部动作系统均采用压缩空气为动力，其组成包括：①码罐机（又称理瓶机），该设备负责输送气雾罐，使其并列成一条直线。配置双出杆气缸，气缸的动作和灌料机连接，

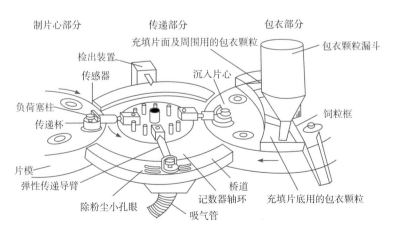

图4　干压包衣设备主要构造

灌料机动作一次，码罐机也搓动作一次，互相协调，从而使灌装速度与进罐速度保持同步，不会造成气雾罐互相挤压，损伤罐体表面油漆、光泽。②灌液机组：主要有四个工位组成：一个吹气工位，是用一个气缸压缩空气通过气缸活塞杆，由于活塞的运动，活塞杆伸入罐内四分之一左右对空罐内进行吹气，将罐内细小灰尘、杂物吹出罐外，保持罐内清洁；三个灌液工位，每个工位装有一个进口控制气阀，当没有空罐时，将不会灌料。③抛射剂充填机组：采用压力灌装的形式，将二甲醚（DME）等抛射剂气体液化后由气雾阀门充入罐内。抛射剂充填机组主要组成有气雾阀门校正装置、封口机装置和抛射剂压入装置。

(吴 清)

qìwùjì guànzhuāngjī

气雾剂灌装机 (aerosol filling machine)

用于气雾剂产品生产的特殊灌装设备。主要由药液灌装器和气体罐装器组成。先将定量药液灌入气雾罐内，安装气雾剂阀门系统，并用封帽扎紧，灌装针头插入气雾剂阀门杆的膨胀室内，阀门杆向下移动，压装机与气雾剂的阀门同时打开，过滤后的液化抛射剂在压缩气体的较大压力下定量地进入气雾剂的耐压容器内。该设备采用真空抽除容器内空气，定量压入抛射剂，产品质量稳定。

(吴 清)

mójì chéngxíng shèbèi

膜剂成型设备 (films forming equipment)

用于制备膜剂的设备。膜剂的制备方法一般包括涂膜法、热塑法、挤出法、压延法、溶媒法、复合制膜法等。①涂膜法，国内制备膜剂多采用，所以常用的膜剂成型设备为涂膜机。②热塑法，制备膜剂只需将药物细粉与成膜材料相混合，用橡皮滚筒滚碾即得。③溶媒法，制备膜剂基本不需要特殊的设备。④压延法，制备膜剂需要压延机。压延机是对混炼好的橡胶或塑料进行压实、延展的机器。压延成型设备由压延成型主机、压延成型辅机及控制系统等三大部分组成，统称为压延成型机组。压延机主机主要由机架、辊筒、辊筒轴承、辊距调整装置、挡料装置、轴线交叉装置、润滑装置、安全装置、加热冷却系统、传动系统及控制系统等所组成。压延成型辅机包括供料系统，前、后联动装置和加热冷却装置等。⑤挤出法，制备膜剂所用设备为挤出机，将多聚物经过加热（干法）或加入溶剂（湿法），使成流动状态，借助于挤出机的旋转推进压力的作用，使之通过一定模型的机头，制成一定厚度的薄膜。

(吴 清)

túmójī

涂膜机 (filming machine)

由流液嘴、主动轮、不锈钢循环带、干燥箱、电热部分、卷磨盘组成的可以连续自动化制备膜剂的设备。该设备结构简单，操作容易，生产成本较低，是国内工厂生产膜剂的主要设备。操作流程：①将药浆从加料斗以恒速加入流液嘴，流液嘴的宽度是恒定的，因此，控制流液嘴的厚薄、控制板与不锈钢带的相对位置，就能控制流液量，从而控制干燥药膜的厚度。②液膜以一定的宽度和恒定的流量涂于抹有脱模剂的不锈钢循环传送带上，经逆向热风（80~100℃）干燥，除去溶剂（水）即得干燥药膜。③由卷膜盘将药膜带入烫封在聚乙烯薄膜、涂塑纸、涂塑铝膜、金属箔等包装材料中，根据剂量加压或冷压划痕成单剂量的分格，再行包装。注意事项：①注意料斗的保温和不断搅拌，以使匀浆温度均匀并避免不溶性药粉在匀浆中降沉；②在脱膜、内包装、划痕的过程中，药膜带的拉伸会造成剂量的差异，可考虑采用拉伸比较小的纸带为载体。

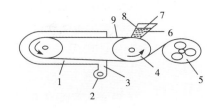

图　涂膜机结构示意
注：1. 干燥箱；2. 鼓风机；
3. 电热丝；4. 主动轮；5. 卷膜盘；
6. 含药浆液；7. 流液嘴；8. 控制板；9. 不锈钢循环带

(吴 清)

zhìjì bāozhuāng shèbèi

制剂包装设备 (packaging equipment)

完成全部或部分制剂产品包装过程的机器。包括包装充填、裹包、封口等主要包装工序的设备，以及与其相关的前后工序的设备，如清洗、堆码和拆卸等。此外，还包括盖印、计量等附属设备。对药品的质量、销售流通、使用及成本都起着关键性的作用。采用包装机械设备代替手工包装，不仅可以大大改善工人的劳动条件和环境，避免有毒产品、有刺激性、放射性产品危害工人身体健康，而且能大幅度提高包装效率。机械包装易于实现包装的规格化、标准化，能够更好地保证产品卫生，降低包装成本。如果采用真空、无菌等包装机进行产品包装，可以延长药品的保质期，使产品的流通范围更加广泛。医药业所使用的包装机械一般体积较小，但是价格高，且产品质量、性能相对较为稳定，产值约占药品的20%，因此药品包装机械是通用包装机械中技术含量和要求较高的一个分支。

分类 按包装机械的功能分为充填机械、灌装设备、裹包机械、封口机械、贴标签机械、清洗机械、干燥机械、杀菌机械、捆扎机械、集装机械、多功能包装机械，以及完成其他包装作用的辅助包装机械。按包装的自动化程度分为全自动包装机、半自动包装机。按包装产品的类型分为：①专用包装机，专门用于包装某一种产品的机器；②多用包装机，可以通过调整或更换有关工作部件，包装两种或两种以上药品的机器；③通用包装机，在指定范围内适用于包装两种或两种以上不同类型药品的机器。

包装设备主要有自动制袋装填包装机、瓶装包装机、铝塑泡罩包装机等。①自动制袋装填包装机：用于包装颗粒冲剂、片剂、粉状以及流体和半流体物料。具有直接用卷筒状的热封包装材料自动完成制袋、剂量和充填、排气或充气、封口和切断等多种功能。其包装材料由纸、玻璃纸、聚酯膜镀铝与聚乙烯膜复合而成的复合材料，并利用聚乙烯受热后的黏结性能完成包装袋的封固功能。特点是包装材料用量少、成本低、包装空间小等，且药品保质期长、包装和运输成本低、仓库占用少等诸多优点。按总体布局分为立式和卧式两大类，按制袋的运动形式分为连续式和间歇式两大类。②瓶装包装机：瓶装生产线系以粒计的药物装瓶机械完成的过程，主要包括理瓶机构、输瓶轨道、数片头、塞纸机构、理盖机构、旋盖机构、贴签机构、打批号机构、电器控制部分等。既可连续生产操作，又可单机独立使用。③铝塑泡罩包装机：又称热塑成型泡罩包装机，是将药品包括片剂、丸剂或颗粒剂、胶囊等置于吸塑成型的塑料硬片的凹坑即泡罩或水泡眼内，再用一张经过凹版印刷并涂有保护剂和黏合剂的铝箔与该塑料硬片黏结热封而合成，从而使药品得到安全和保护。常用的药用泡罩包装机有滚筒式泡罩包装机、平板式泡罩包装机和滚板式泡罩包装机。中国注射剂的包装多采用机器与人工相配合的半自动化安瓿印包生产线，印包机应包括开盒机、印字机、装盒开关机、贴标签机4个单机联动而成。

设备组成 制剂的包装设备由8个要素组成，分别为：①机身，用于固定保护有关零件，即具有美化外观的作用。②药品计量、传送装置，用于把药品进行计量、整理，并把整理好的药品传送到下一个单元。③主传送系统，将包装药品和包装材料由一个包装工位顺序传送到下一个包装工位的装置系统。④包装材料整理及供送系统，指将包装材料进行定长切割或整理排列，并逐个输送至锁定工位的装置。⑤包装执行机构，将药品进行填充、封口、贴标等包装操作的单元。⑥产品输出装置，将已包装好的药品从包装机上卸下，排列整齐并输出，有的设备是利用主传送系统或成品自重卸下。⑦动力机构及传送系统，将动力机的动力和运动传递给执行单元和控制元件，使之实现预定动作的装置。⑧控制系统，由自动和手动装置等组成，是包装机的重要组成部分，包括包装过程及参数控制、包装质量、故障与安全控制等。

应用 一些跨学科的高技术正引入到药品包装机械领域，如利用激光可对被连续供送的塑料瓶、玻璃瓶进行缺陷检查和标记；利用图像识别和机器视觉技术可自动检测多种产品（如药品、食品）的形状大小、表面缺陷和贴标状况，以便按等级自动分类，剔除不合格产品；利用数控气动装置可实现快速动作和随意定位，有利于提高大负载自动包装机的工作性能和生产能力。制剂包装设备正向全自动多功能方向发展，从单机化向联动化、自动线发展，机械化、自动化程度越来越高。

（吴 清）

zhōngyào zhìjì zhìliàng kòngzhì
中药制剂质量控制（quality control of traditional Chinese medicine preparation） 为达到中药制剂质量要求，针对中药制剂产品质量形成过程中与质量有关的或需要进行质量控制的影响因素，所采取的措施和进行的活动。涉及药材来源、种植，原辅料供应，中药制剂的生产、检验、贮藏、流通与使用等环节的全过程的系统控制，贯穿中药制剂质量的形成与维持的全过程。目的是控制与中药制剂有关的各个环节，使中药制剂达到规定的要求。中药制剂是以中药复方制剂为主，也包括少量以有效成分、有效部位原料制成的制剂。中药制剂质量的特点是：成分复杂，物质基础及作用机制不明确；其质量受原药材品种、规格、产地、加工等的影响较大，还受到原药材杂质、污染的影响；受提取、纯化等制备工艺过程的影响较大。中药制剂质量的以上特点及其多靶点的作用特点一直影响着中药制剂物质基础、药理作用等的研究及其疗效评价，使中药制剂质量控制研究与评价面临很多复杂、不确定的因素。

形成发展 传统的中药制剂受当时科学技术条件的限制，没有建立检验质量的质量标准，其质量主要依靠原料药材的地道性、制剂工艺的经验性以及传统医药行业道德规范的约束予以保证。如同仁堂"炮制虽繁，必不敢省人力；品味虽贵，必不敢减物力"的古训，反映了传统中药制剂质量控制的特点。而在中药制剂的内在质量控制上缺乏有效的检验方法与手段，以致"丸散膏丹，神仙难辨"。随着中药制剂从传统的"前店后厂"式生产经营到现代工业化生产，从传统的"丸、散、膏、丹"发展到现在多种剂型，中药制剂质量控制也经历了从传统意义上靠职业道德等道德层面进行控制和要求，到建立相应质量标准来控制中药制剂质量，再到逐渐发展形成中药制剂质量控制体系等多个发展阶段。中药制剂质量标准也经历了从无到有、从简单到逐步完善、从主观鉴别到客观检查的发展过程。中药制剂质量标准模式基本是沿着化学药物、天然药物的发展，以测定中药制剂某一有效成分/活性成分/指标成分为目标的分析方法和既有定性又可定量的质量标准的模式，借助于文献报道选定某一中药的"有效成分""活性成分"或"指标成分"，建立相应的理化鉴别，再发展到以显微鉴别、色谱鉴别为主的鉴别和含量测定的质量标准，尤其是近几十年发展更快，波谱、色谱技术的应用及检测仪器设备的普及推动了中药制剂质量标准的发展。在1985年以前，质量标准完全依靠经验的外观形态鉴别及显微鉴别，没有定量指标。1985年以后，随着《中华人民共和国药典》和部颁标准的不断补充修订，中药制剂质量标准向着微观内在成分检测的方法发展，开始用化学和仪器分析方法对中药制剂成分的鉴别和含量测定。2010版《中华人民共和国药典》，对中药制剂的质量标准逐步由单一指标性成分定性定量向多成分测定及整体质量控制模式转化；加强了有害物质、有毒成分的检测；采用了指纹图谱和特征图谱检测技术，进一步控制中药制剂整体质量的变化和均一程度。但现行的中药制剂质量标准，因存在有效成分与量效关系不明确，不能通过化学成分来阐明产品的有效性和安全性，已建立的定性鉴别方法由于缺少特征成分或对照药材的对照而缺乏专属性，所建立的指标成分的含量波动较大等问题，中药制剂的质量控制存在较大的局限性。中药制剂质量控制虽有一定的意义，并作为药品生产部门控制和检验最终产品的一致性和药品检验监督部门检查上市产品真伪的尺度和依据，但仅靠中药制剂质量标准难以体现中药制剂的有效性和安全性，不能有效控制和评价中药制剂（特别是中药复方制剂）的质量。伴随着对中药制剂质量标准局限性的认识，"过程控制""质量源于设计"等理念逐步树立和普及，发展形成了中药制剂质量控制体系。

研究内容 中药制剂质量控制研究的内容涉及中药制剂产品质量形成过程中与质量有关的或需要进行质量控制的影响因素，即必须从影响中药制剂质量的研发、生产、经营和使用等各环节全过程控制产品质量。研究内容：①处方中各味药材的基源、产地、采收及加工炮制、使用方法及所含主要成分及其理化性质的研究，从而明确这些内容，为药材的提取纯化等处理及制订药材、提取物的质量标准提供依据。②提取纯化等工艺路线设计、工艺过程质量控制研究，包括工艺路线的选择依据、评价指标与测定方法的研究、工艺参数的优化以及提取物等中间体质量标准的制订。③制剂成型工艺的质量控制研究，包括剂型选择研究，用于制剂成型的中间体理化性质研究、制剂处方设计及辅料选择，以及成型工艺选择及参数优化研究等。④制剂的理化特性、质量控制项目、方法等研究及质量标准的制订。中药制剂质量标准的内容一般包括名称、处方、制法、性状、鉴别、检查、含量测定、功能与主治、用法与用量、规格、贮藏、注意事项等项目。⑤制剂稳定性研究及包装材料的选择等研究。稳定性研究包括影响因素试验研究、加速试验研究及长期稳定性研究等内容。包装材料的选择研究主要指药物与直接接触的包装材料（或容器）的相容性研究等。

应用 随着对中药材种植、中药饮片生产、市场管理的加强和《中药材生产质量管理规范》（GAP）的实施，药品安全评价体系的建立和《药物非临床研究质量管理规范》（GLP）的实施，中药制剂临床疗效评价标准研究、临床试验质量控制的加强和《药物临床试验质量管理规范》（GCP）的实施，以及中药制剂生产现场检验制度、抽检制度等的实施，正逐步建立法制化、标准化、规范化的全过程中药制剂质量控制体系。研发过程的质量控制：药品研发过程包含从立项、临床前研究、临床试验研究等过程，涉及多个学科和领域。中药制剂质量的设计：基于对疾病发生、发展、转变及预后认识基础上的处方设计，对药材基源、产地的选择及药材采收、加工炮制、剂型选择及制剂工艺研究，严格健全的安全性评价体系及严格、规范的药物临床试验质量管理，通过对上述环节和阶段的质量设计与质量确证，控制或固定各环节、工序的影响因素，制订原辅料、中间体及成品的质量标准，以保证生产出来中药制剂产品的均一、稳定和安全、有效。国家相关药品管理法规对这一过程的质量控制渐趋完善，建立健全了"真实性"核查、"三合一"等各项制度。在申报临床研究阶段，即要求明确工艺路线、剂型选择的依据，固定生产工艺各项关键参数，明确原辅料质量标准，研究制订提取物、中间体等质量控制项目和质量标准，提供代表制剂质量的足够规模的生产数据（如果采用了某些因为生产设备、规模等的改变对药用物质基础影响较大的工艺过程，则需要提交拟上市生产规模的生产数据）；申报生产阶段，要求提交临床试验研究用批次产品的生产数据，以及根据临床试验研究用批次产品检验数据制订的质量标准，提交"生产现场核查工艺资料"等。生产过程的质量控制：包括严格控制原辅料质量，实施中药制剂生产质量管理规范，完善终产品指标标准，加强终产品质量检验，建立基本职业准入制度，树立优良的职业道德和敬业精神。要求严格执行经过研究阶段验证过的，并通过批准的生产工艺规程。如果变更相关工艺，应向药品监督管理部门备案或经过批准。流通使用过程的质量控制：中药制剂的质量控制还须体现在流通使用过程中。中药制剂在采购、储存、销售、运输等环节应执行《药品经营质量管理规范》（GSP）以保证中药制剂的质量。中药制剂在使用环节的质量控制要求也越来越被人们所重视。

为更好地控制中药制剂质量，需要进一步研究和阐明中药制剂所含成分及其有效性、安全性，在此基础上完善中药制剂工艺合理性研究和评价方法，并从研究角度、思路、方法和指标体系等方面研究建立反映中药制剂整体性、均一性及有效性、安全性的质量控制方法（包括生物学检测）和质量标准体系，进而针对影响中药制剂质量的各环节建立更为完善的中药制剂质量控制体系，以保证中药制剂的均一、稳定和患者使用的安全有效。

（阳长明）

zhìjì xìngzhuàng

制剂性状 （characteristics of preparation）

制剂除去包装后的直（感）观情况，形态、颜色、气味、味感等。主要是运用感官，如眼看、鼻闻、口尝等方法来辨别确定，是传统中药制剂鉴别的重要内容。制剂性状是其成分特征和内在质量的重要表征，对鉴别制剂真伪、优劣有着极为重要的意义，制剂质量必须符合制剂性状的描述。所描述性状的样品必须是能够表征产品质量的具有一定生产规模的产品。颜色的描写应明确，避免使用模糊不清或者有不同理解的术语，如青色、土黄色、肉黄色、咖啡色等。考虑到制成制剂的原料（提取物、饮片等）颜色差异和贮藏存放所产生的影响，颜色描述可以有一定的范围，书写顺序由浅至深。

对复合颜色的描述以辅色在前主色在后，如黄棕色，是以棕色为主黄色为辅。外观除颜色外，还应反映制剂的剂型形态和内容物形态，根据剂型不同分别描述。如片剂、丸剂等包衣制剂需要描述包衣材料，说明是糖衣片（丸）或薄膜衣片（丸），以及片（丸）芯的颜色；丸剂如用朱砂、滑石粉或煎出液包衣，先描述包衣色，再描述除去包衣后丸芯的颜色；胶囊剂说明是硬胶囊或软胶囊，并描写其内容物的颜色。气味是指制剂中除去包装或包衣后药物与辅料经鼻闻与口尝得出的气味。一般口服制剂有气味的描述，但对于毒性较大或有成瘾性的药品可不进行气味描述，如制剂不具有特殊"气"也可不对"气"进行描述。注射剂品种不要求描述气、味。外用制剂不要求描述味。

引起制剂性状改变的原因一般包括：①用于制剂的中药饮片因炮制不规范，以次充好，掺杂使假等引起制剂性状的改变。②制剂成分或含量改变引起制剂的色泽、硬度、黏度等发生变化。③生产企业工艺落后，造成制剂外观粗糙，颗粒或粉末粒度不均匀，色泽不一致等。④贮藏条件不符合规定要求使制剂性状发生改变。

（阳长明）

zhìjì jiànbié

制剂鉴别 （identification of preparation）

利用制剂中所含组分的形态或所含成分的物理化学性质辨别中药制剂真伪。中药复方鉴别药味的选择，原则上应该对处方中的每味药味都进行鉴别，特别是应对处方中的君药、臣药进行鉴别，应对贵重药、剧毒药进行鉴别。鉴别项目的确定，应通过对制剂中各药味的主要成分的鉴别试验研究，选定专属、灵敏、快速、简便、重现性好的方法作为鉴别项目。中药制剂多为复方，其显微特征、理化鉴别常受干扰，必须相互核对验证。如专属性不强，但能说明某一药味存在或与其他鉴别项目配合确能起到辅助鉴别作用，也应列入。各种理化鉴别均应做空白试验（即阴性对照）确证无干扰，方可列入鉴别项下。

传统的中药制剂鉴别主要是依靠眼看、鼻闻、口尝等方法对制剂形态、颜色、气味、味感等的辨识。随着技术的发展，中药制剂鉴别的技术、手段和方法都有了很大的进步。中药制剂鉴别方法分为显微鉴别、理化鉴别、色谱鉴别等。

显微鉴别 利用显微镜对含有药材粉末入药的制剂进行观察，根据组织、细胞或内含物等特征进行相应鉴别的方法。原则上应对处方中所有以粉末投料的药材逐一进行分析研究，排除某些类似细胞组织和内含物的干扰，选择在制剂中特征性强、与处方中其他药味无交叉干扰的显微特征作为鉴别依据，所收载的特征应明显、易于检出。对不易查见或无专属性的显微特征不要列入。所描述的每味药特征用句号分开，并用括号注明是什么药材的特征。

理化鉴别 通过普通的物理化学反应对制剂中所含成分进行的鉴别，以证明药品中含有某一无机离子或具有某一成分的官能团，包括显色反应、沉淀反应、荧光反应等。对于由植物药材制成的制剂而言，由于具有相同功能基的成分均会呈现阳性反应，专属性不强，在新的中药制剂标准中已很少采用，但在很多老的标准中还有收载。含矿物药材的

制剂，组成成分多为明确结构的无机化合物，化学反应特征明显，专属性较强，是理化鉴别较为适用的制剂。

色谱鉴别 包括薄层色谱鉴别、气相色谱鉴别、高效液相色谱鉴别和光谱鉴别。色谱鉴别应选定适宜的对照品、对照提取物或对照药材做对照试验。选用对照品、对照药材时应注意：①用对照品可以确切的鉴别某种成分，但其结果只能是证明是否含有某成分，而不能确定是否含有某药材。如金银花应检出绿原酸，但检出绿原酸的不一定是金银花。②可以同时使用对照品和对照药材。③用对照药材对照往往能提供更多的鉴别信息。④对照药材溶液的制备应考虑制剂工艺情况。

薄层色谱鉴别：将供试品溶液点于薄层色谱板上，在展开容器内用展开剂展开，使供试品所含成分分离，所得色谱图与适宜的对照物（包括对照品、对照药材、对照提取物等）按同法所得的色谱图对比，用于鉴别制剂中的某一成分、药材或提取物。是中药复方制剂中最常采用的色谱鉴别方法。可将中药内含成分通过分离达到直观、可视化，具有承载信息大、专属性强、快速、经济、操作简便等优点，可作为中药鉴别的首选方法。以往中药制剂研究中，要求首先对君药、贵重药和毒剧药考虑建立薄层色谱；对于大复方制剂，一般要求检出三分之一以上的处方药味，对于小的复方制剂（六味以下），要求检出二分之一以上的处方药味。出于保证中药制剂质量的目的，应对处方中所含药味都进行鉴别研究，有鉴别特征的列入质量标准。试验需注意其专属性、重现性和准确性，并符合规范化

的要求。《中华人民共和国药典》收载薄层色谱法的规范操作。研究建立方法宜尽量采用以对照品和对照药材或对照提取物同时进行对照。当对照品不易获得时，可以采用对照药材为对照；单一成分的被鉴别物，可以只采用对照品进行对照。不宜采用 Rf 值（比移值）表述色谱行为。应根据被鉴别物的性质选择适宜的提取纯化方法制备供试品溶液，以尽可能除去干扰色谱的杂质。使用对照药材应使对照药材的主斑点在样品中均有对应的斑点，因此对照药材溶液的制备方法宜参照制剂制法对对照药材进行前处理。为了使图谱清晰，斑点明显，分离度与重现性符合要求，应根据被测物的特性选择合适的固定相、展开剂及显色方法等色谱条件。确定供试品取样量、提取和纯化方法、点样量等条件；选择合适的对照物质，确定对照物质用量、浓度、溶剂、点样量等。一般应采用预制的商品薄层板。不同品牌的薄层板或自制薄层板的结果有一定的差异，因此应对其进行考察，选择适宜的薄层板。

气相色谱鉴别：采用气相色谱对中药制剂进行的鉴别，适用于制剂中含有挥发性成分的鉴别。如用于含冰片等药材或挥发油的制剂鉴别。处方中药味有多种含挥发性时，尽可能在同一色谱条件下进行鉴别，但应注意使相关组分峰应达到良好分离，保证结果的重现性。应注意：有的制剂中虽然含有含挥发油的药材，但是制剂工艺不是以其挥发性成分为目的，则其制剂中可能不含有挥发性成分，则不宜以其挥发性成分为鉴别对象。采用气相色谱鉴别，应根据被测物的性质，选用合适的色谱柱、填料、固定相、

涂布浓度、检测器等进行系统适应性试验，确定进样口温度、柱温、检测器温度，考察色谱分离的效果、分离度等参数；确定供试品取样量，提取和纯化方法，稀释度、进样量；对照物质用量、浓度、溶剂、进样量等。

高效液相色谱鉴别：采用高效液相色谱法比较制剂色谱峰与制剂中某一已知成分对照品色谱峰或制剂处方中某一药材的对照药材色谱峰来鉴别制剂真伪。应根据被测物的性质选用适宜的色谱柱、流动相（注意流动相的 pH 值与色谱柱的 pH 值范围相适应，尽量避免使用缓冲溶液）、检测器等，进行系统适用性试验，考察分离度、重复性、理论板数等参数，选择最佳色谱条件；并确定供试品取样量，提取和纯化方法，稀释度、进样量；对照物质用量、浓度、溶剂、进样量等。

光谱鉴别：以中药制剂中所含成分中的功能团或官能团在可见或紫外或红外或近红外光区的特征吸收光谱作为鉴别依据来鉴别制剂中所含相关成分，包括可见-紫外光谱、红外光谱、近红外光谱等。因中药制剂成分复杂，特征成分的谱峰往往被掩蔽在大量复杂成分之中而难以识别，因此难以有专属性的图谱用于鉴别。无法建立其他专属性鉴别，且制剂具有专属性特征吸收光谱的情况下采用。鉴别特征一般采用测定最大吸收波长；如有 2~3 个特定吸收波长，可测定各波长吸收度的比值。近红外光谱较多用于中药制剂快速检验，作为初筛方法还是行之有效的。

（阳长明）

duìzhào yàocái

对照药材（reference crude herb）

在药品检验工作中用于鉴别、检查的药品标准物质。是已被确认品种的原生药材粉末，附有使用说明书，标明中文名、拉丁学名、批号、用途、使用期限、贮存条件和装量等项目，主要用于中药材、中药饮片、中药提取物、中成药的薄层鉴别。对照药材作为国家药品标准物质，对中药材和中成药检验的规范化、专属性与重现性，具有其他物质不可替代的重要作用。自 1988 年的 16 个品种至 2010 年已有 656 种。

《药品注册管理办法》规定对照药材由中国药品生物制品检定研究院负责标定。中药对照药材的标定标明工作主要包括：①品种的确定。对照药材品种是依据国家标准中规定使用的药材品种确定的，各品种须按规定确定植物种。②原料的采集与收集。一般采用主流商品的道地药材，符合《药品生产质量管理规范》（GMP）规范要求的优质中药材。③生药学鉴定。对药材进行性状、组织及粉末显微等鉴定，确定基源符合要求，并且符合标准的规定。④检查。按标准规定，除去杂质。⑤薄层鉴定。选择标准中规定的试验方法，需根据药材成分以不同于标准的提取方法或展开条件进行试验。被检药材必须检出与对照药材或标本一致的色谱行为，主要化学成分若有已知的化学对照品，则应与化学对照品具一致的色谱斑点。⑥含量测定：按标准进行含量测定，应符合标准规定。⑦稳定性考察：作为对照药材使用的药材粉末，考察其稳定性，提供使用期及其确定依据。⑧粉碎：为保证其均匀性，一般需粉碎过筛。⑨包装与贮藏：取均匀的粉末，置密闭容器内，避光、低温、干燥处贮藏。

首批建立的品种，一般是以基源准确、可靠的药材标本或采集的植物标本作为对照。如已知药材所含有的化学成分，应同时以单体化学对照品作为对照。换批原料标定时，须以首批对照药材作为对照，薄层色谱结果必须与首批一致，以保持对照药材的延续性。

（阳长明）

zhǐwén túpǔ

指纹图谱（chromatographic finger print）

中药制剂经适当处理后，采用一定的分析手段所得的能够标示该制剂所含成分特征信息，反映其内在质量的色谱或光图等图谱。按规范要求对中药制剂进行各类测试所得到的图谱，都具有指纹图谱的特征。指纹图谱按照获取方式可以分为色谱、光谱及其他分析手段，其中色谱，特别是薄层色谱、高效液相色谱、气相色谱，是指纹图谱建立的首选和主要方式。

形成和发展 中药多成分的复杂性决定了单一成分或指标难以评价中药质量，然而多指标的中药质量评价模式，却受到中药化学对照品分离难度大、单体不稳定或供应价格过高等因素的制约。指纹图谱的建立，可以通过图谱所反映制剂所含成分的综合的特征信息，对制剂内在质量特征较全面地观察、分析与评价，可以较好地表征制剂质量。将供试品指纹图谱与标准所规定的指纹图谱或标准样品的指纹图谱相对照，通过比较鉴别真伪和判断质量的均一性、稳定性等，是国际公认的一种综合的、可量化的、符合中药制剂特色的评价中药真实性、稳定性和一致性的质量控制技术和方法。其概念和技术借鉴"指纹鉴定学"，用于植物药质量控制可追溯至 20 世纪 70 年代。

2000 年国家食品药品监督管理局颁布《中药注射剂指纹图谱研究的技术要求》（暂行）后，指纹图谱的研究逐渐成为中药质量控制的热点。自此，指纹图谱作为一种质量控制方法和手段开始引入中药制剂，特别是中药注射剂。2010 年版《中华人民共和国药典》注射用双黄连（冻干）、复方丹参滴丸等品种质量标准中列入了高效液相色谱指纹图谱。但指纹图谱技术在实际应用中还面临许多问题，如指纹图谱所反映的都是化学成分信息，与药理作用、临床疗效之间的相关性不明确；所用原药材的不稳定性所带来的影响；色谱等技术本身的缺陷；谱图间的比较缺乏客观的量化指标等。

研究范围 中药制剂指纹图谱具有以下特性：①特征性。指纹图谱所标示或反映的特征信息应具有高度选择性，通过这些信息的分析比较，能特征性地区分该制剂的真伪优劣。②系统性。指纹图谱所标示的该制剂所含成分特征信息应该比较全面，能包含该制剂中的主要成分。③稳定性。在规定的方法与条件下，不同操作者和不同实验室应能得到相同的指纹图谱，即所建立的标准指纹图谱应具有较好的重现性，其误差应在允许范围内，以保证其通用性和实用性。④模糊性。所建立的标准指纹图谱是对该制剂所含成分特征信息的整体反映，比较供试品与对照图谱的整体特征相似性，鉴别供试品的真实性。这种相似性的比较往往有一定的模糊范围，有一个难以精确计算但可辨认的宽容度。这是因为制剂中各种成分存在一定的不稳定性，指纹图谱的比较强调的是相似性，而不是完全一致。

中药制剂指纹图谱建立的目的是通过对所得到的能够体现中药制剂整体特性的图谱识别，提供较全面控制中药制剂质量的方法，从化学物质基础的角度保证中药制剂的稳定和可靠。其具体试验是采用指纹图谱模式，将中药内在物质特性转化为常规数据信息，用于中药鉴别和质量评价。指纹图谱建立包括以下内容。

分析方法的建立 应满足检测分析方法所要求的专属性、重现性和可操作性。在满足表征中药化学成分群整体性质的前提下，要求有较好的重现性，应根据重现性要求选用合适的分析方法来获取指纹图谱。指纹图谱分析方法的可操作性系指针对不同用途，选用不同方法来达到不同的要求。

中药指纹图谱的一般获取规程：①供试品溶液的制备。供试品的制备必须充分反映出样本的基本特性，同时也必须保证待测样品所含特性的完整性。供试品溶液的制备需按照具体的分析对象，在对样品基本特性进行了解的情况下，采用规范的处理方式进行供试品溶液制备。操作过程应按照定量测定的要求，保证样品物质信息不减失、不转化。对于化学成分类别相差较大的样品，可根据类别成分的性质，按照分析要求，对样品分别进行预处理，用于制备 2 张以上的指纹图谱。主要操作过程及数据应详细记录。②参照物的选择。一般选取容易获取的一个或一个以上制剂中的主要活性成分或指标成分，主要用于考察指纹图谱的稳定程度和重现性，并有助于指纹图谱的辨认。在与临床药效未能取得确切关联的情形下，参照物具有辨认和评价指纹图谱特征的指引作用。如无合适参照物也可选指纹图谱

中稳定的指纹峰作为参照峰，说明其响应行为和有关数据，并应尽可能阐明其化学结构及化学名称。③指纹图谱获取实验。色谱方法主要有液相色谱、薄层色谱、气相色谱等。光谱方法和其他分析方法在指纹图谱获取中可作为快速鉴别和辅助鉴别使用，在确定其与常规色谱方法的相关性以后可以考虑替换使用，但需慎重。须注意各种技术的特点和不足，结合实际选用。试验方法和试验条件选择应根据供试品的特点和需要设计合适的试验方案，通过比较实验，从中选取相对简单易行的方法和条件，获取足以代表品种特征的指纹图谱，以满足指纹图谱的专属性、重现性和可操作性的要求。方法和条件须经过方法学验证。④指纹图谱的建立和辨识。主要目的是确定获取的指纹图谱中具有指纹意义的特征峰，并能体现其整体性。如色谱指纹图谱的试验条件确立后，应将获取的所有样品的指纹图谱逐一研究比较。一张对照用指纹图谱，特别是分辨率较高的图谱，必须制备有足够代表性的样品的图谱，找出成品色谱具有指纹意义的各个峰，给以编号，再将药材、中间体和成品之间的图谱比较，考察相互之间的相关性。指纹图谱的辨识应注意指纹特征的整体性。辨识时应从整体的角度综合考虑，注意各有图谱（共有模式）之间的相似性，即"相似度"进行表达。

方法认证 需要证明获取的指纹图谱能够表征该中药产品的化学组成，以及各原药材的化学组成特征应该在制剂指纹图谱中得到体现。

方法验证 目的是考察和证明采用的指纹图谱测定方法具有

可靠性和可重复性，符合指纹图谱测定的要求。中药指纹图谱测定是一个复杂的分析过程，影响因素多，条件繁杂，合理的实验方法有效性评价是对测定整体过程和分析系统的综合验证，需要在制订指纹图谱方法时充分考虑。方法验证所包括的项目有专属性、精密度（重复性和重现性）及耐用性等。专属性：指纹图谱的测定方法对中药样品特征的分析鉴定能力。中药供试品中物质一般分为有效成分或活性成分、指标成分、辅助成分、杂质和基质等。在多数为未知成分的情况下，成分的标定、分离程度的评价和化学成分的全显示等都不能得到较好地满足，因此指纹图谱方法的专属性应从入药的有效部位所包含的成分群入手，根据相应的样品理化性质，确定一定的分离分析方法和检测手段。如色谱指纹图谱中，一般认为在分离峰越多越好，大多数成分均能有响应的情况下，用典型的色谱图来证明其专属性，并尽可能在图上恰当地标出可确定的成分。具体方法专属性可考虑采用峰纯度、总峰响应值、容量因子分布、最难分离物质对的分离情况、总分离效能指标等为考察参数。同时需要评价有关样品（药材、中间品和成品）间的相关性，并尽可能显示出样品中特征响应，保证其有较大响应，从而减少方法的波动带来判别误差。另外在指纹图谱测定中，如果采用一种方法对中药分析物不具备完全鉴定的能力，可采用两种或两种以上的方法以达到鉴定水平。

精密度：精密度是指规定条件下对均质样品多次取样进行一系列检测结果的接近程度（离散程度）。精密度考察应使用均质和可信的样品。在得不到均质和可信样品的情况下，可用在实验室配制相应的样品或样品溶液进行考察。指纹图谱实验方法的精密度通常以多次测量结果（相似度值）的变异性、标准偏差或变异系数来表达。具体精密度测量可用重复性和重现性进行考察。①重复性：评价应在方法的规定浓度范围内至少测定9次（如3种浓度，每一方法测定3次），或在100%的试验浓度下，至少测定6次，将所得结果进行相似性评价。②重现性：在不同实验室之间的精密度（合作研究，通常用于方法学的标准化）。方法需要标准化时，重现性是通过实验室之间的评价，即于不同实验室采取复核、审核、标化、盲试等不同的方法进行精密度考察，同时需要考察真实值的变异范围，确定方法本身的误差来源。重复性和重现性的具体范围应据实际情况确定。

耐用性：不同条件下分析同一样品所得测试结果的变化程度，是中药指纹图谱测定方法耐受环境变化的显示。如对色谱指纹图谱，在实际验证中首先需要考虑各个实验室不同温湿条件（即不同实验环境）、不同分析人员、不同厂家仪器（包括同一厂家不同规格仪器）、不同厂家的试剂和不同柱子［不同批号和（或）供应商］等；其次需考虑方法本身的参数波动的影响，如流速、柱温、波长变异、展开剂比例、流动相组成等，最后还包括分析溶液的稳定性、提取时间、流动相pH值变化的影响、流动相组分变化的影响等。对于薄层色谱和气相色谱还包括薄层板、展开系统；不同类型的担体、柱温、进样口和检测器温度等。经系统试验，应对结果予以说明，并确定不引起

系统较大变化的范围，确保方法的有效。

数据处理和计算分析 指纹图谱内潜藏着大量反映中药及其复方内在化学物质信息的数据和变量，需要对大量的仪器分析数据进行处理，从中提取化学特征信息进而实现化学识别模式。用于解析指纹图谱的方法有相似度法、聚类分析、主成分分析法、人工神经网络法等。中药指纹图谱获取所得到的数据，应是符合实际情况的色谱、光谱或其他源数据或积分结果。应建立比较图谱的一致性或相似程度的方法。

对于用于评价产品一致性、批间均一和稳定性的指纹图谱，建议应用现代信息学方法分析指纹图谱，其优点是能够借助计算机辅助计算给出客观、准确的结果，分析结果稳定、可重复。计算一般可分为谱峰匹配、化学特征提取、相似度计算、模式分类等步骤。采取相似度方式进行数据分析，可通过一定的计算软件进行，但必须提供算法及操作步骤供具体评价使用。采用相似度评价软件计算相似度时，若峰数多于10个，且最大峰面积超过总峰面积的70%，或峰数多于20个，且最大峰面积超过总峰面积的60%，计算相似度时应考虑去除该色谱峰。

对于用于鉴别的指纹图谱，若能够提供对照提取物，则优先考虑采用对照提取物作对照，也可以采用标准中给出的对照指纹图谱作对照进行目测比较，比较其色谱峰的峰数、峰位、峰与峰之间的比例等简单易行的方法。为确保特征或指纹图谱具有足够的信息量，必要时可使用二张以上特征或指纹图谱。

（阳长明）

zhìjì jiǎnchá

制剂检查 (test for preparations)

参照《中华人民共和国药典》制剂通则项下规定的检查项目和必要的其他检查项目，检查制剂是否符合制剂通则的要求，以及针对制剂中可能引入的杂质、有害元素或毒性成分，制订相应的限量范围以保证制剂的质量。包括总固体、干燥失重、重金属、砷盐、大孔树脂残留物、重量差异、装量差异、农药残留量、微生物限度、有关的毒性成分以及根据不同剂型所要求的一些必要的检查项目，如相对密度、pH值、水分、乙醇量、崩解时限、溶散时限、溶出度、含膏量等。眼用液体药物还需进行可见异物检查。注射剂一般还需要进行渗透压摩尔浓度（静脉输液及椎管注射用溶液）、不溶性微粒（溶液型静脉用注射液、溶液型静脉用注射用无菌粉末及注射用浓溶液）、可见异物、有关物质（蛋白质、鞣质、树脂、草酸盐、钾离子等）、无菌、热原或细菌内毒素、异常毒性、降压物质、过敏反应、溶血与凝聚等检查。制剂通则以外的剂型需要根据剂型特点及药物情况另行制订检查要求。

如果按照《中华人民共和国药典》各有关通则项下规定的检查项目进行检查外，无其他项检查目的，质量标准中检查项内容明确为"应符合×剂（某剂型）项下有关的各项规定（×××年版《中华人民共和国药典》）"。如乌鸡白凤丸质量标准中检查规定"应符合丸剂项下有关的各项规定（2015年版《中华人民共和国药典·四部》制剂通则）"。

有的制剂除按照《中华人民共和国药典》各有关通则项下规定的检查项目进行检查外，尚需另外制订检查项目，以保证制剂质量。如中药制剂生产中应用到有机溶剂的，一般需将所用的有机溶剂残留列入检查项。制剂过程中所应用的材料或辅料在制剂中可能残留的杂质、残留物，需要列入检查，如生产过程中使用了大孔树脂，若为苯乙烯骨架型大孔树脂，残留物检查项目为苯、甲苯、二甲苯、苯乙烯、烷烃类、二乙基苯类（二乙烯基）及其他可能因树脂引入的有机残留物等，其限量不能高于国家标准或国际通用标准；若采用其他类型的大孔吸附树脂，或采用其他类型的致孔剂等添加剂，则应对相应基团或添加剂等进行限量检查。中药制剂需要进行重金属、砷等有害元素考察，如研究结果表明重金属测定结果在百万分之十以下，砷盐测定结果在百万分之二以下的，可不列入质量标准，如超过此限度，需根据测定结果制订合理限度，列入质量标准。对含有毒性药材的中药制剂，应对毒性成分制订限量检查，如含有乌头类药材（包括生川乌、生草乌、附子等）的制剂，需建立乌头碱限量检查或双酯型生物碱（主要是乌头碱、次乌头碱和新乌头碱）的限量检查。必要时，农药残留检查也应列入质量标准。

如对通则中某项检查有特殊规定的，应明确说明。如2015年版《中华人民共和国药典》地奥心血康胶囊标准中水分检查，"不得过11.0%（通则0832第二法）"；2015年版《中华人民共和国药典》六应丸标准中重量差异检查写明"取本品5丸为1份，共取10份，按丸重差异第一法（通则0108）检查，应符合规定"。

在质量标准研究中，除《中华人民共和国药典》通则规定的检查项目外，应说明所列检查项目的制订理由，列出实测数据及确定各检查限度的依据。

（阳长明）

rónghuàxìng jiǎnchá

溶化性检查 (solubility test)

检查颗粒剂在热水中溶化程度是否符合规定。目的是检查可溶颗粒或混悬颗粒在规定体积热水中是否能全部溶化或混悬均匀。对于泡腾颗粒，则检查其在规定温度和体积的水中能否迅速产生气体使颗粒分散或溶解。

检查方法：①可溶颗粒和混悬颗粒，取供试品1袋（多剂量包装取10g），加热水200ml，搅拌5分钟，立即观察。②泡腾颗粒，取供试品3袋，分别置盛有200ml水的烧杯中，水温为15~25℃，观察。

判断标准：①可溶颗粒，应全部溶化，允许有轻微浑浊，但不得有异物。混悬颗粒应能混悬均匀。②泡腾颗粒，应迅速产生气体而呈泡腾状，5分钟内颗粒均应完全分散或溶解在水中。以上均不得有焦屑等。

注意事项：①热水温度按照《中华人民共和国药典》凡例规定应为70~80℃。②已规定检查溶出度的颗粒剂，可不进行溶化性检查。

（阳长明）

lìdù jiǎnchá

粒度检查 (particle size test)

检查制剂的粒子大小或限度是否符合规定。粒度是指粉粒中粒子的大小，一般用粒径（粒子的直径）表示。常用的粒径表示方法有：几何学粒径、有效粒径、比表面积粒径等。几何学粒径是指用显微镜看到的实际长度的粒子径。有效粒径是用沉降法求得的粒子径，即根据斯托克斯沉降定律求出的粒径。比表面积粒径是用吸附法和透过法求得的粉体的单位重量所具有的表面积，这种比表面积法是假定所有粒子都为球形求出的粒子径。进行粒度检查的制剂有颗粒剂、散剂、软膏剂、眼用制剂等。

粒径测定方法有显微镜法、筛分法、沉降法、电感应法等。2015 年版《中华人民共和国药典》收载有第一法（显微镜法）、第二法（筛分法）。显微镜法是用显微镜直接测定粒径的方法，其测定的粒度是以显微镜下观察到的长度表示。光学显微镜的测定范围为 0.5～500μm。筛分法是让药粉通过不同筛号的筛，然后从各号筛上残留的粉末重量（或筛下的重量）求出药粉的粒度分布，是测定比较大的粒子（40μm 以上）的最常用方法。中药制剂中进行粒度检查的有散剂、颗粒剂、眼用制剂、软膏剂等。

检查方法 包括显微镜法和筛分法。

显微镜法：目镜测微尺的标定照显微鉴别法标定。除另有规定外，取供试品，用力摇匀［黏度较大者可按品种项下的规定加适量甘油溶液（1→2）稀释］，照该剂型或品种项下的规定取供试品，置载玻片上，覆以盖玻片（注意防止气泡混入），轻压使颗粒分布均匀；半固体可直接涂于载玻片上。立即在 50～100 倍显微镜下检视盖玻片全部视野，应无凝聚现象，并不得检出该剂型或品种项下规定的 50μm 及 50μm 以上的粒子。再在 200～500 倍显微镜下检视该剂型或品种项下规定的视野内的总粒数及规定大小的粒数，计算所占百分比。

筛分法：①单筛分法。除另有规定外，取供试品 10g，称定重量，置规定的药筛中，筛上加盖，并在筛下配有密合的接受容器，按水平方向旋转振摇至少 3 分钟，并不时在垂直方向轻叩筛。取筛下的颗粒及粉末，称定重量，计算所占百分比。②双筛分法。除另有规定外，取供试品 30g，称定重量，置规定的药筛中，保持水平状态过筛，左右往返，边筛动边轻叩 3 分钟。取不能通过小号筛和能通过大号筛的颗粒及粉末，称定重量，计算所占百分比。

判断标准 散剂：用于烧伤或严重创伤的外用散剂，除另有规定外，采用单筛分法，通过六号筛的粉末重量不得少于供试品量的 95%，为符合规定。颗粒剂：采用双筛分法测定，不能通过一号筛与能通过五号筛的总和，未超过供试品取用量的 15%，为符合规定。软膏剂：采用显微镜法测定，含细粉的软膏剂取供试品适量，置于载玻片上，涂成薄层，覆以盖玻片，共涂 3 片，照显微镜法测定。3 张涂片中，均未检出大于 180μm 的粒子，为符合规定。眼用制剂：显微镜法测定，混悬型滴眼剂未检出大于 90μm 的粒子，为符合规定；混悬型眼用半固体制剂，3 张涂片中，均未检出大于 90μm 的粒子，为符合规定。

注意事项 ①采用显微镜法测定法检查，所用载、盖玻片应洁净，透明度良好。取样量应适量，若过多，粒子重叠不易观察；若过少代表性不强。盖盖玻片时，用镊子夹取盖玻片，先使盖玻片一边与供试品接触，再慢慢放下，以防止气泡混入，轻压使颗粒分布均匀。②单筛分法必须配有密合的接受容器，注意避免操作时粉末损失。药筛、筛盖和筛下接受容器必须干燥。双筛分法过筛

时，左右往返的速度不宜太快，边筛动边拍打的力度要适当。实验环境的相对湿度对测定结果有影响，宜在相对湿度为 45%±10% 的实验环境下进行。

（阳长明）

shuǐfèn jiǎnchá

水分检查（moisture determination） 检查供试品中的水分含量（%）是否符合规定。《中华人民共和国药典》收载有烘干法、甲苯法、减压干燥法、气相色谱法 4 种方法。水分测定用的供试品，一般需先破碎成直径不超过 3mm 的颗粒或破片。直径和长度在 3mm 以下的可不破碎。采用减压干燥法测定的供试品需通过二号筛。2015 年版《中华人民共和国药典·四部》规定：除另有规定外，蜜丸和浓缩蜜丸中所含水分不得过 15.0%；水蜜丸和浓缩水蜜丸不得过 12.0%；水丸、糊丸和浓缩水丸不得过 9.0%。蜡丸不检查水分。散剂不得过 9.0%。颗粒剂不得过 8.0%；硬胶囊（内容物为液体或半固体者不检查水分）内容物不得过 9.0%；不含糖块状茶剂（将供试品研碎）不得过 12.0%；含糖块状茶剂（将供试品破碎成直径约 3mm 的颗粒）不得过 3.0%；袋装茶剂与煎煮茶剂不得过 12.0%。胶剂（取供试品 1g，置扁形称量瓶中，精密称定，加水 2ml，置水浴上加热使溶解后再干燥，使厚度不超过 2mm，照烘干法测定）不得过 15.0%。

烘干法 通过测定供试品在规定条件下（100～105℃）经干燥后所减失的重量（主要为水分，也包括少量其他挥发性物质），根据减失的重量和取样量计算供试品的含水量（%）。适用于不含或少含挥发性成分药品的水分检查。

检查方法：取供试品 2～5g，

平铺于干燥至恒重的扁形称量瓶中,厚度不超过5mm,疏松供试品不超过10mm,精密称定,打开瓶盖在100~105℃干燥5小时,将瓶盖盖好,移置干燥器中,冷却30分钟,精密称定,再在上述温度干燥1小时,冷却,称重,至连续两次称重的差异不超过5mg为止。根据减失的重量计算供试品中含水量(%)。

注意事项:①干燥剂应保持在有效状态。②几个供试品同时测定时,称量瓶宜先编号标记,瓶与瓶盖编号一致。

甲苯法 通过测定供试品在甲苯加热回流条件下被蒸馏出的水量,根据水量和取样量计算供试品的含水量(%)。适用于含挥发性成分药品的水分检查。检查装置见图。使用前,全部仪器应清洁,并置烘箱中烘干。

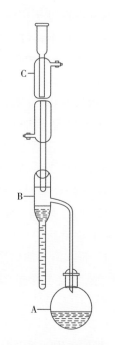

图 甲苯法仪器装置

注:A. 500ml 的短颈圆底烧瓶;
B. 水分测定管;C. 直形冷凝管,
外管长 40cm

检查方法:取供试品适量(相当于含水量1~4ml),精密称定,置A瓶中,加甲苯约200ml,必要时加入干燥、洁净的沸石或玻璃珠数粒,将仪器各部分连接,自冷凝管顶端加入甲苯,至充满B管的狭细部分。将A瓶置电热套中或用其他适宜方法缓缓加热,待甲苯开始沸腾时,调节温度,使每秒钟馏出2滴。待水分完全馏出,即测定管刻度部分的水量不再增加时,将冷凝管内部先用甲苯冲洗,再用饱蘸甲苯的长刷或其他适宜方法,将管壁上附着的甲苯推下,继续蒸馏5分钟,放冷至室温,拆卸装置,如有水黏附在B管的管壁上,可用蘸甲苯的铜丝推下,放置,使水分与甲苯完全分离(可加亚甲蓝粉末少量,使水染成蓝色,以便分离观察)。检读水量,并计算供试品中的含水量(%)。

注意事项:①检查装置在使用前应清洁至内壁不挂水,晾干或置烘箱低温烘干。②水分测定管的刻度部分应经校正合格。③用化学纯甲苯直接测定,必要时甲苯可先加水少量,充分振摇后放置,将水层分离弃去,经蒸馏后使用。④用电热套加热时应注意控制加热温度,防止温度过高造成水分损失。

减压干燥法 通过测定供试品在规定的压力条件下干燥后所减失的重量(主要为水分),根据减失的重量和取样量计算供试品的含水量(%)。适用于含有挥发性成分的贵重药品的水分检查。

检查方法:取直径12cm左右的培养皿,加入五氧化二磷干燥剂适量,使铺成0.5~1cm的厚度,放入直径30cm的减压干燥器中。取供试品2~4g,混合均匀,分取0.5~1g,置已在供试品同样条件下干燥并称重的称量瓶中,精密称定,打开瓶盖,放入上述减压干燥器中,减压至2.67kPa(20mmHg)以下持续半小时,室温放置24小时。在减压干燥器出口连接无水氯化钙干燥管,打开活塞,待内外压一致,关闭活塞,打开干燥器,盖上瓶盖,取出称量瓶迅速精密称定重量,计算供试品中的含水量(%)。

注意事项:①干燥剂应保持在有效状态,若表面已结块或出现液滴,即需更换。初次使用新的减压干燥器,应先将干燥器外面用布包好,再行减压,以防破碎伤人。可使用恒温减压干燥箱代替减压干燥器进行操作。②减压干燥器开盖时,应先将活塞旋开,使空气进入才能开盖。应注意缓缓旋开活塞,以免造成气流吹散供试品。③应选用单层玻璃盖称量瓶。如使用双层中空的玻璃盖称量瓶,减压时,称量瓶盖切勿放入减压干燥器中,应放另一普通干燥器内,以免破裂。

气相色谱法 采用气相色谱法,以纯化水为对照,无水乙醇为溶剂,使用热导检测器,测定含贵重药材制剂含水量(%)。

检查方法:色谱条件与系统适用性试验:以直径为0.18~0.25mm的二乙烯苯-乙基乙烯苯型高分子多孔小球作为载体,柱温为140~150℃,热导检测器检测。注入无水乙醇,气相色谱法测定,应符合以下要求:理论板数按水峰计算应大于1000,理论板数按乙醇峰计算应大于150;水和乙醇两峰的分离度应大于2;用无水乙醇进样5次,水峰面积的相对标准偏差不得大于3.0%。对照溶液的制备:取纯化水约0.2g,精密称定,置25ml量瓶中,加无水乙醇至刻度,摇匀,即得。供试品溶液的制备:取供试品适量(含水量约0.2g),剪碎或研细,精密称定，置具塞锥形瓶中，精密加入无水乙醇 50ml，密塞，混匀，超声处理 20 分钟，放置 12 小时，再超声处理 20 分钟，密塞放置，待澄清后倾取上清液，即得。取无水乙醇、对照溶液及供试品溶液各 1~5μl，注入气相色谱仪，测定，即得。

注意事项：①对照溶液与供试品溶液的配制须用新开启的同一瓶无水乙醇。供试品加入无水乙醇后，应密塞，以防止空气中水分进入。②用外标法计算供试品中的含水量。计算时应扣除无水乙醇中的含水量，方法如下：

对照溶液中实际加入的水的峰面积＝对照溶液中总水峰面积-K×对照溶液中乙醇峰面积

供试品中水的峰面积＝供试品溶液中总水峰面积-K×供试品溶液中乙醇峰面积

$$K = \frac{无水乙醇中水峰面积}{无水乙醇中乙醇峰面积}$$

（阳长明）

zhòngliàng chāyì jiǎnchá

重量差异检查（weight variation test）

检查单位制剂（一般为固体制剂）重量的差异，目的是控制单位制剂重量的差异在一定范围内，使制剂重量均匀一致，保证用药剂量的准确。《中华人民共和国药典》（简称《中国药典》）规定进行重量差异检查的剂型有丸剂、片剂、锭剂、贴剂、滴丸剂、膏药、块状茶剂、栓剂等。

检查方法 称定单位制剂的重量或药物重量（膏药以减去裱背重量后的膏药重量计）或每份重量（丸重 1.5g 以下的以 10 丸为 1 份），再与标示重量或平均重量相比较，看是否符合规定。《中国药典》对不同剂型的取样和检查方法有明确的规定：丸剂、锭

剂，以 10 丸为 1 份（丸重 1.5g 及 1.5g 以上的以 1 丸为 1 份），取供试品 10 份，分别称定重量。片剂，取供试品 20 片，精密称定总重量，求得平均片重后，再分别精密称定每片的重量。贴剂，取供试品 20 片，精密称定总重量，求出平均重量，再分别称定每片的重量。滴丸剂，取供试品 20 丸，精密称定总重量，求得平均丸重后，再分别精密称定每丸的重量。膏药，取供试品 5 张，分别精密称定每张总重量，剪取单位面积（cm²）的裱背，称定重量，换算出裱背重量，总重量减去裱

背重量，即为膏药重量。块状茶剂，取供试品 10 块，分别称定重量。栓剂，取供试品 10 粒，精密称定总重量，求得平均粒重后，再分别精密称定各粒的重量。

判断标准 丸剂、片剂、锭剂、贴剂、滴丸剂、每份（片）重量与每份标示重量（每丸标示量×称取丸数）相比较（无标示重量，与平均重量相比较），重量差异限度在相应规定的重量差异限度以内；或超出重量差异限度的不多于 2 份（片），且均未超出限度 1 倍，均为符合规定。《中国药典》规定的重量差异限度见表。

表　《中国药典》规定的各剂型重量差异限度

剂　型	标示重量/片重/丸重/粒重（或平均重量/片重/丸重/粒重）	重量差异限度
丸剂、锭剂	0.05g 及 0.05g 以下	±12%
	0.05g 以上至 0.1g	±11%
	0.1g 以上至 0.3g	±10%
	0.3g 以上至 1.5g	±9%
	1.5g 以上至 3g	±8%
	3g 以上至 6g	±7%
	6g 以上至 9g	±6%
	9g 以上	±5%
片剂	0.3g 以下	±7.5%
	0.3g 及 0.3g 以上	±5%
滴丸剂	0.03g 及 0.03g 以下	±15%
	0.03g 以上至 0.1g	±12%
	0.1g 以上至 0.3g	±10%
	0.3g 以上	±7.5%
膏药	3g 及 3g 以下	±10%
	3g 以上至 12g	±7%
	12g 以上至 30g	±6%
	30g 以上	±5%
不含糖块状茶剂	2g 及 2g 以下	±15%
	2g 以上至 5g	±12%
	5g 以上至 10g	±10%
	10g 以上至 20g	±6%
	20g 以上至 40g	±5%
	40g 以上	±4%
含糖块状茶剂	6g 及 6g 以下	±7%
	6g 以上	±5%
栓剂	1g 及 1g 以下	±10%
	1g 以上至 3g	±7.5%
	3g 以上	±5%

注意事项 称量前后，应仔细核对片、粒数。操作过程中应避免用手直接接触供试品（膏药勿直接接触膏面）。贴剂称量时，应将贴剂的粘贴面朝上，以免粘在天平上。已取出的不得再放回供试品原包装容器内。包糖衣丸剂、片剂、滴丸剂因在制剂过程中，检查丸芯的重量差异符合规定再包糖衣，包糖衣后不再检查重量差异；除另有规定外，其他包衣丸剂、片剂、滴丸剂应在包衣后检查重量差异并符合规定。凡进行装量差异检查的单剂量包装丸剂、滴丸剂，不再进行重量差异检查。检查膏药重量差异时应保证每张总重量与裱背面积的对应。裱背形状不规则时，可先将供试品处理成规则形状再称定总重量，但应避免膏料的损失。检查栓剂重量差异时，若检验场所的温度高于30℃，应用适宜方法降温，以免栓剂因室温过高而融化或软化，难以操作。

（阳长明）

zhuāngliàng chāyì jiǎnchá

装量差异检查 （filling variation test） 检查单剂量包装制剂之间所装药物重量的差异是否符合规定。目的是控制单剂量包装制剂药物装量的一致性，保证用药剂量的准确。《中华人民共和国药典》（简称《中国药典》）规定进行装量差异检查的剂型有单剂量包装的丸剂、散剂、颗粒剂和滴丸剂，胶囊剂、袋装茶剂与煎煮茶剂、注射用无菌粉末等。

检查方法 称定单剂量包装药物制剂的重量，与标示装量或平均装量相比较。不同剂型，其取样和检查方法略有不同。《中国药典》规定：单剂量包装的丸剂、散剂、颗粒剂、滴丸剂：取供试品10袋（瓶），分别称定每袋（瓶）内容物的重量。胶囊剂：除另有规定外，取供试品10粒，分别精密称定重量，倾出内容物（不得损失囊壳），硬胶囊囊壳用小刷或其他适宜的用具拭净；软胶囊或内容物为半固体或液体的硬胶囊囊壳用乙醚等易挥发性溶剂洗净，置通风处使溶剂挥尽，再分别精密称定囊壳重量，求出每粒内容物的装量。袋装茶剂与煎煮茶剂：取供试品10袋（盒），分别称定每袋（盒）内容物的重量。注射用无菌粉末：除另有规定外，取供试品5瓶（支），除去标签、铝盖，容器外壁用乙醇擦净，干燥，开启时注意避免玻璃屑等异物落入容器中，分别迅速精密称定，倾出内容物，容器用水或乙醇洗净，在适宜条件下干燥后，再分别精密称定每一容器的重量，求出每瓶（支）的装量与平均装量。

判断标准 单剂量包装的丸剂、散剂、颗粒剂和滴丸剂及胶囊剂、袋装茶剂与煎煮茶剂：每袋（瓶、粒）装量与标示装量（无标示装量的胶囊剂，与平均装量比较）相比较，装量差异限度在相应规定的限度以内；或超出装量差异限度的不多于2袋（瓶、粒），且均未超出限度1倍，均为符合规定。注射用无菌粉末：每瓶（支）装量与平均装量相比较，在规定限度以内；如有1瓶（支）不符合规定，另取10瓶（支）复试，在规定限度以内，均为符合规定。《中国药典》规定的装量差异限度见表。

注意事项 称重过程中应避免用手直接接触供试品内容物。称量前后，应仔细核对袋、瓶、粒数。每粒胶囊的两次称量中，应注意编号顺序以及囊体和囊帽的对号，不得混淆。洗涤软胶囊壳应用与水不混溶又易挥发的有机溶剂，其中以乙醚最好。挥发溶剂时，应在通风处使自然挥散，不得加热或长时间置干燥处，以免囊壳失水。检查注射用无菌粉末，开启安瓿时，需注意避免玻璃屑落入或溅失。开启橡皮塞铝盖时，可先稍打开橡皮内塞，使瓶内外的气压平衡，再盖紧后称重。用水、乙醇洗涤倾出内容物后的容器时，注意勿将瓶外编号的字迹擦掉，以免影响称重结果；并将空容器与原橡皮塞或安瓿颈部配对放于原固定位置。空容器的干燥一般可于60~70℃加热1~2小时，或在干燥器内干燥较长时间。称量空容器时，应注意瓶身与瓶塞（或折断的瓶颈部分）的配对。凡规定检查含量均匀度的注射用无菌粉末，一般不再进行装量差异检查。

（阳长明）

fāpàoliàng jiǎnchá

发泡量检查 （effervescence volume test） 检查阴道泡腾片产生的最大发泡量。阴道泡腾片是一种阴道用片剂，其置于阴道内可产生气体而呈泡腾状，使药物迅速均匀分布在大量泡沫中，从而发挥药效作用。阴道泡腾片中含酸碱系统的组成比例以及工艺、设备、包装等原因，可引起发泡量体积的不同，因此，需控制各片产生的发泡量体积的最低限度，保证临床用药的疗效。

检查方法：除另有规定外，取25ml具塞刻度试管（内径1.5cm）10支，各精密加水2ml，置37℃±1℃水浴中5分钟后，各管中分别投入供试品1片，密塞，20分钟内观察最大发泡量的体积，记录每片的最大发泡量体积，并计算平均发泡体积。

判断标准：平均发泡体积不

表 《中国药典》规定的各剂型装量差异限度

剂型	标示装量	装量差异限度
单剂量包装的丸剂	0.5g 及 0.5g 以下	±12%
	0.5g 以上至 1g	±11%
	1g 以上至 2g	±10%
	2g 以上至 3g	±8%
	3g 以上至 6g	±6%
	6g 以上至 9g	±5%
	9g 以上	±4%
单剂量包装的散剂	0.1g 及 0.1g 以下	±15%
	0.1g 以上至 0.5g	±10%
	0.5g 以上至 1.5g	±8%
	1.5g 以上至 6g	±7%
	6g 以上	±5%
单剂量包装的颗粒剂	1g 及 1g 以下	±10%
	1g 以上至 1.5g	±8%
	1.5g 以上至 6g	±7%
	6g 以上	±5%
单剂量包装的滴丸剂	0.5g 及 0.5g 以下	±12%
	0.5g 以上至 1g	±11%
	1g 以上至 2g	±10%
	2g 以上至 3g	±8%
	3g 以上	±6%
胶囊剂	0.3g 以下	±10%
	0.3g 及 0.3g 以上	±7.5%（中药±10%）
袋装茶剂与煎煮茶剂	2g 及 2g 以下	±15%
	2g 以上至 5g	±12%
	5g 以上至 10g	±10%
	10g 以上至 20g	±6%
	20g 以上至 40g	±5%
	40g 以上	±4%
注射用无菌粉末	0.05g 及 0.05g 以下	±15%
	0.05g 以上至 0.15g	±10%
	0.15g 以上至 0.50g	±7%
	0.50g 以上	±5%

少于 6ml，且少于 4ml 的不超过 2 片，为符合规定。

注意事项：所用的具塞刻度试管应洁净、干燥，内壁不挂水。恒温水浴时，需事先调到 37℃±1℃。应避免用手直接接触供试品，应用镊子夹取。10 片供试品应分别依次投入相应的具塞刻度试管中，使每片有一定的时间间隔，以便于在 20 分钟内分别仔细观察每片的发泡状况，记录最大发泡量的体积数。

（阳长明）

yìngdù jiǎnchá

硬度检查（hardness test） 测定片剂硬度，并判断其是否符合规定要求。片剂应具有足够的硬度，以避免在包装、运输等过程中破碎或被磨损，保证剂量准确；但如果片剂硬度过大，在一定程度上会影响片剂的崩解和溶出，因此，硬度检查是压片工序非常重要的检测项目之一。糖衣片和肠溶衣片在包衣时已能耐受长时间的转动摩擦，外面包了衣层，使片剂更加坚固，所以一般不做硬

度检查。《中华人民共和国药典》暂无对硬度检查的规定标准和测定方法，但各药厂都有其内控标准，检查方法有压痕法、高处落下法、指压法等，生产和科研中常用方法还有抗张强度检查和脆碎度检查。

压痕法：所测定的是表面硬度，即用一坚硬的圆锥体，用一定的力在材料表面"压痕"，由压痕的大小及深浅来评定其表面硬度。本法测得的表面硬度，可以反映药片抗磨损的性能，并可测定压力分布情况。

高处下落法：取药片 10 片，从 1 米高处平坠于厚为 2cm 的松木板上，以碎片不超过 3 片者为合格，否则应另取 10 片，重新检查，如碎片仍超过 3 片，应判为硬度不合格。此法对缺角不超过全片的 1/4 者，不以碎片论。

指压法：取药片置于中指和示指之间，用拇指以适当的力压向药片中心部位，如立即分成两半，则表示硬度不够。测试过程中应注意药片在中指和示指间的位置，以及拇指所施加的压力。有人设计了类似的片剂硬度计，将药片两侧支撑起来，用一刀状压板由片剂的另一面沿片剂的中心线加压，测定使片剂破碎所需的力。

（阳长明）

kàngzhāngqiángdù jiǎnchá

抗张强度检查（tensile strength test） 检查片剂抗张强度是否符合要求。抗张强度，又称破碎强度，习惯上也称为硬度。指将药片立于两个压板之间，沿药片直径的方向徐徐加压，直到破碎，测定使破碎所需之力。片剂的抗张强度（tensile strength，T_s）计算公式：

$$T_s = \frac{2P}{\pi Dt}$$

式中 T_s 为片剂的抗张强度（MPa）；P 为脆碎强度（N）；D 为片剂的直径（m）；t 为片剂的厚度（m）。适用于具有直径且整个表面高度恒定的圆柱形片剂。

抗张强度的大小反映物料的结合力和压缩成形性的好坏。抗张强度不仅可以评价片剂质量，而且应用于片剂的处方设计中。检查抗张强度的有 Strong-cobb 硬度计、孟山都（Monsanto）硬度测定仪、片剂四用测定仪、Pfizer 硬度计等。

Strong-cobb 硬度计是用水压机加压，压力表显示压力，结构较笨重。孟山都硬度测定仪是由一个圆筒、弹簧和螺杆等组成。弹簧装于空心圆筒中，依靠手柄螺杆的旋转，将弹簧压紧，经锤形头将压力传给片剂，片剂破碎时所需的压力由刻度指出。片剂四用测定仪用于硬度测定部分是由两个柱状活塞和压缩弹簧组成，左柱塞与药片相接触，右柱塞受电动螺栓控制，当螺栓转动时，压力通过压缩弹簧传递到药片上，同时，筒上的指针沿着外壁刻度移动，显示出片剂破碎时所承受的压力。Pfizer 硬度计，用手揿加压使药片破碎，破碎力可在压力表上显示出来。缺点是加压速度不够恒定，对测定结果有影响。测定时，加压速度应缓慢，并取几次测定结果的平均值。

（阳长明）

tánxìngfùyuánlǜ jiǎnchá

弹性复原率检查（elastic recovery rate test）

测定片剂从模中推出后弹性膨胀引起的体积增加值与片剂在最大压力下的体积之比。固体颗粒被压缩时，既发生塑性变形，又有一定程度的弹性变形，因此在压制的片剂内聚集有一定的弹性内应力，其方向与压缩力相反。当外力解除后，弹性内应力趋向松弛和恢复颗粒的原来形状，使片剂体积增大（一般增大 2%~10%），所以当片剂从模孔中推出后，一般不能再放入模孔中，这一膨胀现象称为弹性复原。由于压缩时片剂各部分受力不同，各方向的内应力也不同，当上冲上提时，片剂在模孔内先呈轴向膨胀，推出模孔后，同时呈径向膨胀，当黏合剂用量不当或黏结力不足，片剂压出后就可能引起表面一层出现裂痕，所以片剂的弹性复原及压力分布不均匀，是裂片的主要原因。因此，需对弹性复原率进行检查。片剂弹性复原率（ER）的计算公式：

$$ER = \frac{V-V_0}{V_0} \times 100\% = \frac{H-H_0}{H_0} \times 100\%$$

式中 V_0、H_0 分别为膨胀前片剂的体积和高度；V、H 分别为膨胀后片剂的体积和高度。适用于具有直径且整个表面高度恒定的圆柱形片剂。

（阳长明）

cuìsuìdù jiǎnchá

脆碎度检查（tablet friability test）

检查片剂在规定的装置中滚动 100 次后减失重量的百分数是否符合规定。用于检查非包衣片剂的脆碎情况及其他物理强度，如压碎强度等。

脆碎度检查装置称为脆碎度检查仪，内径约 286mm，深度 39mm，内壁抛光，一边可打开的透明耐磨塑料圆筒。筒内有一自中心轴套向外壁延伸的弧形隔片（内径为 80mm±1mm，内弧表面与轴套外壁相切），使圆筒转动时，片剂产生滚动。圆筒固定于同轴的水平转轴上，转轴与电动机相连，转速为每分钟 25 转±1 转。每转动一圈，片剂滚动或滑动至筒壁或其他片剂上。

检查方法：片重为 0.65g 或以下者取若干片，使其总重约为 6.5g；片重大于 0.65g 者取 10 片。用吹风机吹去脱落的粉末，精密称重，置圆筒中，转动 100 次。取出，同法除去粉末，精密称重，计算减失重量，观察有无断裂、龟裂或粉碎的片。

判断标准：①其减失重量未超过 1%，且未检出断裂、龟裂或粉碎片，为符合规定。②减失重量超过 1%，但未检出断裂、龟裂或粉碎片，应另取供试品复检 2 次。如 3 次的平均减失重量不得过 1%，且未检查断裂、龟裂或粉碎片，为符合规定；如 3 次的平均减失重量超过 1%，为不符合规定。③如检出断裂、龟裂或粉碎片，即为不符合规定。

注意事项：①如供试品的形状或大小使片剂在圆筒中形成不规则滚动时，可调节圆筒的底座，使与桌面成约 10° 的角，使试验时片剂不再聚集，能顺利下落。②对于形状或大小在圆筒中形成严重不规则滚动或特殊工艺生产的片剂，不适于本法检查，可不进行脆碎度检查。③对于易吸水的制剂，操作时应注意防止吸湿（通常控制相对湿度小于 40%）。

（阳长明）

bēngjiě shíxiàn jiǎnchá

崩解时限检查（disintegration time）

通过检查固体制剂在规定条件下的崩解（溶散）情况，判定制剂在体内经崩散后被吸收的情况。适用于片剂、胶囊剂、滴丸剂，凡规定检查溶出度、释放度、融变时限或分散均匀性的制剂，不再进行崩解时限检查。崩解时限检查在崩解仪中进行（泡腾片除外），其金属支架上下移动频率为 30～32 次/分。检查时将吊篮悬挂于金属支架上，除另有规定外，取 6 份供试品放入吊篮，浸入盛有测定介质（常用测定介质为水）的烧杯中。薄膜衣片用盐酸溶液（9→1000），肠溶衣片和肠溶胶囊可先在盐酸溶液（9→1000）中检查 2 小时，不得有裂缝、崩解和软化现象，再在磷酸盐缓冲液（pH 6.8）中进行检查。制剂在检查时限内 6 份供试品应全部崩解溶散或成碎粒，除不溶性包衣材料或破碎的胶囊壳外，应全部通过筛网。如有少量不能通过筛网，但已软化或轻质上浮且无硬芯者，为符合规定。若有 1 份不合格，应另取 6 份进行复试。口服制剂崩解时限见表。

检查过程中，烧杯内的介质温度应保持在 37℃±1℃。每次测试后，应对测定仪器进行清洗，并更换测定介质。若片剂供试品黏附挡板，应另取 6 片，不加挡板按片剂检查方法检查，应符合规定。

（史新元）

róngsàn shíxiàn jiǎnchá

溶散时限检查（time-limit of dissolution）

检查丸剂在规定条件下溶散所需时间是否符合规定。溶散是指丸剂在规定介质中溶化、崩散，碎粒全部通过吊篮筛网，或虽未通过筛网但已软化没有硬芯。丸剂口服后需经溶化、崩散、溶解，才能被机体吸收而达到治疗目的。因此，控制丸剂溶散时限有利于控制产品质量，保证疗效。除大蜜丸及研碎、嚼碎或用开水、黄酒等分散后服用的丸剂外，其他丸剂、滴丸剂均应进行溶散时限检查。使用的检查仪器和方法与片剂的崩解时限检查

表 口服制剂崩解时限

剂 型	崩解时限	剂 型	崩解时限
药材原粉片	30 分钟	硬胶囊剂	30 分钟
浸膏（半浸膏）片、糖衣片	1 小时	软胶囊剂	1 小时
薄膜衣片	1 小时	肠溶胶囊剂	1 小时
肠溶衣片	1 小时	滴丸剂	1 小时
含片	大于 10 分钟	舌下片	5 分钟

相同。

检查方法：除另有规定外，取供试品 6 丸，选择适当孔径筛网的吊篮（丸剂直径在 2.5mm 以下的用孔径约 0.42mm 的筛网；在 2.5～3.5mm 的用孔径约 1.0mm 的筛网；在 3.5mm 以上的用孔径约 2.0mm 的筛网），照崩解时限检查法片剂项下的方法加挡板进行检查。蜡丸照崩解时限检查法片剂项下的肠溶衣片检查法检查。滴丸剂不加挡板照崩解时限检查法检查。

判断标准：供试品 6 丸，在规定的时限内均能全部溶散并通过筛网；或有细小颗粒状物未通过筛网，但已软化且无硬芯者，为符合规定。如有 1 粒或 1 粒以上不能完全溶散，并不能通过筛网者，为不符合规定。滴丸，供试品 6 丸，在规定的时限内均能全部溶散并通过筛网；或有细小颗粒状物未通过筛网，但已软化且无硬芯者，为符合规定。如有 1 粒不能完全溶散，应另取 6 粒复

试，如在规定时间内全部溶散，为符合规定；如复试时仍有 1 粒或 1 粒以上不能完全溶散，为不符合规定。如有 2 粒或 2 粒以上不能完全溶散，为不符合规定。

注意事项：测试过程中，烧杯内的水温（或介质温度）应保持 37℃±1℃。每次测试后应清洗吊篮的玻璃管内壁及筛网、挡板等，并重新更换水或规定的溶液。操作过程中如供试品黏附挡板妨碍检查时，应另取供试品 6 丸，以不加挡板进行检查。以明胶为基质的滴丸，可改在人工胃液中进行检查。

（阳长明）

róngchūdù jiǎnchá

溶出度检查（dissolution test）

检查口服固体制剂溶出度是否符合规定。溶出度指活性成分从片剂、胶囊剂或颗粒剂等固体制剂在规定条件下溶出的速率和程度。片剂等固体制剂口服后，需经崩解、溶出等过程，药物成分溶解在体液中，才能被机体吸收而达

表 丸剂溶散时限

丸剂类型	限 度
小蜜丸、水蜜丸、水丸	1 小时以内
浓缩小蜜丸、浓缩水蜜丸、浓缩水丸、糊丸	2 小时以内
蜡丸〔在磷酸盐缓冲溶液（pH6.8）中检查〕	1 小时以内*
滴丸	30 分钟以内
包衣滴丸	1 小时以内

注：* 先在盐酸溶液（9→1000）中检查 2 小时，每丸均不得有裂缝、溶散或软化现象

到治疗目的。溶出度是一种模拟口服固体制剂在胃肠道中崩解和溶出的体外简易试验方法，是评价口服固体制剂质量的一个重要指标。凡检查溶出度的制剂，不再进行崩解时限的检查。《中华人民共和国药典》收载了5种检查方法，分第一法（篮法）、第二法（桨法）、第三法（小杯法）、第四法（桨碟法）、第五法（转筒法）。

检查装置　仪器一般应装有6套测定装置（图），可一次测定供试品6片（粒、袋）。第一法检查装置包括转篮、溶出杯和电机等。转篮分篮体与篮轴两部分，均为不锈钢或其他惰性材料（所用材料不应有吸附作用或干扰试验中供试品活性作用成分的测定）制成。第二法检查装置除将篮法的转篮换成搅拌桨外，其他装置和要求与篮法相同。搅拌桨的下端及桨叶部分可使用涂有合适的惰性材料（如聚四氟乙烯）。第三法检查装置包括搅拌桨和溶出杯。第四法同第二法，但溶出杯中放入用于放置贴片的不锈钢网碟。第五法同第二法，但搅拌桨另用不锈钢转筒装置替代。

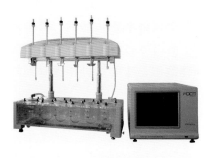

图　溶出度仪

测定方法　测定前，应对仪器装置进行必要的调试，使转篮底部距溶出杯的内底部25mm±2mm（第三法应使桨叶底部距溶出杯的内底部15mm±2mm）。分别量取经脱气处理的溶出介质，置各溶出杯内，实际量取的体积与规定体积的偏差应不超过±1%，加温，待溶出介质温度恒定在37℃±0.5℃后，取供试品6片（粒、袋），分别投入6个干燥的转篮内，将转篮降入溶出杯中（第一法）或分别投入6个溶出杯内（第二、三法，当品种项下规定需要使用沉降篮或其他沉降装置时，可将片剂或胶囊剂先装入沉降篮内）。注意供试品表面上不要有气泡，按照各品种项下规定的转速启动仪器，计时；至规定的取样时间（实际取样时间与规定时间的差异不得过±2%），吸取溶出液适量（第一、二法取样位置应在转篮或桨叶顶端至液面的中点，距溶出杯内壁不小于10mm处；第三法取样位置应在桨叶顶端至液面的中点，距溶出杯的内壁6mm处。需多次取样时，所量取溶出介质的体积之和应在溶出介质的1%之内，如超过总体积的1%时，应及时补充相同体积的温度为37℃±0.5℃的溶出介质，或在计算时加以校正），立即用适当的微孔滤膜（滤孔应不大于0.8μm，并使用惰性材料制成的滤器，以免吸附活性成分可干扰分析测定）滤过，自取样至滤过应在30秒钟内完成。取澄清滤液，照该品种项下规定的方法测定，计算出每片（粒、袋）的溶出量。

注意事项　①试验前，应进行溶出度仪的适用性及性能确认试验。除仪器的各项机械性能应符合上述规定外，还应用溶出度标准片对仪器进行性能确认试验。②溶出介质应新鲜制备并经脱气处理。因溶解的气体在试验过程中可能形成气泡，从而影响试验结果，因此溶解的气体应在试验之前除去。可采用下列方法进行脱气处理：取溶出介质，在缓慢搅拌下加热至约41℃，并在真空条件下不断搅拌5分钟以上；或采用煮沸、超声、抽滤等其他有效的除气方法；如果溶出介质为缓冲液，一般调节pH值至规定pH值±0.05之内。另外，如果转篮放置不当，也会产生气体附在转篮的下面，形成气泡致使片剂浮在上面，使溶出度下降。③测定时，除另有规定外，每个溶出杯中只允许投入1片（粒、袋）供试品。④应按照供试品品种规定的取样时间取样，且应在仪器开动的情况下取样。自6杯中完成取样的时间应在1分钟内。⑤多次取样时，所量取溶出介质的体积之和应在溶出介质的1%以内。如超过总体积的1%，应及时补充相同体积相同温度的溶出介质，或在计算时加以校正。⑥注意0.1mol/L盐酸溶液对转篮与搅拌桨可能有一定的腐蚀作用，尤其当采用低波长的紫外分光光度法时易产生干扰。⑦加沉降篮的目的是防止被测样品上浮或贴壁，致使溶出液的浓度不均匀，或因贴壁致使部分样品的活性成分难以溶出，但只有在各品种标准中规定要求使用时才使用。⑧如胶囊壳对分析有干扰，应取不少于6粒胶囊，尽可能完全地除尽内容物，置同一溶出杯内，用该品种项下规定体积的溶出介质溶解空胶囊壳，并按该品种项下的分析方法测定每个空胶囊的空白值，作必要的校正。如校正值大于标示量的25%，试验无效。如校正值不大于标示量的2%，可忽略不计。⑨实验结束后，应用水冲洗篮轴、篮体或搅拌桨。

判断标准　符合下述条件之一者，可判为符合规定。①6片

（粒、袋）中，每片（粒、袋）的溶出量按标示量计算，均不低于规定限度（*Q*）；②6片（粒、袋）中，如有1~2片（粒、袋）低于*Q*，但不低于*Q*-10%，且其平均溶出量不低于*Q*；③6片（粒、袋）中，如有1~2片（粒、袋）低于*Q*，其中仅有1片（粒、袋）低于*Q*-10%，但不低于*Q*-20%，且其平均溶出量不低于*Q*时，应另取6片（粒、袋）复试；初、复试的12片（粒、袋）中有1~3片（粒、袋）低于*Q*，其中仅有1片（粒、袋）低于*Q*-10%，但不低于*Q*-20%，且平均溶出量不低于*Q*。以上结果判断中所示的10%、20%是指相对于标示量的百分率（%）。

（阳长明）

shìfàngdù jiǎnchá

释放度检查（drug release rate test）

按照规定的方法在规定条件下检查缓释制剂、控释制剂、肠溶制剂及透皮贴剂等的释放度是否符合标准规定。释放度是指药物从缓释制剂、控释制剂、肠溶制剂及透皮贴剂等在规定条件下释放的速率和程度。释放度是模拟人体消化道条件，用规定的仪器，在规定的温度、介质、搅拌速度等条件下，测定药物释放速率，用以检测产品的生产工艺、控制产品质量，是评价缓释制剂、控释制剂、肠溶制剂及透皮贴剂等制剂质量的一个重要指标。凡检查释放度的制剂，不再进行崩解时限的检查。根据供试品的不同，其测定装置、条件不同，分为以下方法，缓释制剂或控释制剂采用第一、二、三法检查，肠溶制剂采用第一、二法检查，透皮贴剂采用第四、五法检查。检查装置见溶出度检查。

检查方法 缓释制剂或控释制剂：照溶出度测定法项下进行，但至少采用三个时间取样，在规定取样时间点，吸取溶液适量，及时补充相同体积的温度为37℃±5℃的溶出介质，经不大于0.8μm微孔滤膜滤过，自取样至滤过应在30秒钟内完成。照各品种项下规定的方法测定，算出每片（粒）的释放量。

肠溶制剂：需分别测定酸中释放量、缓冲液中释放量。又分为两种方法。方法1：酸中释放量：除另有规定外，量取0.1mol/L盐酸溶液750ml，注入每个溶出杯，实际量取的体积与规定体积的偏差应不超过±1%，待溶出介质温度恒定在37℃±0.5℃，取6片（粒）分别投入转篮或溶出杯中（当品种项下规定需要使用沉降装置时，可将片剂或胶囊剂先装入规定的沉降装置内），注意供试品表面不要有气泡，按各品种项下规定的转速启动仪器，2小时后在规定取样点吸取溶液适量，经不大于0.8μm的微孔滤膜滤过，自取样至滤过应在30秒钟内完成。按各品种项下规定的方法测定，计算出每片（粒）的酸中释放量。缓冲液中释放量：上述酸液中加入温度为37℃±0.5℃的0.2mol/L磷酸钠溶液250ml（必要时用2mol/L盐酸溶液或2mol/L氢氧化钠溶液调节pH值至6.8），继续运转45分钟，或按各品种项下规定的时间，在规定取样点吸取溶液适量，经不大于0.8μm微孔滤膜滤过，自取样至滤过应在30秒钟内完成。按各品种项下规定的方法测定，计算出每片（粒）的缓冲液中释放量。方法2：酸中释放量：除另有规定外，量取0.1mol/L盐酸溶液900ml，注入每个溶出杯中，照方法1酸中释放量项下进行测定。

缓冲液中释放量：弃去上述各溶出杯中酸液，立即加入温度为37℃±0.5℃的磷酸盐缓冲液（pH6.8）（取0.1mol/L盐酸溶液和0.2mol/L磷酸钠溶液，按3:1混合均匀，必要时用2mol/L盐酸溶液或2mol/L氢氧化钠溶液调节pH值至6.8）900ml，或将每片（粒）转移入另一盛有温度为37℃±0.5℃的磷酸盐缓冲液（pH6.8）900ml的溶出杯中，照方法1缓冲液中释放量项下进行测定。

透皮贴剂：将释放介质加入溶出杯内，预温至32℃±0.5℃。桨碟法：将透皮贴剂固定于两层碟片之间，释放面朝上，再将网碟置于烧杯下部，并使贴剂与桨底旋转面平行，两者相距25mm±2mm，开始搅拌并定时取样。转筒法：将透皮贴剂有黏性的一面置于一片铜纺上。面朝下放置于干净的表面，涂布适宜的胶黏剂于多余的铜纺边。干燥1分钟，仔细将贴剂涂胶黏剂的面安装于转筒外部，使贴剂的长轴通过转筒的圆心。挤压铜纺面除去引入的气泡，将转筒安装在仪器中，试验过程中保持转筒底部距溶出杯底部25mm±2mm，立即按照规定的转速启动仪器。在规定时间点取样。取样位置在介质液面与桨叶上端之间正中，离杯壁不得少于1cm。取样后应补充等体积的温度为32℃±0.5℃的空白释放介质。

判断标准 缓释制剂或控释制剂：除另有规定外，符合下述条件之一者，可判为符合规定：①6片（粒）中，每片（粒）在每个时间点测得的释放量按标示量计算，均未超出规定范围；②6片（粒）中，在每个时间点测得的释放量，如有1~2片（粒）超出规定范围，但未超出规定范围的10%，且在每个时间点测得的平均释放量未超出规定范围；③6片（粒）中，在每个时间点测得的释放量，如有1~2片（粒）超出规定范围，其中仅有1片（粒）超出规定范围的10%，但未超出规定范围的20%，且其平均释放量未超出规定范围，应另取6片（粒）复试；初、复试的12片（粒）中，在每个时间点测得的释放量，如有1~3片（粒）超出规定范围，其中仅有1片（粒）超出规定范围的10%，但未超出规定范围的20%，且其平均释放量未超出规定范围。以上结果判断中所示超出规定范围的10%、20%是指相对于标示量的百分率（%），其中超出规定范围10%是指：每个时间点测得的释放量不低于低限的-10%，或不超过高限的+10%；每个时间点测得的释放量应包括最终时间测得的释放量。

肠溶制剂：除另有规定外，符合下述条件之一者，可判为符合规定。酸中释放量：①6片（粒）中，每片（粒）的释放量均不大于标示量的10%；②6片（粒）中，有1~2片（粒）大于10%，但其平均释放量不大于10%。缓冲液中释放量：①6片（粒）中，每片（粒）释放量按标示量计算均不低于规定限度（Q）；除另有规定外，Q应为标示量的70%；②6片（粒）中仅有1~2片（粒）低于Q，但不低于Q-10%，且其平均释放量不低于Q；③6片（粒）中如有1~2片（粒）低于Q，其中仅有1片（粒）低于Q-10%，但不低于Q-20%，且其平均释放量不低于Q时，应另取6片（粒）复试；初、复试的12片（粒）中有1~3片（粒）低于Q，其中仅有1片

（粒）低于Q-10%，但不低于Q-20%，且其平均释放量不低于Q。以上结果判断中所示的10%、20%是指相对于制剂标示量的百分率（%）。

透皮贴剂：除另有规定外，同缓释制剂和控释制剂。

（阳长明）

hánliàng jūnyúndù jiǎnchá

含量均匀度检查（content uniformity test）

检查小剂量或单剂量的固体制剂、半固体制剂和非均匀相液体制剂的每单位制剂（每片、个、粒等）含量偏离标示量的程度。在生产过程中，某些小剂量制剂因工艺或设备等原因引起含量均匀度的差异。此检查的目的在于控制单位制剂含量的均一性，以保证用药剂量的准确。《中华人民共和国药典》对化学药物制剂含量均匀度检查做出了明确规定：片剂、胶囊剂、颗粒剂或散剂等，每一个单剂标示量小于25mg或主药含量小于每一个单剂重量25%者，药物间或药物与辅料间采用混粉工艺制成的注射用无菌粉末，以及内容物非均相溶液的软胶囊、单剂量包装的口服混悬液、透皮贴剂、吸入剂和栓剂，均应检查含量均匀度；复方制剂仅检查符合上述条件的组分。下述检查方法、判断标准是《中华人民共和国药典》对化学药物制剂的要求。中药制剂中，检查含量均匀度的制剂不多，但对治疗量（浓度）与中毒量（浓度）接近的药物，为控制制剂的均一性与剂量的准确性，应建立含量均匀度检查。凡检查含量均匀度的制剂，一般不再检查重（装）量差异。

检查方法 除另有规定外，取供试品10个，照各品种项下规定的方法，分别测定每一个单剂

以标示量为100的相对含量X，求其均值$\bar{X}$和标准差S $\left(s = \sqrt{\dfrac{\sum (X - \bar{X})^{1}}{n-1}} \right)$ 以及标示量与均值之差的绝对值A（$A = |100-\bar{X}|$）。

判断标准 ①若$A+2.2S \leq L$，符合规定。②若$A+S>L$，不符合规定。③若$A+2.2S>L$，且$A+S \leq L$，则应另取20个复试。根据初、复试结果，计算30个单剂的均值、标准差S和标示量与均值之差的绝对值A；当$A \leq 0.25L$时，若$A^2+S^2 \leq 0.25L^2$，则为符合规定；若$A^2+S^2 > 0.25L^2$，则不符合规定。当$A>0.25L$时，若$A+1.7S \leq L$，则为符合规定；若$A+1.7S>L$，则不符合规定。④含量均匀度的限度应符合各品种项下的规定。除另有规定外，$L=15.0$。⑤单剂型包装的口服混悬剂、内充混悬物的软胶囊剂、胶囊型或泡囊型粉雾剂、单剂型包装的眼用、耳用、鼻用混悬剂、固体或半固体制剂，其$L=20.0$；透皮贴剂、栓剂的$L=25.0$。

注意事项 供试品的主药必须溶解完全，必要时可用乳钵研磨或超声处理，使溶解并定量转移至量瓶中。紫外-分光光度法测定含量均匀度，所用溶剂需一次配够，当用量较大时，即使是同批号的溶剂也应混合均匀后使用。在含量测定与含量均匀度检查所用方法不同时，而且含量均匀度未能从响应值求出每片（个）含量情况下，可取供试品10片（个），照该药品含量均匀度项下规定的方法，分别测定，得仪器测得的响应值Y（可为吸光度、峰面积等），求其均值$\bar{Y}$。另由含量测定法测得以标示量为100的含量X_A，由X_A除以响应值的均值$\bar{Y}$，得比例系数K（$K=X_A/\bar{Y}$）。将

上述诸响应值 Y 与 K 相乘，求得每片标示量为 100 的相对含量（%） X（$X=KY$），同上法求 $\overline{X}$、S 和 A，计算，判定结果。

（阳长明）

zuìdī zhuāngliàng jiǎnchá

最低装量检查（minimum filling test）

检查多剂量包装制剂（包括固体、半固体和液体制剂）装量是否低于《中华人民共和国药典》规定所允许的最低装量，以保证多剂量包装制剂含有足量的药物。除制剂通则中规定检查重（装）量差异的制剂及放射性药品外，按下述方法检查。

检查方法 ①重量法（适用于标示装量以重量计者）：除另有规定外，取供试品 5 个（50g 以上者 3 个），除去外盖和标签，容器外壁用适宜的方法清洁并干燥，分别精密称定重量，除去内容物，容器用适宜的溶剂洗净并干燥，再分别精密称定空容器的重量，求出每个容器内容物的装量与平均装量。②容量法（适用于标示装量以容量计者）：除另有规定外，取供试品 5 个（50ml 以上者 3 个），将内容物转移至预经标化的干燥量入式量筒中（量具的大小应使待测体积至少占其额定体积的 40%），黏稠液体倾出后，除另有规定外，将容器倒置 15 分钟，尽量倾净。2ml 及以下者用预经标化的干燥量入式注射器抽尽。读出每个容器内容物的装量，并求其平均装量。

判断标准 每个容器内容物的装量与平均装量均应符合表中规定。如每个容器的装量百分率不少于允许最低装量百分率，且平均装量百分率不少于标示装量百分率，为符合规定。如有 1 个容器装量不符合规定，则另取 5 个［50g（ml）以上者 3 个］复试，复试结果全部符合规定，为符合规定。如初试结果的平均装量百分率少于标示装量百分率，或有一个以上容器的装量百分率不符合规定，或在复试中不是全部符合规定，均为不符合规定。

注意事项 开启瓶盖时，需注意避免损失。重量法检查注意取样容器编号和两次测定结果的对应。呈负压或真空状态的供试品，在称重前应释放真空，恢复常压后再检查。容量法检查所用注射器或量筒必须洁净、干燥并定期检定，其最大刻度值应与供试品标示装量一致，或使待测体积至少占其额定体积的 40%。如供试品为混悬液，应摇匀后检查。

（阳长明）

jìnchūwù jiǎnchá

浸出物检查（determination of extract content）

用水、乙醇或其他适宜溶剂，有针对性地对药材或制剂中可溶性物质进行测定，判断是否符合规定的检查。用于有效成分尚不清楚，无法建立含量测定或虽建立含量测定，但所测含量值很小的药材及制剂的质量控制，对表征产品质量有一定意义。

检查方法 根据采用溶剂不同，分为水溶性浸出物、醇溶性浸出物及挥发性醚浸出物 3 种检查方法，应选择对有效成分溶解度大，而对非有效成分溶解度小的溶剂。

水溶性浸出物测定法：测定用的供试品需粉碎，并过二号筛（丸剂剪碎，其他制剂按各品种项下规定），并混合均匀。该测定法分为冷浸法及热浸法。冷浸法：取供试品约 4g，精密称定，置 250~300ml 的锥形瓶中，精密加水 100ml，密塞，冷浸，前 6 小时内时时振摇，再静置 18 小时，用干燥滤器迅速滤过，精密量取续滤液 20ml，置已干燥至恒重的蒸发皿中，在水浴上蒸干后，于 105℃干燥 3 小时，置干燥器中冷却 30 分钟，迅速精密称定重量。除另有规定外，以干燥品计算供试品中水溶性浸出物含量（%）。热浸法：取供试品约 2~4g，精密称定，置 100~250ml 的锥形瓶中，精密加水 50~100ml，密塞，称定重量，静置 1 小时后，连接回流冷凝管，加热至沸腾，并保持微沸 1 小时。放冷后，取下锥形瓶，密塞，再称定重量，用水补足减失的重量，摇匀，用干燥滤器滤过，精密量取续滤液 25ml，置已干燥至恒重的蒸发皿中，在水浴

表 每个容器装量与平均装量限度

标示装量	注射液及注射用浓溶液		口服及外用固体、半固体、液体；黏稠液体	
	平均装量	每个容器装量	平均装量	每个容器装量
20g（ml）以下	—	—	不少于标示装量	不少于标示装量的 93%
20g（ml）至 50g（ml）	—	—	不少于标示装量	不少于标示装量的 95%
50g（ml）以上	不少于标示装量	不少于标示装量的 97%	不少于标示装量	不少于标示装量的 97%

注：— 示不做此项检查，另有规定

上蒸干后，于105℃干燥3小时，置干燥器中冷却30分钟，迅速精密称定重量。除另有规定外，以干燥品计算供试品中水溶性浸出物的含量（%）。

醇溶性浸出物测定法：照水溶性浸出物测定法测定。除另有规定外，以各品种项下规定浓度的乙醇代替水为溶剂。

挥发性醚浸出物测定法：取供试品（过四号筛）2~5g，精密称定，置五氧化二磷干燥器中干燥12小时，置索氏提取器中，加乙醚适量，除另有规定外，加热回流8小时，取乙醚液，置干燥至恒重的蒸发皿中，放置，挥去乙醚，残渣置五氧化二磷干燥器中干燥18小时，精密称定，缓缓加热至105℃，并于105℃干燥至恒重。其减失重量即为挥发性醚浸出物的重量。

判断标准　根据测得的结果与各品种项下的规定相比较。水（醇）溶性浸出物（%）、挥发性醚浸出物（%）计算公式：

水（醇）溶性浸出物（%）=［（浸出物及蒸发皿重-蒸发皿重）×加水（或乙醇体积）］÷（供试品重量×量取滤液的体积）×100%

挥发性醚浸出物（%）=（105℃干燥前浸出物及蒸发皿重-105℃干燥后浸出物及蒸发皿重）÷供试品重量×100%

注意事项　检查蜜丸时，为提高浸出效率应将其尽量剪碎。凡以干燥品计算，检查时应同时取供试品测定水分含量，计算时扣除水分。凡未规定水分检查的制剂，浸出物含量可以不以干燥品计算。对于浸出物含量较高的供试品，在水浴上蒸干时应先蒸至近干后，旋转蒸发皿使浸出物均匀平铺于蒸发皿中，再蒸干。

挥发性醚浸出物检查时，"残渣置五氧化二磷干燥器中干燥18小时"主要目的是除去醚浸出物中的水分，以防止在下一步加热操作中水分蒸发干扰测定。如果水分较多应及时更换干燥剂。供试品应测定2份，2份的相对平均偏差应小于5%。

（阳长明）

róngbiàn shíxiàn jiǎnchá

融变时限检查（melting time detection）　检查栓剂、阴道片等固体制剂在规定条件下的融化、软化或溶散情况。栓剂或阴道片放入腔道后，需要融化、软化或溶散，与分泌液混合逐渐释放药物，才能产生局部或全身治疗作用。因此，对于栓剂、阴道片需要检查融变时限，以控制产品质量，保证疗效。栓剂检查装置由透明的套筒与金属架组成（图）。透明套筒由玻璃或适宜的塑料材料制成，壁厚适当。金属架由两片不锈钢的金属圆板及3个金属挂架焊接而成。阴道片检查装置同上述栓剂的检查装置，但将金属架挂钩的钩端向下，倒置于容器内。

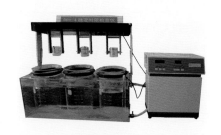

图　融变时限检查仪

检查方法　栓剂：取供试品3粒，在室温放置1小时后，分别放在3个金属架的下层圆板上，装入各自的套筒内，并用挂钩固定。将其分别垂直浸入盛有不少于4L的37.5℃±0.5℃水的容器中，其上端位置应在水面下90mm

处。容器中装一转动器，每隔10分钟在溶液中翻转该装置一次。

阴道片：调节水液面至上层金属圆盘的孔恰为均匀的一层水覆盖。取供试品3片，分别置于上面的金属圆盘上，装置上盖一玻璃板，以保证空气潮湿。

判断标准　除另有规定外，脂肪性基质的栓剂3粒均在30分钟内全部融化、软化或触压时无硬心；水溶性基质的栓剂3粒均在60分钟内全部溶解；阴道片3片均在30分钟内全部溶化或崩解溶散并通过开孔金属圆盘，或仅残留少量无硬心的软性团块，为符合规定。如初试仅有1粒不符合规定，应另取3粒复试，如复试全部符合规定，为符合规定。如初试结果有2粒（或片）或3粒（或片）不符合规定；或复试结果仍有1粒（或片）或1粒（或片）以上不符合规定，均为不符合规定。

注意事项　测试过程中，水温应保持37.5℃±0.5℃。检查栓剂时，放入供试品后，金属架上的挂钩必须紧密固定在透明套筒的上端，注意防止挂钩松动和脱落。检查阴道片时，覆盖在上层金属圆板的水层应恰当，使供试品的片面仅能与水层相接触，而不是全部浸没在水层中。

（阳长明）

xiāngduì mìdù jiǎnchá

相对密度检查（determination of relative density）　测定供试品的相对密度，并与所规定的值比较，判断其是否符合规定。相对密度是指在相同的温度、压力条件下，某物质的密度与水的密度之比。除另有规定外，温度为20℃。纯物质的相对密度在特定的条件下为不变的常数。但如物质的纯度不够，则其相对密度的测定值会随着纯度的变化而改变。因此，测定药品的相对密度，可用以检查药品的纯杂程度。

检查方法 液体药品的相对密度，一般用比重瓶测定；测定易挥发液体的相对密度，可用韦氏比重秤。

比重瓶法：①取洁净、干燥并精密称定重量的比重瓶（图1a），装满供试品（温度应低于20℃或各品种项下规定的温度）后，装上温度计（瓶中应无气泡），置20℃（或各品种项下规定的温度）的水浴中放置若干分钟，使内容物的温度达到20℃（或各品种项下规定的温度），用滤纸除去溢出侧管的液体，立即盖上罩。然后将比重瓶自水浴中取出，再用滤纸将比重瓶的外面擦净，精密称定，减去比重瓶的重量，求得供试品的重量后，将供试品倾去，洗净比重瓶，装满新沸过的冷水，再照上法测得同一温度时水的重量，计算公式：

$$供试品的相对密度 = \frac{供试品重量}{水重量}$$

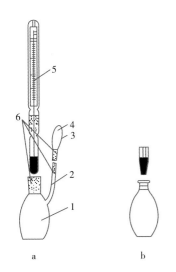

图1 比重瓶

注：1. 比重瓶主体；2. 侧管；3. 侧孔；4. 罩；5. 温度计；6. 玻璃磨口

②取洁净、干燥并精密称定重量的比重瓶（图1b），装满供试品（温度应低于20℃或各品种项下规定的温度）后，插入中心有毛细孔的瓶塞，用滤纸将从塞孔溢出的液体擦干，置20℃（或各品种项下规定的温度）恒温水浴中，放置若干分钟，随着供试液温度的上升，过多的液体将不断从塞孔溢出，随时用滤纸将瓶塞顶端擦干，待液体不再由塞孔溢出，迅速将比重瓶自水浴中取出，照①法，自"再用滤纸将比重瓶的外面擦净"起，依法测定，即得。

韦氏比重秤法：取20℃时相对密度为1的韦氏比重秤（图2），用新沸过的冷水将所附玻璃圆筒装至八分满，置20℃（或各品种项下规定的温度）的水浴中，搅动玻璃圆筒内的水，调节温度至20℃（或各品种项下规定的温度），将悬于秤端的玻璃锤浸入圆筒内的水中，秤臂右端悬挂游码于1.0000处，调节秤臂左端平衡用的螺旋使平衡，然后将玻璃圆筒内的水倾去，拭干，装入供试液至相同的高度，并用同法调节温度后，再把拭干的玻璃锤浸入供试液中，调节秤臂上游码的数量与位置使平衡，读取数值，即

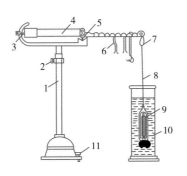

图2 韦氏比重秤

注：1. 支架；2. 调节器；3. 指针；4. 横梁；5. 刀口；6. 游码；7. 小钩；8. 细铂丝；9. 玻璃锤；10. 玻璃圆筒；11. 调整螺丝

得供试品的相对密度。

注意事项 采用比重瓶法：比重瓶必须洁净、干燥，先称量空比重瓶，再装供试品称重，最后装水称重。装过供试品的比重瓶应冲洗干净，如供试品为油剂，测定后应尽量倾去，连同瓶塞可先用石油醚和三氯甲烷冲洗数次，将油洗净，再用乙醇、水冲洗干净，再依法测定水重。当室温高于20℃或各品种项下规定的温度时，必须调节环境温度至略低于规定的温度，否则易造成虽经规定温度下平衡的比重瓶内的液体在称重过程中因环境温度高于规定温度而膨胀外溢，产生误差。供试品和水装瓶时，应小心沿壁倒入比重瓶内，以避免产生气泡。如有气泡，应稍放置待气泡消失后再调温称重。从水浴中取出比重瓶时，应用手指拿住瓶颈，而不能拿瓶肚，以免液体因手温影响体积膨胀外溢。测定有腐蚀性供试品时，为避免腐蚀天平盘，可在称量时用一表面皿放置天平盘上，再放比重瓶称重。

采用韦氏比重秤法：如该比重秤系在4℃时相对密度为1，则用水校准时游码应悬挂于0.9982处，并应将在20℃测得的供试品相对密度除以0.9982。韦氏比重秤应安装在固定平放的操作台上，避免受冷、热、气流及震动的影响。玻璃圆筒应洁净，装水及供试液的高度应一致，使玻璃锤沉入液面的深度前后一致。玻璃锤应全部浸入液体中。

（阳长明）

ruǎnhuàdiǎn jiǎnchá

软化点检查（softening point detection） 检查膏药在规定条件下因受热软化下坠达25mm时的温度。软化点是指物质软化的温度。用于检测膏药的老嫩程度，并可

间接反映膏药的黏性。适用于黑膏药和白膏药的检查。检查装置由试样环、钢球定位器、钢球、支架等组成。如图 A 为试样环，是倒圆锥形黄铜环；B 为钢球定位器，使钢球定位于试样中央；C 为钢球；D 为支架，上支撑板为具有两个水平圆环的扁平黄铜板，用于支撑两个试样环；下支撑板为扁平光滑的黄铜板。

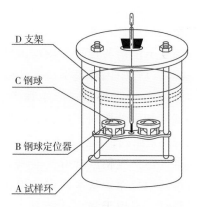

D 支架
C 钢球
B 钢球定位器
A 试样环

图 膏药软化点测定组合装置

检查方法 取供试品，置烘箱中微热软化后，取出，刮下膏料，称取 2 份，各 1.8g，分别填充于两个试样环中，并将试样环上口朝下平放在表面涂有少量甘油并平铺于玻璃板上的铝箔纸上，置 75℃±2℃ 的恒温箱中加热熔化至表面平整时，取出，室温放置 1 小时，将试样环移至上支撑板圆环内，装上钢球定位器，与钢球分别同置盛水的烧杯中，在 37℃±1℃ 的恒温水浴中，平衡 20 分钟后，按图将钢球置于定位器中，自烧杯底部加热，控制每分钟升温 1.0～1.5℃。读取钢球刚触及下支撑板表面时的温度，取平均值作为供试品的软化点。两个测定温度的差值不得过 1.0℃。

注意事项 为使制备的试样环上表面平整，铝箔纸上所涂甘油以不见液滴为宜，多余部用

棉花揩去。充填的膏料与试样环内壁局部应留有间隙，以避免熔化过程中试样环中膏料产生气泡。温度计或温控器探头应垂直安装，使水银球底部或温控器探头底部与试样环底部水平，但不能接触试样环。升温速度对试验结果有较大影响，应按规定控制。加入烧杯中的水应为新经脱气处理并放至 37℃ 以下的纯化水，以避免气泡对测定结果产生影响。软化点较高的供试品在试样环制备条件下不易软化，可适当提高软化温度或延长软化时间。钢球质量应定期检查，严格保持为 3.50± 0.05g。试验完毕，钢球、试样环和支架上残余的膏料应用清洗剂超声清洗后及时烘干备用。

（阳长明）

wàiguān jūnyúndù jiǎnchá

外观均匀度检查（detection of appearance uniformity） 从外观上检查散剂药物混合均匀程度，观察是否呈现均匀的色泽、有无花纹或色斑。混合操作是制备剂型的关键工序，需要根据情况选择合适的混合方法和器械。此项检查目的是控制散剂等剂型中混合均匀，以免因生产中混合不均匀、色泽不一致而影响质量。检查方法：取供试品适量（0.2～0.5g），置光滑纸上平铺约 5cm²，用玻璃板将其表面压平，在亮处观察。判断标准：供试品呈现均匀的色泽，无花纹或色斑，为符合规定。

（阳长明）

hángāoliàng jiǎnchá

含膏量检查（determination of plaster ointment content） 检查橡胶膏剂或凝胶膏剂中单位面积膏料量的重量（按 100cm² 的含膏量计算）是否符合规定。其目的在于控制每片含膏量的一致性，

以保证用药量的准确。橡胶膏剂照第一法检查，凝胶膏剂照第二法检查。第一法：取供试品 2 片（每片面积大于 35cm² 的应切取 35cm²），除去盖衬，精密称定，置于有盖玻璃容器内，加适量有机溶剂（如三氯甲烷、乙醚等）浸渍，并时时振摇，待背衬与膏料分离后，将背衬取出，用上述溶剂洗涤至背衬无残附膏料，挥去溶剂，在 105℃ 干燥 30 分钟，移置干燥器中，冷却 30 分钟，精密称定，减失重量即为膏重，按标示面积换算成 100cm² 的含膏量。第二法：取供试品 1 片，除去盖衬，精密称定，置烧杯中，加适量水，加热煮沸至背衬与膏体分离后，将背衬取出，用水洗涤至背衬无残留膏体，晾干，在 105℃ 干燥 30 分钟，移置干燥器中，冷却 30 分钟，精密称定，减失重量即为膏重，按标示面积换算成 100cm² 的含膏量。

判定标准：注意有效数字的修约与运算，使计算结果与标准中规定限度的有效数位一致。其数值大于或等于限度值时，为符合规定；小于限度值时，为不符合规定。

注意事项：操作过程中，避免用手直接接触供试品。必要时，可采用超声处理的方法将背衬与膏料分离。

（阳长明）

nàirèxìng jiǎnchá

耐热性检查（identification of heat resistance） 检查橡胶膏剂、栓剂等制剂在规定温度下保持制剂性状的情况，判断是否符合规定。橡胶膏剂或栓剂的耐热性好有利于制剂的生产、运输、贮藏。《中华人民共和国药典》制剂通则中规定橡胶膏剂需要进行本项检查，而栓剂的此项检查一

般不列入质量标准中，常见于基质处方设计、生产贮藏条件考察等研究中。

检查方法：①橡胶膏剂，除另有规定外，取供试品 2 片，除去盖衬，在 60℃ 加热 2 小时，放冷后，观察膏背面是否有渗油现象，膏面是否光泽，用手指触试是否有黏性。②栓剂，取栓剂 3 粒，置于相同内径的干燥具塞试管内，栓剂尖部向下，栓剂顶部上面放置 1 个砝码（20g），密封后置 37℃ 恒温水浴中，观察栓剂外形的变化情况，记录栓剂出现软化、变形（与试管壁粘贴）的时间。

结果判定：橡胶膏剂，如膏背面无渗油现象；膏面有光泽，用手指触试仍有黏性；均为符合规定。如膏背面有渗油现象；膏面无光泽，用手指触试无黏性；均为不符合规定。

（阳长明）

fùxíngxìng jiǎnchá

赋形性检查（determination of shape forming ability）　按规定方法检查凝胶膏剂在规定条件下膏面是否出现流淌现象。是评价凝胶膏剂质量的指标。取供试品 1 片，置 37℃、相对湿度 64% 的恒温恒湿箱中 30 分钟后，取出，用夹子将供试品固定在一平整钢板上，钢板与水平面的倾斜角为 60°，放置 24 小时，观察膏面情况。判定标准：如膏面无流淌现象，判为符合规定。反之，判为不符合规定。

（阳长明）

niánfùxìng jiǎnchá

黏附性检查（adhesion determination）　检查凝胶膏剂、橡皮膏剂或贴剂等制剂的黏附性是否符合规定。凝胶膏剂、橡皮膏剂、贴剂等外用制剂需要黏附于皮肤

表面，药物从制剂中释放后才能产生作用，因此，黏附性是评价此类制剂质量的一个重要指标。根据各品种规定要求，分别用初黏力、持黏力及剥离强度三个指标衡量。除另有规定外，凝胶膏剂照第一法（初黏力的测定）、橡胶膏剂照第二法（持黏力的测定）、贴剂照第二法（持黏力的测定）或第三法（剥离强度的测定）测定。

检查方法　第一法（初黏力的测定）：采用斜坡滚球测定，将一不锈钢球从置于倾斜板上的供试品黏附面滚过，根据供试品黏附性面能够黏住的最大球号钢球，评价其初黏力的大小。检查装置由倾斜板、底座、不锈钢球和接球盒等组成。倾斜板为厚约 2mm 的不锈钢板，倾斜角为 15° 或 30°；底座能调节并保持装置的水平状态；接球盒用于接板上滚落的钢球，其内壁应衬有软质材料；不锈钢球球号及规格应符合《中华人民共和国药典》规定。取供试品连同包装材料，在 18～25℃，相对湿度 40%～70% 的条件下放置 2 小时以上。取供试品 3 片，置于倾斜板中央，膏面向上，斜面上部 10cm 及下部 15cm 用 0.025mm 厚的涤纶薄膜覆盖，中间留出 5cm 膏面，将各品种项下规定的钢球，自斜面顶端自由滚下。

第二法（持黏力的测定）：将供试品黏性面粘贴于试验板表面，垂直旋转，沿供试品的长度方向悬挂一规定质量的砝码，记录供试品滑移直至脱落的时间或在一定时间内位移的距离。检查装置由试验架、试验板、压辊、加载板等组成。试验架由可调节水平的底座和悬挂、固定试验板的支架组成。试验架应使悬挂在支架

上的试验板的工作面保持竖直方向。试验板为厚 1.5～2.0mm，宽 125mm，长 125mm 的不锈钢板，试验板表面粗糙度应不大于 0.4μm。试验板表面有永久性污染或伤痕时，应及时更换。压辊为用橡胶包覆的钢轴，重 2000g。加载板的材质、尺寸及表面要求同试验板。取供试品连同包装材料，使互不重叠在 18～25℃，相对湿度 40%～70% 条件下放置 2 小时以上。用擦拭材料蘸清洗剂擦洗试验板和加载板，用干净的纱布仔细擦干，如此反复清洗 3 次以上，直到板的工作面清洁为止，洁净后的板面不得用手或其他物体接触。将供试品纵向粘贴在紧挨着的试验板和加载板的中部，用压辊在供试品上来回滚压 3 次，供试品在板上粘贴后，放置 20 分钟，固定于试验架，记录测试起始的时间。达到规定时间后，卸去重物。测量供试品的位移值，或者记录供试品从试验板上脱落的时间。试验结果以一组供试品的位移量或脱落时间的算术平均值表示。

第三法（剥离强度的测定）：检查装置由拉力试验机、试验板、聚酯薄膜等组成。拉力试验机应使供试品的破坏负载在满标负荷的 15%～85% 之间；力值示值误差不应大于 1%；试验机以 300mm/min±10mm/min 速度连续剥离；应附有能自动记录剥离负荷的绘图装置。试验板为厚 1.5～2.0mm、宽 50mm±1mm、长 125mm±1mm 的不锈钢板。聚酯薄膜为采用符合的 JB 1256-77（6020 聚酯薄膜）规定的厚度为 0.025mm、长度约为 110mm、宽度大于供试品约 20mm 的薄膜。取供试品连同包装材料，使互不重叠在 18～25℃，相对湿度

40%~70%条件下放置 2 小时以上。将供试品背衬用双面胶固定在试验板上。必要时，可用胶带沿供试品上下两侧边缘加以固定，使供试品平整地贴合在板上。将供试品黏性面与洁净的聚酯薄膜粘接，用 2000g 重压辊在供试品上来回滚动三次，以确保粘接处无气泡存在。供试品粘贴后，应放置 20~40 分钟后进行试验。将聚酯薄膜自由端对折（180°），把薄膜自由端和试验板分别上、下夹持于试验机上。应使剥离面与试验机线保持一致。试验机以 300mm/min±10mm/min 速度连续剥离，并有自动记录仪绘出剥离曲线。试验结果以剥离强度的算术平均值表示。供试品的剥离强度 σ（kN/m）计算公式：

$$\sigma = \frac{S}{LB} \cdot c$$

式中 S 为曲线中取值范围的面积，mm^2；L 为曲线中取值范围内的长度，mm；B 为供试品实际的宽度，mm；c 为记录纸单位高度的负荷，kN/m。

判断标准 按第一法检查，供试品中，3 片应有 2 片或 2 片以上能在测试段上粘住钢球，如有 1 片不能粘住，再用较小一号的钢球试验，应能粘住。如有 1 片能粘住钢球，而另 2 片粘住较小一号的钢球，则应另取 3 片复试，3 片均能粘住钢球为符合规定。按第二法、三法检查，应符合各品种标准相应规定。

（阳长明）

zǒnggùtǐ jiǎnchá

总固体检查（total solid content test） 检查酒剂等液体制剂按规定方法经干燥后所得残留物的重量（如加入硅藻土后干燥，应扣除加入硅藻土的量）。对有效成分尚

不清楚的复方制剂，此项检查对表征产品质量有一定的意义，是控制药品质量的指标之一。含糖、蜂蜜的酒剂照第一法检查，不含糖、蜂蜜的酒剂照第二法检查。

检查方法 第一法：精密量取供试品上清液 50ml，置蒸发皿中，水浴上蒸至稠膏状，除另有规定外，加无水乙醇搅拌提取 4 次，每次 10ml，滤过，合并滤液，置已干燥至恒重的蒸发皿中，蒸至近干，精密加入硅藻土 1g（经 105℃ 干燥 3 小时、移置干燥器中冷却 30 分钟），搅匀，在 105℃ 干燥 3 小时，移置干燥器中，冷却 30 分钟，迅速精密称定重量，扣除加入的硅藻土量，计算遗留残渣重量。

第二法：精密量取供试品上清液 50ml，置已干燥至恒重的蒸发皿中，水浴上蒸干，在 105℃ 干燥 3 小时，移置干燥器中，冷却 30 分钟，迅速精密称定重量，计算遗留残渣的重量。

判断标准 应符合质量标准项下相应规定。根据品种情况分别按照计算公式：

含糖、蜂蜜酒剂总固体(%)＝[（蒸发皿与玻棒重＋硅藻土重＋残渣重）－（蒸发皿与玻棒重＋硅藻土重）]÷50×100%

不含糖、蜂蜜酒剂总固体(%)＝（蒸发皿与残渣重－蒸发皿重）÷50×100%

注意事项 因酒剂在贮存期间允许有少量摇之易散的沉淀，故应将供试品放置一定时间，待沉淀析出后，精密量取上清液作为供试品溶液。检查含糖、蜂蜜酒剂总固体时，干燥硅藻土的加入量可根据蒸至近干时残留物的量决定，但硅藻土必须经 105℃ 干燥 3 小时并精密称定。操作过程中，因用玻棒搅拌后，玻棒上粘

有残留物与硅藻土，故宜将玻棒与空蒸发皿同时恒重，用玻棒搅拌、干燥后，将玻棒置该蒸发皿中再次同时恒重。严格掌握遗留物残渣干燥及冷却时间，迅速精密称定重量。

（阳长明）

jiǎchúnliàng jiǎnchá

甲醇量检查（determination of methanol content） 用气相色谱法对酒剂或酊剂中甲醇含量进行的检查。可采用毛细管柱法和填充柱法。毛细管柱法采用（6%）氰丙基苯基-（94%）二甲基聚硅氧烷为固定液的毛细管柱，以甲醇溶液为对照品溶液。测定时，分别精密量取对照品溶液与供试品溶液各 3ml，置于 10ml 顶空进样瓶中，密封，顶空进样，测定，按外标法以峰面积计算，即得。填充柱法采用直径为 0.18~0.25mm 的二乙烯苯-乙基乙烯苯型高分子多孔小球为载体的填充柱。以正丙醇溶液作为内标溶液。测定时，精密量取内标溶液 1ml，置 10ml 量瓶中，加供试液至刻度，摇匀，作为供试品溶液，取 1μl 注入气相色谱仪，测定，即得。除另有规定外，供试液含甲醇量不得过 0.05%（ml/ml）。填充柱法中，不含内标物质的供试品溶液色谱图中，在内标物质峰相应的位置处应不出现杂质峰。若待测样品中含有其他挥发性成分，干扰测定结果，可用程序升温法快速排除干扰组分，或另行选择内标物质，也可选用外标法测定。两次测定的平均相对偏差应小于 10%；否则应重新测定。

（史新元）

yǐchúnliàng jiǎnchá

乙醇量检查（determination of ethanol content） 对制剂在 20℃ 时乙醇含量（%）（ml/ml）进行

的检查。酒剂、酊剂、流浸膏剂与浸膏剂、搽剂、洗剂和涂膜剂需进行乙醇量检查。

除另有规定外，乙醇量检查采用气相色谱法和蒸馏法。气相色谱法可用毛细管柱或填充柱，向无水乙醇中加入正丙醇（作为内标物质），用水稀释至一定浓度作为对照品溶液。测定时，精密量取供试品适量（相当于乙醇约5ml），精密加入正丙醇5ml，以水进行适度稀释，作为供试品溶液。无水乙醇、正丙醇、供试品均应先恒温至20℃再进行相关操作。蒸馏法是蒸馏后测定相对密度的方法，可分为如下3种：第一法：适用于多数流浸膏、酊剂及甘油制剂。精密量取适量恒温至20℃的供试品，置于150～200ml蒸馏瓶中，根据制剂中乙醇含量加水适量，加玻璃珠数粒或沸石等物质，连接冷凝管，直火加热，缓缓蒸馏，速度以馏出液一滴接一滴为准。待馏出液约达一定量时，停止蒸馏。将馏出液温度调节至20℃，加20℃的水至一定量，摇匀，在20℃时按"相对密度检查"项下方法测定相对密度。在乙醇相对密度表内查出乙醇的含量，计算供试品中的乙醇含量。第二法：适用于含有挥发性物质的酊剂、醑剂等。精密量取适量恒温至20℃的供试品，置于分液漏斗中，加水适量，并加入氯化钠使之饱和，再加石油醚振摇1～3次，使妨碍测定的挥发性物质溶入石油醚层中，分取下层水液置于蒸馏瓶中，石油醚层用氯化钠饱和溶液洗涤3次，洗涤液并入蒸馏瓶中，按第一法蒸馏并测定。若加石油醚振摇后发生乳化现象，或经石油醚处理后，馏出液仍很浑浊时，可另取供试品，加水稀释，照第一法蒸馏，再将所得馏出液照本法处理、蒸馏并测定。第三法：适用于含有游离氨或挥发性酸的制剂。供试品中含有游离氨，可酌加稀硫酸，使成微酸性；如含有挥发性酸，可酌加氢氧化钠试液，使成微碱性。再按第一法蒸馏、测定。如同时含有挥发油，除按照上述方法处理外，并照第二法处理。供试品中如含有肥皂，可加过量硫酸，使肥皂分解，再依法测定。

除另有规定外，若蒸馏法测定结果与气相色谱法不一致，以气相色谱法测定结果为准。

（史新元）

kějiàn yìwù jiǎnchá

可见异物检查（test for visible foreign substances）

对注射剂、液体型眼用制剂中在规定条件下目视可以观测到的、粒径或长度通常大于$50\mu m$的不溶性物质进行的检查。可采用灯检法和光散射法进行检查。

灯检法：在暗室中，采用带遮光板的日光灯光源进行检查。将供试品容器外壁擦净，置于遮光板边缘处，在明视距离（供试品至人眼的清晰观测距离，通常为25cm），手持供试品颈部轻轻旋转和翻转容器（但应避免产生气泡），使药液中可能存在的可见异物悬浮，分别在黑色和白色背景下目视检查，重复观察，总检查时限为20秒。溶液型、乳状液及混悬型制剂可直接检查。注射用无菌粉末用适宜溶剂及适当方法使药粉全部溶解后检查；配有专用溶剂的注射用无菌粉末，应先将专用溶剂按注射液要求检查合格后，再用其溶解注射用无菌粉末。无菌原料药置于洁净透明的适宜容器内，用适宜溶剂及适当方法使药物全部溶解后检查。

包装容器不同，灯检时的光照度有不同规定。用深色透明容器包装或液体色泽较深（一般深于各标准比色液7号）的品种不适用灯检法，选用光散射法。

光散射法：利用当一束单色激光照射溶液时，溶液中的不溶性物质使入射光发生散射的能量与不溶性物质大小有关的原理进行检查。检查时，检测仪器使供试品沿垂直中轴线高速旋转一定时间后迅速停止，同时激光光源发出均匀激光束照射在供试品上；当药液涡流基本消失后，图像采集器对药液中悬浮的不溶性物质引起的散射光能量进行连续摄像，然后根据预先设定的阈值自动判定是否存在超过一定大小的不溶性物质。光散射法用于检查溶液型注射液、注射用无菌粉末和无菌原料药。对于注射用无菌粉末和无菌原料药，采用与灯检法检查相同的方法溶解后检查。

各类注射剂、眼用液体制剂供试品中均不得检出金属屑、玻璃屑、长度超过2mm的纤维、最大粒径超过2mm的块状物，静置一定时间后轻轻旋转时肉眼可见的烟雾状微粒沉积物、无法计数的微粒群或摇不散的沉淀，以及在规定时间内较难计数的蛋白质絮状物等明显可见异物。供试品中如检出点状物、2mm以下的短纤维和块状物等微细可见异物，生化药品或生物制品若检出半透明的小于约1mm的细小蛋白质絮状物或蛋白质颗粒等微细可见异物，除另有规定外，应符合各剂型项下规定。实验室检测时应避免引入可见异物。检查过程中，溶解、溶液转移等操作均应在100级的洁净环境（如层流净化台）中进行。注射用无菌粉末及无菌原料药所选用的适宜溶剂应无可见异物。如为水溶性药物，一般使用不溶性微粒检查用水进行溶解制备；如为其他溶剂，则应在各品种项下进行规定。

（史新元）

pH zhí jiǎnchá

pH 值检查（pH value test）

对液体制剂的 pH 值进行的检查。pH 值为水溶液中氢离子活度（以每 1000ml 中摩尔数计算）的负对数，是用来量度溶液酸碱度的一种指标。糖浆剂、合剂、凝胶剂、露剂、搽剂、洗剂及涂膜剂均需进行 pH 值检查。

待测物的电离常数、介质的介电常数和液接界电位等因素均可影响 pH 值的准确测量，所以实验测得数值只是溶液的表观 pH 值。但只要待测溶液与标准缓冲液的组成足够接近，所测 pH 值与溶液的真实 pH 值非常接近。

溶液的 pH 值使用酸度计测定。除另有规定外，水溶液的 pH 值以玻璃电极为指示电极、饱和甘汞电极或银-氯化银电极为参比电极的不低于 0.01 级的酸度计进行测定。测定时，按各品种项下的规定，选择二种 pH 值约相差 3 个 pH 值单位的标准缓冲液，使供试液的 pH 值处于二者之间。取与供试液 pH 值较接近的第一种标准缓冲液对仪器进行校正，使仪器示值与缓冲液 pH 值一致。再用第二种标准缓冲液核对仪器示值，通过调节斜率，使误差不大于 ±0.02pH 值单位。将供试品置于小烧杯中，用供试液淋洗电极数次，将电极浸入供试液中，轻摇供试液平衡稳定后，进行读数。注意每次更换标准缓冲液或供试液前，应用纯化水（或所换的标准溶液或供试液）充分洗涤电极，然后将水吸尽。当 pH 值不需精确测定时，可使用 pH 试纸或指示剂进行粗略比较。

（史新元）

zhùshèjì xiànzhì wùzhì jiǎnchá

注射剂限制物质检查（test for restricted substances in injections）

对注射剂中可能引起不良反应并需要控制的物质进行的检查。包括蛋白质、鞣质、树脂等，静脉注射液还应检查草酸盐、钾离子等。

蛋白质检查的原理是蛋白质在 pH 值小于等电点时呈正离子，可与磺基水杨酸或鞣酸等试剂结合形成不溶性的沉淀。向注射液中加入 30% 磺基水杨酸溶液，放置 5 分钟后应不得出现浑浊。注射液中如含有遇酸产生沉淀的成分，可改加鞣酸试液，不得出现浑浊。

鞣质检查的原理是鞣质与蛋白质在水中形成鞣酸蛋白而析出沉淀。向注射液中加入含 1% 鸡蛋清的生理氯化钠溶液，静置 10 分钟后不得出现浑浊或沉淀。如出现浑浊或沉淀，可向注射液中加稀醋酸，再加氯化钠明胶试液，不得出现浑浊和沉淀。含有附加剂为聚乙二醇、聚山梨酯等聚氧乙烯基物质的注射液，虽有鞣质也不产生沉淀，对这类注射液应取未加附加剂前的半成品检查。

树脂检查的原理是树脂在酸性水中析出絮状沉淀。取注射液 5ml，加盐酸 1 滴，放置 30 分钟，不得出现沉淀。如出现沉淀，另取注射液，加三氯甲烷萃取，将萃取液置水浴上蒸干，残渣加冰醋酸使溶解，加水混匀，放置 30 分钟，不得出现沉淀。

草酸盐检查的原理是草酸与氯化钙反应生成不溶于水的草酸钙。取溶液型静脉注射液适量，用稀盐酸调节 pH 值至 1~2，滤过，调节滤液 pH 值至 5~6，加 3% 氯化钙溶液，放置 10 分钟，不得出现浑浊或沉淀。

钾离子检查的原理是钾离子与四苯硼钠在酸性条件下生成沉淀，根据浊度判断钾离子的浓度。将静脉注射液蒸干，炽灼至完全灰化，加稀醋酸使溶解，加水定容，作为供试品溶液；以标准钾离子溶液为对照，分别精密加入一定量碱性甲醛溶液、3% 乙二胺四醋酸二钠溶液、3% 四苯硼钠溶液，加水稀释至一定浓度。以纳氏比色管进行比色，供试品溶液的浊度与对照液比较，不得更浓。

蛋白质、鞣质、树脂、草酸盐检查中，若实验结果不明显，可取注射用水作空白，同法操作，加以比较。上述检查法中所用试剂均应保持新鲜。

（史新元）

bùróngwù jiǎnchá

不溶物检查（test for insoluble substance）

对煎膏剂中不溶性异物进行的检查。用于控制制备过程中带入的焦屑等不溶性异物。检查时，称取供试品 5g，置 250ml 烧杯中，加入热水（70~80℃）200ml，搅拌使溶化，放置 3 分钟后观察，不得有焦屑等不溶性异物。加药材细粉的煎膏剂，应在未加入药粉前检查，符合规定后方可加入药粉。加入药粉后不再检查不溶物。

（史新元）

jīnshǔxìng yìwù jiǎnchá

金属性异物检查（determination of metal foreign substance）

对眼用半固体制剂中由加工过程带入的金属微粒进行的检查。用于避免制剂使用时引起眼部的伤害。检查时，取供试品 10 支，分别将全部内容物挤入底部平整光滑、无可见异物和气泡、直径为 6cm 的平底培养皿中，加盖，85℃ 保温 2 小时，使供试品融化并摊布均匀，室温放至凝固。将培养皿翻转，逐个倒置于显微镜台上，用聚光灯从上方以 45°角的入射光照射皿底，缓缓移动培养皿，以显微镜（30 倍）检视每支供试品中不小于 50μm 且具有光泽的金属性异物数。10 支中每支供试品内含金属性异物数超过 8 粒者不得多于 1 支，且其总数不得超过 50 粒。若有超过，应复试 20 支。初、复试结果合并计算，30 支中每支内含金属性异物数超过 8 粒者不多于 3 支，且其总数不得超过 150 粒。检查时，应注意眼用半固体制剂在培养皿中经 85℃加温后是否已完全融化，否则金属性异物不能下沉至皿底，影响计数与判断。聚光灯入射光的亮度应调节适当，使金属性异物得以清晰显示。

（史新元）

bùróngxìng wēilì jiǎnchá
不溶性微粒检查（test for insoluble particles）

对静脉用注射剂及供静脉注射用无菌原料药中不溶性微粒的大小及数量进行的检查。静脉用注射剂包括溶液型注射液、注射用无菌粉末、注射用浓溶液。在可见异物检查符合规定后进行该项检查。

可采用光阻法和显微计数法进行检查。光阻法的原理是液体中的微粒通过一窄小的检测区，与液体流向垂直的入射光被微粒阻挡而信号减弱，且信号变化与微粒截面积大小相关。检查时，将供试品溶液混合均匀后倒入取样杯中，静置适当时间脱气后，置于取样器上（或将供试品容器直接置于取样器上）。开始搅拌，使溶液均匀（避免气泡产生），不同供试品依法测定相应次数及相应供试品个数，记录数据。静脉

注射用无菌粉末和供注射用无菌原料药可用适量微粒检查用水（或适宜溶剂）溶解后测定。该法不适用于黏度过高、易析出结晶或进入传感器时容易产生气泡的注射剂。显微计数法在层流净化台中进行。将供试品溶液经 0.45μm 滤膜过滤，以双筒大视野显微镜测定滤膜有效滤过面积上最长粒径大于 10μm 和 25μm 的微粒数。该法不适用于乳液型和混悬型注射剂。对于黏度过高，采用上述方法都无法直接测定的注射液，可用适宜溶剂经适当稀释后测定。若光阻法测定结果不符合规定或供试品不适用于光阻法测定，应采用显微计数法进行测定，并以显微计数法的测定结果作为判定依据。除另有规定外，检查结果判定标准见表。注意操作环境应不得引入外来微粒，测定前的操作应在层流净化台中进行。玻璃仪器和其他所需用品均应洁净、无微粒。微粒检查用水（或其他适宜溶剂）使用前须经不大于 1.0μm 的微孔滤膜滤过，其中所含微粒数应符合规定。

（史新元）

shèntòuyā jiǎnchá
渗透压检查（osmotic pressure test）

对制剂的渗透压摩尔浓度进行的检查。溶剂通过半透膜由低浓度溶液向高浓度溶液扩散的现象称渗透，阻止渗透所需施加的压力即为渗透压。生物膜（如细胞膜或毛细血管壁）一般具有半透膜的性质，渗透压在涉及溶质的扩散或通过生物膜的液体转运等生物过程中具有极其重要的作用，因此，需控制注射剂、眼用液体制剂的渗透压。

人体的血浆、胃液、脊髓液、泪液等渗透压基本相等，一般为 280～320mmol/L。凡与此渗透压近似相等的溶液为等渗溶液。为使药液与人体内各种液体的渗透压保持平衡，常配制等渗溶液。与红细胞张力相等的溶液为等张溶液，即与细胞接触时，使细胞功能和结构保持正常的溶液。如 1.9%尿素溶液与血浆等渗，但尿素能自由通过细胞膜，将红细胞置入其中会立即溶血，因此，1.9%尿素溶液是等渗溶液而非等张溶液。而氯化钠（NaCl）不能自由透过细胞膜，0.85% NaCl 既

表 不溶性微粒检查结果判定标准

剂型	检查方法	判定标准
标示装量为 100ml 或 100ml 以上的静脉用注射液	光阻法	每 1ml 中含 10μm 及 10μm 以上的微粒数不得过 25 粒，含 25μm 及 25μm 以上的微粒数不得过 3 粒
	显微计数法	每 1ml 中含 10μm 以上的微粒数不得过 12 粒，含 25μm 及 25μm 以上的微粒数不得过 2 粒
标示装量为 100ml 以下的静脉用注射液、静脉注射用无菌粉末、注射用浓溶液及供注射用无菌原料	光阻法	每个供试品容器（份）中含 10μm 及 10μm 以上的微粒数不得过 6000 粒，含 25μm 及 25μm 以上的微粒数不得过 600 粒
	显微计数法	每个供试品容器中含 10μm 及 10μm 以上的微粒数不得过 3000 粒，含 25μm 及 25μm 以上的微粒数不得过 300 粒

是等渗溶液，也是等张溶液。临床给药过程中，静脉给药需用严格的等张溶液，其他方式不需要等张溶液。

溶液的渗透压，依赖于溶液中溶质粒子的数量，是溶液的依数性之一，通常以渗透压摩尔浓度来表示，它反映的是溶液中各种溶质对溶液渗透压贡献的总和。渗透压摩尔浓度的单位通常以每千克溶剂中溶质的毫渗透压摩尔来表示，计算公式：

毫渗透压摩尔浓度(mOsmol/kg)=（每千克溶剂中溶解的溶质克数/分子量）$\times n \times 1000$

式中 n 为一个溶质分子溶解或解离时形成的粒子数。在理想溶液中，例如葡萄糖 $n=1$，氯化钠或硫酸镁 $n=2$，氯化钙 $n=3$，枸橼酸 $n=4$。在生理范围及很稀的溶液中，其渗透压摩尔浓度与理想状态下的计算值偏差较小；随着溶液浓度增加，与计算值比较，实际渗透压摩尔浓度下降。复杂混合物（如水解蛋白注射液）的理论渗透压摩尔浓度不容易计算，因此通常采用实际测定值表示。溶液的渗透压摩尔浓度通常采用冰点下降法测定。理想稀溶液中，冰点下降值 ΔT_f 符合公式：

$$\Delta T_f = K_f \cdot m$$

式中 K_f 为冰点下降常数（当水为溶剂时为 1.86），m 为溶液的重量摩尔浓度。

渗透压 P_o 符合公式：

$$P_o = K_o \cdot m$$

式中，K_o 为渗透压常数。通过测定 ΔT_f 可计算溶液的渗透压摩尔浓度。采用氯化钠配置渗透压摩尔浓度测定仪校正用标准溶液。测定时，首先取适量新沸放冷的水调节仪器零点，然后选择两种标准溶液（供试品溶液的渗透压摩尔浓度应介于两者之间）校正仪器，再测定供试品溶液的渗透压摩尔浓度或冰点下降值。

供试品溶液与 0.9%（g/ml）氯化钠标准溶液的渗透压摩尔浓度比率称为渗透压摩尔浓度比。用渗透压摩尔浓度测定仪分别测定供试品溶液与 0.9%（g/ml）氯化钠标准溶液的渗透压摩尔浓度 O_T 与 O_S，方法同渗透压摩尔浓度测定法，渗透压摩尔浓度比计算公式：

$$渗透压摩尔浓度比 = O_T / O_S$$

若供试品为液体，可直接测定；如其渗透压摩尔浓度大于 700 mOsmol/kg 或为浓溶液，可用适宜溶剂（通常为注射用水）稀释至测定范围内；如为固体（如注射用无菌粉末），可采用药品标签或说明书中的规定溶剂溶解并稀释至测定范围内。需特别注意：溶液经稀释后，粒子间的相互作用与原溶液有所不同，一般不能简单地将稀释后溶液渗透压的测定值乘以稀释倍数计算原溶液的渗透压摩尔浓度。

（史新元）

pēnshè shìyàn jiǎnchá

喷射试验检查（spray test）对气雾剂、喷雾剂的剂量及给药方式是否符合规定进行的检查。包括以下各项。

喷射速率检查：检查非定量阀门气雾剂喷射时是否能持续喷出恒速的均匀雾滴。取供试品 4 瓶，除去帽盖，分别揿压阀门喷射数秒钟后，擦净，精密称定。将其浸入恒温水浴（25℃±1℃）中 30 分钟，取出，擦干。分别揿压阀门持续准确喷射 5 秒钟，擦净，分别精密称定。再放入恒温水浴（25℃±1℃）中，按上法重复操作 3 次，计算每瓶的平均喷射速率（g/s），均应符合各品种项下的规定。

喷出总量检查：检查非定量阀门气雾剂的可喷出量。取供试品 4 瓶，除去帽盖，分别精密称定，在通风橱内，分别揿压阀门连续喷射于已加入适量吸收液的容器中，直至喷尽为止，擦净，分别精密称定。每瓶喷出量均不得少于标示装量的 85%。

每瓶总揿次检查：检查定量阀门气雾剂的总揿次。取供试品 4 瓶，除去帽盖，充分振摇，在通风橱内，分别揿压阀门连续喷射于已加入适量吸收液的容器中，直至喷尽为止。分别计算每瓶喷射的次数，均不得少于其标示总揿次。注意每次喷射间隔 5 秒并缓缓振摇，以保证每次喷满一喷。

每揿喷量检查：检查定量阀门气雾剂每揿喷量的准确性。取供试品 4 瓶，除去帽盖，分别揿压阀门试喷数次后，擦净，精密称定，揿压阀门喷射 1 次，擦净，再精密称定。前后两次重量之差为 1 个喷量。按上法连续测出 3 个喷量；不计重量揿压阀门连续喷射 10 次；再按上法连续测出 3 个喷量；再不计重量揿压阀门连续喷射 10 次；再按上法连续测出 4 个喷量；计算每瓶 10 个喷量的平均值，均应为标示喷量的 80%～120%。凡进行每揿主药含量检查的气雾剂，不再进行每揿喷量检查。

每揿主药含量检查：检查定量阀门气雾剂每揿喷量的准确性。取供试品 1 瓶，充分振摇，除去帽盖，试喷 5 次，用溶剂洗净套口，充分干燥后，倒置药瓶于加入一定量吸收液的适宜烧杯中，将套口浸入吸收液面下（至少

2.5cm），喷射 10 次或 20 次（注意每次喷射间隔 5 秒并缓缓振摇），取出药瓶，用吸收液洗净套口内外，合并吸收液，按各品种含量测定项下的方法测定，所得结果除以取样喷射次数，即为平均每揿主药含量，应符合各品种项下的有关规定。

每喷喷量检查：检查喷雾剂每揿的喷射量。取供试品 4 瓶，除去帽盖，分别揿压试喷数次后，擦净，精密称定；揿压喷射 5 次，擦净，精密称定；按上法重复操作 3 次；计算每瓶每揿平均喷射量，均应符合各品种项下的规定。注意喷射过程中揿压阀门的力度应一致。

（史新元）

zhòngjīnshǔ jiǎnchá

重金属检查（limit tests for heavy metals） 对供试品中在规定实验条件下能与硫代乙酰胺或硫化钠作用显色的金属杂质进行的检查。金属杂质包括银、铅、汞、铜、镉、锡、锑、铋等。由于药品生产过程中污染铅的机会较多，铅在体内又易积蓄中毒，因此重金属检查时以铅为代表。

检查时，供试品与硫代乙酰胺或硫化钠反应显色，与一定量标准铅溶液按同法制成的对照液比较，以判断供试品中重金属离子是否超过了限量。根据实验条件不同，分为 3 种检查方法。第一法：适用于在实验条件下供试液澄清、无色，对检查无干扰或经处理后对检查无干扰的药物。将标准铅溶液、供试品溶液以及与前两者分别等量的标准铅溶液和供试品溶液的混合液分别置于甲、乙、丙三支纳氏比色管中，用溶剂稀释至一定体积，加入等量硫代乙酰胺试液，摇匀，放置 2 分钟，置白纸上自上向下透视，

当丙管中显出的颜色不浅于甲管时，乙管中显出的颜色与甲管比较，不得更深。如丙管中显出的颜色浅于甲管，则需重新取样按第二法进行检查。若供试品溶液带颜色，可在甲管中滴加少量的稀焦糖溶液或其他无干扰的有色溶液，使之与乙管、丙管颜色一致。第二法：取适量供试品（如供试品为溶液，则取适量溶液蒸发至干），按炽灼残渣检查法进行炽灼处理，取遗留的残渣，加硝酸 0.5ml，蒸干，至氧化氮蒸气除尽后，放冷，加盐酸 2ml，置水浴上蒸干后加水 15ml，滴加氨试液至对酚酞指示液显微粉红色，再加醋酸盐缓冲液（pH 3.5）2ml，微热溶解后，移置纳氏比色管中，加水稀释成 25ml；另取配制供试品溶液的试剂，置瓷皿中蒸干后，加醋酸盐缓冲液（pH 3.5）2ml 与水 15ml，微热溶解后，置于纳氏比色管中，加标准铅溶液一定量，再用水稀释成 25ml，作为乙管；分别加入硫代乙酰胺试液，照第一法检查。第三法：适用于能溶于碱、不溶于稀酸的药物。取供试品适量，加氢氧化钠试液与水溶解后，置于纳氏比色管中，加硫化钠试液，摇匀，与一定量的标准铅溶液同样处理后的颜色比较，不得更深。如供试品自身为重金属的盐，检查该品种其他重金属必须先将供试品本身的金属离子除去，再进行检查。

（史新元）

shēnyán jiǎnchá

砷盐检查（limit tests for arsenic） 对药品中微量砷盐的限量检查。以砷（As）计算砷盐含量。砷盐是有毒物质，多由药物生产过程使用的无机试剂引入。胶剂需进行砷盐检查。

砷盐检查可采用古蔡氏法和

二乙基二硫代氨基甲酸银法。古蔡氏法利用金属锌与酸作用产生新生态的氢，与药物中微量砷盐反应，生成具有挥发性的砷化氢气体，遇溴化汞试纸，产生黄色至棕色的砷斑，将该砷斑与一定量标准砷溶液在相同条件下生成的砷斑比较，供试品生成的砷斑不得深于对照品。二乙基二硫代氨基甲酸银（Ag-DDC）法是利用砷化氢与 Ag-DDC 吡啶溶液作用，使 Ag-DDC 中的银还原为红色胶态银，与一定量的标准砷溶液同法所得的溶液比色，判断是否超限。必要时，可在 510nm 处测定供试液的吸光度，不得大于标准砷溶液所得的吸光度。检查所用仪器和试液等照此法检查，均不应生成砷斑。如供试品为锑盐，不适于进行砷盐检查，但 100μg 锑的存在不至干扰测定。如供试品为铁盐，需先加酸性氯化亚锡试液，将高铁离子还原为低价铁而除去干扰。

（史新元）

nóngyào cánliúliàng jiǎnchá

农药残留量检查（determination of pesticide residue） 用气相色谱法对药材、饮片及制剂中部分有机氯、有机磷和拟除虫菊酯类农药残留量进行的检查。检查时，配置某一类型农药的混合对照品溶液，通过提取、净化和富集等步骤制备供试品溶液，分别将供试品溶液和与之相对应浓度的混合对照品溶液连续进样 3 次，取 3 次平均值，按外标法计算供试品中某种农药的残留量。将检测结果与品种项下"农药残留量"含量限度进行比较，判定供试品是否符合规定。三类农药的供试品溶液制备方法不同。

有机氯类农药残留量测定
混合对照品溶液采用六六六

（BHC）、滴滴涕（DDT）及五氯硝基苯（PCNB）制备。将供试品于60℃干燥4小时，粉碎成细粉，精密称取2g，加20ml水浸泡过夜，精密加丙酮40ml，超声处理30分钟，放冷，用丙酮补足减失的重量，再加氯化钠约6g，精密加二氯甲烷30ml，称定重量，超声处理15分钟，用二氯甲烷补足减失的重量，静置分层，将有机相迅速移入装有适量无水硫酸钠的100ml具塞锥形瓶中，放置4小时。精密量取35ml，于40℃水浴上减压浓缩至近干，加少量石油醚（60～90℃）如前反复操作至二氯甲烷及丙酮除净，用石油醚（60～90℃）溶解并转移至10ml具塞刻度离心管中，加石油醚（60～90℃）精密稀释至5ml，小心加入硫酸1ml，振摇1分钟，离心（3000转/分钟）10分钟。精密量取上清液2ml，置于具刻度的浓缩瓶中，连接旋转蒸发器，40℃下（或用氮气）将溶液浓缩至适量，精密稀释至1ml，即得。

有机磷类农药残留量测定 混合对照品溶液用对硫磷、甲基对硫磷、乐果、氧化乐果、甲胺磷、久效磷、二嗪农、乙硫磷、马拉硫磷、杀扑磷、敌敌畏、乙酰甲胺磷制备。取供试品粉末（过二号筛）约5g，精密称定，加无水硫酸钠5g，加入乙酸乙酯50～100ml，冰浴超声处理3分钟，放置，取上层液滤过，药渣加乙酸乙酯30～50ml，冰浴超声处理2分钟，放置，滤过，合并两次滤液，用少量乙酸乙酯洗涤滤纸及残渣，与上述滤液合并。取滤液于40℃以下减压浓缩至近干，用乙酸乙酯转移至5ml量瓶中，并稀释至刻度，精密量取1ml，置于活性炭小柱［120～400目，0.25g，内径0.9cm（如Supelclean ENVI-

carb SPE Tubes，3ml活性炭小柱），用乙酸乙酯5ml预洗］上，置于多功能真空样品处理器上，用正己烷-乙酸乙酯（1∶1）混合液5ml洗脱，收集洗脱液，置于氮吹仪上浓缩至近干，精密加入乙酸乙酯1ml使溶解，即得。

拟除虫菊酯类农药残留量测定 混合对照品溶液采用氯氰菊酯、氰戊菊酯及溴氰菊酯制备。取供试品于60℃干燥4小时，粉碎成细粉（过五号筛），取约1～2g，精密称定，置于100ml具塞锥形瓶中，加石油醚（60～90℃）-丙酮（4∶1）混合溶液30ml，超声处理15分钟，滤过，药渣再重复上述操作2次后，合并滤液。滤液加入适量无水硫酸钠脱水后，于40～45℃减压浓缩至近干，用少量石油醚（60～90℃）反复操作至丙酮除净，残渣加适量石油醚（60～90℃）溶解，置于混合小柱［从下至上依次为无水硫酸钠2g、弗罗里硅土4g、微晶纤维素1g、氧化铝1g、无水硫酸钠2g、用石油醚（60～90℃）-乙醚（4∶1）混合溶液20ml预洗］上，用石油醚（60～90℃）-乙醚（4∶1）混合溶液90ml洗脱，收集洗脱液，于40～45℃减压浓缩至近干，再用石油醚（60～90℃）3～4ml重复操作至乙醚除净，用石油醚（60～90℃）溶解转移至5ml量瓶中，并稀释至刻度，即得。

此检查法所用有机溶剂应经过全玻璃蒸馏装置重蒸馏，并经气相色谱法确认，符合农药残留量检测要求。所用器皿应严格清洗，不能残留卤素离子及磷元素。

（史新元）

wēishēngwù jiǎnchá
微生物检查（microbiological tests）
检查药品、原料、辅料中含有

微生物的种类及数量，表示其受微生物污染程度的方法。是对药品研制、生产、销售过程中进行质量控制和安全性评价的应用微生物技术。

作用和用途 药品一旦污染病原微生物或微生物超标、微生物体及其代谢产物可能导致机体过敏、感染、中毒等情况，将对患者造成极大的伤害，甚至危及生命。微生物检查是药品常规安全性检查的重要内容，是各国药典的重要组成部分，用以严格控制和防止药品微生物污染。《中华人民共和国药典》（简称《中国药典》）在药品无菌、微生物限度检查方法和标准等方面均有严格的规定。

研究内容 包括3个部分：微生物限度检查及方法验证；无菌检查及方法验证；药品微生物实验室质量管理。

微生物限度检查 检查非规定灭菌制剂及其原料、辅料受微生物污染程度。检查项目包括细菌数、霉菌和酵母菌数及控制菌检查。

无菌检查 检查《中国药典》要求无菌的药品、原料、辅料及其他品种是否无菌。它是根据用于试验的培养基中是否有微生物生长判断供试品的无菌性。

药品微生物实验室质量管理 微生物检查结果受很多因素影响，为保证结果的可靠性，必须使用经验证的检测方法并严格按照药品微生物实验室质量管理指导原则要求进行检验。药品微生物实验室质量管理的内容包括人员、培养基、试剂、菌种、环境、设备、样品、检验方法、污染废弃物处理、检测结果质量保证和检测过程质量控制、实验记录、结果的判断、检测报告、文件等。

人员 微生物检验人员应具备微生物学或相关专业背景。应保证所有人员在上岗前接受胜任工作所必需的设备操作、微生物检验技术和实验室生物安全等方面的培训，经考核合格后方可上岗。实验人员应依据所在岗位和职责接受相应的培训。

培养基 培养基直接影响微生物检验结果，适宜的培养基制备方法、贮藏条件和质量控制试验是提供优质培养基的保证。培养基原料、配制条件（称量、水质、器皿）和灭菌条件（灭菌器、灭菌程序）等是影响培养基质量的关键点，应分别加以严格控制。培养基的灭菌应考虑到原有成分的稳定性和安全性，除要求灭菌完全之外，还必须保证被灭菌物质成分不被破坏，不影响检验结果。应按无菌检查、微生物限度检查的要求和培养基生产商提供的使用说明书配制、灭菌、保存和使用培养基，按规定进行适应性检查，以考察该培养基是否适用于待检验菌种的检查。使用过的培养基（包括失效的）应按国家污染废弃物处理相关规定进行处理。实验室应对试验用培养基建立质量控制程序，以确保所用培养基质量符合相关检测的需要。

试剂 微生物实验室应有对试剂进行接收、检查和贮藏的程序，以确保所用试剂质量符合相关检查要求。实验室对于实验用关键试剂，在开启和贮藏过程中，应对每批试剂的适用性进行验证。实验室应对试剂进行管理控制，保存和记录相关资料。实验室应标明所有的试剂、试液及溶液的名称、制备依据、适用性、浓度、效价、贮藏条件、制备日期、有效期限及制备人。

菌种 菌种是微生物检验的基本材料，应制订严格的菌种保藏和管理措施，保证各类菌种稳定可控。应使用认可的菌种保藏机构的标准菌株，菌株应符合无菌检查法和微生物限度检查法对试验菌种的要求。对菌种的纯度及种类进行确认后，方可用于试验。由于微生物在传代过程中易发生变异甚至死亡，应选择最适宜的保藏方法和条件对菌种进行保藏。以避免菌种死亡、变异及衰退，保持其原有的生物学特性，从而达到保证研究、检验和使用的目的。菌种使用时，对其进行正确开启和复苏，避免菌种被污染，然后按照相应的要求将其制备为工作菌种。

环境 实验室应具有进行微生物检测所需的适宜、充分的设施条件，工作区域与办公区域应分开。实验环境应保证不影响检验结果的准确性。微生物实验室应专用，并与其他领域分开尤其是生产领域。①实验室的布局和运行。实验室的布局与设计应充分考虑到仪器设备安装、良好微生物实验室操作规范和实验室安全要求，既要最大可能防止微生物的污染，又要防止检验过程对人员和环境造成危害。同时还应考虑活动区域的合理规划及区分，避免混乱和污染，以提高微生物实验室操作的可靠性。实验室应划分为洁净区域和活菌操作区域，同时应根据实验目的，在时间或空间上有效分隔不相容的实验活动，将交叉污染的风险降到最低。活菌操作区应该配备生物安全柜，以避免危害性的生物因子对实验人员和实验环境造成的危害。微生物实验的各项工作应在专属的区域进行，以降低交叉污染、假阳性结果和假阴性结果出现的风险。实验室应对进出洁净区域的

人和物建立控制程序和标准操作规程，对可能影响检验结果的工作（如洁净度验证及监测、消毒、清洁维护等）能够有效地控制、监测并记录。微生物实验室使用权限应限于经授权的工作人员，实验人员应了解洁净区域的正确进出的程序，包括更衣流程；该洁净区域的预期用途、使用时的限制及限制原因；适当的洁净级别。②环境监测。应按相关国家标准制订完整的洁净室（区）和隔离系统的验证和环境监测标准操作规程。环境监测按药品洁净实验室微生物监测和控制指导原则进行。③清洁、消毒和卫生。微生物实验室应制订清洁、消毒和卫生的标准操作规程，规程中应涉及环境监测结果。

设备 微生物实验室常用设备可分为检验操作设备、培养设备、鉴定分析设备、低温保存设备和消毒灭菌设备等。微生物实验室应配备与检验能力和工作量相适应的仪器设备，其类型、测量范围和准确度等级应满足检验所采用的标准要求，设备的安装和布局应便于操作，易于维护、清洁和校准，并保持清洁和良好的工作状态。用于试验的每台仪器、设备应该有唯一标识。仪器设备应有合格证书，实验室在仪器设备完成相应的检定、校准、验证，确认其性能，并形成相应的操作、维护和保养的标准操作规范后方可正式使用，仪器设备使用和日常监控要有记录。为保证设备处于良好的工作状态，应定期维护和性能验证，并保存相关的记录。重要的仪器设备，如培养箱、冰箱等，应由专人负责进行维护和保管，保证其运行状态正常和受控，同时应有相应的备用设备以保证试验菌株和微生

物培养的连续性，特殊设备如高压灭菌器、隔离器、生物安全柜等实验人员应经培训后持证上岗；对于培养箱、冰箱、高压灭菌器等影响实验准确性的关键设备，应在其运行过程中对关键参数（如温度、压力）进行连续观测和记录（尽量使用自动记录装置）。如果发生偏差，应评估对以前的检测结果造成的影响并采取必要的纠正措施。对于一些容易污染微生物的仪器设备如水浴锅、培养箱、冰箱和生物安全柜等应定期进行清洁和消毒。对需用的无菌器具应实施正确的清洗、灭菌措施，并形成相应的标准操作规范。无菌器具应具有明确标识并与非无菌器具加以区别。

样品　试验样品的采集，应遵循随机抽样的原则。经过培训的人员使用无菌设备，在受控条件下采用无菌操作技术进行取样。须防止在取样过程中使样品受到微生物的污染，以及抽样的任何消毒过程（如抽样点的消毒）影响样品中微生物的检出。抽样的容器应贴有唯一性的标识，注明样品名称、批号、抽样日期、采样容器、抽样人等。待验样品应在合适的条件下贮藏和运输，并保证其完整性，尽量减少污染的微生物发生变化。应明确规定和记录样品的贮藏和运输条件。实验室应该有被检样品的传递、接收、储存和识别管理程序。实验室在收到样品后应根据有关规定尽快对样品进行检查，并记录被检样品所有相关信息。选择具有代表性的样品，根据有关的国家或国际标准，或者使用经验证的实验方法，尽快进行检验。实验室应按照书面管理程序对样品进行保留和处置。如果实验用的是已知被污染的样品，应该在丢弃

前进行灭菌。

检验方法　药品微生物检验时，应根据检验目的选择适宜的方法进行样品检验。《中国药典》中规定的方法或标准是经过验证的，进行样品检验时，应进行方法适用性确认。如果检验方法不是《中国药典》中规定的，使用前应进行替代方法的验证，确认其应用效果优于或等同于《中国药典》的方法。

污染废弃物处理　实验室应有妥善处理废弃样品、过期（或失效）培养基和有害废弃物的设施和制度。污染废弃物的最终处理必须符合国家环境和健康安全规定。实验室还应针对类似于带菌培养物溢出的意外事件制订处理规程。

检测结果质量保证和检测过程质量控制　为保证实验室在每个工作日检测结果的连贯性和与检测标准的一致性，应制订对所承担的工作进行连续评估的程序。应定期对实验环境的洁净度、培养基的适用性、灭菌方法、菌株纯度和活性（包括性能）、试剂的质量等进行监控并详细记录。应定期对检测人员进行技术考核。实验室应对重要的检验设备如自动化检验仪器等进行比对。实验室应参加与检测范围相关的国家能力验证或实验室之间的比对实验等外部质量评估来评估检测水平。

实验记录　实验结果的可靠性依赖于试验严格按照标准操作规程进行，而标准操作规程应指出如何进行正确的试验操作。实验记录应包含所有关键的实验细节，以便确认数据的完整性。所有实验室记录应以文件形式保存并防止意外遗失，记录应存放在特定的地方并有登记。

结果的判断和检测报告　微

生物试验具有特殊性，应对实验结果进行充分和全面的评价，所有影响结果观察的微生物条件和因素应完全考虑。特别要了解实验结果与标准的差别是否有统计学意义。若实验结果不符合质量标准，应进行原因调查，判断是试验操作错误或试验环境条件引起的，还是因产品本身的微生物污染造成的。异常结果出现时，应进行偏差调查，应考虑实验室环境、抽样区的防护条件、样品在该检验条件下以往检验的情况、样品本身具有使微生物存活或繁殖的特性等。此外，还可回顾试验过程，评价该实验结果的可靠性。若试验操作被确认是引起实验结果不符合的原因，应制订改错方案，按照正确的操作方案进行实验，此时应对试验过程及试验操作进行认真监控。因试验有错误而导致实验结果无效时，必须记录。实验室也必须认可复试程序，如果需要，可按相关规定重新抽样，但抽样方法不能影响不符合规定结果的分析调查。微生物实验室检测报告应该符合检测方法的要求。应准确、清晰、明确和客观地报告每一项或每一份检测的结果。检测报告的信息应该完整。

文件　文件应当充分表明试验是在实验室里按可控的检查法进行的，一般包括以下方面：人员培训与资格确认；设备验收、验证、检定（或校准期间核查）和维修；设备使用中的运行状态（设备的关键参数）；培养基制备、贮藏和质量控制；菌种管理；检验规程中的关键步骤；数据记录与结果计算的确认；质量责任人对试验报告的评估；数据偏离的调查。

（史新元）

wēishēngwù xiàndùjiǎnchá

微生物限度检查（microbial limit tests）

对非规定灭菌制剂及其原料、辅料受微生物污染的程度进行的检查。包括细菌数、霉菌数、酵母菌数及控制菌检查。用于判断药品受到微生物污染的程度，也可用于对药品生产企业的原料、辅料、包装材料、设备器具、工艺流程、环境和操作者的卫生状况进行综合评价。

微生物限度检查应在环境洁净度 10000 级下的局部洁净度 100 级的单向流空气区域内进行（微生物限度检查应不低于受控环境下的 B 级）。检验全过程必须严格遵守无菌操作，防止再污染，且不得影响供试品中微生物的检出。（对检验环境的要求与无菌检查类似）若检查过程使用了表面活性剂、中和剂或灭活剂，应证明其有效性及对微生物的生长和存活无影响。除另有规定外，此检查法中细菌及控制菌培养温度为 30～35℃；霉菌、酵母菌培养温度为 23～28℃。检验结果以 1g、1ml、10g、10ml、10cm^2 为单位报告，特殊品种可以最小包装单位报告。

细菌、霉菌和酵母菌计数是检测制剂及其原料、辅料污染的活菌数量。首先，进行计数培养基的适用性检查及计数方法验证，以确保培养基及计数方法适合于该产品的细菌、霉菌及酵母菌数测定。检查时，根据供试品的理化特性与生物学特性，采取适宜的方法制备供试液，按已验证的计数方法进行供试品的细菌、霉菌及酵母菌菌数的测定。计数方法有 2 种。①平皿法：将缓冲液稀释至不同浓度的供试液接种于适宜的平皿培养基中，在相应条件下培养一定时间，逐日点计菌落数，计算各稀释级供试液的平均菌落数，按菌数报告规则报告菌数。②薄膜过滤法：将稀释至适宜浓度的供试液经孔径不大于 0.45μm 的滤膜过滤，将供试液中的微生物充分截留，将滤膜菌面朝上贴于适宜的培养基平板上培养，按菌数报告规则报告菌数。每种培养基至少制备一张滤膜。上述两种方法均须取试验所用的稀释液与供试液进行相同操作作为阴性对照试验，结果不得有菌生长。

控制菌检查是测定制剂及其原料、辅料中是否含有某些特定微生物。从药品的不同使用途径以及某些特定微生物的存在可能造成的危害角度考虑，规定相应产品不得检出沙门菌、铜绿假单胞菌、金黄色葡萄球菌、白念珠菌等；对于一般口服制剂以及含原粉的中药口服制剂，规定不得检出大肠埃希菌，或限定大肠菌群数量。检查时，首先进行培养基的促生长能力、抑制能力及指示能力等适用性检查及控制菌检查方法的验证。供试品的控制菌检查按已验证的方法进行。检查时，需做阳性对照试验和阴性对照试验。阳性对照试验是将对照菌加入增菌培养基中，加菌量为 10～100cfu，方法同供试品的控制菌检查，结果检出相应的控制菌。阴性对照试验是取稀释液 10ml 照相应控制菌检查法检查，结果应无菌生长。

（史新元）

wújūn jiǎnchá

无菌检查（sterility tests）

对《中华人民共和国药典》要求无菌的药品、原料、辅料及其他品种是否无菌进行的检查。通过无菌检查，可结合生产环节的监控寻找污染的源头，改进生产管理，杜绝再次污染。应在环境洁净度 B 级下的局部洁净度 A 级的单向流空气区域内或隔离系统中进行，全过程应严格遵守无菌操作，防止微生物污染，防止污染的措施不得影响供试品中微生物的检出。工作环境应定期按国家标准进行洁净度验证。

检查方法 无菌检查培养基可按《中华人民共和国药典》的处方制备，亦可使用按该处方生产的符合规定的脱水培养基。配制后应采用验证合格的灭菌程序灭菌，并在规定条件下保存。在检查前，应进行培养基的适用性检查，包括：①无菌性检查。在每批培养基中随机取不少于 5 支（瓶），置各培养基规定的温度培养 14 天，应无菌生长。②灵敏度检查。将金黄色葡萄球菌、铜绿假单胞菌、枯草芽孢杆菌、生孢梭菌、白念珠菌、黑曲霉等试验菌接种于相应的培养基上，培养适宜时间后，未接种试验菌的空白对照管应无菌生长，加菌的培养基管均应生长良好。

进行产品无菌检查法时，应进行方法适用性试验，以确认所采用的方法适合于该产品的无菌检查。方法适用性试验也可与供试品的无菌检查同时进行。无菌检查对供试品的检验数量和检验量有要求。检验数量是指一次试验所用供试品最小包装容器的数量。检验量是供试品每个最小包装接种至每份培养基的最小量（g 或 ml）。

无菌检查的供试品处理及接种可采用以下两种方法：①薄膜过滤法。应采用封闭式薄膜过滤器，滤膜孔径不应大于 0.45μm，直径约为 50mm。根据供试品及其溶剂的特性选择滤膜材质。滤器及滤膜使用前应采用适宜的方法灭菌。使用时，应保证滤膜在过滤前后的完整性。取规定量供试品，直接过滤，或以适宜方式制备成溶液后过滤，如供试品具有抑菌作用，须用冲洗液冲洗滤膜，冲洗次数一般不少于 3 次，所用的冲洗量、冲洗方法同方法适用性试验。1 份滤器加入 100ml 硫乙醇酸盐流体培养基，1 份滤器加入 100ml 胰酪大豆胨液体培养基。②直接接种法。适用于无法用薄膜过滤法进行无菌检查的供试品。取规定量供试品分别等量接种至硫乙醇酸盐流体培养基和胰酪大豆胨液体培养基中。一般样品无菌检查时两种培养基接种的支/瓶数相等。除另有规定外，每个容器中培养基的用量应符合接种的供试品体积不得大于培养基体积的 10%，同时，硫乙醇酸盐流体培养基每管装量不少于 15ml，胰酪大豆胨液体培养基每管装量不少于 10ml。供试品检查时，培养基的用量和高度同方法适用性试验。将上述接种供试品后的培养基容器分别按各培养基规定的温度培养 14 天。培养期间应逐日观察并记录是否有菌生长。

无菌检查需进行阳性对照和阴性对照试验。应根据供试品特性选择阳性对照菌，阳性对照管培养 48~72 小时应生长良好。应取相应溶剂和稀释液、冲洗液同法操作，作为阴性对照。阴性对照不得有菌生长。

判断标准 若供试品管均澄清，或虽显浑浊但经确证无菌生长，判供试品符合规定；若供试品管中任何一管显浑浊并确证有菌生长，判供试品不符合规定，除非能充分证明试验结果无效，即生长的微生物非供试品所含。由于无菌检查是对样本进行破坏

性检查的试验，药品被微生物污染又是随机和复杂的，无菌检查试验一般没有复试意义，各国药典均将无菌检查规定为一次性检验结论。应加强实验保障、完善方法验证和标准化操作规程、增加结果判断的技术手段，并重视无菌检查实验过程监控，以提高无菌检查结果的可靠性和科学性，切实做到无菌检查的一次性结论。

注意事项 在无菌试验过程中，若需使用表面活性剂、灭活剂、中和剂等试剂，应证明其有效性，且对微生物生长及存活无影响。对于实验中出现的有效的阳性结果，应对其中的微生物进行及时的分离鉴定，并注意采用适当的措施对阳性培养物和分离菌株妥善保藏。将阳性培养物中的分离培养物与实验室监控微生物进行比较分析，进一步确证阳性培养物中微生物来源于供试品本身的可能性。

(史新元)

shēngwù jiǎnchá

生物检查 （biological tests） 以药物的生物效应为基础的注射剂安全性检查方法。注射剂的给药途径使得药物未经消化道屏障而直接入血，其潜在的安全性风险高于其他剂型。为确保注射剂的使用不产生对机体组织的不良刺激，也不发生毒性反应，必须对注射剂进行相关的安全性实验，以为临床应用提供参考。

发展历史 中药注射剂自上市以来，因其生物利用度高、作用迅速等特点，在心脑血管、肿瘤、呼吸系统疾病等领域得以广泛应用。中药成分复杂，且中药材存在来源、产地、采收季节、加工炮制等方面的差异，增加了中药制剂的纯度确定、杂质控制、质量和稳定性保障等工作的复杂

性和特殊性。注射剂直接注入机体，为确保其临床使用的安全性，须采用有效的方法对中药注射剂进行生物安全性检查。

随着科学技术的发展，注射剂生物检查的内容在逐步完善。2005 年版《中华人民共和国药典·一部》附录中中药注射剂生物检查的内容包括热原检查和细菌内毒素检查，2010 年版即增加了异常毒性、降压物质、过敏反应和溶血与凝聚的检查。与此同时，检查方法也在不断更新。如过敏反应检查是以豚鼠为试验动物，观察其接触受试物后所产生的全身性反应，这种反应通常为 Ⅰ 型（速发过敏性）反应。但药物的过敏反应并不都是 Ⅰ 型，还有 Ⅱ 型（细胞毒型）、Ⅲ 型（免疫复合物型）等，因此所采用的过敏反应检查方法存在一定的局限性，还需建立更为有效的检查方法。2015 年版《中华人民共和国药典》（简称《中国药典》）进一步加强高风险中药注射剂的安全性控制。

研究内容 包括热原、细菌内毒素、异常毒性、过敏反应、溶血与凝聚、降压物质的检查等。①热原检查：检查注射剂中由微生物产生的能引起恒温动物体温异常升高的致热物质是否符合规定。《中国药典》采用家兔法进行检查。②细菌内毒素检查：利用鲎试剂来检测或量化注射剂中由革兰阴性菌产生的细菌内毒素，以判断供试品中细菌内毒素的限量是否符合规定。《中国药典》包括两种检查方法，即凝胶法和光度测定法。通常可使用其中任何一种方法进行试验，当两种方法的测定结果有争议时，除另有规定外，以凝胶法结果为准。③异常毒性检查：检

查一定量的注射剂引起急性毒性反应的情况是否符合规定。《中国药典》采用给予小鼠一定剂量的供试品溶液，在规定时间内观察小鼠的死亡情况的方法。④过敏反应检查：检查注射剂是否可能引起过敏反应。《中国药典》以豚鼠为试验动物，将一定量供试品溶液注入豚鼠体内，间隔一定时间后静脉注射供试品溶液进行激发，观察动物出现过敏反应的情况，以判定供试品是否引起动物全身过敏反应。⑤溶血与凝聚：检查中药注射剂是否会发生溶血反应，或导致红细胞发生凝聚。将一定量供试品与2%的家兔红细胞混悬液混合，温育一定时间后，观察其对红细胞的状态是否产生影响。⑥降压物质检查：检查注射剂中可能引起血压降低的物质。该法以麻醉猫为试验动物，通过比较组胺对照品与供试品引起麻醉猫血压下降的程度来判定供试品中所含降压物质的限度是否符合规定。

（史新元）

rèyuán jiǎnchá

热原检查（pyrogen test）
对静脉用注射剂中所含热原是否符合规定进行的检查。热原是指由微生物产生的能引起恒温动物体温异常升高的致热物质，包括细菌性热原、内源性高分子热原、内源性低分子热原及化学热原等。

《中华人民共和国药典》采用家兔法检查注射剂中的热原。供试用家兔应符合热原检查的各项要求。在做热原检查前1~2日，供试用家兔应尽可能处于同一温度环境中，实验室和饲养室的温差不得大于3℃，且应控制在17~25℃，在试验全部过程中，实验室温度变化不得大于3℃，应防止动物骚动并避免噪声干扰。

家兔在试验前至少1小时开始停止给食，并置于宽松适宜的装置中，直至试验完毕。测量家兔体温应使用精密度为±0.1℃的测温装置。测温探头或肛温计插入肛门的深度和时间各兔应相同，深度一般约6cm，时间不得少于1.5分钟，每隔30分钟测量体温1次，一般测量2次，两次体温之差不得超过0.2℃，以此两次体温的平均值作为该兔的正常体温。当日使用的家兔，正常体温应在38.0~39.6℃范围内，且同组各兔间正常体温之差不得超过1.0℃。检查时，取适用的家兔3只，测定其正常体温后15分钟以内，自耳静脉缓缓注入规定剂量并温热至约38℃的供试品溶液，然后每隔30分钟测量其体温1次，共测6次，以6次体温中最高的一次减去正常体温，即为该兔体温的升高温度（℃）。体温升高均低于0.6℃，并且3只家兔体温升高总和低于1.3℃，判定供试品的热原检查符合规定。如3只家兔中有1只体温升高0.6℃或0.6℃以上，或3只家兔体温升高的总和达1.3℃或1.3℃以上，应另取5只家兔复试，检查方法同上。如复试的5只家兔体温升高0.6℃或0.6℃以上的不超过1只，且初试、复试合并的8只家兔的体温升高总和为3.5℃或3.5℃以下，判为符合规定。如5只家兔中体温升高0.6℃或0.6℃以上的家兔超过1只；或初试、复试合并8只家兔的体温升高总和超过3.5℃，均判为不符合规定。

与供试品接触的试验用器皿应无菌、无热原。可采用干热灭菌法（250℃加热30分钟以上）或其他适宜方法去除热原。配制供试品溶液时应注意无菌操作，避免操作污染供试品溶液。供试

品需用溶剂溶解或稀释时，按规定使用灭菌的注射用水或无热原氯化钠溶液。用于热原检查后的家兔，如供试品判定为符合规定，至少应休息48小时方可再供热原检查用，其中升温达0.6℃的家兔应休息2周以上。如供试品判定为不符合规定，则组内全部家兔不再使用。

（史新元）

xìjūn nèidúsù jiǎnchá

细菌内毒素检查（bacterial endotoxins test）
利用鲎试剂来检测或量化由革兰阴性菌产生的细菌内毒素，以判断供试品中细菌内毒素的限量是否符合规定的检查。细菌内毒素是指革兰阴性菌在细菌死亡后细胞壁外壁层释放出的一种外源性致热原毒素，其化学成分有磷脂多糖-蛋白质复合物，毒性成分主要为类酯A。细菌内毒素大量进入血液会引起发热反应，因此，须对注射剂中细菌内毒素的含量进行控制，检查方法分为凝胶法和光度法。

凝胶法 利用鲎试剂可与内毒素产生凝集反应的原理进行检测。检查前，需对鲎试剂的灵敏度进行复核试验，以确保细菌内毒素的准确检出。还需进行供试品的干扰试验，以确保供试品中所含其他物质对检查结果不产生影响。

凝胶法分为凝胶限度试验和凝胶半定量试验。检查时，按表制备溶液，各溶液均需做2份平行试验。将各溶液与一定量鲎试剂混合均匀，封闭管口，垂直放入37℃±1℃的恒温水浴中，保温60分钟±2分钟。将试管从恒温水浴中轻轻取出，缓缓倒转180°，若管内形成凝胶，且凝胶不变形、不从管壁滑脱者为细菌内毒素阳性；未形成凝胶或形成的凝胶不

坚实、变形并从管壁滑脱者为阴性。若阴性对照溶液 D 的平行管均为阴性，供试品阳性对照溶液 B 的平行管均为阳性，阳性对照溶液 C 的平行管均为阳性，试验有效。若溶液 A 的两个平行管均为阴性，判定供试品符合规定。若溶液 A 的两个平行管均为阳性，判定供试品不符合规定。若溶液 A 的两个平行管中的一管为阳性，另一管为阴性，需进行复试，复试时溶液 A 需做 4 支平行管，若所有平行管均为阴性，判定供试品符合规定；否则判定供试品不符合规定。若供试品的稀释倍数小于最大有效稀释倍数（MVD）而溶液 A 结果出现两个平行管均为阳性时，需将供试品稀释至 MVD 重新实验，再对结果进行判断。

凝胶半定量试验通过确定反应终点浓度来量化供试品中内毒素的含量。若 D 溶液均为阴性，B 均为阳性，C 的反应终点浓度在 0.5λ~2λ 之间，试验有效。溶液 A 中每一系列平行管的终点稀释倍数乘以 λ，为每个系列的反应终点浓度。所有平行管反应终点浓度的几何平均值即为供试品溶液的内毒素浓度。如试验中供试品溶液的所有平行管均为阴性，应记为内毒素浓度小于 λ（如果检验的是稀释过的供试品，则记为小于 λ 乘以供试品进行半定量试验的初始稀释倍数）。若均为阳性，应记为内毒素浓度大于或等于最大稀释倍数乘以 λ。

光度法 分为浊度法和显色基质法。光度测定试验需在特定的仪器中进行，温度一般为37℃±1℃。浊度法通过检测鲎试剂与内毒素反应过程中的浊度变化测定内毒素含量，分为终点浊度法和动态浊度法。终点浊度法是依据反应混合物中的内毒素浓度和其在孵育终止时的浊度（吸光度或透光率）之间存在着量化关系来测定内毒素含量。动态浊度法是检测反应混合物的浊度到达某一预先设定的吸光度所需要的反应时间，或是检测浊度增加速度的方法。

显色基质法通过检测鲎试剂与内毒素反应过程中产生的凝固酶使特定底物释放出呈色团的多少测定内毒素含量，分为终点显色法和动态显色法。终点显色法是依据反应混合物中内毒素浓度和其在孵育终止时释放出呈色团的量之间存在着量化关系来测定内毒素含量。动态显色法是检测反应混合物的色度达到某一预先设定的吸光度所需要的反应时间，或是检测色度增长速度的方法。

测定时首先需制作标准曲线。用标准内毒素制成至少 3 个浓度的稀释液（相邻浓度间稀释倍数不得大于 10），最低浓度不得低于所用鲎试剂的标示检测限，同时以检查用水作阴性对照。当阴性对照的反应时间（反应终止时的吸光度）大于标准曲线最低浓度的反应时间，将全部数据进行线性回归分析。标准曲线相关系数（γ）的绝对值应大于或等于 0.980，试验方为有效。

为确保供试品中所含其他物质不影响检查结果，需进行干扰试验。向供试品溶液中加入一定量标准内毒素，使其浓度处于标准曲线中点附近，测定后计算其回收率，当回收率符合要求时，认为供试品无干扰。检查时，分别测定供试品溶液（A）、加入已知浓度内毒素的与 A 具有相同稀释度的供试品溶液（B）及检查用水（D）的吸光度。若供试品溶液所有平行管的平均内毒素浓度乘以稀释倍数后，小于规定的内毒素限值，判供试品符合规定。若大于或等于规定的内毒素限值，判供试品不符合规定。当光度法与凝胶法的测定结果有争议时，除另有规定外，以凝胶法结果为准。

注意事项 实验操作应在清洁环境中进行，过程中应防止微生物污染。检查用水细菌内毒素应低于一定限度；及所用器皿应无细菌内毒素，且对检查过程无

表 凝胶试验溶液的制备

编号	内毒素浓度/配制内毒素的溶液	稀释用液	稀释倍数	所含内毒素浓度
A	无/供试品溶液	检查用水	1	—
			2	—
			4	—
			8	—
B	2λ/供试品溶液	供试品溶液	1	2λ
C	2λ/检查用水	检查用水	1	2λ
			2	1λ
			4	0.5λ
			8	0.25λ
D	无/检查用水		—	—

注：A. 供试品溶液；B. 加入2λ细菌内毒素标准品的供试品阳性对照；λ. 为鲎试剂灵敏度的标示值；C. 为阳性对照；D. 为阴性对照；稀释用液. 样品需稀释时所用溶液；凝胶限度试验无需对A~D样品进行稀释，只需参照第 2 列配制即可；—示该试管内未进行所列操作

干扰。

（史新元）

yìcháng dúxìng jiǎnchá

异常毒性检查（test for abnormal toxicity）

给予小鼠一定剂量的供试品溶液，在规定时间内观察动物出现的反应或死亡情况，以判断供试品中是否污染外源性毒性物质以及是否存在意外的不安全因素的检查。异常毒性是指一定量的供试品引起的急性毒性反应。异常毒性有别于药物本身所具有的毒性特征，是指由生产过程中引入或其他原因所致的毒性。注射剂需进行异常毒性检查，以确保临床用药安全。

除另有规定外，用氯化钠注射液按各品种项下规定的浓度制成供试品溶液。检查时，给予小鼠一定剂量的供试品溶液，在规定时间内观察小鼠的死亡情况，以判定供试品是否符合规定。供试用的小鼠应健康合格，体重18~22g，在试验前及试验的观察期内，均应按正常饲养条件饲养。做过本试验的小鼠不得重复使用。除另有规定外，取上述小鼠5只，每只小鼠分别静脉给予供试品溶液0.5ml。应在4~5秒内匀速注射完毕。规定缓慢注射的品种可延长至30秒。除另有规定外，全部小鼠在给药后48小时内不得有死亡；如有死亡时，应另取体重19~21g的小鼠10只复试，全部小鼠在48小时内不得有死亡。注意配制供试品溶液时，应避免操作污染；做过此试验的小鼠不得重复使用。

（史新元）

jiàngyā wùzhì jiǎnchá

降压物质检查（depressor substances test）

对注射剂中所含降压物质的限度是否符合规定进行的检查。降压物质是药品中可能导致血压降低的杂质，包括组胺、类组胺或其他导致血压降低的物质。降压物质超过一定剂量将引起不良反应，需对其进行检查以控制制剂的质量。

通过比较组胺对照品（S）与供试品（T）引起麻醉猫血压下降的程度判定供试品中所含降压物质的限度是否符合规定。首先，以磷酸组胺为对照品配制对照品溶液，4~8℃贮存，在确保降压活性符合要求的前提下，可在3个月内使用。临用前，精密量取组胺对照品溶液适量，用氯化钠注射液配成每1ml中含组胺0.5μg的溶液。然后按品种项下规定的限值，根据供试品溶液与标准品稀释液的注入体积相等的要求，制备适当浓度的供试品溶液。检查时，取健康合格、体重2kg以上的猫，雌者应无孕，用适宜的麻醉剂（如巴比妥类）麻醉后，固定于保温手术台上，分离气管，必要时插入插管以使呼吸畅通。在一侧颈动脉插入连接测压计的动脉插管，管内充满适宜的抗凝剂溶液，以记录血压。在一侧股静脉内插入静脉插管，供注射药液用。试验中应注意保持动物体温。全部手术完毕后，将测压计调节到与动物血压相当的高度（一般为13.3~20.0kPa），开启动脉夹，待血压稳定后，方可进行药液注射。自静脉依次注入上述对照品稀释液，剂量按动物体重每1kg注射组胺0.05μg、0.1μg及0.15μg，重复2~3次，如0.1μg剂量所致的血压下降值均不小于2.67kPa，同时相应各剂量所致反应的平均值有差别，认为该动物的灵敏度符合规定。取对照品稀释液按动物体重每1kg注射组胺0.1μg的剂量（d_S），供试品溶液按品种项下规定的剂量

（d_T），照下列次序注射一组4个剂量：d_S、d_T、d_T、d_S。然后以第一与第三、第二与第四剂量所致的反应分别比较；如d_T所致的反应值均不大于d_S所致反应值的一半，即判定供试品的降压物质检查符合规定。否则应按上述次序继续注射一组4个剂量，并按相同方法分别比较两组内各对d_S、d_T剂量所致的反应值；如d_T所致的反应值均不大于d_S所致的反应值，则判定供试品的降压物质检查符合规定；如d_T所致的反应值均大于d_S所致的反应值，即判定供试品的降压物质检查不符合规定；否则应另取动物复试。如复试的结果仍有d_T所致的反应值大于d_S所致的反应值，即判定供试品的降压物质检查不符合规定。注意各次注射速度应基本相同，每次注射后立即注入一定量的氯化钠注射液。每次注射应在前一次反应恢复稳定以后进行，相邻两次注射的间隔时间应尽量保持一致。所用动物经灵敏度检查如仍符合规定，可继续用于降压物质检查。

（史新元）

róngxuè jiǎnchá

溶血检查（test for haemolysis）

对供试品是否产生溶血反应进行的检查。溶血是指红细胞破裂，血红蛋白逸出，又称红细胞溶解。注射剂需进行溶血检查。

首先制备2%红细胞混悬液。取健康家兔血数毫升，放入含玻璃珠的锥形瓶中振摇10分钟，或用玻璃棒搅动血液，除去纤维蛋白原，使成脱纤血液。加入0.9%氯化钠溶液约10倍量，摇匀，每分钟1000~1500转离心15分钟，除去上清液，沉淀的红细胞再用0.9%氯化钠溶液按上述方法洗涤2~3次，至上清液不显红色为止。

表　溶血检查试管液成分配比

试管编号	1、2	3	4	5
2%红细胞悬液/ml	2.5	2.5	2.5	—
0.9%氯化钠溶液/ml	2.5	2.5	—	4.7
纯化水/ml	—	—	2.5	—
供试品溶液/ml	0.3	—	—	0.3

注：1、2 号管为供试品管；3 号管为阴性对照管；4 号管为阳性对照管；5 号管为供试品对照管；— 示该管未添加所列试剂

将所得红细胞用 0.9%氯化钠溶液制成 2%的混悬液，供试验用。供试品溶液按各品种项下规定的浓度配制。检查时，取洁净玻璃试管 5 只，编号，按表所示依次加入 2%红细胞悬液、0.9%氯化钠溶液、纯化水，混匀后，立即置 37℃±0.5℃ 的恒温箱中进行温育。3 小时后观察溶血反应。如试管中的溶液呈澄明红色，管底无细胞残留或有少量红细胞残留，表明有溶血发生；如红细胞全部下沉，上清液无色澄明，或上清液虽有色澄明，但 1、2 号管和 5 号管肉眼观察无明显差异，则表明无溶血发生。

当阴性对照管无溶血发生，阳性对照管有溶血发生，若供试品管中的溶液在 3 小时内不发生溶血，判定供试品符合规定；若供试品管的溶液在 3 小时内发生溶血，判定供试品不符合规定。

（史新元）

níngxuè jiǎnchá

凝血检查 （coagulation test）

对供试品是否产生凝血反应进行的检查。凝血是指血液由流动的液体状态变成不能流动的凝胶状态的过程。注射剂需进行凝血检查。

首先制备 2%红细胞混悬液。取健康家兔血数毫升，放入含玻璃珠的锥形瓶中振摇 10 分钟，或用玻璃棒搅动血液，除去纤维蛋白原，使成脱纤血液。加入 0.9%

氯化钠溶液约 10 倍量，摇匀后，1000～1500r/min 离心 15 分钟，除去上清液，沉淀的红细胞再用 0.9%氯化钠溶液按上述方法洗涤 2～3 次，至上清液不显红色为止。将所得红细胞用 0.9%氯化钠溶液制成 2%的混悬液，供试验用。除另有规定外，供试品溶液按各品种项下规定的浓度配制成。检查时，取洁净玻璃试管 5 只，编号，按溶血检查的表所示依次加入 2%红细胞悬液、0.9%氯化钠溶液、蒸馏水，混匀后，立即置 37℃±0.5℃ 的恒温箱中进行温育。3 小时后观察凝血反应。若溶液中有棕红色或红棕色絮状沉淀，轻轻倒转 3～5 次仍不分散，表明可能有凝血反应发生，应进一步置显微镜下观察，如可见红细胞聚集为凝血。

当阴性对照管无凝聚发生，阳性对照管有溶血发生，若供试品管中的溶液在 3 小时内不发生凝聚，判定供试品符合规定；若供试品管中的溶液在 3 小时内发生凝聚，判定供试品不符合规定。

（史新元）

guòmǐn fǎnyìng jiǎnchá

过敏反应检查 （allergy test）

对注射剂是否可能引起过敏反应进行的检查。过敏反应是指已免疫的机体再次接受相同物质的刺激时所发生的反应。药物引起的过敏反应主要分为 Ⅰ 型速发型、

Ⅱ 型细胞毒型、Ⅲ 型免疫复合物型、Ⅳ 型迟发型过敏反应。中药注射剂引起的过敏反应也可分为上述四种类型，其中 Ⅰ 型过敏反应在临床上最常见，其发病急，可迅速出现皮肤潮红、瘙痒、腹痛甚至过敏性休克等严重症状。过敏反应检查可降低中药注射剂临床应用的安全隐患。

《中华人民共和国药典》收载的过敏反应检查方法以豚鼠为试验动物。该法是将一定量的供试品溶液注入豚鼠体内，间隔一定时间后静脉注射供试品溶液进行激发，观察动物出现过敏反应的情况，以判定供试品是否引起动物全身过敏反应。供试用豚鼠应健康合格，体重 250～350g，雌鼠应无孕。在试验前和试验过程中，均应按正常饲养条件饲养。做过本试验的豚鼠不得重复使用。

检查时，除另有规定外，供试品溶液均按各品种项下规定的浓度制备。取上述豚鼠 6 只，隔日每只每次腹腔或适宜的途径注射供试品溶液 0.5ml，共 3 次，进行致敏。每日观察每只动物的行为和体征，首次致敏和激发前称量并记录每只动物的体重。然后将其均分为 2 组，每组 3 只，分别在首次注射后第 14 日和第 21 日，由静脉注射供试品溶液 1ml 进行激发。观察激发后 30 分钟内动物有无过敏反应症状。

静脉注射供试品溶液 30 分钟内，不得出现过敏反应。如同一只动物出现竖毛、发抖、干呕、连续喷嚏 3 声、连续咳嗽 3 声、紫癜和呼吸困难等现象中的 2 种或 2 种以上，或出现二便失禁、步态不稳或倒地、抽搐、休克、死亡现象之一者，判定供试品不符合规定。

（史新元）

guòchéng zhìliàng kòngzhì

过程质量控制（process quality control）
在中药制剂生产过程中，运用物理学、化学、生物学和微生物学等现代分析手段和方法，对影响产品质量的各种参数和中间产品的质量信息进行分析，以掌握中间物料质量，跟踪工艺过程的状态，并对工艺过程进行控制，使产品质量向预期方向发展的技术。

形成过程 传统中药生产过程的质量控制主要是针对最终产品和极少数中间产品的离线分析。从样品采集、预处理、分析检测到结果获取，各环节间存在不同程度的延时，分析结果无法动态反映生产过程出现的质量问题，不能有效地对生产过程进行控制。随着中药产业的发展，提高产品质量的稳定性、均一性已成为重要任务，对生产过程质量控制的要求也日益提高。显然，传统分析方法已不能满足生产的新要求。为更好地分析和理解生产过程，通过生产过程来保证产品质量，美国食品药品监督管理局（FDA）于2004年发布了《过程分析技术指南》，将过程分析技术（PAT）定义为一个设计、分析和控制生产的体系，通过及时测量生产过程中原材料和中间体的关键质量参数，以确保产品的最终质量。与此同时，其他国家和地区也在探索过程分析技术的具体实施与应用。

作用 对中药制剂生产实施过程质量控制，具有如下作用：①提高过程监控水平，确保产品质量稳定性。药品质量与生产过程的每个环节密切相关，除按照质量标准对终产品进行质量分析外，采用有效的分析技术对整个生产过程中物料的变化和相关状态进行检测，并根据检测结果控制生产过程，降低过程的可变性，对于保证产品质量至关重要。②提高生产效率，降低生产成本。传统中药制剂生产质量控制模式中，中间产品多采用离线方式进行分析，数据的获取往往滞后于生产过程，需等待一定时间才能进行下一生产环节，对质量不合格的中间产品只能以报废处理，导致生产效率下降，生产成本增加。采用过程质量控制技术可缩短生产周期，提高生产效率；减少资源浪费，降低操作运行成本；提高安全性，减少环境污染等。③增强对工艺过程的理解，有利于工艺优化及控制。过程质量控制技术不仅能增强生产过程的稳定性，还可增强对过程的理解，收集适宜生产规模相关的关键信息，不仅有利于工艺优化，还为过程的放大奠定基础，降低技术转移的不确定性。对一个过程足够了解时，就可决定对这一过程适宜的控制策略，通过控制过程关键参数以降低过程的可变性。

研究内容 在中药生产过程中，需进行过程控制的参数多种多样，根据其基本性质主要分为物理性质和化学性质两大类。物理性质主要是表征生产过程自身质量的工艺参数及中间物料的物理特性，如温度、压力、溶剂量、密度等。化学性质主要包括原料及中间物料的化学特性，如pH值、指标性成分含量等。温度、压力等参数的原位检测技术较为成熟。对于难以实施原位检测的参数，首先需将反映某一时间点中间产品特性的样品从生产线上取出，对其进行简单预处理，使其性能满足检测的需求。如中药提取过程的样品往往是固液两相体系，温度常高于环境温度，对检测会产生较大干扰，需对其进行适当处理，然后进行检测数据的采集。采集方式取决于所用分析方法。如光谱分析，可采用流通池或光纤等方式。获得检测数据后，进行数据处理，然后对中间产品的质量进行评价。最后基于质量评价结果对过程进行控制。

由此可知，过程质量控制主要包括以下研究内容。①分析技术。分析技术是过程质量控制技术研究的核心，应具有响应快速、稳定、样品处理需求简单、仪器设备便于实现小型化等特点。其主要研究内容是针对中药生产过程中不同对象的需求，选用适宜的分析技术，如光谱、色谱等分析技术，或针对过程特点开发新的分析技术，进行不同对象、不同检测目的的分析技术研究，解决中药生产过程中复杂对象质量

表 工业生产常用过程分析方法

分析方法类别	涉及的分析技术
光谱法	紫外-可见光谱、近/中红外光谱、X射线荧光光谱、拉曼光谱、原子光谱
色谱法	气相色谱、液相色谱
质谱法	有机质谱、无机质谱、同位素质谱、气体质谱
光导纤维	近红外光谱、拉曼光谱
流动注射分析法	紫外-可见分光光度法、荧光光度法、电导、电位、库仑等电化学检测法

信息的快速获取问题。工业生产常用过程分析方法见表。②信息处理技术。中药成分复杂、机体效应较为严重，过程分析又难以进行复杂的样品处理和精密的仪器分析，采集的数据往往含有大量冗余信息，无法直接评价所测对象的质量，须借助信息技术从中提取有效信息。在过程质量控制领域，其研究内容主要是对分析仪器提供的信息进行变换、分类、挖掘、解析等处理，以实现对复杂体系定性定量分析的目的。如对光谱数据预处理、建模波段筛选、模型建立等过程的信息处理技术进行研究，以减少或消除干扰因素的影响，提高分辨率和灵敏度，提高模型的预测能力和稳健性。③仪器设备。用于过程质量控制的分析仪器通常在未加控制的温湿度环境下工作，受工业现场的蒸汽、粉尘、电磁辐射以及易燃易爆物质等干扰，这要求用于过程质量控制的分析仪器具有更强的抗干扰能力。开发适宜于分析对象且满足过程分析需求的仪器是过程分析仪器研究的核心内容。

(史新元)

gùtǐ zhìjì zhìliàng kòngzhì

固体制剂质量控制（quality control of solid preparation） 运用现代分析手段和方法（包括物理、化学、生物学和微生物学等），对中药固体制剂的性状、所含药效成分、有害物质及其他杂质进行定性、定量分析，从而保障其临床应用的有效性及安全性。

形成和发展 中药固体制剂主要包括丸剂、散剂、颗粒剂（冲剂）、片剂、胶囊剂、胶剂、栓剂、贴膏剂、滴丸、膜剂等。随着对药品质量要求的提升，中药固体制剂的质量控制标准逐渐得以完善，质量控制方法也越来越丰富。

中药固体制剂的质量标准分为法定标准和非法定标准两类。法定标准是国家对药品品种、质量规格及检验方法等方面作出的统一技术规定，是药品生产、供应、使用、检验和管理部门共同遵循的法定依据，属于强制性标准。中国现行国家标准主要包括：《中华人民共和国药典》、《中华人民共和国卫生部药品标准》中药成方制剂、《中华人民共和国卫生部药品标准》新药转正标准、《国家药品监督管理局药品标准》新药转正标准、《国家（食品）药品监督管理局药品标准（试行）》等。非法定标准又称企业内控质量标准，是生产企业为控制产品质量而制定的，其要求不能低于法定标准。

随着分析技术的发展，许多先进可行的检测技术正陆续被应用于中药固体制剂的质量控制。如薄层色谱分析技术在中药检验和质量分析中已成为常用手段；气相色谱法已广泛应用于药品中挥发性成分的含量分析；高效液相色谱等检测方法也已逐步引入制剂检测中；一测多评技术、多指标成分定量以及特征和指纹图谱技术也得以有效运用。这些技术的应用，提升了药品标准的科学性、有效性与实用性，从而杜绝了由于标准的缺陷而出现劣质产品。

研究内容 中药固体制剂的质量控制包括性状、鉴别、检查、含量测定、稳定性等内容。《中华人民共和国药典》在制剂通则项下及正文部分各有关品种项下，对各类固体制剂的质量要求和检验方法均作了相应规定，同一剂型的不同品种有通用检验项目，也有各自的特有检验项目。以下简要介绍不同剂型的质量要求及该剂型通用的检查项目。

丸剂：外观应圆整均匀，色泽一致。蜜丸应细腻滋润、软硬适中。蜡丸表面应光滑无裂纹、丸内不得有蜡点和颗粒。应检查水分、重量差异、装量差异或装量、溶散时限和微生物限度。

散剂：外观性状应干燥、疏松、混合均匀、色泽一致。应检查外观均匀度、粒度、水分、装量差异或装量、微生物限度。用于烧伤或严重创伤的散剂，还应进行粒度和无菌检查。

颗粒剂：外观性状应干燥、颗粒均匀、色泽一致，无吸潮、结块、潮解等现象，应检查粒度、水分、溶化性、装量差异或装量和微生物限度。

片剂：外观应完整光洁、色泽均匀、有适宜的硬度。应检查重量差异、崩解时限和微生物限度。阴道片还应检查融变时限，阴道泡腾片检查发泡量。

锭剂：应平整光滑、色泽一致，无皱缩、飞边、裂隙、变形及空心。应检查重量差异及微生物限度。

胶剂：应为色泽均匀、无异常臭味的半透明固体，无显著气泡、油泡及其他杂质，质地脆而坚实，平整，拍之即碎裂，碎裂面有光泽，不呈黯浊现象。一般应检查水分、总灰分、重金属、砷盐、挥发性碱性物质，还应检查水分及微生物限度。

贴膏剂：膏料应涂布均匀，膏面应光洁，色泽一致，无脱膏、失黏现象；背衬面应平整、洁净、无漏膏现象。涂布中若使用有机溶剂的，必要时应检查残留溶剂。应检查含膏量、耐热性、赋形性、黏附性、重量差异及微生物限度。

滴丸剂：应圆整均匀、色泽一致，无粘连现象，表面无冷凝介质黏附。应检查重量差异、装量差异、溶散时限和微生物限度。

胶囊剂：应整洁，不得有黏结、变形、渗漏或囊壳破裂现象，并应无异臭；硬胶囊剂的内容物应干燥、疏松、混合均匀。应检查装量差异、崩解时限和微生物限度，硬胶囊还应检查水分。

栓剂：栓剂中的药物与基质应混合均匀，外形应完整光滑，并应有适宜的硬度，在包装或贮藏时保持不变形，无发霉变质。塞入腔道后，应能融化、软化或熔化，并与分泌液混合，逐渐释放出药物，产生局部或全身作用。应检查重量差异、融变时限和微生物限度。

膜剂：外观应完整光洁，厚度一致，色泽均匀，无明显气泡。多剂量的膜剂，分隔压痕应均匀清晰，并能按压痕撕开。应检查重量差异、含量均匀度、微生物限度检查。

（史新元）

yètǐ zhìjì zhìliàng kòngzhì

液体制剂质量控制（quality control of fluid preparation） 运用现代分析手段和方法（包括物理、化学、生物学和微生物学等），对中药液体制剂的性状、所含药效成分、有害物质及其他杂质进行定性、定量分析的方法。液体制剂质量控制可以保障液体制剂临床应用的有效性及安全性。通常，均相液体制剂外观应澄明；非均相液体制剂药物粒子应分散均匀；口服液体制剂应外观良好，口感适宜，外用液体制剂应无刺激性；液体制剂剂量应准确；液体制剂应有一定的防腐能力；包装应便于患者用药和携

带。不同的液体药剂有不同的质量要求，常用的液体药剂的质量在生产、贮藏期间均应符合下列有关规定。

口服溶液剂、混悬剂、乳剂、滴剂 真溶液型液体药剂应澄明，乳浊液型和混悬液型液体药剂应保持分散相粒径小而均匀，且在振摇时易于分散均匀；分散介质优先选择水，其次是稀乙醇或乙醇，最后再考虑其他毒性较小的有机分散介质；口服溶液剂、混悬剂、乳剂可加入适宜的附加剂，如防腐剂、矫味剂等，其种类与用量应不影响产品的稳定性，并注意避免对检验产生干扰；口服溶液剂、混悬剂、乳剂不得有发霉、酸败、变色、异臭、异物、产生气体或其他变质现象；口服混悬剂中的混悬物应分散均匀，如有沉淀物经振摇应易再次分散，并应检查沉降体积比，在标签上应注明"服前摇匀"；不同类型的滴剂应分别符合口服溶液剂、混悬剂、乳剂的有关规定，包装内均应附有滴管和吸球。

滴鼻剂 滴鼻剂一般应在半无菌环境下配制，各种配制器具均需用适当方法清洗干净，必要时进行灭菌。滴鼻剂应无刺激性，对鼻黏膜及其纤毛的功能不应产生副作用。多剂量包装，除另有规定外，每瓶应不超过10ml。

滴耳剂 滴耳剂的辅料不应降低制剂的药效，应无毒性或局部刺激性。用于耳部伤口，尤其耳膜穿孔或手术前的滴耳剂，应灭菌，并不得加抑菌剂，且密封于单剂量容器中。滴耳剂如为混悬液，其颗粒应易于摇匀并有足够稳定性，其最大颗粒不得超过$50\mu m$。滴耳剂的容器应无毒并清洗干净，不应与药物或辅料发生理化作用，容器的壁要有一定的

厚度且均匀。

洗剂 涂敷用洗剂中可含有助悬剂，目的是用于皮肤时有利于形成一层保护膜，所用的辅料不应降低制剂的药效，应无毒性或无局部刺激性。洗剂的容器应无毒并清洗干净，不应与药物或辅料发生理化作用，容器的壁要有一定的厚度且均匀。除另有规定外，应密闭贮存。

搽剂 搽剂中所含药物某些成分被表皮所吸收，因此使用时须加在绒布或其他柔软物料上，轻轻涂抹患处，所用的绒布或其他柔软物料须洁净，不得引入污染及病原微生物。搽剂的容器应洁净并进行灭菌，且须与内服制剂有显著的区别，容器外应贴"不可内服"的标签。搽剂常用的分散剂有水、乙醇、液体石蜡、甘油或植物油等。搽剂应无酸败、异臭、变色等现象，必要时可加适量防腐剂或抗氧剂。

注射液 注射剂直接注入体内，故在其生产、贮藏以及使用过程中均应符合有关质量要求。按照《中华人民共和国药典》（简称《中国药典》）要求，注射剂的质量要求一般有：无菌，注射剂成品中不应含有任何活的微生物，必须符合《中国药典》无菌检查的要求；无热原或无细菌内毒素，无热原是注射剂的重要质量指标，对注射量大的，特别是供静脉及脊椎腔注射的注射剂，尤其是注射用水，均需符合《中国药典》无热原或无细菌内毒素的要求；可见异物，注射剂不得有肉眼可见的混浊或异物；不溶性微粒，静脉滴注用注射液（装量100ml以上者），均应符合《中国药典》不溶性微粒检查的要求；pH值，注射剂的pH值要求与血液相等或相近，血液的pH值

为 7.4，注射剂一般应控制在 pH 4~9 范围内，且同一品种的 pH 值允许差异范围不超过 1.0。偏酸偏碱都会产生疼痛或组织坏死等副作用；渗透压和等张性，注射剂的渗透压，要求与血浆的渗透压相等或接近，供静脉注射量大的注射剂，则要求具有与血液相同的等张性；安全性，注射剂必须进行局部刺激性试验、血管刺激性试验、过敏试验、溶血试验、一般药理学试验、急性毒性试验、长期毒性试验等，对安全性进行综合评价，符合规定后方可应用于临床；稳定性，注射剂多系水溶液，而且从生产到使用需要经过一段时间，稳定性问题比其他剂型更为突出，故要求注射剂必须具有必要的物理稳定性、化学稳定性和生物学稳定性，确保产品在贮存期间安全有效。

（王跃生）

bàngùtǐ zhìjì zhìliàng kòngzhì

半固体制剂质量控制（quality control of semi-solid preparation）

运用现代分析手段和方法（包括物理、化学、生物学和微生物学等），对中药半固体制剂的性状、所含药效成分、有害物质及其他杂质进行定性、定量分析，从而保障其临床应用的有效性及安全性。半固体制剂包括软膏剂、眼膏剂、凝胶剂和栓剂。

软膏剂：药物与适宜机制均匀混合制成的具有适当稠度的半固体外用制剂。质量要求：①均匀、细腻，涂于皮肤上无刺激性，并应具有适当的黏稠性，易涂布于皮肤或黏膜上。②应无酸败、异臭、变色、变硬和油水分离等变质现象。③应无刺激性、过敏性及其他不良反应。④用于大面积烧伤时，应预先进行灭菌。眼用软膏的配制需在无菌条件下进行。软膏剂的质量检查主要包括药物的含量，软膏剂的性状、刺激性、稳定性等，以及软膏中药物释放度、吸收的评定。

眼膏剂：供眼用的灭菌软膏。由于用于眼部，眼膏剂中的药物必须极细，基质必须纯净。眼膏剂应均匀、细腻，易涂布于眼部，对眼部无刺激性，无细菌污染。为保证药效持久，常用凡士林与羊毛脂等混合油性基质。眼膏剂的检查项目：装量、金属性异物、颗粒细度、微生物限度等。

凝胶剂：药物与适宜的辅料制成均匀或混悬的透明或半透明的半固体制剂，有单相凝胶和双向凝胶之分。单相凝胶又分为水性凝胶和油性凝胶。凝胶剂应检查最低装量和微生物限度。

栓剂：将药物和适宜的基质制成的具有一定形状供腔道给药的固体状外用制剂。质量要求：药物与基质应混合均匀，栓剂外形应完整光滑；塞入腔道后应无刺激性，应能融化、软化或溶解，并与分泌液混合，逐步释放出药物，产生局部或全身作用；并应有适宜的硬度，以免在包装、贮藏或使用时变形。栓剂的检查项目包括：重量差异、融变时限、药物溶出速度和吸收试验、稳定性和刺激性试验等。

（王跃生）

wújūn zhìjì zhìliàng kòngzhì

无菌制剂质量控制（quality control of sterile products）

运用现代分析手段和方法（包括物理、化学、生物学和微生物学等），对中药无菌制剂的性状、所含药效成分、有害物质及其他杂质进行定性、定量分析，从而保障其临床应用的有效性及安全性。

无菌制剂指法定药品标准中列有无菌检查项目的制剂，包括直接注入体内或直接接触创伤面、黏膜等的一类制剂。按照给药途径，可分为规定无菌制剂和非规定无菌制剂（即限菌制剂）。按生产工艺可分为两类：采用最终灭菌工艺的为最终灭菌产品；部分或全部工序采用无菌生产工艺的为非最终灭菌产品。广义上，无菌制剂和非无菌制剂都规定有染菌的限度，无菌制剂要求不得检出活菌，非无菌制剂限制染菌的种类与数量。

无菌制剂包括：①注射用制剂，如注射剂、输液、注射粉针剂等。②眼用制剂，如滴眼剂、眼用膜剂、软膏剂、凝胶剂等。③植入型制剂，如植入片等。④创面用制剂，如溃疡、烧伤及外伤用溶液、软膏剂、气雾剂等。⑤手术用制剂，如止血海绵剂和骨蜡等。

无菌制剂除按各品种项下质量要求进行检查外，均需进行无菌检查。

（王跃生）

fēiwújūn zhìjì zhìliàng kòngzhì

非无菌制剂质量控制（quality control of non-sterile preparation）

运用现代分析手段和方法（包括物理、化学、生物学和微生物学等），对中药非无菌制剂的性状、所含药效成分、有害物质及其他杂质进行定性、定量分析，从而保障其临床应用的有效性及安全性。

非无菌制剂是指法定药品标准中未列有无菌检查项目的制剂。除无菌制剂外，其他均为非无菌制剂。非无菌制剂不进行无菌检查，但并不意味着无需进行微生物检查。非无菌制剂也会限制染菌的种类与数量，应根据各剂型质量检查项下的要求进行相应的微生物限度检查。

（王跃生）

内服制剂质量控制 (quality control of oral preparation) 为使内服制剂安全有效而制订的质量监控项目、检查方法和标准，包括生产、贮存要求和制剂特性检查。内服制剂指经口服途径给药的制剂，包括：①固体制剂，如丸剂、散剂、颗粒剂、片剂、胶囊剂等；②半固体制剂，如煎膏剂、浸膏剂等；③液体制剂，如酒剂、糖浆剂、合剂、露剂等。内服制剂首先应符合各自剂型制剂通则的相关要求，针对内服制剂的品种不同，还应制订相应的质量标准，来保证内服制剂的安全有效。

生产要求：①固体制剂。按规定的方法进行提取，若含挥发油应将挥发油均匀喷入干燥提取物中或用倍他环糊精包合后加入制剂，所用饮片和提取物应按规定粉碎混匀并控制水分，干燥工序应根据具体情况控制干燥温度，如含挥发性成分较多的应在 60℃ 以下干燥，内服散剂应为细粉，儿科用应为最细粉，制备含有毒性药、贵重药或药物剂量小的散剂时，应采用配研法混匀并过筛，多剂量包装的散剂应附分剂量的用具，含有毒性药的内服散剂应单剂量包装等。②半固体制剂。如浸膏剂，应按各品种项下规定的方法煎煮，滤过，滤液浓缩至规定的相对密度，如需加入药粉，一般应加入细粉，清膏按规定量加入炼蜜或糖（或转化糖）收膏，若需加饮片细粉，待冷却后加入，搅拌混匀，加炼蜜或糖（或转化糖）的量，一般不超过清膏量的 3 倍，应无焦臭、异味，无糖的结晶析出。③液体制剂。如酒剂、糖浆剂、合剂，生产内服酒剂应以谷类酒为原料，可加入适量的糖或蜂蜜调味，配制后的酒剂须静置澄清，滤过后分装于洁净的容器中，糖浆剂一般含蔗糖量不低于 45%（g/ml），合剂含蔗糖量不高于 20%（g/ml）。

贮存要求：散剂、茶剂应密闭贮存，含挥发性及易吸潮药物的散剂和茶剂以及丸剂、片剂、胶囊剂、滴丸剂应密封贮存。

（张保献）

外用制剂质量控制 (quality control of external preparation) 为使外用制剂安全有效制订的质量监控项目、检查方法和标准，包括生产、贮存要求和制剂特性检查。外用制剂指皮肤、黏膜和腔道给药制剂，包括局部用药制剂和经皮给药系统，可分为：①固体制剂，如外用散剂、阴道片和阴道泡腾片；②半固体制剂，如贴膏剂［包括橡胶膏剂、凝胶膏剂（巴布膏剂）和贴剂］、膏药（包括白膏药和黑膏药）、凝胶剂、软膏剂、乳膏剂、栓剂等；③液体制剂，如酊剂、搽剂、洗剂、涂膜剂、气雾剂和喷雾剂等。按用药部位可分为皮肤用制剂、鼻用制剂和眼用制剂。

生产要求：①固体制剂。所用饮片和提取物应按规定粉碎混匀并控制水分，片剂如含有挥发性或热敏性成分制片时应避免受热。②半固体制剂。提取物应按规定方法提取，饮片或固体药物应预先炸枯、粉碎或溶于适宜的溶剂中；基质应性质稳定且与药物无配伍禁忌，安全无刺激性，使用前应按不同剂型要求净化灭菌，可根据需要加入表面活性剂、保湿剂、抗氧剂、防腐剂或透皮吸收促进剂等；制剂应均匀、细腻、光滑，无变质现象。③液体制剂。饮片应按规定方法提取、纯化、浓缩，或粉碎成细粉；溶剂如为乙醇应检查乙醇量，如为油应无酸败等变质现象，必要时可加入的附加剂，附加剂对皮肤或黏膜应无刺激性；制剂如为溶液型应澄清，如为乳液型分散相液滴应在溶剂中分散均匀，如为混悬液型应能形成稳定的混悬液。

贮存要求：外用散剂应密闭贮存，如含有易挥发性或易吸潮药物应密封贮存；外用片剂、贴膏剂、搽剂、洗剂、涂膜剂应密封贮存；膏药。软膏剂应密闭，置阴凉处贮存；凝胶剂应避光密闭贮存并防冻；栓剂应在 30℃ 以下密闭贮存；气雾剂、喷雾剂应置凉暗处贮存，并避免曝晒、受热、撞击，气雾剂还应进行泄漏和压力检查，以确保使用安全。

制剂特性检查：应按《中华人民共和国药典》制剂通则中规定的检验项目检查，见表。

（张保献）

中间体质量控制 (quality control of intermediate) 为确保中药制剂用中间体达到安全、有效、稳定、均一的质量要求，对其原料、

表 常见内服制剂检验项目

剂型	检验项目
丸剂	水分（蜡丸除外），溶散时限，崩解时限
散剂	水分，均匀度
颗粒剂	水分，粒度，溶化性
胶囊剂	水分，崩解时限
片剂	水分，崩解时限
煎膏剂	相对密度，不溶物
胶剂	总灰分、重金属、砷盐
糖浆剂	pH 值，相对密度
合剂	pH 值，相对密度
酒剂	总固体含量，乙醇量，甲醇量
酊剂	乙醇量，甲醇量
露剂	pH 值

表 常见外用制剂检验项目

剂型	检验项目
外用散剂	粒度、外观均匀度、水分、装量差异（单剂量包装）、装量（多剂量包装）、无菌（用于烧伤或严重创伤的外用散剂）、微生物限度
阴道片和阴道泡腾片	重量差异、崩解时限、发泡量（阴道泡腾片）、微生物限度
贴膏剂	含膏量、耐热性、赋形性、黏附性、重量差异、微生物限度
膏药	软化点、重量差异
凝胶剂	pH值、装量、无菌（用于烧伤或严重创伤的凝胶剂）、微生物限度
软膏剂、乳膏剂	粒度、装量、无菌（用于烧伤或严重创伤的软膏剂、乳膏剂）、微生物限度
栓剂	重量差异、融变时限、微生物限度
酊剂	乙醇量、甲醇量、装量、微生物限度
搽剂、洗剂、涂膜剂、	相对密度和pH值（以水或稀乙醇为溶剂）、乙醇量（以乙醇为溶剂）、酸败度和折光率（以油为溶剂）、装量、无菌（用于烧伤或严重创伤的洗剂、涂膜剂）、微生物限度
气雾剂喷雾剂	喷射速率和喷出总量（非定量阀门气雾剂）、每瓶总揿次和每揿喷量/每揿主药含量（定量阀门气雾剂）、粒度（混悬型气雾剂、喷雾剂）、喷射试验和装量检查（喷雾剂）、无菌（用于烧伤或严重创伤的气雾剂、喷雾剂）、微生物限度

制法、性状、鉴别、检查、含量测定、特征图谱和指纹图谱等项目作出技术规定，并按照各项规定所进行的技术作业活动。

形成和发展 中间体质量控制最早源于对化学药原料合成过程中所得中间产物的质量控制。20世纪80年代以来，随着制剂技术与剂型的发展，中药材粗提物、有效部位或有效成分提取物等中间体已成为配制中药制剂的主要原料，是确保中药制剂有效性、安全性、稳定性的根本，中间体质量控制这一问题也随之提出并日益受到重视。2005年版《中华人民共和国药典·一部》开始设立"植物油脂和提取物"，收载了三十余种中药材提取物的质量标准，而2010年版《中华人民共和国药典·一部》该项下收载的品种数和质量控制水平均有大幅提升，中间体质量的可控性得到显著提高。

作用和用途 中药制剂用中间体常受其原料来源、饮片炮制、制备工艺等诸多因素影响，其中有效成分与杂质的含量、组成类别及存在形式可能存在显著差异，从而影响中间体的安全性、有效性及稳定性。因此，要使中药制剂产品的质量符合要求，必须提供质量合格的中间体，中间体质量控制就成为确保中药制剂质量的关键。无论是中药新制剂的研发，还是已上市中药制剂的生产，都必须进行中间体质量控制的研究和检测工作。

研究内容 中间体质量控制是以质量标准的形式体现的，根据中药制剂对中间体的质量要求，主要包括以下内容。①来源：是对中间体制备所用中药材原料的品种、药味组成及剂量作出的技术规定，以确保中间体制备用原料的准确无误。如茵陈提取物，《中华人民共和国药典》规定为：

"菊科植物滨蒿或茵陈蒿春季采收的干燥地上部分（绵茵陈）经提取制成的提取物"。②制法：是对从中药材原料到获得中间体过程中的工艺路线以及各工艺环节所采用的技术方法、工艺参数等作出的技术规定，以确保中间体制备工艺的稳定可控。③性状：是对中间体的颜色、气味、物态、理化性质等方面作出的技术规定。其性状与中间体的原料、制备工艺密切相关，原料质量保证、制备工艺稳定，则所制备的中间体性状基本一致，可大致反映中间体质量的一致性。④鉴别：是为定性控制中间体制备所用原料药味的组成而作出的技术规定，常包括显微鉴别、理化鉴别、薄层鉴别、气相鉴别、液相鉴别等项目。如《中华人民共和国药典》对茵陈提取物的鉴别项作了两项规定，其中一项以绿原酸为对照品进行薄层色谱鉴别，另一项以对羟基苯乙酮为对照品，采用高效液相色谱法进行定性鉴别。⑤检查：是为定量控制中间体中有害物质、杂质含量而作出的技术规定。需要控制的常见有害物质有砷盐、重金属、含氯/磷农药、致病微生物及特有毒性成分，杂质方面主要对水分、灰分及伪品特殊成分等进行控制。如茵陈提取物的检查项下分别对其水分、重金属及有害元素等含量进行了规定。⑥浸出物：是对中间体中可溶解于水、乙醇或其他适宜溶剂的化学物质含量作出的技术规定。对于有效成分尚不清楚或确实无法建立含量测定方法，或虽建立含量测定，但其含量甚微的中间体，常常建立浸出物测定要求，是控制中间体质量的指标之一。如水牛角浓缩粉，《中华人民共和国药典》采用热浸法测定其水溶性浸出物含量，规定不得少于3.5%。⑦特征图谱和指纹图谱：是对中间体中所含主要药效成分的组成、含量比例等作出的技术规定。中药制剂的疗效不仅仅与中间体中某个化学成分有关，而是由其中的多种成分所共同决定，因此，采用特征图谱或指纹图谱对中间体中成分组成进行定性控制，以确保其有效性、安全性及一致性，如人参总皂苷的特征图谱，采用高效液相色谱法，要求供试品色谱图中应呈现7个特征色谱峰，分别为人参皂苷Rg_1、Re、Rf、Rb_1、Rc、Rb_2、Rd。⑧含量测定：对中间体中药效成分或指标成分的含量测定方法及限度做出的技术规定。如人参总皂苷的含量测定有两项规定，一项以人参皂苷Re为对照品，采用比色法对其中总皂苷含量进行了测定，并规定含量应在65%～85%，另一项采用高效液相色谱法对其中人参皂苷Rg_1、Re、Rd含量进行了测定，规定三者总含量应在15%～25%。⑨贮藏：对中间中药体贮藏条件要求作出的规定，以确保其在放置过程中的质量稳定。

（杨　明）

zhōngyào zhìjì wěndìngxìng

中药制剂稳定性 (stability of traditional Chinese medicine preparation)　中药制剂在生产、运输、贮藏、周转、使用前的一系列过程中的化学、物理及生物学特性发生变化的速度与程度。

形成和发展　中药制剂的稳定性研究是从液体制剂开始的，中国最先报道的是1981年对威灵仙注射液中原白头翁素稳定性的研究。此后，中药制剂稳定性的研究得到重视，取得了较快发展。1985年国家实行的《新药审批办法》把中药制剂的稳定性试验作为新药申报资料的项目之一，这对中药制剂稳定性研究起到较大的促进作用。1992年卫生部发布的《新药审批办法有关中药部分的修订和补充规定》，对稳定性研究进一步制订出比较严格的技术要求，规定应首选处方中的君药（主药）、贵重药、毒药制订含量测定方法，或其他药味的已知成分或具备能反映内在质量的指标成分建立含量测定方法。1999年又颁布了《中药新药研究的技术要求》，其对稳定性的要求与1992年技术要求内容基本相同。2006年国家食品药品监督管理局（SFDA）为规范和指导中药的研发，保证中药研发质量，制定了《中药、天然药物稳定性研究技术指导原则》，该指导原则成为中药稳定性研究权威性的参考原则。2015年版《中华人民共和国药典》也规定了稳定性相关考察项目，新药稳定性研究工作日趋规范。

作用和用途　通过稳定性试验，考察中药制剂在不同环境条件（如温度、湿度、光线等）下制剂特性随时间变化的规律，以认识和预测制剂的稳定趋势，为制剂生产、包装、贮存、运输条件和有效期的确定提供科学依据。稳定性研究是评价药品质量的主要内容之一，在药品的研究开发和注册管理中占有重要地位。对保证用药的安全性、有效性，避免药品变质，减少损失，合理组方、设计工艺及推动中药制剂质量整体提高有重要意义。

研究内容　中药制剂稳定性变化的实质一般包括化学、物理学和生物学三个方面。化学稳定性变化是指药物由于水解、氧化等化学降解反应，使药物含量（或效价）降低、色泽产生变化。物理学稳定性变化主要是指制剂的物理性能发生变化，如混悬剂中药物颗粒结晶生长、结块、沉淀；乳剂的分层、破裂等。制剂物理性能的变化，不仅使制剂质量下降，还可以引起化学变化和生物学变化。生物学稳定性变化是指制剂由于受到微生物污染导致的腐败、变质。制剂稳定性的各种变化可单独发生，也可同时发生，一种变化还可成为诱因，引起另一种变化。影响中药制剂稳定性的因素主要包括：①湿度：水是药剂发生水解或其他反应的必要媒介，也是吸湿、潮解、微生物滋生繁殖的重要条件。没有水的存在，上述现象就会停止或减缓。对于在水中发生水解而水量又不足以溶解所有药物时，单位时间内药物的降解量与含水量成正比。固体药物暴露于湿空气中，表面吸附水蒸气而使其溶解，增加药物的不稳定性。可见，湿度（水分）是影响药剂稳定的主要因素之一。②温度：温度升高，则化学反应加速，这是化学反应的基本规律。一般温度升高10℃，反应速度可加快2～3倍。微生物生长温度为25～37℃，低温可抑制或停止微生物的生长、繁殖，高热又能破坏对热敏感的药物。③空气中的氧：空气中的氧是引起药物氧化反应的基本因素。空气中氧引发的氧化反应，称为自氧化反应，它与氧的浓度无关或关系不大，仅需少量氧气就可以引发氧化反应。许多微生物的生长、繁殖也必须要有氧气存在。④pH值：药物溶液一般都有一个自身最稳定的pH值，若pH值过高或过低，都会加速药物的分解，所以，应将药物溶液的pH值最好控制在自身最稳定的 pH 值范围内。⑤金属离子：金属离子往往是某些药物自氧化反应的催化剂。只要有微量金属离子就会起催化作用。所以，制备易氧化的药剂时，必须严格控制原辅料的金属离子，并尽量避免与金属容器接触。⑥光线：光是催化各种化学反应的活化因子，可提供产生化学反应所必需的活化能。

稳定化措施主要包括：①降低温度。在提取、浓缩、干燥、灭菌等工艺过程中尽量降低受热温度和减少受热时间。②调节最适 pH 值。药物的氧化作用受 H^+ 或 OH^- 的催化，一般药物在 pH 值较低时比较稳定。对于易氧化分解的药物一定要用酸（碱）或适当的缓冲剂调节，使药液保持在最稳定的 pH 值范围。③改变溶剂。在水中不稳定的药物，可采用乙醇、丙二醇、甘油等极性较小的溶剂，或在水溶液中加入适量的非水溶剂延缓药物的水解。④制成干燥固体。对于极易水解的药物，当无法制成稳定的可以长期贮存的水性液体制剂时，应制为干燥的固体制剂。⑤避免光线。光敏感的药物制剂，制备过程中要避光操作，制成 β-环糊精包合物或胶囊，采用棕色玻璃瓶包装或在包装容器内衬垫黑纸，避光贮存。⑥驱逐氧气。其他方法还包括：①制备稳定的衍生物。有效成分的化学结构是决定中药制剂稳定性的内因，不同的化学结构具有不同的稳定性。对不稳定的成分进行结构改造，如制成盐类、酯类、酰胺类或高熔点衍生物，可以提高制剂的稳定性。将有效成分制成前体药物，也是提高其稳定性的一种方法。②制成微囊或包合物。采用微囊化和 β-环糊精包合技术，可防止药物

因受环境中的氧气、湿气、光线的影响而降解，或因挥发性药物挥发而造成损失。③改进工艺条件：在成型工艺过程中，一些对湿热不稳定的药物，可以采用直接压片或干法制粒。包衣也是解决片剂、丸剂等固体制剂稳定性问题的常规方法之一。

（杨 明）

chángqī shìyànfǎ

长期试验法 （long-term test）

将药品长时间置于实际贮存条件下，以考察其稳定性的试验方法。目的是为制订药品的有效期提供依据。有效期是指药物降解 10% 所需要的时间，也是该药品被批准的使用期限。取供试品三批，市售包装，在温度 25℃±2℃，相对湿度 60%±10% 的条件下放置，并分别于 0 个月、3 个月、6 个月、9 个月、12 个月取样检测，12 个月以后，仍需继续考察，分别于 18 个月、24 个月、36 个月取样检测。按稳定性考察项目（一般以质量标准及《中华人民共和国药典》制剂通则中与稳定性相关的指标为考察项目，必要时应超出质量标准的范围选择稳定必考察指标）进行检测。将结果与 0 个月比较以确定药品的有效期。由于实测数据的分散性，一般应按 95% 可信限进行统计分析，得出合理的有效期。如三批统计分析结果差别较小，则取其平均值为有效期；若差别较大，则取其最短的为有效期。数据表明很稳定的药品，不作统计分析。对温度特别敏感的中药制剂，长期试验可在温度 6℃±2℃ 的条件下放置 12 个月，按上述时间要求进行检测，12 个月以后，仍需按规定继续考察，制订在低温贮存条件下的有效期。稳定性考察项目因剂型而异。长期试验采用的温

度为 25℃±2℃、相对湿度为 60%±10%，或温度 30℃±2℃、相对湿度 65%±5%，是根据国际气候带制定的。与美、日、欧国际协调委员会（ICH）采用的条件基本一致。

对于包装在半透性容器中的药物制剂，则应在温度 25℃±2℃、相对湿度 40%±5%，或 30℃±2℃、相对湿度 35%±5% 的条件进行试验，至于上述两种条件选择哪一种，则由试验者自行确定。此外，有些药物制剂还应考察临用时配制和使用过程中的稳定性。

（杨 明）

jiāsù shìyànfǎ

加速试验法 （accelerated test）

将药物或制剂在短时间内施加非常规条件，使药物降解反应加速进行，根据化学动力学原理，经数学处理后外推得出药物贮存期的试验方法。分为温度、湿度和光加速试验。虽然在常温下的留样观察与实际贮藏条件一致，能反应实际情况，但费时较长，不能及时掌握制剂质量变化的速度和规律，不利于产品开发，也不易及时发现和纠正影响中药制剂质量稳定性的条件和因素。为了能在较短时间内预测产品在常温条件下的质量稳定情况，或需要通过改进处方、生产工艺和包装条件来提高药品质量稳定性，以及预测产品的有效期等，均可考虑采用加速试验法。加速试验法是以化学动力学理论为依据，即认为中药制剂内成分的含量降低与该成分的分解速度有关，分解的速度越快，则在一定的时间内该成分的浓度下降越多，因此可以用该成分的分解速度来推算该成分的浓度降低到某一程度所需时间。

加速试验一般应在 40℃±2℃、相对湿度（RH）75%±5%条件下进行试验，在试验期间第 0、1、2、3、6 个月末取样检测。若供试品经检测不符合质量标准要求或发生显著变化，则应在中间条件下再进行试验。条件为：温度为 30℃±2℃，RH 65%±5%。

对于采用不可透过性包装的液体制剂，例如：口服液、乳剂、注射液等，其稳定性研究中可不要求相对湿度。对于采用半通透性的容器包装的液体制剂，如多层共挤聚氯乙烯（PVC）软袋装注射剂、塑料瓶装滴眼液、滴鼻液等，加速试验的条件可设定在 40℃±2℃、RH 20%±5%。

对于膏药、胶剂、软膏剂、凝胶剂、眼膏剂、栓剂、气雾剂等制剂，可以直接采用 30℃±2℃、RH 65%±5% 的条件进行加速试验。

此外，对温度敏感的药物（需在 4~8℃冷藏保存）的加速试验可在 25℃±2℃、RH 60%±5% 条件下同法进行。需要冷冻保存的药品可不进行加速试验。加速试验法预测中药制剂的有效期常有 3 个方法。①常规试验法：为低温加速试验法。将药品于温度 37~40℃，相对湿度 75% 的条件下放置 3 个月，在 0 月（生产当月）、1、2、3 月各考察一次，如 3 个月末所测得的考察项目指标仍在所要求的范围内，则此产品有效期可暂定为 2 年。此法由美国食品药品监督管理局（FDA）提出，有些国家规定在温度 40℃，相对湿度 75% 条件下加速试验 6 个月，若质量符合要求，则认为与室温 3 年有效期相当。如果供试品在上述条件下不稳定，则应改进制剂处方、改良包装或在包装内加放一小包干燥剂等。②经

典恒温法：本法理论依据是阿仑尼乌斯（Arrhenius）公式，其指数形式为：

$$K = Ae^{-E/RT}$$

其对数形式为：

$$\lg K = -\frac{E}{2.303R} \times \frac{1}{T} + \lg A，$$

该方程为直线方程，以反应速度常数的对数 $\lg K$ 对绝对温度 T 的倒数 $\frac{1}{T}$ 作图成一直线，其直线斜率 $b = -\frac{E}{2.303R}$。由此可计算出活化能 E。若将直线外推至室温，就可求出室温时的速度常数（$K_{25℃}$），由 $K_{25℃}$ 可求出分解 10% 所需的时间即有效期（$t_{0.9}$）或室温贮存若干时间以后残余的药物浓度。③简化法：鉴于经典恒温法存在实验及数据处理工作量大、费时等缺点，一些简化的方法随之被提出。其理论基础仍是化学动力学原理和 Arrhenius 指数定律。如：降低加速试验温度的方法（温度系数法、温度指数法），或减少取样次数的方法（初均速法、单测点法），或减化数据处理的方法（$t_{0.9}$ 法、活化能估算法）等。尽管简化法的准确性可能有不同程度的降低，但其预测结果仍有一定的参考价值。

（杨　明）

shīdù jiāsù shìyànfǎ

湿度加速试验法（humidity accelerated test）

探讨湿度对药物稳定性的影响及其可能的降解途径与降解产物的试验方法。旨在考察中药固体制剂与包装材料的抗湿性能，即在各种湿度条件下测定其吸湿速度和平衡吸湿量。为制剂生产工艺、包装、贮存条件和建立降解产物分析方法提供

科学依据。通常有以下 3 种情况。

带包装湿度加速实验：取带包装供试品置于相对湿度（RH）90% 或 100% 的密闭容器中，在 25℃ 条件下放置 3 个月，观察包装变化情况，并按稳定性考察项目进行考察。主要考察湿度对包装材料及制剂的影响。

去包装湿度加速实验：将供试品包装除去，取一定量，置于开口的玻璃器皿内，准确称重，放置在高于药品临界相对湿度（CRH）的条件下，温度为 25℃，暴露时间视供试品性质而定。然后精密称重，并观察外观，再按稳定性考察项目进行考察。主要考察制剂对湿度的敏感性。

平衡吸湿量与相对湿度的测定：精密称取供试品于 2~3 个敞口的、已称重编号的称量瓶中，然后放入盛有一定相对湿度盐的饱和溶液的干燥器中，于 25℃ 放置 7 天，即达到平衡状态，再精密称量供试品重量，即得该相对湿度下的平衡吸湿量。同法将供试品分别置于 7~9 个不同相对湿度的密闭干燥器中，相对湿度范围取 10%~100%，即得各相对湿度下的平衡吸湿量 f，以吸湿率为纵坐标，相对湿度为横坐标作图，得吸湿曲线，将吸湿曲线陡直部分延长与横坐标相交，即得样品的 CRH。这项实验可以定量地研究湿度对药物制剂的影响，为制订产品的处方及工艺条件提供依据，产品的生产环境和贮藏环境必须控制在 CRH 以下。

恒湿条件可在密闭容器如干燥器下部放置饱和盐溶液，根据不同相对湿度的要求，可以选择氯化钠（NaCl）饱和溶液（RH 75%±1%，15.5~60℃），KNO₃饱和溶液（RH 92.5%，25℃）。

（杨　明）

wēndù jiāsù shìyànfǎ

温度加速试验法（temperature accelerated test） 探讨温度对药物稳定性的影响及其可能的降解途径与降解产物的试验方法。为制剂生产工艺、包装、贮存条件和建立降解产物分析方法提供科学依据。常用的有经典恒温法及程序升温法，此外还有分数有效期法、活化能估算法等。供试品开口置适宜的密封洁净容器中，60℃温度下放置10天，于第5天和第10天取样，按稳定性重点考察项目进行检测，同时准确称量试验后供试品的质量，以考察供试品风化失重的情况。若供试品含量低于限度，则在40℃条件下同法进行试验。若60℃无明显变化，不再进行40℃试验。

程序升温加速试验研究药物的稳定性和预测药物的有效期始于20世纪60年代，它使药物在反应过程中的温度按预先设计好的速度循序上升，反应过程中定时抽样测含量，直到反应进行到预定温度为止。程序升温法仍是以Arrhenius公式（见加速试验法）为基础，在较高温度下进行试验，外推求得室温有效期。与经典恒温法相比，程序升温加速试验可以节省时间和样品，减少试验工作量。常见有线性升温、倒数升温、对数升温和指数升温等多种类型的程序升温法。

（杨　明）

guāngjiāsù shìyànfǎ

光加速试验法（light accelerated test） 探讨光照对药物稳定性的影响及其可能的降解途径与降解产物的试验方法。为制剂生产、包装、贮存条件和建立降解产物的分析方法提供科学依据。光加速试验用1批原料药或1批制剂进行，原料药供试品应是一定规模生产的，供试品量相当于制剂稳定性试验所要求的批量。供试品用1批中药提取物进行，当试验结果发现降解产物有明显的变化，应考虑其潜在的危害性，必要时应对降解产物进行定性或定量分析。

强光照试验是将供试品置适宜的开口容器中（如称量瓶或培养皿），摊成≤5mm的薄层，疏松原料药摊成≤10mm的薄层，放置在装有日光灯的光照箱或其他适宜的光照装置内，于照度为4500lx±500lx条件下放置10天，于第5、10天取样，按稳定性重点考察项目进行检测，特别要注意供试品外观变化。光照装置一般采用定性设备：可调光照箱，也可用光橱，在箱中安装日光灯支数使达到规定照度。箱中供试品高度可以调节，箱上安装抽风机以排除可能产生的热量，箱上配有照度计，可随时监测箱内照度，光照箱应不受自然光的干扰，并保持照度恒定，同时防止尘埃进入光照箱内。有条件时还应采用紫外光照射。

（杨　明）

yǒuxiàoqī

有效期（term of validity） 药物降解10%所需的时间。又称十分之一衰期，记作$t_{0.9}$。2001年12月1日起施行的《药品管理法》规定："未标明、更改、超过有效期的药品按劣药论处"；药品包括药材、饮片、中成药、化学药等。市场上除中成药、化学药等标明有效期外，药材与饮片均未标明有效期。已有学者阐述了药材与饮片进行有效期管理的必要性，按照各药材中所含成分的不同进行分类，每类根据其成分的性质来确定有效期。对药材与饮片有效期的研究，大多数是借鉴化学药和国外对植物药评定有效期的方法，结合中药特性进行。中药制剂有效期的研究大都借鉴化学药有效期的研究方法进行，一般是依据制剂中主要有效成分或指标成分在贮藏过程中的变化来制订的。中药及其制剂在制订有效期时，基本上是参照化学药的方法。中药及其制剂成分复杂，用某一种成分来制订其有效期不能全面反映其质量变化，故需要寻找更适合中药及其制剂有效期的制订方法，使中药及其制剂的质量更加科学化、标准化、规范化。

有效期是该药品被批准的使用期限，表示该药品在规定的贮藏条件下能够符合规定要求的期限。它是控制药品质量的指标之一。对规定有效期的药品，应严格按照规定的贮藏条件加以保管，尽可能在有效期内使用。为了保证其质量，在有效期内使用时，要随时注意检查它们的性状，一旦发现外观性状改变，即使在有效期内，也要停止使用。已过了有效期的药品，一律不能再用。《中华人民共和国药品管理法》规定超过有效期的药品属于劣药，不能再使用。

（杨　明）

bànshuāiqī

半衰期（half-life period） 制剂中的药物降解50%所需的时间。记作$t_{1/2}$。药物在体内的生物转化、储存及被机体排出，使体内药物活性降低和消除的过程，称为药物的消除。药物消除的快慢多用半衰期表示。在临床工作中，常反复给病人用药，使机体内的药物不能及时消除，药物的浓度逐渐增高，称为药物的蓄积。在任何情况下，只要药物进入机体的速度大于药物自机体消除的速度都可产生蓄积作用。药物在体内有一定的蓄积常常是必要的。临床用药时往往有计划地先使药物在体内逐渐积蓄使之达到有效的血药浓度，以便充分发挥药物的防治作用。但是，如果药物进入体内过多或过快或者消除过慢，使药物在体内过分蓄积，就会发生蓄积中毒。为了较准确地掌握药物在体内的蓄积和消除，既能维持有效浓度而产生防治作用，又不至于发生蓄积中毒，根据药物在体内的半衰期，规定用药的间隔时间及剂量是很有必要的。

在药代动力学中，药物在体内的代谢过程按一级动力学过程进行，故药物在体内也存在相对稳定的半衰期，称作消除半衰期或血浆半衰期，它表示体内药物量减少一半所需要的时间。药物消除半衰期反映了药物在体内消除的速度，表示了药物在体内的时间与血药浓度间的关系，它是决定给药剂量、次数的主要依据，半衰期长的药物说明它在体内消除慢，给药的间隔时间就长；反之亦然。消除快的药物，如给药间隔时间太长，血药浓度太低，达不到治疗效果。消除慢的药物，如用药过于频繁，易在体内蓄积而引起中毒。另外，它还能用来计算药物中毒后，药物量或浓度下降到安全范围所需的时间。半衰期可通过血药浓度的对数对时间做曲线地求得，它的大小是由清除率（Cl）和分布容积（V）这两个重要参数决定的：

$$t_{1/2} \approx \frac{0.693V}{Cl}$$

由于半衰期可随清除率或分布容积的改变而改变，如研究肝脏疾病对药物药代动力学过程的影响，仅半衰期这一个参数是不够的。另外，如果在某个疾病状态清除率和分布容积的变化率相等时，半衰期就仍保持不变。清除率和分布容积是两个完全独立的描述药物特征的参数。它们与机体的生理功能紧密相关，因此也主要参数。清除率描述人体通过代谢、肾脏或胆消除排出药物的能力，而分布容积是衡量药物和人体各组成部分之间物理相互作用的参数，如药物与血浆蛋白的结合及药物在肌肉、组织和脂肪中的分布。

（杨　明）

zhōngyào zhìjì chángyòng fǔliào
中药制剂常用辅料（pharmaceutical adjuvant for traditional Chinese medicine preparation）　将中药材或中药饮片加工制成各种类型的中药制剂时，所加入的有利于制剂成型、稳定，使制剂成品具有某些必要的理化特征或生理特性的辅助物质。包括赋形剂和附加剂两大类。

形成和发展　中药制剂辅料的应用具有悠久历史，早在公元前1766年就以水为溶剂创造了世界最早的药物制剂即汤剂，开始用动物胶、蜂蜜、淀粉、醋、植物油、动物油为药用辅料。20世纪80年代起口服固体辅料开始广泛应用，包括淀粉、糖粉、糊精、乳糖、硬脂酸镁等。当时辅料品种较少，制剂存在一些问题：质量差（外观、硬度、崩解度、溶出度、生物利用度以及疗效欠佳）；固体制剂的新剂型新品种的开发受到限制；传统辅料本身规格不全，质量不稳定（如细度、纯度、重金属等指标）。近几十年来，新辅料得到了积极地研制、应用及推广。如口服固体药用辅料：微晶纤维素、硫酸钙、苯二甲酸醋酸纤维素、羟丙基甲基纤

维素、直接压片混合材料、丙烯酸树脂系列产品、聚醚F68、玉米朊、羧甲基淀粉钠、预胶化淀粉、泊洛沙姆系列产品、低取代纤维素、乙基纤维素、卡伯波、海藻酸钠、β-环糊精、十六烷醇、十八烷醇、二氧化钛、甜菊苷等，共有数十种新型辅料上市。特别是薄膜包衣材料预混剂的出现，促进薄膜包衣技术运用于多种口服固体制剂，改善了因糖衣质量问题产生的粘连、发霉、片重大、滑石粉用量大，质量差等现象。由于薄膜包衣技术的普遍推广对中药制剂新品种、新工艺、新剂型产生较大的促进作用，产生了巨大的经济效益和社会效益。但是，如何将新辅料的应用研究紧密结合实际生产、临床需求，为研制中药制剂新剂型新品种服务，为提高产品质量、满足医患需求服务，成为药用辅料发展的重要方向。因此，中药制剂药用辅料发展趋向于"生产专业化""品种系列化""应用科学化"。

研究内容　中药制剂药用辅料包括前处理过程和制剂成型过程所需辅料，前者主要是指中药炮制常用辅料和提取分离精制过程中所需辅料；后者是指将前处理后的产物制备成各种剂型的过程中所需辅料。

中药炮制常用辅料　中药炮制应用辅料的历史非常久远，远在春秋战国时代即开始应用，反映了临床用药的灵活性，提示了药性与辅料之间的联系密切。辅料的广泛应用增加了中药在临床上应用的灵活性。辅料品种不同以及各种辅料性能和作用不同，在炮制药材时所起的作用也各不相同。炮制辅料是具有辅助作用的附加物料，起到增强主药疗效或降低主药毒性，或影响主药理

化性质等作用。常用的中药炮制辅料种类比较多，总的分为两大类：液体辅料和固体辅料。液体辅料包括：酒、醋、蜂蜜、食盐水、生姜汁、甘草汁、黑豆汁、米泔水、胆汁、麻油、吴茱萸汁、萝卜汁、油脂油、石灰水等。固体辅料包括：稻米、麦麸、白矾、豆腐、土、蛤粉、滑石粉、河砂、朱砂等。根据临床需要而选用。

浸提、分离与精制过程常用辅料　中药制剂的质量，在很大程度上取决于中药浸提、精制、分离等过程中辅料的选择是否恰当，工艺过程是否科学、合理。因此，正确使用辅料，将为中药制剂的前处理提供基本的质量保证。前处理过程常用辅料包括：①浸提溶剂：水、乙醇，其他有机溶剂，如乙醚、氯仿、丙酮、醋酸乙酯、石油醚等。②浸提辅助剂：为提高浸提效能，增加浸提成分的溶解度，增加制剂的稳定性以及去除或减少某些杂质，特加于浸提溶剂中的物质。常用的有酸、碱及表面活性剂等。在生产中一般只用于单味药材的浸提，而较少用于复方制剂的提取。③分离、精制过程中常用辅料：大孔树脂、澄清剂、活性炭等。

中药制剂成型过程常用辅料　固体及半固体制剂药用辅料的选择，根据应用辅料的不同功能，大致可分为填充剂、黏合剂、崩解剂、润滑剂、助流剂、增压剂、泡腾剂、成膜剂、调色剂、矫味剂、防腐剂、分散剂、芳香剂等。液体制剂常用辅料按功能分有：增溶剂、助溶剂、乳化剂、防腐剂、矫味剂、矫臭剂、助悬剂、润湿剂、絮凝剂和反絮凝剂、乳化剂等多种。中药制剂药用辅料与中药制剂现代化的关系尤为密切，因此，新辅料的合理应用，将在中药新制剂新品种开发中起到重要的作用。

（郑国华）

yào-fǔ héyī

药辅合一（drug acts as both basic remedy and adjuvant）

中药制剂中，有些药物既是处方中主药的一部分，又可充当制剂制备过程中的辅料使用的现象。作为辅料时其功能可归纳为：增溶剂、填充剂、吸收剂和黏合剂等。例如：甘草等含有皂苷成分的中药，在复方提取过程中，其中的皂苷可提高其他成分的溶出，发挥增溶剂的作用。山药、茯苓等粉性强的中药及矿物类中药，可粉碎成适宜粒度的粉末，在固体制剂中充当填充剂、稀释剂，并可吸收其他油类成分，充当吸收剂。处方中纤维素强的中药，通常需采取适宜的提取工艺制备提取液，在湿法制粒时，可充当黏合剂使用。其他，如阿胶等胶体，可根据药物的剂型及疗效的需要，在液体制剂中发挥高分子溶液剂的助悬作用或改善液体制剂的黏度发挥稳定剂的作用。

（郑国华）

fùxíngjì

赋形剂（excipient）

作为药物载体，赋予各种制剂以一定的形态和结构的药用辅料。通常作为处方的一部分，与一种或多种药物成分配合使用。通过选择性应用赋型剂，来制备不同类型的剂型。如片剂中的黏合剂、填充剂、崩解剂、润滑剂。赋形剂在药剂中所起的主要作用：提高原料药在制剂中的稳定性；维持原料药在制剂中的多晶形态或构型；使药物便于制成所需剂型。

对各种剂型来说，赋形剂赋予产品的主要特性，形成制剂的物理形态、特征、稳定性及所有其他的外观特性。例如，赋形剂在片剂处方中，加入稀释剂或填充剂常用于增加处方的体积；黏合剂使粉末型药物与药用辅料黏合；抗黏剂或润滑剂可易化压片的过程；崩解剂在服用后可加速片剂的崩解；包衣是为了增加稳定性、控制崩解或改善外观。

依据赋形剂在制剂过程中或处方中所发挥的作用可以分为：①填充剂，如淀粉、糊精、乳糖等；润滑剂，如硬脂酸钙、矿物油等；②黏合剂，如阿拉伯胶、藻酸等；③抗黏剂，如硬脂酸镁、滑石粉；④直接压片辅料，磷酸氢钙二水物、微粉硅胶等；⑤崩解剂，如海藻酸、淀粉等；⑥助流剂，如微粉硅胶、滑石粉等；⑦包衣材料，如糖衣、薄膜衣、肠溶衣等；⑧遮蔽剂，如二氧化钛；⑨抛光剂，如巴西棕榈蜡、白蜡等。

应用剂型：主要应用于片剂、胶囊剂、丸剂等固体制剂。

（郑国华）

gùtǐ fēnsàntǐ

固体分散体（solid dispersion）

药物以分子、微粒、微晶、无定型等状态均匀分散在某一水溶性或难溶性或肠溶性的固体材料中形成的高度分散体系。是一种新的分散技术形成的固体给药载体。载体能持久地稳定药物的分散状态，不与药物发生理化反应且无毒副作用。一般根据相似相溶的机制，选择药物所需的载体。可采用混合载体形成多元体系固体分散体，具有稳定、增溶和调整释放速率的作用。载体使用量越大，药物的溶出速率越高，相应的溶出度越大。

常用作固体分散载体的药用辅料：①水溶性载体。高分子聚合物类，如聚维酮（PVP）、聚乙二醇（PEG）等；表面活性剂类，如含聚氧乙烯基的非离子型表面活性剂等；糖类，如甘露醇，木糖醇等；有机酸类，如枸橼酸等。②水不溶性载体。乙基纤维素、丙烯酸树脂、脂质类。③肠溶性载体。纤维素类，如邻苯二甲酸醋酸纤维素（CAP）、羟丙基甲基纤维素酞酸酯（HPMCP）等、聚丙烯树脂类。

固体分散体依据分散状态可分为：低共熔混合物、固体溶液、玻璃溶液和共沉淀物。依据释药性能可分为：速释型固体分散体；缓（控）释型固体分散体；肠溶性（或定位释放型）固体分散体。

应用剂型：固体制剂。

（郑国华）

jīzhì

基质（bases）　制备软膏剂、栓剂、眼膏剂、硬膏剂及滴丸剂等制剂所需的辅料。不仅起到载带药物、赋予制剂形态的作用，而且对药物的理化性质、释放、吸收及疗效有较大影响。

软膏剂基质　选用时，一般应考虑到影响吸收的因素：①基质的性质对吸收的影响（基质的种类、基质的 pH 值、基质对药物的亲和力、基质对皮肤的水合作用）。②药物性质对吸收的影响。③皮肤条件对吸收的影响（皮肤部位、皮肤的状况、皮肤的温度与湿度）。④附加剂对吸收的影响（表面活性剂、渗透压促进剂）。⑤其他因素对吸收的影响。

分为三类：①油脂性基质。包括烃类、类脂类、油脂类。烃类常用品种有：凡士林、固体石蜡、液体石蜡、硅酮。类脂类常用品种：羊毛脂、蜂蜡与鲸蜡、二甲硅油。油脂类常用品种：豚脂、花生油等来源于动植物高级脂肪酸甘油酯及其混合物。②乳剂型基质。由水相、油相、乳化剂组成，适用于亚急性、慢性、无渗出液的皮损和皮肤瘙痒症，而糜烂、溃疡、水疱及脓疱等症忌用。常用的乳化剂有：一价皂、多价皂、脂肪醇硫酸（酯）钠类、高级脂肪醇及多元醇酯类、聚氧乙烯醚的衍生物类。③水溶性基质。常用甘油明胶、纤维素衍生物、聚乙二醇（PEG）类。

栓剂基质　是栓剂的赋形剂，使药物发挥局部作用或全身作用。栓剂，常用水溶性基质和油脂性基质。常用的水溶性与亲水性基质：甘油明胶、聚乙二醇类、非离子型表面活性剂类。常用的油脂性基质：可可豆脂、半合成或全合成脂肪酸甘油酯。栓剂基质的选用：①根据药物的性质：脂溶性药物，选用水溶性的基质较好；水溶性药物，选用脂溶性的基质较好。②根据用药目的选择适宜的栓剂基质：局部作用一般选用水溶性基质；全身作用多选用脂溶性基质。

滴丸剂基质　常用的包括：①水溶性基质：聚乙二醇 6000（PEG6000）、肥皂类如硬脂酸钠和甘油明胶等。②脂溶性基质：硬脂酸、单硬脂酸甘油酯、十六醇、十八醇、虫蜡、氢化植物油等。在实际应用中常采用水溶性和脂溶性基质的混合物作滴丸的基质。

硬膏剂基质　常用的为：高级脂肪酸铅盐（铅硬膏）、亲水性高分子聚合物（橡胶硬膏、巴布膏剂）、高分子聚合物及高分子控释材料（透皮贴剂）、铅丹与适量的植物油（黑膏药基质）、铅白与适量植物油（白膏药基质）。橡胶硬膏基质中常加入增黏剂（常用松香）、软化剂（凡士林、羊毛脂、液状石蜡、植物油）和填充剂（氧化锌）。

（郑国华）

xīshìjì

稀释剂（diluents）　用以增加药物重量与体积或分散主药以降低物料黏性、利于制剂成型和分剂量的药用辅料。在制备中药片剂、颗粒剂等固体制剂时，由于浸膏中有效成分含量较高，需加入稀释剂调整至规定标准。常用的稀释剂包括以下几种。

淀粉：比较常用的是玉米淀粉，单独使用，会使压出的药片过于松散。在实际生产中，常与可压性较好的糖粉、糊精混合使用，以增加其黏合性及硬度。另外酸性较强的药物如对氨基水杨酸钠、水杨酸钠等能使淀粉胶化而影响制剂的崩解性能，因此，酸性较强的药物应尽量避免使用淀粉。

糖粉：结晶性蔗糖经低温干燥粉碎后而成的白色粉末，其优点黏合力强，可用来增加片剂的硬度，并使片剂的表面光滑美观。糖粉为片剂优良的稀释剂，兼有矫味和黏合作用。多用于口含片、咀嚼片及纤维性中药或质地疏松的药物制片。糖粉具引湿性，纯度差的糖粉引湿性更强，用量过多会使制粒、压片困难，久贮使片剂硬度增加，崩解或溶出困难。除口含片或可溶性片剂外，一般不单独使用，常与糊精、淀粉配合使用。酸性或强碱性药物能促使蔗糖转化，增加其引湿性，故不宜配伍使用。

糊精：淀粉水解中间产物的总称，很少单独大量使用糊精作为填充剂，常与糖粉、淀粉配合使用。与淀粉配合用作填充剂，兼有黏合作用。糊精黏性较大，用量较多时宜选用乙醇为润湿剂，以免颗粒过硬。应注意糊精对某些药物的含量测定有干扰，也不宜用作速溶片的填充剂。糊精在药物检测中影响药物提取以至干扰其含量测定，故在有效成分含量较低的药物制剂中应慎重使用。

乳糖：一种优良的片剂填充剂，制成的片剂光洁、美观，硬度适宜，释放药物较快，较少影响主药的含量测定，久贮不延长片剂的崩解时限，尤其适用于引湿性药物。由喷雾干燥法制得的乳糖，可供粉末直接压片使用。乳糖作为片剂和胶囊剂的填充剂越来越广泛地应用于药品生产中。但其与含伯胺或仲胺的药物易发生 Maillard 缩合反应，因此以阿司匹林、茶碱、青霉素、苯巴比妥为原料的药物制剂应避免使用乳糖。乳糖能降低戊巴比妥、螺内酯（安体舒通）的吸收。由于乳糖成本较高，多用淀粉、糊精、糖粉（7∶1∶1）代替。

可压性淀粉：新型的药用辅料，又称预胶化淀粉（pregelatinized starch），中国于 1988 年研制成功，现已大量供应市场。

甘露醇（mannitol）：常用作片剂的填充剂（10%~90%），甘露醇无吸湿性，干燥快，化学稳定性好，在口中溶解时吸热，因而有凉爽感，同时兼具一定的甜味，在口中无沙砾感，用于抗癌药、抗菌药、抗组胺药以及维生素等大部分片剂。甘露醇无吸湿性，用于水分敏感的药物压片特别有价值。其颗粒型专作直接压片的赋形剂和咀嚼片的矫味剂。故广泛用于醒酒药、口中清凉剂等咀嚼片的制造，但流动性差价格贵，常与蔗糖配合使用。其服用量过大，可能会产生轻微致泻作用。

无机盐类：主要是一些无机钙盐，如硫酸钙、磷酸氢钙及药用碳酸钙（由沉降法制得，又称沉降碳酸钙）等。其中硫酸钙较为常用，其性质稳定，无嗅无味，微溶于水，与多种药物均可配伍，制成的片剂外观光洁，硬度、崩解均好，对药物也无吸附作用。在片剂辅料中常使用二水硫酸钙。但应注意硫酸钙对某些主药（四环素类药物）的吸收有干扰。

应用剂型：散剂、颗粒剂、胶囊剂、片剂等固体制剂。

（郑国华）

tiánchōngjì

填充剂（filler）用以增加药物重量与体积或分散主药以降低物料黏性或吸收药物中多量液体成分的药用辅料。对制剂的质量有重要影响。应确保填充剂在制剂中发挥应有作用的同时而不影响制剂的疗效。

合理选择　主要从两个方面考虑。

应考虑填充剂本身的吸湿性对制剂质量的影响：固体制剂中填充剂的用量一般较大，特别是对于剂量较小的化学药，填充剂的用量常超过主药。因此，填充剂若易于吸湿，则将增加混合后物料的吸湿性，给制剂的成型、分剂量带来困难，且对制剂在贮存期的稳定性造成不利影响。

应针对不同剂型的特点分别进行选择使用。①片剂：应选用塑性变形体，而不是完全弹性体的填充剂。在全粉末直接压片时，一般宜选用流动性好、可压性高、容纳量大的填充剂；当主药为黏性较大的中药浸膏或其他药物时，应加入适量稀释剂以改善其黏性，便于制剂成型，并要求稀释剂自身具有低黏性、流动性良好的特点，要选择能以最小用量达到相同效果的稀释剂，以尽量减少制剂剂量。此外，根据各种片剂的不同用法，对填充剂也有不同要求，如用于溶液片的填充剂必须具有良好的溶解性能，如糖粉、乳糖等；又如用于咀嚼片的填充剂则应具有良好的口感，如甘露糖常与糖粉合用，使口腔中有凉爽和甜味的感觉。②散剂和胶囊剂：当散剂中含有毒性药物时，需加入一定比例的稀释剂，制备倍散，以保证分剂量的准确，方便服用。加入的稀释剂的性质对散剂混合、分装、贮存等过程有着重要的影响。稀释剂与散剂的混合过程，要求稀释剂的相对密度与主药接近，否则会因密度差异大而导致分层，造成药物分布不均匀，影响制剂安全性、有效性。散剂的分装过程，要求稀释剂具有良好的流动性，是混合后的散剂易于分装，保证单剂量的准确。而稀释剂的吸湿性将影响到混合后物料的吸湿性，从而对制剂的制备过程及在贮存过程中的稳定性产生重要影响。当散剂处方中含有较多量液体成分，不能被其他组分吸收完时，方可考虑加入吸收剂，以不显潮湿为度。胶囊剂内容物一般为药物粉末或颗粒，制备也涉及物料的混合、填装等环节，与散剂相似，因此，其填充剂的使用与散剂有类似之处。③颗粒剂：中药颗粒剂中的主药大部分为中药材的粗提浸膏，一般具有较大的黏性、吸湿性，物料的流动性较差，且浸膏的剂量较大，影响制剂的制备。因此，针对存在的问题，需重点选用容纳量大、临界相对湿度值大、黏性小的水溶性填充剂或吸湿性小的非水溶性填充剂，在有效解决物料黏性、吸湿性、流动性问题的同时，尽量减少辅料的用量。④丸剂：丸剂除需选择以适当方法将药物制备成球状固体的适宜辅料如黏合剂、润湿剂外，与颗粒剂一样，也涉及填充剂的选择，两者具有相似性。但丸剂由于物料所具有的特殊性，对填充剂的选择具有特殊要求：对于全部用药材细粉为主药制备的丸剂，一般无需再加入填充剂，只需加入适量黏合剂即可，其中药材中除药效成分以外的纤维、淀粉类物质充当了填充剂；而对于含有中药材提取物的浓缩丸或半浓缩丸，为保证制剂成型，一般需加入填充剂，其选择与中药颗粒剂基本一致。

类型 分为稀释剂和吸收剂。稀释剂包括：①水溶性稀释剂，如乳糖、蔗糖、甘露醇、山梨醇等。②水不溶性稀释剂，如水不溶性稀释剂有淀粉、微晶纤维素、硫酸钙，磷酸氢钙等。③直接压片用稀释剂，此类稀释剂有喷雾干燥乳糖、改良淀粉等。直接压片用稀释剂的发展趋势是将崩解剂、润湿剂加入，一并作为填充剂使用，压片时不再加入这些赋形剂。若原料药中含有丰富的挥发油、脂肪油或其他液体时，需采用吸收剂吸收。有不少稀释剂同时也用作吸收剂，如淀粉；但一般油类物常用无机盐进行吸收，如硫酸钙、磷酸氢钙、氧化镁、碳酸镁、氢氧化铝凝胶粉等。在各种固体制剂中常用的填充剂有淀粉、乳糖、糊精、糖粉、硫酸钙、磷酸氢钙、微晶纤维素、氧化钙、碳酸镁、碳酸钙、氢氧化铝凝胶粉、甘露醇、预胶化淀粉等。常用冻干填充剂：甘露醇、葡萄糖、乳糖、蔗糖、甘氨酸。应用于冻干粉针剂。

应用剂型 片剂、颗粒剂、胶囊剂、散剂等固体制剂。

（郑国华）

fùjiāojì

附加剂（additives） 主要用于保持药物和剂型的稳定性的药用辅料。如液体制剂中使用的增溶剂、助溶剂、助悬剂等；注射剂中使用的抗氧剂、渗透压调节剂、pH值调节剂等。选用附加剂的基本原则：对人体无毒害作用，几乎无副作用；化学性质稳定，不易受温度、pH值、保存时间等的影响；与主药无配伍禁忌，不影响主药的疗效和质量检查；不与包装材料发生相互作用；尽可能用较小的用量发挥较大的作用。按照附加剂在制剂中所起作用，可分为：增溶剂、助溶剂、助悬剂、润湿剂、乳化剂、稳定剂、絮凝剂与反絮凝剂、防腐剂、渗透压调节剂、pH值调节剂、矫味剂、着色剂等。附加剂广泛应用于各种剂型。

（郑国华）

zēngróngjì

增溶剂（solubilizer） 用于增大难溶性药物溶解度并形成澄清溶液的表面活性剂。

作用原理主要基于表面活性剂具有形成胶束的基本特性（增溶）。对于以水为溶剂的药物，以亲水-亲油平衡值（HLB值）在15~18、增溶量大、无毒无刺激的增溶剂为最佳。就表面活性剂的毒性及刺激性大小而言，非离子型小于阴离子型小于阳离子型。阳离子表面活性剂的毒性和刺激性均较大，故一般不用作增溶剂，阴离子表面活性剂仅用于外用制剂，而非离子表面活性剂应用较广，在口服、外用制剂甚至在注射剂中均有应用。

根据增溶剂在溶液中的解离状态，可分为阳离子型、阴离子型、两性离子型和非离子型四类。但用于药物制剂增溶剂的表面活性剂主要有两类：①阴离子型：起表面活性作用的部分是阴离子，包括肥皂类、硫酸化物（十二烷基硫酸钠）、磺酸化物（十二烷基苯磺酸钠、牛磺胆酸钠）。因有强烈的生理作用，如溶血、刺激性，一般用于外用制剂。②非离子型：非离子型增溶剂在水中不离解，分子中构成亲水基团的是多元醇及其共聚物，构成亲油基团的是各种高级脂肪酸或高级脂肪醇以及烷基或芳基，它们以酯键或醚键与亲水基团结合。此类增溶剂目前应用最广，主要有以下四类：聚山梨酯类（聚氧乙烯脱水山梨醇脂肪酸酯类），如聚山梨酯80；聚氧乙烯脂肪酸酯类（卖泽类），如聚氧乙烯月桂酸酯；聚氧乙烯脂肪酸醇醚类（苄泽类），如平平加O；聚氧乙烯-聚氧丙烯共聚物，如泊洛沙姆。

应用剂型：液体药剂。

（郑国华）

zhùróngjì

助溶剂（cosolvent） 为增加难溶性药物在溶剂中溶解度而加入的非表面活性剂类物质。一般为低分子化合物。助溶剂通过与难溶性药物形成可溶性络合物、复盐或缔合物，以显著增加药物在溶剂（主要为水）中的溶解度，所形成的溶液为真溶液。助溶剂的选择主要依据难溶性药物的结构、性质。如碘的助溶剂为碘化钾，茶碱的助溶剂为乙二胺，咖啡因的助溶剂为苯甲酸钠。选择助溶剂时还应兼顾：在较低浓度下能使难溶性药物增加较大的溶解度；不影响主药的效果；使用时无刺激性和毒性；贮存和灭菌时其稳定性不变；价廉易得。

根据助溶剂的化学结构可分为三类：①有机酸及其钠盐，如苯甲酸钠、水杨酸钠、对氨基苯甲酸钠、枸橼酸钠等。②无机化合物类，如碘化钾，氯化钠等。③胺类及某些生物碱类，如乙二胺、二乙胺、一乙醇胺、二乙醇胺、三乙醇胺、碳酸胍、盐酸氨基胍、哌嗪等；此类助溶剂大多具有一定的毒性及副作用，且有一定的生理活性，选用时要充分考虑各方面的影响。实际应用时经常联合使用两种或两种以上助溶剂，效果更好。

应用剂型：溶液剂。

（郑国华）

zhùxuánjì

助悬剂（suspending agents）能增加含不溶性固体微粒的液体药剂中分散介质的黏度，以降低微粒的沉降速度或增加微粒亲水性的附加剂。助悬剂多为高分子亲水胶体物质，助悬作用机制：增加分散介质黏度，还可吸附在微粒表面成为阻止微粒聚集结块的屏障，防止或减少微粒间的吸引或絮凝，从而维持分散体系的稳定性。

助悬剂的选用原则：①通过流变学参数测定选择助悬剂。一般选择具有塑性或假塑性，并兼具触变性的助悬剂最为理想。通常塑性流体助悬剂黏度低，假塑性流体助悬剂黏度高，若现配现用宜选前者，久贮时宜选后者。应尽量避免使用胀性流动类型的物质。②与混悬稳定剂配合使用。过多的助悬剂会使体系黏稠不易倾倒、涂布或注射，且微粒一旦沉降便不易再分散，单独使用常不能得到理想的效果。因此，宜与于混悬稳定剂，如润湿剂、凝絮剂与反凝絮剂配合使用，以满足混悬剂既要分散均匀，又要不下沉、流动性好、易于倾倒，或虽下沉，但易于再分散的质量要求。③应注意助悬剂与混悬剂中

药物的相互作用或对其疗效的影响。助悬剂与药物的电荷相反时因电荷被中和或在体系中含有较大的电解质因盐析发生胶体聚结。故在设计处方选择助悬剂时应周密考虑，通过小样试制，最好能辅以流变学参数测定以便选择最佳品种。

常用的助悬剂包括：①低分子助悬剂，如甘油、山梨醇、糖浆等。②高分子助悬剂，树胶类如阿拉伯胶、西黄蓍胶等；植物黏液质及多糖类如海藻酸钠、琼脂、淀粉等；纤维素衍生物类如甲基纤维素、羧甲基纤维素钠、羟丙基纤维素等。③硅酸类，胶体二氧化硅、硅酸铝、硅藻土等。

应用剂型：混悬剂。

（郑国华）

rǔhuàjì

乳化剂（emulsifiers）能促使两种互不相溶的液体形成稳定乳浊液的物质。是乳剂的重要组成部分，在乳剂的形成、稳定性以及药效发挥等方面起重要作用。能降低表面张力，形成牢固的乳化膜，离子型表面活性剂还可形成电屏障，起到稳定作用。乳化剂应具备的条件：有较强的乳化能力，并能在乳滴周围形成牢固的乳化膜；有一定的生理适应能力，乳化剂不能对机体产生近期的和远期的毒副作用，也不能有局部的刺激性；受各种因素的影响小，稳定性好。

乳化剂选用原则：①根据乳剂的类型选择。在乳剂的处方设计时应先确定乳剂类型，再选择所需的乳化剂。可参考乳化剂的亲水-亲油平衡值（HLB 值）进行选择，水包油（O/W）型乳化剂一般 HLB 值应在 8~16，W/O 型乳化剂一般 HLB 值在 3~8。②根据乳剂的给药途径进行选择。

口服乳剂应选择无毒的天然乳化剂或某些亲水性高分子乳化剂等。外用乳剂应选择对局部无刺激性、长期使用无毒性的乳化剂。注射用乳剂应选择磷脂、泊洛沙姆等乳化剂。③根据乳化剂性能选择。乳化剂的种类很多，其性能各不相同，应选择乳化性能强、性质稳定、受外界因素（如酸碱、盐、pH 值等）的影响小、无毒无刺激性的乳化剂。④混合乳化剂的选择。乳化剂混合使用有许多特点，可改变 HLB 值，以改变乳化剂的亲水亲油性，使其有更广泛的适应性。

常用乳化剂根据其性质不同可分为四类。①表面活性剂：该类乳化剂分子中有较强的亲水基和亲油基，乳化能力强，性质比较稳定，容易在乳滴周围形成单分子乳化膜，一般混合使用效果更好。包括阴离子表面活性剂，如硬脂酸类、十二烷基硫酸钠或十六烷基硫酸钠等；非离子表面活性剂，如甘油脂肪酸酯类、蔗糖单月桂酸酯、脂肪酸山梨坦、聚山梨酯、卖泽、苄泽、泊洛沙姆等。②天然乳化剂：其亲水性强，能形成多分子乳化膜，可制成 O/W 型乳剂，多数有较大的黏度，能增加乳剂的稳定性，常用品种有：阿拉伯胶、西黄蓍胶、明胶、杏树胶、卵黄。使用该类乳化剂需加入防腐剂。③固体微粒乳化剂：一般为溶解度小、颗粒细微的固体粉末，乳化时可被吸附于油水界面，能形成固体微粒乳化膜。可形成的乳剂的类型有 O/W 型和 W/O 型。O/W 型乳化剂有：氢氧化镁、氢氧化铝、二氧化硅、皂土等。W/O 型乳化剂有：氢氧化钙、氢氧化锌等。④辅助乳化剂：一般该类乳化剂的乳化能力很弱或无乳化能力，

但能提高乳剂的黏度，并能增加乳化膜的强度，防止乳滴合并。能增加水相黏度的辅助乳化剂：甲基纤维素、羧甲基纤维素、海藻酸钠、琼脂、果胶等；能增加油相黏度的辅助乳化剂：蜂蜡、鲸蜡醇、硬脂醇等。

应用剂型：乳剂、软膏剂、气雾剂等。

（郑国华）

xiāopàojì

消泡剂（defoaming agent） 具有化学和界面化学消泡作用的化学物质。又称抗泡剂。在制剂生产中，有时泡沫的出现，给生产带来诸多不便。如中草药的乙醇或水浸出液，含有皂苷等具有表面活性的物质，剧烈搅拌或蒸发浓缩时，易产生稳定的泡沫，给操作带来困难，故必须消泡。消泡涵盖"抑泡"和"破泡"两重因素。消泡剂能降低水、溶液、悬浮液等的表面张力，防止形成泡沫，或使原有泡沫减少，通常具有选择性作用。一般物理消泡法，如超声震荡法、减压法等，但难于瞬间消泡，而采用消泡剂消泡，则十分快捷、高效。选用消泡剂，首先要确定需要使用消泡剂的体系，是水性体系或油性体系。根据不同体系选择合适的消泡剂，应具备：耐温、抗氧化、不易挥发，不易与起泡介质发生化学反应；无毒副作用，对人体健康无害；使用安全方便且用量少等特点。常用的消泡剂有低碳醇、有机极性化合物及硅树脂等。消泡剂应用于药剂制备过程中。

（郑国华）

qǐpàojì

起泡剂（foaming agent） 产生泡沫以维持制剂某些特性的表面活性剂。泡沫是气体溶于液体形成的分散系统，由于气体与液体间存在很大的界面张力，形成的液膜很快就会破裂。当加入某些表面活性剂后，其分子吸附在气液界面形成单分子吸附膜，降低了液体表面张力及增加了液体黏度，这可能是发泡与稳泡的重要因素。起泡剂的发泡和稳泡作用大小一般与其临界胶束浓度（CMC）有关，CMC 越低的表面活性剂，起泡效率越高。但在 CMC 以下，泡沫高度随表面活性剂浓度增加而增高。所以影响表面活性剂 CMC 的因素均会影响其发泡及稳泡效率。

选用原则：①起泡剂一般应具有适宜结构的有机异极性表面活性物质，其分子能在空气与水的气泡表面上产生定向排列，能够强烈地降低水的表面张力。②起泡剂的溶解度对起泡性能有很大影响，如溶解度很高，消耗量就大，或迅速发生大量泡沫，但不耐久；而当溶解度过低时，起泡剂来不及溶解发挥起泡作用，就随泡沫流失。一般来说，起泡剂的溶解度以 0.2～5g/L 为好。③对 pH 值的变化及制剂中其他组分有较强的适应性。④用量少，无毒，不污染环境。

根据来源可将起泡剂分类。①天然产物提取：松油、樟脑油。②煤焦工业副产物提取：甲醇、吡啶。③人工合成：醇、醚、醇醚类。根据分子结构特点分类。①非离子性：醇、醚醇、醚类、酯类。②离子性：酚类、重吡啶类、烃基磺酸盐、羧酸及其皂类、胺类。

起泡剂主要应用在皮肤、腔道黏膜给药剂型，在胃内滞留片这类缓释制剂中亦有应用。例如醋酸苯汞外用避孕片，可含有少量硫酸十六醇钠，以增加处方中碳酸氢钠（$NaHCO_3$）与酒石酸中和时产生的气泡的持久性和细度。总丹酚酸胃内滞留片中添加少量的十八醇作为起泡剂，使药物与胃液接触后产生二氧化碳，以维持片剂的漂浮状态。

（郑国华）

qùwūjì

去污剂（detergent） 用于除去污垢的表面活性剂。又称洗涤剂。去污剂的最适亲水-亲油平衡值（HLB 值）为 13～16，去污能力以非离子型去污剂最强，其次是阴离子型去污剂。在洗涤过程中，污垢中油污接触洗涤剂后，洗涤剂分子的烃基就插入油污内，而易溶于水的亲水基部分伸在油污外面，插入水中。这样，油污滴就被洗涤剂包围起来，再经摩擦、振动，大的油污滴分散成小的油污滴，最后脱离被洗物品，而分散到水中形成乳浊液，从而达到洗涤目的。

可供制剂使用的去污剂的选择范围很广，包括碱类、无机酸和有机酸以及阴离子、阳离子或非离子表面活性剂。

选用的去污剂应考虑符合下列要求：①能适合被清洁的表面，不会产生腐蚀；②清除现有污物后不留有任何残渣；③与供水是可配伍的。理论上清洗只能使用软水，如果使用很硬的水，需要在清洁的整个环节中再加一种酸进行淋洗以防产生水垢。酸性去污剂最重要的功能就是减少"乳积垢"。④避免对药物制剂的质量控制或诊疗过程产生干扰，如去污剂 triton X-100 在 280nm 处有吸收，如果某药物蛋白质的测试与 280nm 处的吸收有关，就应避免使用这类去污剂。⑤不影响药物的疗效，如皮肤清洗液含有去污剂，去污剂可以引起组织损伤和伤口愈合缓慢。

药用辅料类去污剂常用品种：

①聚山梨酯（吐温），为非离子型去污剂，溶于水、乙醇、油脂。②聚乙二醇辛基苯基醚（Triton X-100），是一种非离子型去污剂，它能溶解脂质，以增加抗体对细胞膜的通透性。可溶解于水、乙烷基异丙醇、甲苯、二甲苯和多数含氯溶液。③十二烷基磺酸钠（SDS），属阴离子表面活性剂，具有优异的渗透、洗涤、润湿、去污和乳化作用。易溶于热水，溶于热乙醇，不溶于石油醚。生物学实验中乳化蛋白，在使用时，聚山梨酯和同类型的聚乙二醇辛基苯基醚非离子型去污剂不破坏蛋白的结构，可减少对蛋白质之间原有相互作用的破坏。离子型去污剂如SDS则破坏蛋白的结构。

(郑国华)

xùníngjì yǔ fǎnxùníngjì

絮凝剂与反絮凝剂（flocculating agents and deflocculating agents）

能调整混悬剂 ζ 电位，使其降低或升高到一定程度，致使部分微粒絮凝或防止絮凝的电解质。为了保证混悬剂的稳定性，一般可控制发生絮凝的电位值稍低于 25mV。加入絮凝剂离子的化合价和浓度对絮凝的影响很大。按照舒尔策-哈代规则（Schulze-Hardy rule），絮凝或反絮凝能力随离子价数的增加而增加，在电解质与固体表面离子不发生化学反应条件下，二价离子的絮凝作用比一价离子约大 10 倍，三价离子比一价离子约大 1000 倍。另外，同一电解质可因用量不同，在混悬剂中可起絮凝作用或反絮凝作用。

作用机制 絮凝作用是非常复杂的物理、化学过程。微粒分散体系中的絮凝与反絮凝现象，实质是微粒间的引力与斥力平衡发生变化所致。当斥力大于引力，微粒单个分散，呈反絮凝态；斥力<引力，微粒以簇状形式存在，呈絮凝态。而斥力、引力大小的变化受微粒 ζ 电位的影响，ζ 电位与双电层结构中扩散层的厚度，即所负电荷密切相关。多数学者认为絮凝作用机制是凝聚和絮凝两种作用过程。凝聚过程是胶体颗粒脱稳并形成细小的凝聚体的过程，而絮凝过程是所形成的细小的凝聚体在絮凝剂的桥连下生成大体积的絮凝物的过程。混悬液中微粒的凝聚作用机制有电荷中和、吸附架桥和表面吸附三种。微粒被絮凝剂凝聚的速度取决于絮凝剂向微粒表面的扩散和微粒比表面积的大小，其扩散速度又受絮凝剂的分子量、分子结构、浓度、温度、离子吸附能力和 pH 值等的影响。

选用原则 ①用药目的、混悬剂的综合质量以及絮凝剂和反絮凝剂的作用特点来选择。如造影用混悬剂要求微粒细而分散好，以便充分显示造影后细微的病变情况，此时需使用反絮凝剂。仅采用反絮凝剂制备的混悬剂，微粒易受重力作用先后沉降，大小微粒互相填充，形成牢固的不易分散的块状物。因此，对于大多数需贮存的混悬剂，则宜选用絮凝剂，使沉降物疏松，易于再分散。②根据絮凝剂或反絮凝剂的能力确定使用品种和用量。絮凝剂或反絮凝剂的能力遵从舒尔策-哈代规则，所以在电解质分子中，多价离子显示了对絮凝或反絮凝效果的决定性作用。③充分考虑絮凝剂与反絮凝剂之间的变化。同一电解质可因用量不同，而在混悬剂中呈现絮凝作用或反絮凝作用。因此在实际应用中应通过测定 ζ 电位、沉降容积比等参数加以判断和选择。

分类 ①电解质类絮凝剂：常用有醋酸盐，磷酸盐，枸橼酸盐及酒石酸盐等，一般用其钠盐。②高分子聚合物絮凝剂：海藻酸钠，纤维素类衍生物等吸附于微粒表面，使微粒呈疏松聚集状态而产生絮凝。③表面活性剂类絮凝剂：离子型表面活性剂，中和微粒表面电荷，降低电位绝对值，使混悬剂发生絮凝。

应用 常用的絮凝剂：药用辅料中的絮凝剂主要有氯化铝、硫酸铝、聚合氯化铝、壳聚糖（脱乙酰壳多糖）、阳离子淀粉、聚丙烯酰胺等。其中氯化铝、硫酸铝和聚合氯化铝具收敛、絮凝、吸附等作用，用于药用水的预处理，以除去固体杂质和热原。壳聚糖（脱乙酰壳多糖）是甲壳素部分脱去乙酰基的产物，是一种高分子量的直链型多糖，天然、无毒、安全性、无二次污染、絮凝效果好，且具良好的生物相容性。因具备了絮凝剂和吸附剂的特性，可用于中药药液提纯，去除中药提取液中的杂质蛋白质、鞣酸、果胶等大分子物质。

常用的反絮凝剂：药用辅料的反絮凝剂主要用作混悬液的稳定剂和分散剂。混悬液中有大量固体微粒，常易凝集成稠厚的糊状物而不易倾倒，加入适量电解质即反絮凝剂可增加其流动性。主要有枸橼酸钠、酒石酸盐、磷酸盐、碳酸盐、甘氨酸盐、琥珀酸镁、去氢胆酸钠等。枸橼酸钠的存在使胶束的缔合数增加，导致球形胶束向棒状胶束转化而使黏度增加。但当枸橼酸钠过量时，会压缩胶束表面的双电层厚度，使黏度下降。枸橼酸钠与枸橼酸配合，可组成较强的 pH 缓冲对。枸橼酸与其钠盐以不同的比例配合，可使 pH 在 3~10 变动。如：在制备超细微硫酸钡时，加入反絮凝剂枸橼酸钠则很少合并聚集。另外，有些肝素类药物也可作反絮凝剂，用于混悬液的制备，如糖酐酯、藻酸双酯钠。反絮凝剂中枸橼酸钠和糖酐酯因其具有良好的溶解性和对热稳定性，可与各类酶相容，安全、无毒、无污染且反絮凝效果好，是混悬液中较理想的反絮凝剂、稳定剂和分散剂，在药用辅料反絮凝剂的开发中有良好的开发前景。

应用剂型：混悬剂，乳剂。

（郑国华）

fángfǔjì

防腐剂（antiseptic agents）　防止药物制剂由于细菌、霉菌等微生物及酶的污染而产生变质的添加剂。一般在各类液体制剂和半固体制剂中使用的称防腐剂，在滴眼剂和注射剂（小针剂）中使用的称抑菌剂（bacteriostatics）。作用机制因种类而异：醇类防腐剂主要使病原微生物蛋白质变性、沉淀或凝固；对羟基苯甲酸酯类和酸类主要与病原微生物酶系统结合，影响或阻断其新陈代谢过程；阳离子表面活性剂主要作用于细菌的细胞膜或竞争其辅酶，降低表面张力作用，增加菌体细胞膜的通透性，使细胞破裂、溶解。为了提高防腐剂的杀菌和抑菌能力，往往采用复合防腐剂，利用防腐剂之间的协同作用，扩大杀菌和抑菌谱范围，并使作用增强而迅速，如苯氧乙醇与对羟基苯甲酸合用等。

一般选用原则：①理想的防腐剂应该具有的特性包括稳定的理化性质和抗微生物性质，在长期贮存过程中不分解、不沉淀、不与药剂中成分发生反应；溶解度大，至少其溶解部分能达到有效的抑菌浓度；抑菌谱广，抑菌力强，能在较广的 pH 值范围内对大多数微生物（细菌、真菌、酵母）发挥抑菌效果；在抑菌浓度范围内其本身无特殊臭味，应对人体无毒、无刺激；虽然能同时满足以上条件的防腐剂很难找到，但是通过合理使用防腐剂还是能保证临床用药安全。②大多数的防腐剂都有一定的毒性，应严格控制使用范围。防腐剂的用量应尽量控制在产生抑菌作用的最低有效浓度，此有效浓度以保证药品在使用和有效期内微生物限度合格为前提。③充分考虑溶液 pH 值对防腐效果的影响。④充分考虑制剂中成分与防腐剂的相互作用（协同作用、拮抗作用）。⑤充分考虑防腐剂与包装容器之间的相互作用。⑥采用复合防腐剂。

根据化学结构和性质，防腐剂通常分为四大类：①酸及其盐类。如山梨酸及钾盐、苯甲酸及钠盐、苯酚、甲酚、硼酸及其盐类、丙酸、甲醛戊二醛等。②中性化合物类。三氯叔丁醇、聚维酮碘等。③有机汞类。如硫柳汞、硝酸苯汞、醋酸苯汞、硝甲酚汞等。该类防腐剂本身的毒性较大，在制剂处方中应尽量避免。④季铵盐类。如苯扎溴铵、溴化十六烷铵等阳离子表面活性剂。

常用的品种有：对羟基苯甲酸酯类；苯甲酸及其盐；山梨酸及其盐；苯扎溴铵；盐酸氯己定；邻苯基苯酚；挥发油等。

应用剂型：口服、外用液体制剂和半固体制剂。

（郑国华）

shèntòuyā tiáojiéjì

渗透压调节剂（osmotic pressure regulator）　能调节溶液的渗透压，使之与体内血浆渗透压（相当于 0.9%氯化钠溶液的渗透压）相等或相近似的物质。又称等渗调节剂。人体的血液、组织液都有一定渗透压，当大量注射或滴眼给药时会改变渗透压值而产生刺激，甚至影响药物的吸收。若从静脉大量注射低渗溶液，因红细胞外渗透压低引起大量水分子通过红细胞的半透膜进入细胞内，致使红细胞被胀破而出现溶血现象；若静脉大量注入高渗溶液，则红细胞内的水分会大量渗出而致红细胞萎缩。又如向眼内滴入低渗溶液会使角膜组织细胞胀大而发生刺痛；滴入高渗溶液又会使角膜失去水分，变得干燥不适；而不论高渗、低渗液入眼皆引起泪液增加而稀释药物，使之流失影响疗效。故在配制注射液，尤其大量使用的静脉注射液和眼药水时皆需使用渗透压调节剂，使制品的渗透压与血浆和泪液的渗透压相等。

在使用等渗调节剂时，应首先计算药液中主药和其他辅料的总渗透压，或用渗透计测得药液的渗透压，如果总渗透压或药液渗透压已在临床正常值 275～310mOsm/L 的范围内，或者稍高于正常值，则不必加入等渗调节剂，如果低于临床正常值范围，应经过计算，加渗透压调节剂至临床正常值范围。

在制备装量 50ml 以上的中药输液制剂时，需要使用渗透压调节剂以调节药液的渗透压与血浆等渗。渗透压调节剂的选用原则如下：①不影响鉴别、检查和含量测定。如灯盏细辛输液剂、灯盏花素输液剂、红景天灯盏花素输液剂不能使用氯化钠作渗透压调节剂，否则影响灯盏花乙素的含量测定，使含量下降90%左右。②渗透压调节剂在输液剂的 pH 值范围内应稳定。如输液剂的 pH 值在 6.0 以上，不宜用葡萄糖作渗透压调节剂，否则葡萄糖分解生成 5-羟甲基糠醛，使药液颜色加深，应考虑使用 0.9%氯化钠或 2.6%甘油作渗透压调节剂。③渗透压调节不应与中药输液制剂发生反应而引起沉淀。

注射剂中常用的渗透压调节剂有：氯化钠、葡萄糖、果糖、甘油（用于脂肪乳中）、山梨醇（多用于氨基酸注射液中）、木糖醇（用于脂肪乳中）等，也有用氯化镁、磷酸盐、枸橼酸钠和甘露醇等作为等渗调节剂。其中使用最多的是氯化钠及葡萄糖，前者常用量 0.5%~0.9%；后者常用量 4%~5%。当氯化钠、葡萄糖、甘油作为渗透压调节剂影响制剂的鉴别、检查、含量测定，或者因药液 pH 值等原因不能使用时，可使用山梨醇、甘露醇、木糖醇等。中药输液剂常用的渗透压调节剂有氯化钠、葡萄糖、甘油等。

滴眼剂中常用的渗透压调节剂主要为氯化钠、葡萄糖，还有硼酸、硼砂、硝酸钠等。眼球能适应的渗透压范围相当于浓度为 0.5%~1.6%的氯化钠溶液，超过 2%氯化钠溶液的渗透压时有明显的不适感。低渗溶液可选用氯化钠、硼酸、硼砂、硝酸钾、葡萄糖等调成等渗。

应用剂型：注射剂、滴眼剂、洗眼剂等。

（郑国华）

pH zhí tiáojiéjì

pH 值调节剂（pH modulators）

为减少制剂 pH 值不当而对机体造成的局部伤害，增加药液的稳定性及加快药物吸收，在制备过程中所添加的酸、碱和缓冲剂。pH 值调节剂选用原则：根据药物制剂需要、药液的最佳 pH 值、pH 值对附加剂的影响以及用药部位生理适应性。例如，有些口服液体制剂为了改善口感，需调整

pH 值；有些药物为了增强稳定性，需要调节到最稳 pH 值；大输液及滴眼剂需调整 pH 值在机体承受的范围内。pH 值调节剂常分为 3 类。①酸类：为不同浓度的无机酸或有机酸。无机酸类，如盐酸、硫酸、磷酸等。有机酸类，如枸橼酸钠、醋酸钠、二羟甲基氨基甲烷、乙醇胺、乙二胺、碱性氨基酸等。②碱类：为不同浓度的无机碱或有机碱。无机碱类，如浓氨溶液、氢氧化钠、氢氧化铵、碳酸钠、碳酸氢钠等。有机碱类，如枸橼酸钠、醋酸钠、二羟甲基氨基甲烷、乙醇胺、乙二胺、碱性氨基酸等。③缓冲溶液：是较为理想的 pH 值调节剂，其缓冲作用可阻止少量酸、碱引起的 pH 值变化，维持药液 pH 值的相对稳定。常用的缓冲溶液多由一弱酸和一带强碱基的弱酸盐组成，如：醋酸和醋酸钠，枸橼酸和枸橼酸钠，硼酸和硼酸钠，酒石酸和酒石酸钠，磷酸二氢钠和磷酸氢二钠，碳酸氢钠和碳酸钠等。

应用剂型：注射剂、滴眼剂。一般小针剂如在数毫升内其 pH 值在 4~9，可不必调整。

（郑国华）

kàngyǎngjì

抗氧剂（antioxidants）

能延缓氧对药物制剂产生氧化作用的药用辅料。在制剂制备过程中，特别是液体制剂，稳定性相对较差，若药物的还原性又很强，则极易被空气中的氧气氧化，这种情况一般需加入抗氧剂，阻断药物与氧气的接触。在热、光或氧的作用下，有机分子的化学键发生断裂，生成活泼的自由基和氢过氧化物。氢过氧化物发生分解反应，生成烃氧自由基和羟基自由基。这些自由基可以引发一系列的自由基链式反应，导致有机化合物

的结构和性质发生根本变化。抗氧剂的作用是消除刚刚产生的自由基，或者促使氢过氧化物分解，阻止链式反应进行。从不同角度影响自氧化过程的各阶段，起到还原剂、阻滞剂、协同剂与螯合剂的作用，而以提供电子或有效氢原子供游离基接受，使自氧化的链反应中断为主。

抗氧剂主要根据剂型、主药性质、有效期以及包装容器等选用。①水溶性药物制剂应使用水溶性抗氧剂，油溶性药物制剂应选用油溶性抗氧剂。②药物制剂中抗氧剂的还原电位应低于药剂中易氧化物的还原电位。在药物制剂中，通常原料药物的氧化电位在酸性、中性和碱性 pH 内分别小于 +1.239V、+0.85V 和 +0.40V 时，应使用适宜的抗氧剂。③应注意抗氧剂品种和用量的筛选。选择抗氧剂时应注意抗氧剂要比其保护的药物更容易氧化，即具有较大的标准氧化电势。在密闭容器中，抗氧剂基本能消耗全部存在的氧而保护药物，在开口容器中或多剂量包装药剂中，需要加入比密闭系统更多的抗氧化剂。④应注意抗氧剂与药物之间的相互作用。如广泛应用的亚硫酸盐类化合物的化学活性相当强，可与某些烯烃、卤代烷烃以及芳香硝基和羰基化合物发生化学反应，甚至与某些药物反应生成无效的物质，本身也可产生酸性硫酸盐使药液 pH 值下降。⑤应注意抗氧剂的性质。如抗氧剂的毒性、抗氧能力、配伍变化、显色性、溶解度、稳定性、臭味、刺激性等。

抗氧剂按其作用可分为：还原剂（如亚硫酸盐类、抗坏血酸、硫脲、半胱氨酸等）、阻滞剂（如抗坏血酸棕榈酸酯、α-生育酚、二丁基甲苯酚）、协同剂（酒石

酸、柠檬酸、抗坏血酸等）、络合剂（依地酸二钠、依地酸钙、二乙基三胺五醋酸、二巯丙醇等）。按溶解性能可分为：水溶性抗氧剂（如亚硫酸盐类、抗坏血酸类、硫代化合物类、氨基酸类、有机酸类等）和油溶性抗氧剂（如抗坏血酸棕榈酯、叔丁基对羟基茴香醚、二丁基羟基甲苯、去甲双氢愈创木酚、没食子酸丙酯、生育酚等）。

应用剂型：主要用于各种外用制剂和口服制剂，特别是液体类的制剂，有注射用标准的也可用于注射剂中。

(朱盛山)

rùnshījì

润湿剂（wetting agent）

能使疏水性药物和其他制剂辅料等易于被分散介质润湿的药用辅料。作用机制是液体在固体表面的黏附作用，实质是固气二相的结合转变成固液二相的结合。对疏水性药物来说，固气间界面张力小于固液间界面张力，在固体周围存在气膜，要使这类疏水性药物易于润湿，必须降低固液间界面张力，使固体周围的气膜消除。降低固液间界面张力，一般使用表面活性或表面张力较小的溶剂与疏水性药物一起研磨消除气膜，从而达到润湿的目的。在一般情况下，对疏水性不是很强的药物常用乙醇、丙二醇、甘油等作为润湿剂，与之研磨即可达到湿润目的；而对于疏水性强的药物，一般选用亲水-亲油平衡值（HLB值）为 6~15 的表面活性剂。对于混悬剂，常加入聚山梨酯类、脂肪酸山梨坦类以及长链烃基或烷烃芳基的硫酸盐和磺酸盐等；对于混悬型注射剂，一般选用聚山梨酯-80，常用量 0.1%~0.2%（g/ml）；对于浸出制剂，常用水

和乙醇，缩短浸润时间；对于片剂，常用不同浓度的乙醇或水，即能润湿并诱发药物的黏性。润湿剂根据作用强弱可分为两类：①表面张力小并能与水混溶的溶剂，包括乙醇、丙二醇、甘油、二甲基亚砜等；②表面活性剂，如阴离子表面活性剂、某些多元醇型表面活性剂（司盘类）、聚氧乙烯型表面活性剂（吐温类）。

应用剂型：混悬剂、混悬型注射剂、滴眼剂、气雾剂等液体制剂，以及浸出制剂、片剂等。

(朱盛山)

rùnhuájì

润滑剂（lubricants）

用以降低颗粒间或片剂与冲模间摩擦力的药用辅料。可增加颗粒的滑动性，使填充量均匀，减少片剂与冲头、冲模的摩擦，易出片，保证了压出片剂的完整性。润滑剂主要有两方面作用。①边界润滑作用：固体润滑剂，特别是一些长链的脂肪酸及其盐类润滑剂，既能定向排列覆盖在颗粒表面形成一薄粉层，填平粒子表面的微小凹陷，降低颗粒间的摩擦力，同时其极性端又能吸附于金属冲模表面，起到润滑、助流和抗黏附作用。②薄层绝缘作用：药物颗粒在流动和压制过程中产生静电，有绝缘作用的润滑剂薄膜可降低颗粒之间、颗粒与容器壁之间摩擦力，防止静电荷的聚集，避免黏冲或流动性降低现象，而具有助流和抗黏作用。

润滑剂的选用原则：①根据其自身的化学性质与药物的化学性质选择。酸性润滑剂不能用于碱性药物，如硬脂酸与碱性盐苯巴比妥钠共同压片将引起严重黏冲，贮藏过程会生成硬脂酸钠和苯巴比妥。碱性润滑剂不能用于酸性药物，如苯甲酸钠与铁盐生

成苯甲酸铁，显粉红色并在白色片剂上形成色斑。②用压片力参数筛选润滑剂。可以用压片时力的传递与分布的变化来区分和定量评价润滑剂的作用。片剂压制过程中可以用电测法测得上冲力（Fa）、下冲力（Fb）、径向力（Fr）、推片力（Fe）等参数，通过这些参数衡量摩擦力的大小。一般若冲力比（R = Fb/ Fa）值越接近1，表明上冲力通过物料传递到下冲力越多。若推片力或径向力小，说明片剂与冲模壁间摩擦力小，片子易于从模孔中推出，这种润滑剂以润滑作用为主，兼有良好的抗黏作用。③粉末直接压片和制颗粒压片时，选择润滑剂，应满足片剂的硬度、崩解与溶出要求，采取综合评价方法，筛选出适宜的润滑剂。粉末直接压片重要条件是要加入具有良好流动性和可压性的辅料，选择的润滑剂要能增大药物粉末流动性和改善可压性。

润滑剂用于片剂，分为两类：①疏水性及水不溶性润滑剂。如硬脂酸、硬脂酸钙和硬脂酸镁、滑石粉、硬石蜡等。②水溶性润滑剂。如聚乙二醇（PEG 6000 及 PEG 8000），还有苯甲酸钠、月桂醇硫酸钠（镁）以及不能内服的水溶性润滑剂，如硼酸仅限于外用溶液片。

(朱盛山)

jiǎowèijì

矫味剂（flavoring agents）

为掩盖和矫正药物的不良气味和味道所添加的药用辅料。一般矫味剂是改变味觉的物质，以甜味剂为主；矫臭剂多以芳香剂为主，而多数矫味剂兼具矫臭作用。药物制剂是特殊商品，除保证其有效与稳定外，亦应使其外观美观，味道可口。特别是液体制剂，由

于分散度大，若口感差则让人很难接受，尤其是老人和小孩。口感差的药剂进行矫味更具有特殊意义，不能用"良药苦口"去掩盖药剂的矫味对疾病治疗所起到的精神上和心理上的积极作用。药品中的呈味物质溶于唾液或其溶液刺激舌的味蕾，经味神经纤维传至大脑的味觉中枢，经大脑分析之后便产生了味觉。味觉器官是舌上的味蕾，嗅觉器官是鼻腔中的嗅觉细胞。矫味、矫臭与人的味觉和嗅觉有密切关系。矫味剂的加入改善或屏蔽了药物的不良气味和味道，阻止药物向味蕾扩散或麻痹了味蕾，使服用者难以觉察药物的强烈苦味。所以，矫味剂的加入刺激了味觉、嗅觉器官，导致人的感受变化而掩盖了药物的不良气味或苦味。

矫味剂的选用应注意：①对咸味。卤族盐类药物多具咸味，比较难掩盖，但含芳香成分的糖浆对咸味有较好的掩盖能力，如橙皮、柠檬、覆盆子等糖浆及樱桃、甘草糖浆、香荚兰、冬绿油等均有较明显的矫正咸味的作用。②对苦味。具有苦味的药物较多，情形各不一样，其中以生物碱、苷类、抗生素、抗组胺类药物苦味较大，可用巧克力型香味、复方薄荷制剂、大茴香等加上甜味剂来掩盖和矫正。在矫正苦味时，也应注意苦味的残留性，加味精有缩短苦味残留时间的作用。但需指出，苦味健胃药中不得加矫味剂。③对涩味、酸味与刺激性药物宜选择增加黏度的胶浆剂和甜味剂加以矫正。④对治疗某些特殊疾病的制剂，如治疗糖尿病的制剂使用甜味剂矫味时不能用蔗糖，可使用糖精钠、木糖醇、山梨醇、麦芽糖醇、甜菊糖苷等甜味剂。矫味剂一般包括甜味剂、芳香剂、胶浆剂三类。

(朱盛山)

tiánwèijì
甜味剂（sweetening agents）

在药品生产中添加的用来增加甜味的药用辅料。分天然品与合成品（包括半合成品）两大类，天然甜味剂有糖类、糖醇类、苷类，其中糖类最常用，如蔗糖及其单糖浆，橙、柠檬、樱桃等果汁糖浆；蜂蜜在中药制剂中除作黏合剂外，也是甜味剂；甘草酸（甘草甜素）是甘草中的主要甜味成分；天然甜菊苷，是从甜叶菊中提取纯化而得。蛋白糖也得到广泛应用；合成甜味剂常用糖精钠、阿斯巴甜等，糖精钠用量已受限制，口服量每日每千克体重不可超过 5mg。

(朱盛山)

fāngxiāngjì
芳香剂（aromatics）

在药品生产中添加的用以改善药品气味的香料、香精等的药用辅料。分天然品和合成品两类。天然芳香剂包括天然芳香油及其制剂，如薄荷油、橙皮油、桂皮油、茴香油、枸橼油、留兰香油、香兰素、薄荷水、桂皮水、枸橼酊、复方豆蔻酊、复方橙皮酊等；合成芳香剂包括由醇、醛、酮、酸、胺、酯、萜、醚、缩醛单香料组成的各种香料的香精，如香蕉、菠萝、橘子、柠檬、樱桃、玫瑰等香精。

(朱盛山)

jiāojiāngjì
胶浆剂（mucilage）

在药品生产中添加的通过增加黏度来阻止药物向味蕾扩散，并干扰味蕾的药用辅料。常用胶浆剂是天然或半合成高分子聚合物，如淀粉、阿拉伯胶、纤维素衍生物等，若在其中加入甜味剂，矫味效果更佳。

(朱盛山)

pàoténgjì
泡腾剂（effervescent）

由碳酸氢盐与有机酸组成具有矫味作用的药用辅料。碳酸氢盐与有机酸反应生成的二氧化碳（CO_2）气体溶解在水中呈酸性，麻痹味蕾而矫味，用于苦味药剂中。常与甜味剂和芳香剂合用，得到清凉饮料型的佳味。

(朱盛山)

zhuósèjì
着色剂（coloring agents）

使药剂显现设计所需颜色的药用辅料。目的是使药剂成品的色泽一致，外观悦目，病人乐于接受，使用时易于鉴别。作用机制：不同的物质吸收不同波长的光，如果某物质所吸收的波长在可见光区域，那么该物质就会呈现一定的颜色，这种颜色是未被吸收光波反映出来的颜色。具体是因为其分子本身含有某些特殊的基团，即生色团。而一些本身的吸收波段在远紫外区，但能使生色基的吸收波段长移而显色的基团，即助色团。色素的产生是生色团和助色团共同作用的结果。对于液体制剂，着色主要就是色素发色产生的。而对于固体制剂，除了色素发色，还与着色剂采用包衣的方式加入，附着于制剂的表面有关。

选用着色剂时应从以下几点考虑：①根据药剂特点，所着颜色应与药剂使用部位、治疗作用、病人对颜色的心理状况及药剂的臭味相协调，与天然品或习惯相协调。如外用制剂中若加着色剂，最好能与肤色一致；咳嗽药用咖啡色，安眠药用暗色等。又如，若药剂矫臭、矫味为薄荷、留兰香味用绿色，橙皮味用红色为好，黄连素片用黄色包衣着色，樱桃味用红色，氯霉素片用绿色包衣着色，漱口剂用粉红色等。药剂的颜色一旦确定，不宜随便改变颜色和色调。②为便于鉴别而着色，其色强要能为多数人所公认，不因操作者辨色差异引起事故。一般药剂处方中，着色剂用量常以"QS"（适量）标明，可能引致操作者以自身辨色能力决定药剂的色强而出现色强偏弱的可能。为避免因着色不明显发生差错，应该在公认的色强决定后，固定着色剂在处方中用量和加入方法，以防患于未然。但也不应太浓，着色剂在液体药剂中一般用量为0.0005%～0.001%为宜。着色剂从来源分为天然色素和人工色素，主要用于液体药剂、包衣丸剂、胶囊剂、片剂、颗粒剂等。

（朱盛山）

tiānrán sèsù

天然色素 （natural pigments）

由天然资源获得的色素。天然色素直接来源于动物、植物或矿物。大多数天然有机色素稳定性差，对热、光和环境非常敏感。而矿物质中取得的无机着色剂则通常在很多应用中具有优良的稳定性，它们对热和光不像其他类型的药用着色剂那么敏感。天然色素的作用机制与选用原则与着色剂大体相同。天然色素主要来自两方面，①从植物中提取、加工的天然有机色素。②从有色矿物质中取得的无机色素。天然植物色素有叶绿素（绿色）与焦糖（黄至棕色）等，矿物质有赭石（以Fe_2O_3为主要成分，棕红色）、朱砂（HgS，朱红色）、雄黄（As_2S_3，黄色）、百草霜（黑色）等。天然色素主要用于包糖衣的片剂和液体药剂中。

（朱盛山）

réngōng sèsù

人工色素 （artificial pigments）

用人工化学合成方法所制得的色素。是医药工业使用着色剂的主要来源。人工色素的作用机制与选用原则与着色剂大体相同。一般分为水溶性色素和水不溶性色素两类。水溶性色素包括相对不太稳定的偶氮类染料如柠檬黄、胭脂红、靛蓝、伊红美兰，还有稳定性相对较好的色素如赤藓红、橘黄及亮蓝和坚牢绿等。但水溶性色素用于固体制剂着色时，在制备加工、贮存中常出现可溶性色素迁移而引起色斑现象，影响产品质量，较难克服，若使用水不溶性色素，便可克服此种现象。水不溶性色素主要的一个品种就是色淀。色淀通常是用氧化铝、不含石棉的滑石粉或硫酸钡等作吸附剂，将水溶性染料沉淀并永久吸附在吸附剂上，成为具有覆盖力的不溶性染料。人工色素如色淀的一些性质使其更适用于制剂着色，如相对遮光性、对热和光的稳定性，并在直接压制产品（如片剂）染色时可以在干燥情况下使用。它们还是染色脂肪和油类的唯一着色剂，可用于油膏剂。

（朱盛山）

tòupí xīshōu cùjìnjì

透皮吸收促进剂 （transdermal absorption enhancer）

能帮助药物透过角质层和表皮扩散，加速药物渗透穿过皮肤且不损害皮肤功能的药用辅料。药物通过皮肤给药吸收而发挥全身作用的系统称为透皮给药系统。理论上用于透皮释放给药系统中的药物应具有以下理化特点：①相对分子质量<400；②每日剂量<200mg；③低熔点；④低极性。然而，实际上绝大部分药物不具备这些特性，因而需加入透皮吸收促进剂。透皮吸收促进剂的作用机制主要是溶解皮肤脂质和（或）使皮肤蛋白变性和（或）对药物产生了增溶或助溶作用，增加了皮肤的通透性和药物在角质层中的扩散性，从而促进和增强了药物的透皮吸收。常用的透皮吸收促进剂可主要包括有机醇类、酯类、月桂氮䓬酮、表面活性剂、角质保湿剂、萜烯类等。月桂氮䓬酮的机制主要是作用于细胞的双分子层，增加双分子层的流动性，降低相变温度，促进药物在细胞间的扩散；二甲亚砜可以取代角质层中水分，同时伴有脂质的提取和改变蛋白质构型作用，可提高药物的局部通透性；表面活性剂对皮肤的脱脂作用和与角质层中α-蛋白作用，使结构变得疏松，有利于药物通过极性通道；角质保湿剂增加角质层的水化作用，增加角质层与水的结合能力，通过角质层内的极性途径输送药物。

各种透皮吸收促进剂的透皮作用机制不尽相同，如需使用，应根据需要进行选择，同时还应关注不同透皮吸收促进剂之间的协同作用，透皮吸收促进剂与辅料之间的促进或抵消作用。如内二醇和乙醇能大大提高月桂氮䓬酮促透作用，而聚乙二醇（PEG）、液体石蜡和凡士林等与月桂氮䓬酮亲和力强，会降低其向角质层的分配，从而影响促透作用。

透皮吸收促进剂按化学性质可分为：①非极性类。如高级脂肪醇、高级脂肪酸、高级脂肪酸酯、萜烯、内酰胺、樟脑、液体石蜡、二甲基硅油等。②极性类。如醇、酚、亚砜、胆盐、酰胺、尿素、EDTA·2Na、环状糊精、吡咯烷酮等。③表面活性类。阳离子型如N，N-二（α-羟乙基）油酰胺，阴离子型如月桂醇硫酸钠、两性离子型如十二烷基二甲基丙基硫酸铵、非离子型如吐温-80等。

应用剂型：主要用于溶液剂、涂布剂、乳剂、乳膏剂、油膏剂、膏剂等传统剂型的制剂，和粘贴片、贴布剂等新制剂。

(朱盛山)

xīshōujì

吸收剂（absorbents） 用以吸收原料中挥发油和水分等多量液体以便于制剂成型的药用辅料。吸收剂包括无机和有机两大类。作用机制：①无机类，主要是通过吸水形成含结晶水的无机物。②有机类，对于水（浸膏），如交联聚维酮，具有高度的毛细管/水含容量，比表面积大，水和能力极强，吸水作用高而迅速，吸水膨胀能力强；对于挥发油，如环糊精，采用包合技术，将挥发油包吸在环糊精分子内，切断药物分子与周围环境的接触，而增加药物的稳定性。

选用原则：①无机类，如碳酸镁可用在压片过程中吸收液体，如作为香料的吸收剂；磷酸钙和磷酸氢钙，无引湿性，且与易引湿药物通用有减低引湿作用，为中药浸出物、油类及含油浸膏类的良好吸收剂；中药中常使用无机类作为挥发油类的吸收剂，具有容纳量大、吸收后不易浸出、吸湿性小等优点。②有机类，对于水（浸膏），淀粉、交联聚维酮既可作为吸收剂，又具有稀释剂和崩解剂的作用；对于挥发油类，常选用环糊精，特别是β-环糊精。

吸收剂根据化学组成分为无机和有机两类，无机类吸收剂包括硫酸钙、磷酸氢钠、甘油磷酸钙、氢氧化铝、硅藻土、皂土等；有机类包括淀粉、半乳糖、交联聚维酮等容纳量大的吸收剂。

应用剂型：片剂、胶囊剂、浸膏剂、颗粒剂、散剂、丸剂等药物固体制剂。

(朱盛山)

niánhéjì

黏合剂（binders） 可使无黏性或黏性不足的物料粉末聚结成颗粒，或压缩成型的具有黏性的固体粉末或溶液等药用辅料。黏合剂的作用机制一般认为有以下三点：①通过液体桥作用。液体渗入固体粉末间时，借助其表面张力和毛细管力使粉末黏结在一起。湿颗粒干燥前液体桥是主要的结合力。②通过固体桥使粉末黏结成颗粒。湿颗粒在干燥过程中，水分绝大部分被除去，液体桥作用被削弱，但粉末仍然黏结在一起，这是因为固体桥的结合作用。③通过范德华力、表面自由能使粉末固结。

黏合剂的选用一般应注意：①黏合剂的黏性强弱和处方中辅料本身是否具有黏性或诱发黏性。不具黏性或不诱发黏性者可考虑使用较强黏合力的品种，相反者应考虑使用较弱黏合力的品种，或使用润湿剂即可。一般认为黏合剂黏性由强至弱的排列为：25%～50%液体葡萄糖、10%～25%阿拉伯胶浆、10%～20%明胶热溶液、66%糖浆、60%淀粉浆、5%高纯度糊精浆、水、乙醇。②全粉末中药片剂，含粉料多的混悬型颗粒剂应选用较强黏性的黏合剂。③处方中原辅料经水润湿而产生极强的黏性者，应选用较高浓度乙醇作润湿剂，使用量也不易过大，相反者，则应选用较低浓度的乙醇。④原料药的种类，如化学药品，一般应使用黏合剂；如中药，天然药物，应注意浸膏的黏度，黏度强的，本身就是黏合剂，不必另外使用黏合剂，或使用不同浓度乙醇作润湿剂即可。⑤一般来说，黏合剂使用浓度和量的增加，颗粒和片剂的硬度也会随之增加，崩解时限和溶出时间也会延长。某些对崩解有严格要求的制剂应考虑黏合剂的使用量。⑥应根据不同的工艺选用黏合剂，如直接压片工艺应选用固体黏合剂。

黏合剂按来源分类可分成天然黏合剂和合成黏合剂两类。天然黏合剂包括淀粉、蔗糖、明胶、阿拉伯胶、液状葡萄糖、西黄蓍胶、蜂蜜糊精、改良淀粉等。合成黏合剂包括微晶纤维素、羟甲基纤维素钠、甲基纤维素、聚维酮、羟丙基纤维素、乙基纤维素、聚乙二醇等。

应用剂型：颗粒剂、片剂、胶囊剂和丸剂等。

(朱盛山)

bēngjiějì

崩解剂（disintegrants） 加入至片剂中能使片剂在胃肠液中迅速裂碎成细小颗粒的药用辅料。这类物质大都具有良好的吸水性和膨胀性，从而实现片剂的崩解。崩解剂的主要作用在于消除因黏合剂或由加压而形成片剂的黏合力使片剂崩解。崩解机制因制片所用原、辅料的性质而异：①毛细管作用。在片剂中能保持压制片的孔隙结构，形成易于润湿的毛细管通道，并在水性介质中呈现较低的界面张力，当片剂置于水中时，水能迅速地随毛细管进入片剂内部，使整个片剂润湿而促进崩解。②膨胀作用。除了毛细管通道作用外，一些崩解剂自身还能吸水膨胀而促使片剂崩解。③产气作用。泡腾崩解剂遇水产生气体，借助气体的压力使片剂崩解，主要用于那些需要迅速崩解或快速溶解的片剂，如泡腾剂、泡沫剂等。④酶解作用。有些酶可以作为崩解剂，对片剂中某些辅料有作用，将它们配制在同一片剂中时，遇水即能迅速崩解，如淀粉酶。

选用原则：①通过吸水膨胀而达到崩解作用的片剂，可以选用淀粉及其衍生物、纤维素类崩解剂。②通过增加片剂的润湿性，使水分借片剂的毛细管作用，迅速渗透到片芯引起崩解的，应选用表面活性剂类崩解剂。③要求片剂迅速崩解或药物迅速溶解的处方，应选用泡腾崩解剂。④有些酶类对片剂中的特定黏合剂有消化作用，将它们配制在同一片剂中，遇水即能迅速崩解。如以明胶为黏合剂，可选用少许蛋白酶。还有淀粉与淀粉酶、蔗糖与转化酶等。

崩解剂按其性质和结构可分为以下几种：淀粉及其衍生物、纤维素类、表面活性剂和泡腾崩解剂等。具体有干燥淀粉、羧甲基淀粉钠、微晶纤维素、低取代羟丙基纤维素、碳酸氢钠和枸橼酸、聚山梨酯-80、十二烷基硫酸钠以及淀粉酶等。

应用剂型：除了需要药物缓慢释放的口含片、舌下片、植入片、长效片等以及某些特殊用途的片剂以外，一般片剂均需要加入崩解剂。

（朱盛山）

bāoyī cáiliào
包衣材料（coating materials）

固体制剂芯材表面均匀包裹的一定厚度的药用辅料。使用包衣材料是为了增加药物的稳定性；掩盖药物的不良气味；控制药物的释放部位或释放速度；防止有配伍禁忌的药物发生变化；改善外观、便于识别等。不同性质的包衣材料均匀地涂布在固体制剂芯材表面，形成一定厚度的衣膜，

使制剂稳定性提高、刺激性减少、控制释药等。应根据药物的理化性质、用药目的、包衣制剂的具体要求选择包衣材料。①药物在胃中不稳定或对胃有刺激性，应选用肠溶衣料。②要求药物缓慢释放，应选用具有缓释作用的包衣材料。③要求药物在胃内迅速释放，应选用速释膜衣料或糖衣料。此外，在制备薄膜衣料时，除应根据制剂的释放速率要求选择包衣材料外，应选用适宜的致孔道剂和增塑剂等，以使膜衣具有适宜的释放速率、硬度和柔性。包衣材料种类主要分为薄膜衣料、肠溶衣材料和糖衣材料。常用包衣材料的有片剂、丸剂、颗粒剂和胶囊剂。

（朱盛山）

bómóyī cáiliào
薄膜衣材料（thin film coating material）

固体制剂芯材之外包裹的比较稳定的高分子聚合物衣膜。与糖衣相比，薄膜衣具有节省物料，操作简便，衣层增重少，不掩盖片芯标记，不影响崩解时间等特点，同时仍具有良好的保护、稳定作用。薄膜衣材料的选用原则与包衣材料大体相同。薄膜衣材料按结构分为纤维素衍生物类、均聚物类、共聚物、糖类和多羟基醇类的氨基酸或对氨基酸苯甲酸衍生物、其他如玉米朊等五类。常用的薄膜衣材料的组成：①成膜材料，主要有纤维素类及丙烯酸树脂类，如羟丙基甲基纤维素、羟丙基纤维素、Ⅳ号丙烯酸树脂等。②溶剂，溶解或分散成膜材料的溶剂常用乙醇、丙酮等有机溶剂。③增塑剂，能增加成膜材料可塑性的材料，常用的增塑剂多为无定形聚合物，分子量较大且与成膜材料有较强的亲和力；也有用分子量较小的材料。常用

的水溶性增塑剂如甘油、聚乙二醇、丙二醇等；水不溶性增塑剂如甘油三醋酸酯、蓖麻油、乙酰化甘油酸酯、邻苯二甲酸酯等。④着色剂，使用目的是有利于识别不同类型的制剂及改善产品外观，掩盖某些有色斑的和不同批号的药物色泽差异。⑤掩盖剂，常用二氧化钛（钛白粉）。薄膜衣材料广泛用于片剂、丸剂、颗粒剂、胶囊剂等剂型中。

（朱盛山）

chángróngyī cáiliào
肠溶衣材料（enteric coating material）

在特定 pH 值条件下溶解的衣膜。即在胃液中保持完整而在肠液中溶解的衣膜。肠溶衣料多为含弱酸性基团的化合物，由 Henderson-Hasselbach 方程 $pKa-pH=\lg(C_i/C)$，可见，欲使其易于溶解，就应增大解离态 C_i 的比例，即使溶解的介质 pH 值高于肠溶衣料解离指数 2 个单位，则会有 99% 呈解离形态；若低于 2 个单位则几乎不溶。根据药物的性质和使用目的选用适宜解离度的肠溶衣材料可控制药物在肠道中的释放部位。常用肠溶衣材料主要有以下几类：①邻苯二甲酸醋酸纤维素及其衍生物，包括邻苯二甲酸醋酸纤维素、邻苯二甲酸醋酸淀粉和邻苯二甲酸甲基纤维素等。②邻苯二甲酸糖类衍生物，包括邻苯二甲酸葡萄糖、果糖、半乳糖、甘露醇等糖类衍生物。③丙烯酸-甲基丙烯酸类共聚物，是由丙烯酸、丙烯酸甲酯、甲基丙烯酸甲酯和甲基丙烯酸相互合成的一系列聚合物。④聚甲基乙烯醚-马来酸酐共聚体的部分酯化物。⑤其他，如虫胶、甲醛明胶等。肠溶衣材料应用于片剂和胶囊剂。

（朱盛山）

tángyī cáiliào

糖衣材料（sugar coating material）

在固体制剂芯材之外包裹的以蔗糖为主的衣膜。在制剂中以保护和稳定作用为主。糖衣衣料按工序分为隔离层衣料、粉衣层底料、糖衣层衣料、包衣层衣料和打光衣料。隔离层衣料的作用是将片芯与其他衣料隔开，防止相互作用，防止包衣过程中水分渗入芯片，选用时应以隔湿性能良好为基本要求。粉衣层底料主要起掩盖片芯的棱角，便于包糖衣的作用，包括黏合剂和撒粉。包糖衣层主要是增加衣层的牢固性和甜味，多以浓糖浆为衣料。包衣层衣料是用食用色素或遮光剂包上色衣层增加美观，并便于识别或起到遮光作用。打光衣料多为蜡粉，也可加入少量硅油，目的是使片面更光滑、美观，兼有防潮作用。糖衣材料的选用原则与包衣材料大体相同。

糖衣材料包括胶浆、糖浆、有色糖浆、滑石粉、白蜡等。胶浆多用于包隔离层，可增加黏性和塑性，增加衣层的牢固性，常用的胶浆有 10% ~ 15% 明胶浆、30% ~ 35% 阿拉伯胶浆、10% 玉米朊乙醇液等。糖浆用于粉衣层的黏结和糖衣层，浓度 65% ~ 75%（g/g），因其浓度高，包衣后易干燥，能很快地黏附在药物表面。有色糖浆为含有可溶性食用色素的糖浆，一般约含有 0.3% 食用色素，用于包有色糖衣。此外，还有用 0.1% 以上炭黑或氧化铁作着色剂，也可以加入二氧化钛作蔽光剂。滑石粉用于粉衣层，包隔离层和粉衣层，也可在滑石粉中加入 10% ~ 20% 的碳酸钙、碳酸镁或适量淀粉，增加洁白度和对油类的吸收。白蜡用于包衣后打光，能增加药物亮度，防止吸潮，

用量一般以 1 万片不超过 3~5g 为宜。糖衣材料主要用于片剂。

（朱盛山）

pāoshèjì

抛射剂（propellants）

用于气雾剂中具有抛射作用的药用辅料。是气雾剂的重要组成部分，气雾剂只有借助抛射剂的压力才能将容器内的药物以雾状喷出。抛射剂除了供给气雾剂推动力外，还有溶解及稀释药物的作用。它多为液化气体，在常压下沸点低于室温，常温下蒸汽压高于大气压，须装入耐压容器内，由阀门系统控制。在阀门开启、压力解除的瞬间能急剧气化，产生的蒸汽压能克服外界阻力和药液分子间的引力，将容器内的物料喷出成为所需大小的微粒至用药部位。

抛射剂的选用除了应具备一般辅料的要求外，还应满足气雾剂对抛射剂要求，才能起到抛射作用。①根据不同的用药目的确定抛射剂的用量与蒸汽压。一般用量大，蒸汽压高，喷射能力强，反之则弱。吸入气雾剂要求喷出物干、雾滴细微则需喷射能力强，皮肤用气雾剂、泡沫型气雾剂则抛射能力可稍弱。②要满足不同类型气雾剂对喷射能力和医疗上所需雾滴大小的要求，一般多采用混合抛射剂，调整抛射剂用量和蒸汽压可达目的。③选用抛射剂时还应考虑其毒性和可燃性。吸入性气雾剂是通过呼吸道吸入，药物在气管或肺泡中吸收而发挥作用，抛射剂也随之进入人体。因此其毒性直接影响安全用药，其可燃性与安全生产密切相关，选用时须注意。

抛射剂一般可分为氟氯烷类、氢氟烷烃（HFA）、碳氢化合物与压缩气体等。氢氟烷烃作为氟利昂的替代品，由于分子中不含氯，

对臭氧层无破坏作用，主要有四氟乙烷和七氟丙烷。其他常用的抛射剂有三氯一氟甲烷、二氯二氟甲烷、二氯四氟甲烷、丙烷、正丁烷、异丙烷、二氧化氮、氮气及一氧化氮等。

（朱盛山）

biǎomiànhuóxìngjì

表面活性剂（surfactants）

具有固定的亲水亲油基团，在溶液的表面能定向排列，并能使表面张力显著下降的药用辅料。疏水性药物溶解性低、润湿性差、难于乳化、不易被吸收或不稳定等，故在制剂过程中需添加表面活性剂来达到各种目的。表面活性剂特性：①胶束和临界胶束浓度。表面活性剂能在溶液表面吸附形成吸附膜，当溶液内表面活性剂分子数目不断增加时，水分子与表面活性剂分子相互间的排斥力远大于吸引力，使其亲油基团向内，亲水基团向外，在水中稳定分散而形成胶束。表面活性剂分子缔合形成胶束的最低浓度称为临界胶束浓度（CMC）。②亲水-亲油平衡值：表面活性剂分子由亲水基团和亲油基团组成，能在油水界面上定向排列。表面活性剂对油和水的综合亲和力称为亲水-亲油平衡值（HLB 值）。HLB 值的大小取决于其分子结构中亲水亲油基团的多少。HLB 值越高，其亲水性越强；HLB 值越低，其亲油性越强。③起昙与昙点：温度会影响表面活性剂的溶解度。通常温度升高溶解度增大，但某些非离子表面活性剂，温度升高其溶解度急剧下降并析出，溶液出现浑浊。这种由澄明变浑浊的现象称为起昙，转变点的温度称为昙点。④Krafft 点：离子型表面活性剂在水中的溶解度随着温度的变化而变化。当温度升高

至某一点时，表面活性剂的溶解度急剧升高，该温度称为 Krafft 点。Krafft 点是离子型表面活性剂的特征值，亦是离子表面活性剂应用温度的下限。Krafft 点越高，则 CMC 越小；只有温度高于 Krafft 点时，离子型表面活性剂才能更好地发挥作用。⑤表面活性剂的毒性：一般以阳离子表面活性剂的毒性最大，其次是阴离子表面活性剂，非离子表面活性剂毒性最小。表面活性剂用于静脉给药，与口服比较具有较大的毒性。阳离子型和阴离子型表面活性剂不仅毒性较大，还具有较强的溶血作用。非离子型表面活性剂的溶血作用一般较轻微。外用时表面活性剂呈现较小的毒性，以非离子型对皮肤和黏膜的刺激性为最小。虽然表面活性剂的结构差别极小，但呈现的作用差异很大，因此对于同系表面活性剂的毒性不能完全类推，应通过动物实验来确定。

表面活性剂分子结构中同时含有亲水基团和亲油基团，对油和水有一定的亲和能力。表面活性剂分子的亲水基留在水中疏水基伸向空气，以减小排斥。而疏水基与水分子间的斥力相当于使表面的水分子受到一个向外的推力，抵消表面水分子原来受到的向内的拉力，使水的表面张力降低。在油-水系中，表面活性剂分子会被吸附在油-水两相的界面上，而将极性基团插入水中，非极性部分则进入油中，在界面定向排列，油-水相之间产生拉力，使油-水的界面张力降低。

表面活性剂的选用应根据制剂的需要和用药目的及要求来决定。表面活性剂的 HLB 值与其应用性质有密切关系：HLB 值在 3~6 的表面活性剂适合用作油包水（W/O）型乳化剂，HLB 值在 8~18 的表面活性剂适合用作水包油（O/W）型乳化剂，作为增溶剂的 HLB 值在 13~18，作为润湿剂的 HLB 值在 7~9 等。因阳离子表面活性剂毒性大，一般只用于外用制剂；阴离子型表面活性剂一般用于皮肤用的药剂（如外用软膏的乳化剂）；卵磷脂是制备注射用乳剂的主要附加剂；非离子型表面活性剂在药剂上常用作增溶剂、分散剂、乳化剂和混悬剂，可供外用也可内服，个别品种还可用于注射剂（如聚氧乙烯-聚氧丙烯共聚物可作为静脉注射用的乳化剂）。

表面活性剂按其在水溶液中能否解离及解离后所带电荷类型分为离子型表面活性剂和非离子表面活性剂两大类。离子型表面活性剂又包括阴离子表面活性剂、阳离子表面活性剂和两性离子表面活性剂。阴离子表面活性剂如硬脂酸、十二烷基苯磺酸钠等；阳离子表面活性剂如季铵化物等；两性离子表面活性剂如卵磷脂、氨基酸型、甜菜碱型等；非离子表面活性剂如脂肪酸甘油酯、脂肪酸山梨坦（司盘）、聚山梨酯（吐温）等。

表面活性剂应用于液体制剂：溶液剂、混悬剂、乳剂、搽剂、注射剂等；半固体制剂：外用膏剂；固体制剂：片剂、颗粒剂、胶囊剂、丸剂等。

（朱盛山）

yīnlízǐ biǎomiànhuóxìngjì

阴离子表面活性剂（anionic surfactants）

在水中电离后起表面活性作用的部分带负电荷的表面活性剂。抗硬水性能差，对硬水的敏感性，羧酸盐>磷酸盐>硫酸盐>磺酸盐。在疏水链和阴离子头基之间引入短的聚氧乙烯链极大地改善其耐盐性能，引入短的聚氧丙烯链可改善其在有机溶剂中的溶解性。一般情况下，阴离子表面活性剂与阳离子表面活性剂配伍性差，容易生成沉淀或浑浊，但在一些特定条件下与阳离子表面活性剂复配可极大地提高表面活性。阴离子表面活性剂的水溶液一般呈中性或碱性，因此一般在中性或碱性环境下使用。阴离子表面活性剂的作用机制与选用原则与表面活性剂大体相同。阴离子表面活性剂从结构上分为脂肪酸盐、磺酸盐、硫酸酯盐和磷酸酯盐 4 种。常用的阴离子表面活性剂有硬脂酸、月桂酸、硬脂酸三乙醇胺、十二烷基硫酸钠、十二烷基苯磺酸钠、十六烷基磺酸钠等。阴离子表面活性剂在药剂学上可与一些高分子阳离子药物产生沉淀，对黏膜有一定刺激性，主要用作外用软膏的乳化剂，也用于片剂等固体制剂的润湿或增溶。

（朱盛山）

yánglízǐ biǎomiànhuóxìngjì

阳离子表面活性剂（cationic surfactants）

在水中电离后起表面活性作用的部分带正电荷的表面活性剂。阳离子表面活性剂的水溶性大，在酸性与碱性溶液中较稳定，具有很好的表面活性作用和杀菌、防腐作用。阳离子表面活性剂一般多用作外用消毒剂，其消毒杀菌机制是与细菌生物膜的蛋白质发生相互作用，使蛋白质变性或破坏。阳离子表面活性剂容易吸附于固体表面，这主要是由于在水介质中的固体表面一般是电负性的，正表面活性离子容易强烈的吸附于其上。阳离子表面活性剂不能与大分子的阴离子药物共用，可与之结合而失去活性或产生沉淀。阳离子表面活性剂的选用原则与表面活性剂大体相同。阳离子表面活性剂的亲水基离子中含有氮原子，根据氮原子在分子中的位置不同分为胺盐、季铵盐和杂环型3类。常用的阳离子表面活性剂有苯扎氯铵、苯扎溴铵、度米芬、氯化（溴化）十六烷基吡啶等。阳离子表面活性剂只能用于外用制剂。

（朱盛山）

liǎngxìng lízǐ biǎomiànhuóxìngjì

两性离子表面活性剂（zwitterionic surfactant）

在水中电离后同时具有正负电荷的表面活性剂。两性离子表面活性剂随着溶液 pH 值的变化表现为不同的性质，pH 值在等电点范围内表面活性剂呈中性；在等电点以上呈阴离子表面活性剂的性质，具有很好的起泡、去污作用；在等电点以下呈阳离子表面活性剂的性质，具有很强的杀菌能力。两性离子表面活性剂耐硬水，钙皂分散力强，能与电解质共存；与阴、阳、非离子型表面活性剂有良好的配伍；一般在酸、碱溶液中稳定，大多数两性离子表面活性剂对眼睛和皮肤的刺激性低。两性离子表面活性剂的选用原则与表面活性剂大体相同。两性离子表面活性剂有天然与合成的两种类型。卵磷脂是天然的两性离子表面活性剂，合成的两性离子表面活性剂的阴离子部分是羧酸基，阳离子部分由胺盐构成的称为氨基酸型两性表面活性剂，阳离子部分由季铵盐构成的称为甜菜碱型两性表面活性剂。天然的两性离子表面活性剂分子中有两个疏水基团，对油脂的乳化作用很强，制得乳剂的乳滴很细且稳定，无毒，可作为注射用乳剂的乳化剂，也可作为脂质微粒制剂的主要辅料。

（朱盛山）

fēilízǐ biǎomiànhuóxìngjì

非离子表面活性剂（non-ionic surfactants）

在水溶液中不解离的表面活性剂。非离子表面活性剂在溶液中不是以离子状态存在，稳定性高，不易受强电解质存在的影响，也不易受酸、碱的影响，与其他表面活性剂及添加剂相容性较好，可与其他表面活性剂混合使用。其中，聚氧乙烯型非离子表面活性剂有昙点现象。非离子表面活性剂的作用机制与选用原则与表面活性剂大体相同。非离子表面活性剂按亲水基团分类，有脂肪酸甘油酯、多元醇型、聚氧乙烯型和聚氧乙烯-聚氧丙烯共聚物四类。常用的非离子型表面活性剂有单硬脂酸甘油酯、蔗糖脂肪酸酯、脂肪酸山梨坦、聚山梨酯、聚氧乙烯脂肪酸酯等。非离子表面活性剂不会与蛋白质结合，毒性低、对皮肤刺激性小，能与大多数药物配伍，广泛运用于外用、内服制剂及注射剂，个别品种还可用于静脉注射剂。

（朱盛山）

zēngchóujì

增稠剂（thickening agent）

能提高药物制剂黏度的药用辅料。主要用于改善和增加药物制剂的黏稠度或形成凝胶，从而改变药物制剂的物理性状，赋予其黏润、适宜的口感，并兼有乳化、稳定或使成悬浮状态的作用。

作用机制 不同类别的增稠剂作用机制各不相同。纤维素类增稠剂的增稠机制是疏水主链与周围水分子通过氢键缔合，提高了聚合物本身的流体体积，减少了颗粒自由活动的空间，从而提高了体系稠度。也可以通过分子链的缠绕提高稠度，表现为在静态和低剪切有高稠度，在高剪切下为低稠度。聚丙烯酸类增稠剂则通过溶于水中后羧酸根离子的同性静电斥力，使分子链由螺旋状伸展为棒状，从而提高水相的稠度。另外其还可通过在乳胶粒与颜料之间架桥形成网状结构，增加体系的稠度。缔合型聚氨酯类增稠剂的增稠机制是分子结构中引入了亲水基团和疏水基团，呈现出一定的表面活性剂的性质。当它的水溶液浓度超过某一特定浓度时，形成胶束，胶束和聚合物粒子缔合形成网状结构，使体系黏度增加。另一方面一个分子带几个胶束，降低了水分子的迁移性，使水相黏度提高。无机增稠剂膨润土是一种层状硅酸盐，吸水后膨胀形成絮状物质，具有良好的悬浮性和分散性，与适量的水结合成胶状体，在水中能释放出带电微粒，增大体系稠度。

选用原则 增稠剂的选用可按其各自的优缺点进行。①纤维素类增稠剂：增稠效率高，尤其是对水相的增稠，限制少，应用广泛，可使用的 pH 值范围大。但存在流平性较差，稳定性不好，易受微生物降解等缺点。②聚丙烯酸类增稠剂：具有较强的增稠性和较好的流平性，生物稳定性好，但对 pH 值敏感、耐水性不佳。作增稠剂主要用于制备混悬剂、乳剂、贴布剂。③缔合型聚氨酯类增稠剂：这种缔合结构在剪切力的作用下受到破坏，黏度降低，当剪切力消失黏度又可恢复，可防止使用过程中出现流挂现象。并且其黏度恢复具有一定的滞后性，有利于涂膜流平。④无机增稠剂水性膨润土增稠剂：具有增稠性强、触变性好、pH 值适应范围广、稳定性好等优点。但由于膨润土是一种无机粉末，吸光性好，能明显降低涂膜表面光泽，起到类似消光剂的作用。

如膨润土常作为糊剂、软膏基质的增稠剂。抗酸性首选海藻酸丙二醇酯；增调性首选瓜尔豆胶；溶液假塑性、冷水中溶解度最强为黄原胶；乳化托附性以阿拉伯胶最佳；凝胶性琼脂强于其他胶但凝胶透明度尤以卡拉胶为甚；卡拉胶在乳类稳定性方面也优于其他胶。

分类 ①无机增稠剂：包括气相法白炭黑、钠基膨润土、有机膨润土、硅藻土、凹凸棒石土、分子筛、硅凝胶等。②纤维素醚：包括甲基纤维素、羟丙基甲基纤维素、羧甲基纤维素钠、羟乙基纤维素等。③天然高分子及其衍生物：包括淀粉、明胶、海藻酸钠、干酪素、瓜尔胶、甲壳胺、阿拉伯树胶、黄原胶、大豆蛋白胶、天然橡胶、羊毛脂、琼脂等。④合成高分子：包括聚丙烯酰胺、聚乙烯醇、聚维酮、聚氧化乙烯、卡波树脂、聚丙烯酸、聚丙烯酸钠、聚丙烯酸酯共聚乳液、顺丁橡胶、丁苯橡胶、聚氨酯、改性聚脲、低分子聚乙烯蜡等。

应用剂型 增稠剂主要用于液体药剂如乳剂、混悬剂，外用膏剂如软膏剂、凝胶剂，胶囊剂（软胶囊），栓剂，膜剂等剂型。

（朱盛山）

zhùliújì

助流剂（glidants） 用以增加颗粒流动性的药用辅料。助流剂可降低颗粒间摩擦力，以满足高速转动的压片机、胶囊填充机快速、均匀填充的要求，也能保证重量差异符合要求。作用机制：①边界润滑作用，固体润滑剂，特别是一些长链脂肪酸及其盐类润滑剂，既能定向排列覆盖在颗粒表面形成一层薄粉层，填平了粒子表面的微小凹陷，使之光滑，降低了颗粒间的摩擦力，增加了颗粒的流动性，同时其极性端又能吸附于金属冲模表面，起到润滑、助流和抗黏附作用。②助流剂可优先吸附颗粒中的气体，降低空气在颗粒流动过程中的阻力，发挥助流的作用。③助流剂覆盖在颗粒表面，可防止静电荷的聚集，避免流动性降低的现象，具有助流作用。

选用原则：①首先要考虑其自身的化学性质与药物的化学性质。选用的助流剂与药物不能发生配伍禁忌。②应考虑助流剂对制剂质量的影响。助流剂应满足制剂的质量要求，采取综合评价方法，筛选出适宜的助流剂。③助流剂在颗粒表面覆盖越好，其效果越好，选用时应注意助流剂粉末的粒度、加入方式、混合方式和时间、用量等，确保助流剂能均匀分布。常用的助流剂有滑石粉、微粉硅胶、麦子淀粉等。

应用剂型：片剂、胶囊剂。

（朱盛山）

fēnsànjì

分散剂（dispersing agent） 促使物料颗粒均匀分散于介质中形成稳定悬浮体的药用辅料。是一种在分子内同时具有亲油性和亲水性两种相反性质的界面活性剂。可均一分散那些难于溶解于液体的固体颗粒，同时也能防止固体颗粒的沉降和凝聚，形成稳定悬浮液所需的药剂。分散剂的作用是使用润湿分散剂减少完成分散过程所需的时间和能量，稳定所分散的分散体，防止絮凝，防止沉降。分散剂在使用时，主要作用是降低液-液和固-液间的界面张力。因而分散剂也是表面活性剂，作用机制：①吸附于固体颗粒的表面，使凝聚的固体颗粒表面易于湿润。②高分子型的分散剂，在固体颗粒的表面形成吸附层，使固体颗粒表面的电荷增加，提高形成立体阻碍的颗粒间的反作用力。③使固体粒子表面形成双分子层结构，外层分散剂极性端与水有较强亲和力，增加了固体粒子被水润湿的程度。固体颗粒之间因静电斥力而远离。④使体系均匀，悬浮性能增加，不沉淀，使整个体系物理化学性质一致。

分散剂也是表面活性剂，且主要是阴离子型的，可基本按照其亲水–亲油平衡值（HLB值）来选用。分散剂兼具增溶剂作用HLB值最适范围为15~18；兼具去污剂作用HLB值为13~16；兼为水包油（O/W）乳化剂HLB值为8~16；兼具润湿剂与铺展剂HLB值为7~9；兼为油包水（W/O）乳化剂HLB值为3~8；兼具消泡剂作用HLB值为0.8~3等。聚乙二醇200或400是水溶性分散体系的良好分散剂/增溶剂/润湿剂/溶剂。聚乙二醇200或400是亲油的，可以很好地与有较低亲水亲油平衡值的分散物形成稳定的分散体系。

分散剂一般分为无机分散剂和有机分散剂两大类。常用的无机分散剂有硅酸盐类（例如水玻璃）和碱金属磷酸盐类（例如三聚磷酸钠、六偏磷酸钠和焦磷酸钠等）。有机分散剂包括三乙基己基磷酸、十二烷基硫酸钠、甲基戊醇、纤维素衍生物、聚丙烯酰胺、古尔胶、脂肪酸聚乙二醇酯等。

应用剂型：混悬剂、乳剂、软膏剂、栓剂、滴丸等。

（朱盛山）

wěndìngjì

稳定剂（stabilizer） 有助于药物制剂从制备到使用期间质量不发生明显变化或延缓变化的药用辅料。

由于中药制剂稳定性受诸多因素影响，制剂稳定剂包括助悬剂、润湿剂、絮凝剂与反絮凝剂、防腐剂、增稠剂等。作用机制因分类而异。①助悬作用：助悬剂可增加混悬液中分散介质的黏度，从而降低药物微粒的沉降速度，它又能被药物微粒表面吸附形成机械性或电性的保护膜，防止微粒间互相聚集或结晶的转型，或者使混悬剂具有触变性，从而使混悬剂增加稳定性。②润湿作用：润湿剂通过降低固液间界面张力，一般使用表面活性或表面张力较小的溶剂与疏水性药物一起研磨消除气膜，从而达到润湿的目的。③絮凝与反絮凝作用：絮凝剂与反絮凝剂通过降低或者升高溶液的 ζ 电位到一定程度，从而提高混悬剂的稳定性。④防腐作用：通过抑制微生物生长繁殖，来保持制剂的稳定性。⑤增稠作用：助悬剂和增稠剂的共性都是可通过增加分散介质的黏度，从而维持制剂的稳定性。

助悬剂用于混悬剂、乳剂、混悬型注射剂和滴眼剂中，通常可根据混悬液中药物微粒的性质与含量，选择不同的助悬。润湿剂用于片剂、胶囊剂、颗粒剂、丸剂等众多制剂中。絮凝剂与反絮凝剂用于混悬液中。防腐剂用于口服液、注射液、滴眼剂等外用和口服制剂中。增稠剂适用于液体剂型。制剂稳定剂通常用于液体制剂中。

(朱盛山)

pāoguāngjì
抛光剂 (polishing agent)

用于片剂、丸剂等药物制剂包衣表面抛光的药用辅料。糖包衣有道工序为打光，将抛光剂均匀涂布于包衣后的固体制剂表面，形成一个光亮的衣层。目的是使片衣表面光亮美观，同时有防止吸潮作用。抛光剂包括各种蜡制品如虫蜡、白蜂蜡、巴西棕榈蜡、石蜡、石蜡油、本蜡（日本蜡）等，一般常用虫蜡。抛光剂主要用于片剂、丸剂等。

(朱盛山)

zhùlǜjì
助滤剂 (filter aids)

能形成多孔而不被压缩的滤饼、明显提高滤过速度和滤过质量的药用辅料。滤过的速度与滤过的面积和压力差成正比，与滤液黏度、滤饼与滤器的阻力成反比。助滤剂存留在过滤介质上，有深层滤器的作用，可阻留固体微粒，不使其接触和堵塞过滤介质，通过减少过滤阻力而达到助滤的目的。理想的助滤剂一般是通过物理和机械的作用而获得较好的助滤效果。其选用原则如下：①粒度适当，表面粗糙，形状复杂。②分散性能良好，不在液面漂浮。③具有不可压缩性，又可形成微细多孔滤层。④不溶，惰性，稳定。⑤对药液中的有用成分不产生吸附作用。滤过速度和欲达到的澄清程度，即滤过质量，可借助滤剂的密度、类型、粒度和用量的改变而加以控制。助滤剂可分为极性和非极性两大类。品种主要有分子筛类、硅酸类、含铝镁化合物，还有五氧化二磷、丙烯碳酸酯、滑石粉、活性炭、变色硅胶、氢氧化钡石灰、白陶土、皂土、硅藻土、浮石等。助滤剂只用于以获得清净滤液为目的的过滤操作，主要用于各种中药制剂制备过程中的固液分离。

(朱盛山)

zēngsùjì
增塑剂 (plasticizers)

能增加成膜材料可塑性，使形成的膜柔软、有韧性、不易破裂的药用辅料。成膜材料主要起到保护、稳定、定位、载体、控释等多种作用。发挥上述作用，一般需要成膜材料以一层薄膜将原剂型包被，或本身就是一层均匀的膜。因此，成膜后的牢固性、封闭性、柔韧性、不龟裂或脆裂是发挥成膜材料作用和制剂疗效的重要保证。而一些成膜材料在成为薄层后，温度的变化常会导致其物理性质发生改变。当温度降低时聚合物大分子的可动性变小，从而缺乏柔韧性，因而易脆或龟裂，此时的温度称为玻璃转变温度，常用 T_g 表示。在多种因素影响下，成膜材料的这种状况时有发生，所以常常需要在成膜材料中加入增塑剂来改善。增塑剂加入后，增塑剂的分子穿入聚合物的分子链间，通过极性部分的相互吸引，形成均一稳定的体系，可使成膜材料的玻璃转变温度降至室温以下。这样，即使温度下降，增塑剂的分子仍能保留在聚合物分子链间，非极性部分防止分子链接近，分子链间引力减弱，分子链的热运动变得更容易，使成膜材料在室温时具有较好的柔韧性。

选用增塑剂时，首先要根据成膜材料的性质来筛选。在溶解性方面，一般要求选用与成膜材料具相同溶解特性的增塑剂，以便能均匀混合，同时还应考虑增塑剂对成膜溶液黏度的影响，对所成薄膜通透性、溶解性的影响，以及能否与其他辅料在成膜溶液中均匀混溶的问题。同时还要根据成膜材料的不同用途确定其用量。增塑剂的用量受多种因素的影响，可根据成膜材料的性质、其他辅料的类型和用量、使用方法等作适当的调整，无严格规定。对于具体处方中增塑剂的用量，要根据该剂型所用成膜材料溶液与成膜方法经过实验筛选，并用客观指标评定后才能确定。

增塑剂按性质分为外增塑剂（如甘油、聚乙二醇200、蓖麻油等）和内增塑剂（如烯酸辛酯、烯酸十六酯、乙烯基醚、乙烯十六基醚等），按溶解性分水溶性和水不溶性两种，按化学结构可分为多元醇类、聚醇类、酯类、醇酯类和聚酯类等。

凡在使用成膜材料的药物剂型中，一般都同时加入增塑剂，所以增塑剂在薄膜包衣片、肠溶衣片、膜剂、涂膜剂、胶囊剂、透皮治疗系统等剂型中广泛应用。

（朱盛山）

zhōngyào zhìjì bāozhuāng

中药制剂包装（packaging of Chinese materia medica preparation）

选择适宜的包装材料、容器及辅助物，对中药制剂进行分装或灌装、密封、装盒、贴签、包扎等操作而形成的装载形式。

渊源 中药经历了从无包装、简易包装到重视包装的发展。在整合营销时代，包装已经成为与消费者真诚沟通、提升产品销售力的重要手段。国内药用包装材料、容器（以下简称"药包材"）的生产与销售管理较为混乱，虽然2000年4月29日国家药品监督管理局颁布了《药品包装用材料、容器管理办法》（暂行），对药包材实行产品注册制度，但由于执法力度不够，监管不严，仍然有企业无证生产和销售的现象，有些即使有生产许可证的企业在生产条件与环境、生产技术能力、管理水平上也未能达到国家有关标准规定。造成劣质药包材在市场上销售，特别是进入医院制剂室使用，严重影响制剂的质量、安全性与稳定性。

作用和用途 为药品在流通和使用过程中提供保护，促进销售及方便贮运、携带和取用。

保护药品 在贮运和使用过程中遇空气常发生氧化、染菌，遇光分解变色，遇湿气潮解变质，遇热挥发、软化、熔解、崩裂，震动致变形、碎裂等问题，使药品失效，甚至产生有害物质，严重影响其安全性和有效性。要确保药品在两到三年的有效期内质量稳定，需要包装提供有效保护。因此，中药制剂包装不论是在材料的选择上，还是在造型、结构的设计上，都把保护功能作为首要因素考虑。保护功能主要体现为阻隔作用和缓冲作用。阻隔作用是指包装容器内的药物成分不能穿透、逸漏出去，而外界的空气、光线、水分、热、异物、微生物等不得进入容器内与药品接触，具体应考虑：①防穿透。挥发性药物成分可能溶解包装材料的内侧，借渗透压的作用向另一侧扩散移动，即挥发性成分可从容器壁的分子间扩散出来，而外界气体（如O_2、CO_2、水蒸气等）也可能直接透过包装材料进入容器，影响药品的稳定性。因此，防止穿透现象的发生，是选择包装材料时应考虑的重要因素。②防泄漏。泄漏是药品中挥发性或不挥发性组分、固体或液体药物经过包装材料上的针孔、裂缝或容器与盖之间间隙而逸出或漏出。因此，应注意包装材料性能、包装容器的结构设计和包装工艺的合理性，防止泄漏发生。③遮光。对遇光线照射易氧化变质药物的包装，注意遮光。④隔热。对温度较为敏感大蜜丸、冲剂、煎剂、膏药、软膏剂等中药制剂，要求包装应具有绝热、防寒功能。缓冲作用是指药品包装减缓药品

在运输、贮存过程中受到的各种外力振动、冲击和挤压，以保护药品免受外力造成的破损，主要通过以下结构实现：①包装衬垫。单包装的内外都要使用衬垫，是密封装置的重要组成部分，也是防止震动的有效措施。丸、片、胶囊等固体药物，容器内多余空间部位常填装消毒的棉花、纸条或塑料盖上带塑料弹簧圈，使瓶内药品无移动空间。单包装的外面（即容器之间）多使用瓦楞纸或硬质塑料做成瓦楞形槽板，将每个容器固定且分隔起来。多用新材料如发泡聚乙烯、泡沫聚丙烯及聚乙烯和聚苯乙烯共聚物泡沫等缓冲材料做成缓冲包装垫，效果良好。②外包装。又称分发包装，大包装，以具一定机械强度的材料制成的大容器，在制剂产品内包装外面又重复进行的包装，并在外表面标有商品名称、商标、贮运注意等内容，具有防震、耐压和封闭作用。

方便携带和取用 中药制剂包装不仅具有保护药品作用，且要有利于方便携带、开启取用。中药制剂作为用于预防、治疗疾病的特殊商品，需要其外层载体（包装）提供足够信息与帮助，以利于选择、用好药品。因此，中药制剂包装从包装材料、结构到其外形均需要精心设计和选择以满足这一要求。

宣传介绍 为让患者了解中药制剂产品相关内容而准确选用，并且具有一定吸引力以调动其购买欲，需要包装发挥宣传介绍作用。从购买商品心理角度出发认为包装与价格标志着产品的质量水平，企业的质量信誉和社会地位；包装的科学化、现代化程度，显示出产品的时代水平和疗效，能给人以信任感。药品在未用前

难以想象其作用，只能靠包装质量来估计它的内在质量；民族形式的包装又表示其历史悠久性，能给人以安全感；包装与使用次数、时间、再使用价值亦有直接关系，这些是患者产生购买欲的重要心理因素。

研究内容　包括包装的基本结构和组成、材料和容器、标签与说明书、装潢，以及包装方法、包装技术、包装要求、包装设备等。

基本结构和组成　中药制剂包装由容器和装潢两部分构成，容器涉及选用的材料和造型，装潢主要是指标签和说明书的颜色、图案、形状及文字。根据部位的不同，可分为两个部分。①内包装：又称单包装，系指直接与药品接触的包装，如安瓿、铝箔、塑料瓶等，能保证药品在生产、运输、贮藏及使用过程中的质量，并便于医疗使用。②外包装：内包装以外的包装，主要使用不易破损的材料以保护药品在运输、贮藏过程中的质量。按由里向外分为中包装和大包装。中包装为一个或数十个的单包装品集于一个容器内包装而成，多用纸盒、塑料盒或金属容器等，以防止水、湿、光、热、微生物、冲击等诸因素对药品的影响。大包装是指包装货物的外部包装，即将已完成中包装的药品装入箱、袋、桶、罐等容器，或结束无容器状态进行标记、封印等操作及施行的状况，以便药品的运输和贮存。

材料与容器　包装材料的选用，要求其应满足包装作用各方面的要求，同时还要能适应包装品加工处理，并符合如下要求：①能够保护药品不受周围环境条件如空气、光、温度、湿度、微生物等的影响；②性质稳定，不

与被包装药品起任何反应；③不使制剂本身的气、味发生改变；④无毒；⑤能适应高速度、机械化的加工处理，且印刷性、着色性都好；⑥经国家药品监督管理部门批准可用于药品包装。中药制剂的内包装根据剂型不同，主要采用玻璃、塑料、复合膜、陶瓷、金属等材料。片剂包装常以圆柱形塑料瓶、塑料袋成条状分装、铝塑复合包装，其中铝塑复合包装越来越多，一日或数日服用量为一板，携带、取用方便。胶囊剂包装常以瓶装、铝塑复合包装。丸剂以瓶装、袋装为主，也有少量采用铝塑泡罩包装。颗粒剂则均采用复合材料制袋。糖浆剂、口服液等液体制剂主要采用玻璃包装，糖浆剂多数采用100ml棕色玻璃瓶，口服液以10ml或20ml玻璃瓶为主。软膏剂、眼膏剂、凝胶剂等半固体制剂采用铝制软管、塑料软管、复合材料软管包装。注射剂或粉针剂可采用玻璃安瓿瓶包装，气雾剂采用耐压容器包装。有些传统的名贵中成药用陶瓷作为单包装，如速效救心丸等，不仅外形美观，且具有良好的耐热性、耐酸性、耐碱性、耐磨性和遮光性。

中药制剂的中包装以纸盒为主，如口服液、片剂、胶囊剂等，衬以纸、泡沫或塑料等材料制成的隔膜，可有效防止运输过程中单包装之间的碰撞及外力的撞击。中药制剂的大包装基本上采用瓦楞纸箱作大型捆扎包装，既具有一定的机械强度以保护内容物，重量又轻，便于贮运。

标签与说明书　药品包装必须按照规定印有或贴有标签并附说明书，以便人们识别、了解和掌握。药品标签分为内包装标签和外包装标签。内包装标签可根

据其尺寸的大小，尽可能包含药品名称、规格、功能与主治、用法用量、贮藏、生产日期、生产批号、有效期、生产企业等标示内容，但必须注明药品名称、规格及批号。中包装标签（直接接触内包装的外包装）应注明药品名称、成分、规格、功能与主治、用法用量、贮藏、不良反应、禁忌证、注意事项、包装、生产日期、生产批号、有效期、批准文号、生产企业等内容。尺寸原因，中包装标签不能全部注明不良反应、禁忌证、注意事项的，均应注明"详见说明书"字样。大包装标签应注明药品名称、规格、生产批号、生产日期、有效期、贮藏、包装、批准文号、生产企业以及运输注意事项或者其他标记等。此外，为帮助使用者识别真伪和防止错用药品，还需要在包装明显位置印刷一些特殊标志。①安全标志：《药品管理法》规定麻醉药品、精神药品、医疗用毒性药品、放射性药品、外用药品和非处方药的标签，必须印有规定的标志。外用药品为红底白字（图1），麻醉药品为白底蓝字（图2），医疗用毒性药品为黑底白字（图3），精神药品为绿白相间（图4），放射性药品为红黄相间（图5），非处方药印刷红底白色"OTC"字样（图6）。②防掺伪标志：在包装容器的封口处贴有特殊记号而不牢固的封口签，配合商标作为防掺伪的标志，一些作用强烈而又名贵的中成药尤有必要使用。中药制剂包装必须附药品说明书，主要包含药品的安全性、有效性等基本信息，应列有以下内容：药品名称（通用名称、汉语拼音）、成分、性状、药理作用、功能与主治、用法与用量、不良反应、禁忌证、注意

事项、规格、贮藏、包装、有效期、批准文号、生产企业（包括地址及联系电话）等内容，如某一项目尚不明确，应注明"尚不明确"字样；如明确无影响，应注明"无"。

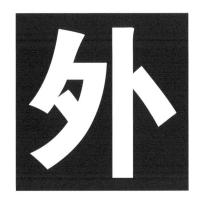

图1 外用药品标识

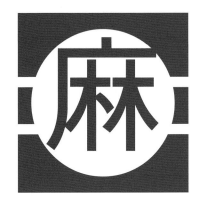

图2 麻醉药品标识

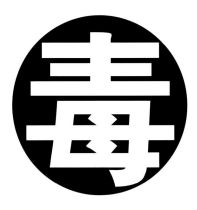

图3 毒性药品标识

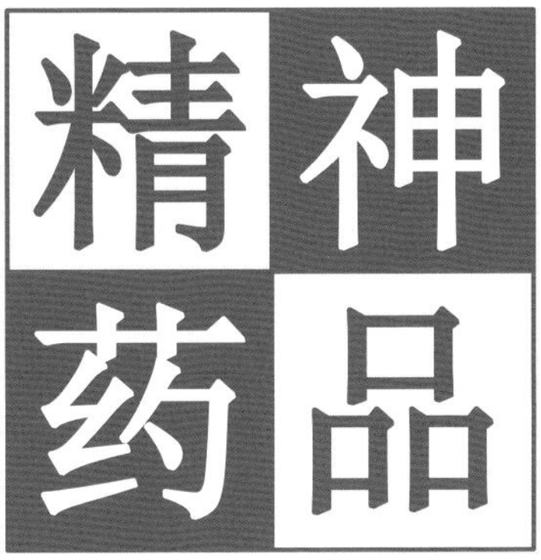

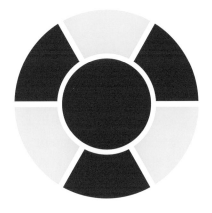

图4 精神药品标识

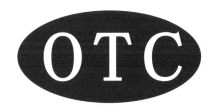

图5 放射性药品标识

OTC

图6 非处方药标识

装潢 运用色彩、图形、文字为工具，生动而鲜明地将中药制剂的品名、商标、批准文号、主要成分、装量、功能主治、用法用量、治疗对象、禁忌、厂名、批号、有效期及特殊标志等内容集中表现于包装容器的表面，准确地传达给患者，引起其注意、记忆、兴趣，即产生诱惑力，使包装从一般的保护美化到具有促销作用。①色彩：传递信息的第一视觉印象，比文字更具概括力。装潢用色有对比色、强调色、形象色、象征色、标志色、辅助色，但皆须注意其基色的明度、纯度、色相三个属性，使整个装潢的色调给人以严肃、科学、美观、恰当和符合色彩心理学观点的印象。如要突出品名，需使用对比度大的色调来区别底色与药品品名。②图形：直接表达药品内容的形式，给人的视觉印象亦深。它用点、线、面组成特殊几何图形，或将商标、品名、厂名等设计成独特的图形，或选择具其典型代表性的画等具有特定意义的图案来表现药品的属性、内容、治疗对象和美化包装。③文字：传递药品信息最古老、最直接、最具体而详细的形式，既是一种最基本的传递信息的符号，又是一种奇妙的图案，不论拼音文字、象形文字皆可组合成艺术的形式。中药制剂是在继承传统经验的基础上，采用现代技术大规模生产的具有明确的功能主治的制剂产品，因此，中药制剂包装的装潢设计应体现其既古老又新颖的特点。

（杨 明）

bāozhuāng fāngfǎ

包装方法（packing method） 为在流通过程中保护药品、方便使用和贮运，选用适宜的包装材料、容器及辅助物等，对药品进行定量分装、密封、装盒、贴签、包扎等操作步骤中所采取的技术途径或手段。包装方法对贮存、运输、销售过程中药品质量的稳定性有直接影响，与药品使用的安全性、有效性和便利性紧密相关。

作用和用途 分装、保护药品，方便药品携带、运输、贮存、取用。

研究内容或范围 常用的包

装方法有泡罩包装、袋包装、瓶包装、安瓿包装、软管包装、气雾剂包装等。

泡罩包装 将药片、胶囊、药丸等单剂量药物装填于相互隔离的聚氯乙烯（PVC）或其他材料的泡窝中，以铝箔加热封合的包装方法，可用于包装药片、胶囊、滴丸等固体制剂。该方法主要由四个环节组成：泡罩成型、药品充填、加热封合、打批号与冲裁。其原理为 PVC 薄膜被加热软化后，在压力作用下成型，再将预定数量药品装填于泡窝，涂有热熔黏合剂的铝箔在加热和加压双重作用下，与 PVC 薄膜实现封合。该包装方法可使药品相互隔离，防止运输过程中药品间的碰撞；服用前打开药品的最后包装，减少用药时的细菌污染；工艺简单，占地面积小，污染少，能耗低；包装板块尺寸小，方便携带和服用，但防潮性能较差。

袋包装 将药品充填到袋形容器中，可根据质量要求进行排气或充气，并进行封口与裁切的包装方法，可用于包装散剂、颗粒剂、丸剂、片剂、胶囊剂、软膏剂、输液剂等不同剂型的药物制剂。该方法主要包括 4 个环节：①制袋，即包材的引进、成型、纵封合成袋形容器；②物料的计量与充填；③横封合与切断；④检测、计数。其原理为柔性薄膜材料在制袋成型器中被折叠成如圆筒、双层膜等形状，同步进行纵封合形成袋型容器，通过料斗往袋中充填固体或液体物料后进行横封、切断。该方法适用范围十分广泛，可用于固体、半固体、液体制剂的包装；材料来源广泛，有良好热封性和印刷性，质地轻柔、价廉；具有良好紧凑性，占用空间小，运输使用方便，易于

回收处理；包装单位量划分和设定十分灵活，小至几克大至几十千克；但纸袋、聚乙烯、单层塑料薄膜等材料包装，阻隔性能差，具明显透气、透光、透水性，药物成分易穿透逸出。

瓶包装 以圆柱形或其他形状的玻璃瓶或塑料瓶为容器，充填定量制剂后，加盖密封的包装方法，可用于包装散剂、片剂、胶囊剂、丸剂、粉针剂、合剂或口服液、糖浆剂、酒剂、酊剂、滴眼剂、大输液等多种制剂。该方法由 4 个环节组成：①容器准备，如梳理、清洗、干燥等；②物料充填；③封口；④后续处理，如检测、印字、装盒等。其中液体制剂的灌装是在管道流入端与流出端间压力差的作用下完成，灌装量可通过调节流速、时间来控制。固体制剂的充填采用质量、容积、数量 3 种方式，其中颗粒剂、散剂等粉末或颗粒状物料采用前两种方式，而胶囊、药片等规格化生产的制剂采用计数充填。瓶包装均具有容量可灵活选择，容量大，包装成本较低等优点，其中玻璃瓶包装又具有玻璃材料的稳定，耐酸性腐蚀、不污染药品；易成型，抗拉强度大、不变形；阻隔性好，不透湿、透气、透药，隔热好，可遮光；易洗涤、灭菌、干燥；原料易得，可回收利用、成本低等诸多优点，塑料瓶包装具有可塑性极好，便于造型；良好柔韧性、弹性和抗撕裂性，抗冲击力强；重量轻、携带使用方便；耐水耐油，材料间易于复合，成型工艺成熟等优点。

安瓿包装 以玻璃安瓿为容器，灌装一定制剂后，立即烧熔封口，以达到绝对密封并保证无菌的包装方法，用于小体积注射剂和粉针剂的包装。该方法主要

由三个环节组成：安瓿的梳理、清洗、干燥、灭菌等前处理；灌封；灭菌、检测、印字、装盒等后续处理，其灌装原理与瓶包装一致。安瓿包装除具有玻璃瓶包装的优点外，由于采用加热熔封，可实现绝对密封，可确保注射剂、粉针剂等药品不被外界污染。

软管包装 将软膏剂、眼膏剂、凝胶剂等制剂定量灌装于内壁涂膜铝管、塑料、复合材料等软管中，并对软管进行密封的包装方法。该方法由 4 个环节组成：空管的前处理，如消毒、输送、翻身等；膏体灌装，由空管入管座、管座上升、出膏、吹气等环节构成；软管封口，包括对位、封口等；后续处理，如打批号、出管、检测、贴签、装盒等。其中膏体灌装是在压力作用下，由两步完成：料斗中膏体定量进入定量容器，定量容器中膏体灌入软管。软管封口有加热压纹封尾和折叠式封尾两种，前者与泡罩、袋包装原理相同，后者由封口机构的 3 种刀站分别对软管尾部平压、折叠、压花而完成。该方法适宜于包装半固体制剂，取用方便，且密封性能较好，其中铝管软管包装具有强度较好，容易挤压，不会回吸，无毒、无味等优点；塑料软管包装价格便宜，耐腐蚀性好；复合材料软管包装具有耐腐蚀、强度较好，透气性很低，可印上色彩鲜艳、不易脱落的商标图案，回吸性小等特点。

气雾剂包装 将药物与抛射剂灌装于密闭容器中，使用时借助抛射剂气化的压力，迫使药物以雾状微粒形式释放的包装方法，主要用于气雾剂的包装。该方法由 3 个环节组成：药料及抛射剂的灌装、容器密封、检漏，具有自备雾化能量，喷出雾粒微小，

使用快捷简便；可实现定量给药、剂量准确；可提高药物的稳定性，具有防窃启性，较为安全等优点，但成本较高，有较高内压，受热或受撞击有爆炸的危险，且可因抛射剂的渗漏而失效。

（杨 明）

bāozhuāng jìshù

包装技术（packing technology）

为实现药品的分装或灌装、密封、贴标签等包装作业，所采用的包装材料、容器、设备及其操作要点等方面内容的技术体系。包装技术的现代化水平对药品包装的质量、生产效率、成本及质量管理等均有着重要影响，部分反映了制药工业的技术水平。

作用和用途 主要为实现中药制剂包装的大规模、高效率生产，并实现保护中药制剂产品、提高稳定性、方便捆扎贮运、促进销售等特定功能。

研究内容 为保护中药制剂产品质量，方便携带和取用，需根据具体产品的剂型特点、药物性质、用药方式、治疗剂量等因素，选用适当的容器、材料和包装结构，进行与药品直接接触的内包装，常见的药品内包装技术有泡罩包装、袋包装、瓶包装、安瓿灌封、软管包装、气雾剂包装等（见包装方法）。根据制剂产品的具体情况，为满足保护制剂产品、提高稳定性、方便捆扎贮运、促进销售等特定功能，除常见的内包装技术外，还需采用缓冲包装、热收缩包装、拉伸包装、防潮包装、气调包装、防伪包装等技术。缓冲包装技术是采用多孔聚乙烯、聚氨酯、多孔聚苯乙烯、泡沫聚乙烯、泡沫聚苯乙烯和折叠型瓦楞纸质缓冲垫等包装缓冲材料对药品进行固定并缓和冲击，以防止在运输过程中振动

造成的药品损伤，主要用于大输液、合剂等质重易碎制剂的外包装。热收缩包装技术是将比产品尺寸略大的聚氯乙烯、聚乙烯、乙烯-醋酸乙烯共聚物（EVAL）、聚苯乙烯等热收缩薄膜包裹在被包装药品外面，然后用热风烘箱或热风喷枪加热几秒钟后，薄膜会立即收缩紧紧包裹在产品外面从而达到便于商品运输或销售等目的的包装技术，在药品包装中主要用于将一定数量的药品小包装集中打捆在一起以形成中包装。拉伸包装技术是依靠机械装置在常温下将聚氯乙烯、低密度聚乙烯、乙烯-醋酸乙烯共聚物和线性低密度聚乙烯等可拉伸弹性薄膜材料围绕药品包装件拉伸、紧裹，并在其末端进行封合的包装技术。由于拉伸包装不需进行加热，其消耗的能源只有热收缩包装的1/20，拉伸包装可以捆包单件物品，也可用于集合包装以代替小型集装箱，在药品包装中用于将一定数量的药品小包装集中打捆在一起以形成中包装。防潮包装技术是用具有一定隔绝水蒸气能力的聚乙烯（PE）、聚丙烯（PP）、聚偏二氯乙烯（PVDC）、聚对苯二甲酸乙二醇酯（PET）/聚乙烯（PE）和玻璃纸（PT）/聚乙烯（PE）等防潮包装材料对吸湿性强的药品进行包封，隔绝外界湿度对产品的影响，同时使包装内的相对湿度满足产品需求的技术。气调包装技术是采用能阻止气体渗透的PET、Ny（尼龙）、PVDC、EVAL及以它们作为基材的复合薄膜对药品进行包装，抽去其中气体或冲入氮气、二氧化碳等气体，以调节药品所保存的气体环境，从而提高其稳定性的包装技术，主要用于易于氧化药品的包装。防伪包装技术

是指以包装达到防伪目的的技术。常用的有包装结构防伪技术、油墨防伪技术、印刷防伪技术、包装材料防伪技术、条码技术、激光打印或激光光刻技术、激光全息图技术和其他防伪技术。

（杨 明）

bāozhuāng cáiliào

包装材料（drug packing material）

用于制造药品包装容器等满足药品包装要求所使用的材料。

研究内容 根据包装结构的不同，既包括与药品直接接触的金属、塑料、玻璃、陶瓷、纸复合材料等内包装材料，也包括用于辅助包装的涂料、黏合剂、捆扎带、装潢、印刷等其他材料。其中，内包装材料直接关系到药品的安全性、有效性和稳定性，是药品包装设计时需关注的重点，因此，狭义的药品包装材料是指内包装材料。

性能要求 ①机械性能：包装材料要能有效地保护产品，应具有一定的强度、韧性和弹性等，以减轻或避免运输、贮存过程中外界压力、冲击、振动等对药品的损伤。②良好的阻隔性能：包装材料应能保护药物使其不能穿透、逸漏出去，并对外界空气、光线、热量、水分、微生物等具有一定的阻挡能力，避免与药品的直接接触，从而保护药品免受外界因素的影响。③安全性能：包装材料本身的毒性要小，以免污染产品和影响人体健康；应无腐蚀性，并具有防虫、防蛀、防鼠、抑制微生物等性能，以保护产品安全。④理化性质稳定。包装材料应不与被包装药品起任何反应。⑤加工性能。包装材料应宜于加工，易于制成各种包装容器，能适应高速度的、机械化、自动化的加工处理，且印刷性、

着色性都好。⑥经济性能。包装材料应来源广泛、取材方便、成本低廉，使用后的包装材料和包装容器应易于处理，不污染环境，以免造成公害。

常见类型 ①塑料及其复合材料：常见的塑料有聚乙烯、聚氯乙烯、聚丙烯、聚苯乙烯、聚碳酸酯等，是一类合成的高分子化合物，可制成瓶、罐、袋、管及泡罩等多种刚性或柔软容器，比玻璃或金属轻、不易破碎，但在透气、透湿性、化学稳定性、耐热性等方面不如玻璃。上述材料单独使用有时不能满足需要，有将各种材料综合使用，取长补短，形成新型包装材料即复合材料（主要为复合膜），性能有很大提高，常见的有聚丙烯/聚乙烯复合膜、镀铝薄膜、聚氯乙烯（PVC）/聚偏二氯乙烯（PVDC）薄膜、BS复合膜等。②玻璃：药品包装最常用的材料之一，主要成分是二氧化硅、碳酸钠、碳酸钙等，其主要优缺点见表1。玻璃用作包装材料常随不同要求变更其组分以获得特殊性能，常见的药品包装用玻璃可分为4类，见表2。③橡胶：常见的橡胶有天然橡胶、合成橡胶、硅橡胶等类型，在药品包装上多做成塞子或垫片用于密封瓶口。橡胶用于包装的3项重要性能：弹性，与包装密封性相关。天然橡胶弹性最好，合成橡胶中丁基橡胶的弹性不及天然橡胶，但有较高抗溶媒能力，氯丁橡胶具有橡胶的所有优点，其抗溶媒与抗化学试剂能力高，具有耐久性，是目前使用最多的一类橡胶材料；硅橡胶是完全饱和的惰性体，可经多次高压灭菌，在大幅度温度范围内仍能保持其弹性。沥漏性，与其安全性相关。橡胶中加入的无机或有机添加剂

在与液体接触时可能会沥漏出来而污染药品，造成潜在的安全风险。吸收性，与药品稳定性有关。橡胶能吸收制剂中某些成分，而对药品稳定性产生显著影响，如防腐剂可被橡胶吸收而使制剂防腐能力降低。因此，为防止橡胶影响制剂质量，在用前常用稀酸或稀碱液煮、洗以除去微粒，也可用其他被吸收物饱和胶塞。④金属：用于药品包装的金属材料有锡、铝、铁，如软膏用铝管、泡罩包装、条形包装用铝箔，眼用软膏用锡管。金属材料具有很好的延伸性，易于加工；具有良好的强度和刚性，机械保护作用良好；光泽好；能耐受热、寒的影响；气密性良好，不透气、不透光，不透水，但价格昂贵。⑤陶瓷：采用天然无机物混合成型经烧制固化而成，具有造型各异，能上釉色、写字、作画，具有光泽好、美观、陈列价值高，具有很好的耐热性、耐酸性、耐碱性、耐磨性、遮光性和绝缘性，

常用于名贵药品，尤其是吸潮易变质药品的包装，但也存在体质沉重，受震动或冲击易破碎，贮存运输不便的问题。

（杨 明）

bāozhuāng yāoqiú

包装要求 （packing requirement）

对包装工序涉及的包装材料、容器、标签、说明书及生产质量管理等相关事项作出的各类规定。

渊源 1988年，原国家医药管理局曾颁发了《药品包装管理办法》，该办法明确了药品包装的基本要求。2000年，为便于药品运输、贮藏和使用，保证用药的安全有效，国家药品监督管理局令第23号颁发了《药品包装、标签和说明书管理规定》（暂行），对药品包装、标签及说明书等进行了规范要求。2004年，为保证药包材的质量，国家食品药品监督管理局令第13号发布了《直接接触药品的包装材料和容器管理办法》，对直接接触药品的包装材料和容器加强了监督管理。以上

表1 玻璃容器的优缺点

优 点	缺 点
惰性成分、耐水、抗药和耐溶剂性强	耐冲击性、热冲击性差
无透湿、透气及透药性	重量大
易成型、透明有光泽	有时会析出碱，并成片剥落
卫生、易洗涤、灭菌、干燥	在截断、粘接等高精细加工上比较困难
抗拉强度大、不变形	
价格便宜，原料易得，可再生	

表2 药品包装用玻璃的类型

分类编号	玻璃种类	特 性	应 用
I	中性玻璃/硼-硅玻璃	含碱土金属离子，硼或铝、锌，耐腐蚀性好	酸性、中性、碱性药液的包装瓶、安瓿
II	表面处理过的钠-钙玻璃	表面 Na^+ 少，碱性降低，耐腐蚀性提高	酸性、中性及稳定碱性溶液的包装瓶、瓿尔瓶、安瓿
III	表面未处理过的钠-钙玻璃	表面 Na^+ 含量高，可与 OH^- 结合，耐腐蚀性差	不用于注射液的灌装容器，可用于无水的粉针剂包装
IV	普通钠-钙玻璃	化学耐腐蚀性极差	只用于除注射剂以外的口服制剂

各项规章的颁布，逐步构成了中国对药品包装的相关要求。

作用和用途 对药品包装相关事项的各项规定，可规范药品包装材料和容器生产、使用过程中的各项行为，有利于药品的适当包装、标签和说明，确保药品包装的质量，有利于保证药品质量的稳定性及临床使用的安全性和有效性，使药品包装达到保护药品、方便使用、宣传介绍的最佳效果。对药包材的注册管理及生产质量管理的相关要求，可确保包装用材料的质量符合药品包装的特殊要求。对药品包装过程的质量管理要求，可确保药品生产中包装过程的质量可控，确保包装产品的质量。对药品包装外观、标签、说明书设计的相关要求，可确保药品包装实现更好地宣传介绍药品，方便患者选用。

研究内容和范围 《药品管理法》及其实施条例明确了药品包装的总要求，而《药品注册管理办法》《直接接触药品的包装材料和容器管理办法》《药品说明书和标签管理规定》等则从不同方面明确了药品包装的具体要求。主要包括3个方面。

药包材注册管理要求及药包材生产质量管理要求。国家食品药品监督管理局2004年7月20日以第13号令发布《直接接触药品的包装材料和容器管理办法》，加强了药包材标准的管理并强化了药包材国家注册，包括实施注册管理的药包材产品目录、药包材生产申请资料要求、药包材进口申请资料要求、药包材再注册申请资料要求、药包材补充申请资料要求、药包材生产现场考核通则以及药包材生产洁净室（区）要求。其中药包材生产现场考核通则，实质上即是药包材的生产质量管理要求。

药品包装过程的质量管理要求：必须符合药品《药品生产质量管理规范》（GMP）要求，包装过程质量控制的基本要求主要集中在以下几个关键控制点：应配备用于原料、包装材料、中间体、散装产品和成品等取样、检查和检验及GMP要求的环境监测设施、经训练的人员和批准的程序；对原料、包装材料、半成品、散装产品和终产品的取样，须按照质量控制部门批准的方法并由质控部门授权的人员进行；检验方法必须经过验证；必须做记录（手工或通过记录设备）以证实履行了所有必要的取样、检查和检验规程，任何偏差应被完全记录下来并进行调查；成品所含成分及其含量必须符合上市许可证的规定；成分必须达到所要求的纯度，盛放在适当的容器中，并且有正确的标签；对原料、中间产品、半成品和成品的检查和检验的结果是否符合质量标准的要求必须做记录；产品评估必须包括对相关生产文件的回顾评价和对特定程序偏差的评估。

药品包装外观、标签、说明书设计的相关要求。①药品包装、标签必须按照国家药品监督管理部门规定的要求印制，其文字及图案不得加入任何未经审批同意的内容。②药品包装、标签上印刷的内容表述要准确无误，除表述安全、合理用药的用词外，不得印有各种不适当宣传产品的文字和标识，如"国家级新药""中药保护品种""GMP认证""进口原料分装""监制""荣誉出品""获奖产品""保险公司质量保险""公费报销""现代科技""名贵药材"等。药品商品名须经国家药品监督管理部门批准后方可在包装、标签上使用，且通用名与商品名用字的面积比例不得小于1：2。③同一企业，同一药品的相同规格品种（指药品规格和包装规格两种），其包装、标签的格式及颜色必须一致，并不得使用不同的商标。同一企业的相同品种如有不同规格，其最小销售单元的包装、标签应明显区别或规格项应明显标注。④直接供上市销售的最小药品包装必须按照规定印有标签并附有说明书。⑤麻醉药品、精神药品、医疗用毒性药品、放射性药品等特殊管理的药品、外用药品、非处方药品在其大包装、中包装、最小销售单元和标签上必须印有符合规定的标志；对贮藏有特殊要求的药品，必须在包装、标签的醒目位置中注明。⑥进口药品的包装、标签应标明"进口药品注册证号"或"医药产品注册证号"、生产企业名称等；进口分包装药品的包装、标签应标明原生产国或地区企业名称、生产日期、批号、有效期及国内分包装企业名称等。⑦凡在中国境内销售和使用的药品，包装、标签所用文字必须以中文为主并使用国家语言文字工作委员会公布的现行规范文字。民族药可增加本民族文字。企业根据需要，在其药品包装上可使用条形码和外文对照。获中国专利的产品，亦可标注专利标记和专利号，并标明专利许可的种类。⑧药品包装标签有效期的表达方法，按年月顺序，一般表达可用有效期至某年某月，也可只用数字表示。

（杨　明）

bāozhuāng shèbèi

包装设备（drug packing facilities）

在药品生产中完成全部或部分包装作业的机械。狭义的药品包装设备主要是指在包装成型、药品充填、包装封口等工序中采用的机械设备。广义的包装设备还包括清洗、干燥、杀菌、贴标、输送、捆扎、集装、拆卸等前后包装工序中所采用的各类机械。

渊源 1852年美国的F·沃利创造出制纸袋机，1861年德国建立了世界上第一个包装机械厂，1890年美国开始生产液体灌装机，1902年又生产重力式灌装机，1911年生产出了全自动成形充填封口机。自20世纪初直至第二次世界大战结束以前，药品包装作业基本上采用了机械化设备。至20世纪50年代时，包装设备广泛采用以普通电开关和电子管为主的自动控制系统，实现了初级自动化。60年代，以机电液气综合技术（包括由晶体管等元件组成的控制系统）装备起来的先进包装设备明显增多，机种进一步扩大，在此基础上实现了专用的自动包装。70年代，将微电子技术引入自动包装机和自动包装线，实现了由电子计算机控制的包装生产过程。从80年代初开始，在某些包装领域里将微机、机械人更多地应用于供料、检测和管理等方面，开始向柔性自动包装线和"无人化"自动包装车间过渡。同时，随着塑料、复合材料等包装新材料逐渐代替传统包装材料，也进一步使包装机械发生与之相适应的变革，包装机械得到了进一步发展。

作用和用途 包装设备是实现药品包装的主要手段，其在药品包装生产中主要发挥以下作用：①可显著提高包装作业的生产率。采用机械设备包装比手工包装快得多，可提高效率数十倍。②能有效地保证包装质量。包装设备可根据包装物品的要求，按照需要的形态、大小，得到规格一致的包装物，达到包装规格化、标准化，符合集合包装的要求，这是手工包装无法保证的。③能实现手工包装无法实现的操作。有些包装操作，如真空包装、充气包装、贴体包装、等压灌装等，手工包装无法进行，只能用包装设备才能实现。④可降低劳动强度，改善劳动条件，利于工人的劳动保护。采用包装设备进行包装，可克服手工包装的劳动强度大、不安全、职业病等，也可避免粉尘严重、毒性、刺激性、放射性等特殊产品对工人身体健康的严重危害。⑤有利于保证药品的微生物限度符合要求。药品的微生物限度必须符合一定的要求才能用于安全地用于人体治疗疾病，如注射液要求无菌，采用机械设备进行药品包装，可避免人工包装时人体与药品的直接接触，减少被微生物污染的机会，有利于确保药品的微生物限度符合安全要求。

研究内容 药品包装设备按照功能可分为：①充填机。是将药品按预定量充填到包装容器内的包装设备。根据充填原理的不同又可分为容积式充填机，如量杯式充填机、气流式充填机、柱塞式充填机、螺杆式充填机、计量泵式充填机、插管式充填机等；称重式充填机，如单秤斗称重充填机、组合式称重充填机、连续式称重充填机等；计数充填机，如单件计数充填机、多件计数充填机、定时充填机等。②灌装机。是将液体产品按预定量灌注到包装容器内的设备，如等压灌装机、负压灌装机、常压灌装机、压力灌装机等。③封口机。是将产品盛装于包装容器内后，对容器进行封口的设备，如热压式封口机、熔焊式封口机、压盖式封口机、压塞式封口机、旋合式封口机、卷边式封口机、压力式封口机、滚压式封口机、缝合式封口机、结扎式封口机等。④多功能包装机。是指能完成多项包装工序的设备，如泡罩包装机、制袋充填包装机、箱（盒）成型-充填-封口机等。⑤贴标签机。是采用黏合剂或其他方式将标签展示在包装上的设备，如黏合贴标机、套标机、订标签机、挂标签机、收缩标签机、不干胶标签机。⑥清洗机。是对包装容器、包装材料、包装物、包装件进行清洗以达到预期清洁度要求的设备，如干式清洗机、湿式清洗机、机械式清洗机、电解清洗机、电离清洗机、超声波清洗机、组合式清洗机等。⑦干燥机。对包装容器、包装材料、包装辅助物以及包装件上的水分进行去除，并进行预期干燥的机器，如热式干燥机、机械干燥机、真空干燥机等。⑧辅助包装机。对包装材料、包装容器、包装辅助物和包装件执行非主要包装工序的相关设备，如批号打印机、整理机、检验机、选别机、输送机、投料机等。⑨捆扎机。使用捆扎带或绳捆扎产品或包装件，然后收紧并将捆扎带两端通过热效应熔融或使用包扣等材料连接好的设备，如机械式捆扎机、液压式捆扎机、气动式捆扎机、穿带式捆扎机、捆结机、压缩打包机。⑩集装机。将包装单元集成或分解，形成一个合适的搬运单元的机器。此外，包装设备按使用目的可分为内包装机和外包装机，按包装品种可分为专用包装机和通用包装机，按自动化水平分为半自动机和全自动机等。

包装装备的更新换代是包装产业创新、发展的重点领域，其发展趋势是大量采用各种现代化高精技术、电子技术、微电子技术、边缘技术、模糊技术等先进技术用于改造包装设备，使原包装机械装备或生产线的生产能力、性能、效率、机型和组装方式等得到不断更新，以进一步提高包装机械装备和生产线的可靠性、安全性及无人作业性自动化、智能化水平，实现包装设备向标准化、系列化、综合化、组装化、联机化方向发展。

（杨　明）

索　引

条目标题汉字笔画索引

说　明

一、本索引供读者按条目标题的汉字笔画查检条目。

二、条目标题按第一字的笔画由少到多的顺序排列，按画数和起笔笔形横（一）、竖（丨）、撇（丿）、点（丶）、折（乛，包括丁乚乛等）的顺序排列。笔画数和起笔笔形相同的字，按字形结构排列，先左右形字，再上下形字，后整体字。第一字相同的，依次按后面各字的笔画数和起笔笔形顺序排列。

三、以拉丁字母、希腊字母和阿拉伯数字、罗马数字开头的条目标题，依次排在汉字条目标题的后面。

九　画

十　画

条 目 外 文 标 题 索 引

P

Q

内 容 索 引

说 明

一、本索引是本卷条目和条目内容的主题分析索引。索引款目按汉语拼音字母顺序并辅以汉字笔画、起笔笔形顺序排列。同音时，按汉字笔画由少到多的顺序排列，笔画数相同的按起笔笔形横（一）、竖（丨）、撇（丿）、点（丶）、折（乛，包括丁乚𠃌等）的顺序排列。第一字相同时，按第二字，余类推。索引标目中夹有拉丁字母、希腊字母、阿拉伯数字和罗马数字的，依次排在相应的汉字索引款目之后。标点符号不作为排序单元。

二、设有条目的款目用黑体字，未设条目的款目用宋体字。

三、不同概念（含人物）具有同一标目名称时，分别设置索引款目；未设条目的同名索引标目后括注简单说明或所属类别，以利检索。

四、索引标目之后的阿拉伯数字是标目内容所在的页码，数字之后的小写拉丁字母表示索引内容所在的版面区域。本书正文的版面区域划分如右图。

a	c	e
b	d	f

H

R

本卷主要编辑、出版人员

执行总编　谢　阳

责任编审　郝胜利　袁　钟

责任编辑　李亚楠　戴小欢

索引编辑　张　安　邓　婷

名词术语编辑　高青青

汉语拼音编辑　王　颖

外文编辑　景黎明

参见编辑　尹丽品

美术编辑　北京心合文化有限公司

责任校对　李爱平

责任印制　姜文祥

装帧设计　雅昌设计中心·北京